メディカルケアはいま

少子高齢化と地域医療

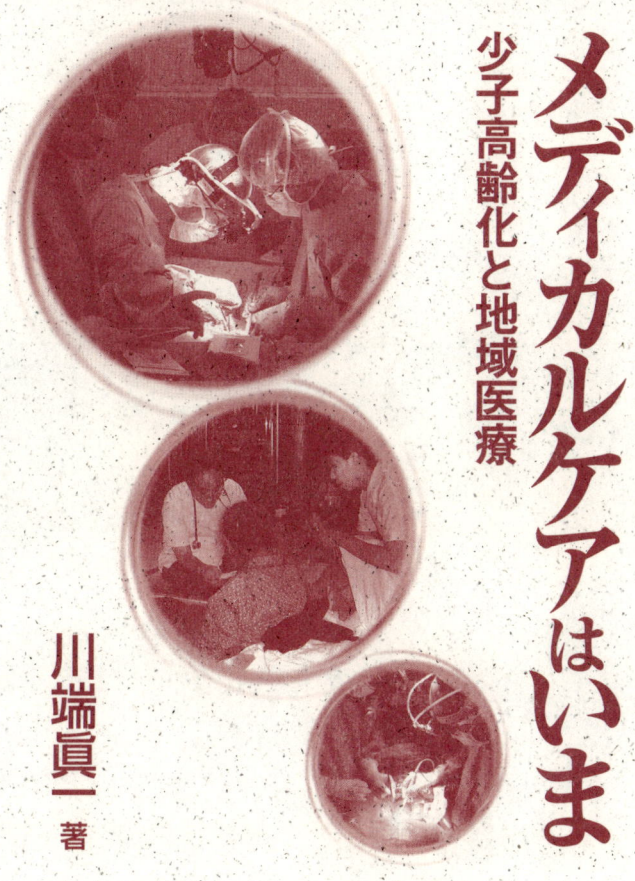

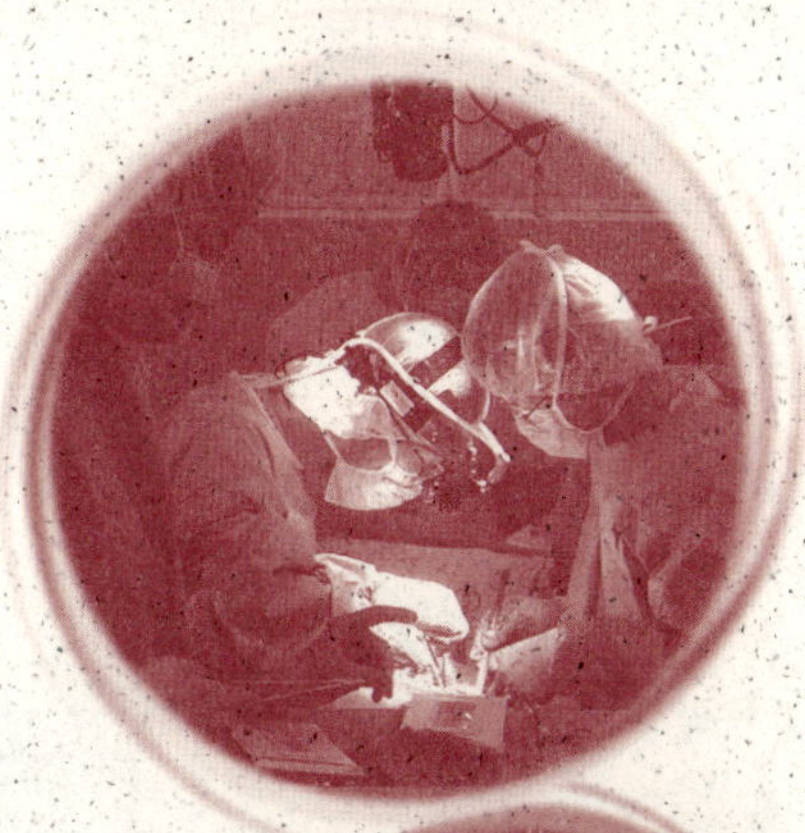

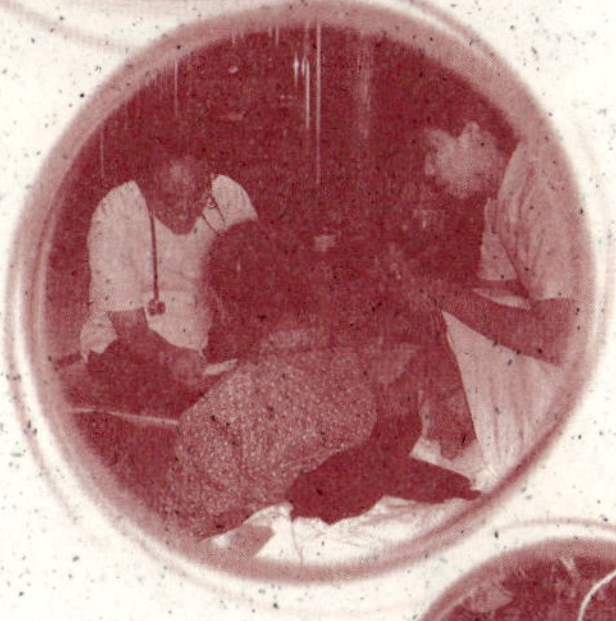

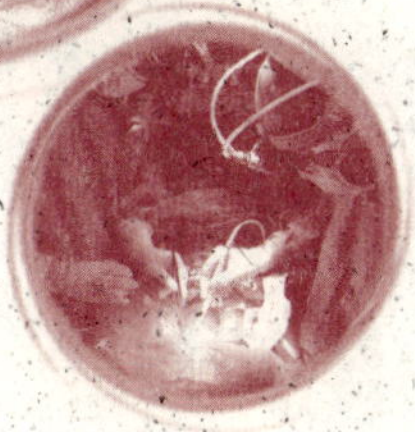

川端眞一 著

ミネルヴァ書房

はじめに

少子高齢社会の到来や社会の構造変化などに伴って、医療制度や診療システムはいま、再構築が求められている。パターナリズムという古い殻から脱皮し、インフォームド・コンセントに象徴されるように患者と医師のあり方に対する意識や考え方も変化してきた。新しい時代と変容する社会にあって、患者や住民の価値ある人生を支える医療とは何なのか、住民、地域社会と医療の関係はどうあるべきなのか、おもに京都と滋賀の医療人、病院や診療所、関係機関を訪ね歩き、日々進化する医療の実際を見つめながら考えてみた。

京都新聞・医療面に二〇〇一年から二〇〇四年にかけて約百五十回にわたり掲載した長期連載企画「医療　新世紀」と「高齢社会と医療」に加筆、まとめたもので、紹介する人やデータ、制度はすでに変化しているケースもあるが、新聞掲載時の状況を基本とし、場合によって書き換えた部分もあるので、ご理解いただきたい。登場人物の異動は二〇〇六年四月現在、判明の範囲で記した。

〈目　次〉

はじめに

I　京都府立医科大学

1　内科・外科系

2 婦人・小児・マイナー系……45

3 救急・検査・手術・病棟……72

4 基礎医学系・研究部門 ……111

5 教育・看護 ……153

Ⅱ　地域の中で

第I部

京都府立医科大学

新時代に向けて大学院大学として地域医療部門を充実させ、診療体制を再編成した京都府立医科大学と同附属病院の医学・医療最前線に足を運び、現状と課題を紹介すると同時に未来医療への展望を探ってみた。

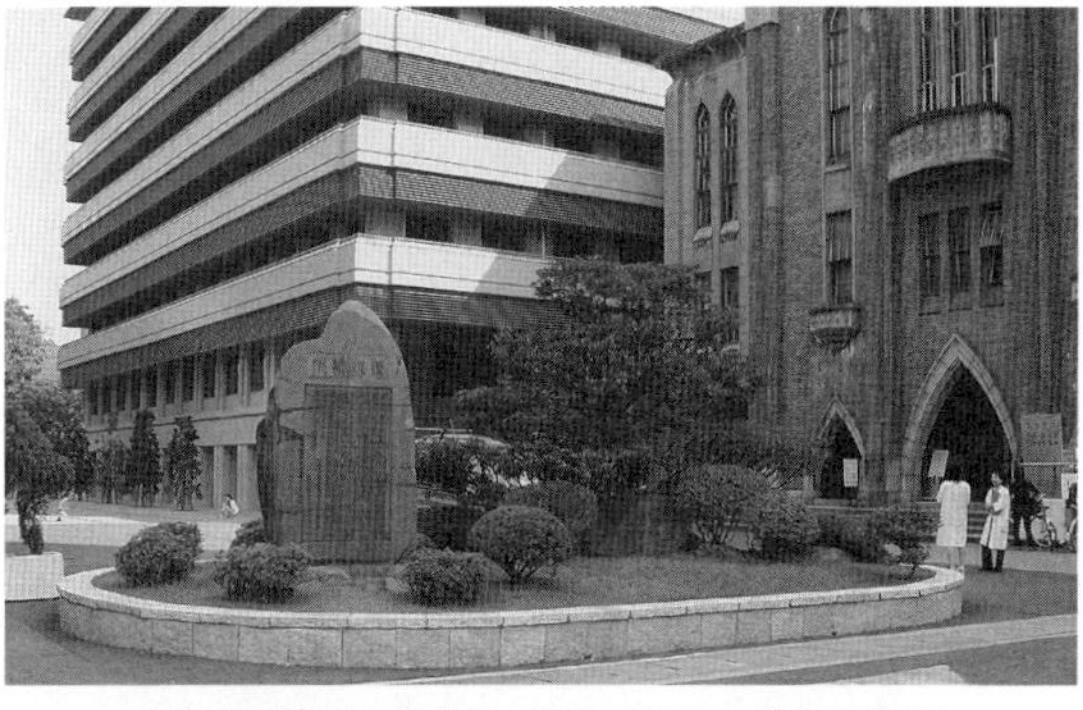

京都府立医科大学草創の歴史を伝える「療病院碑」

1 内科・外科系

プライマリー・ケアと教育 ―― 総合診療部

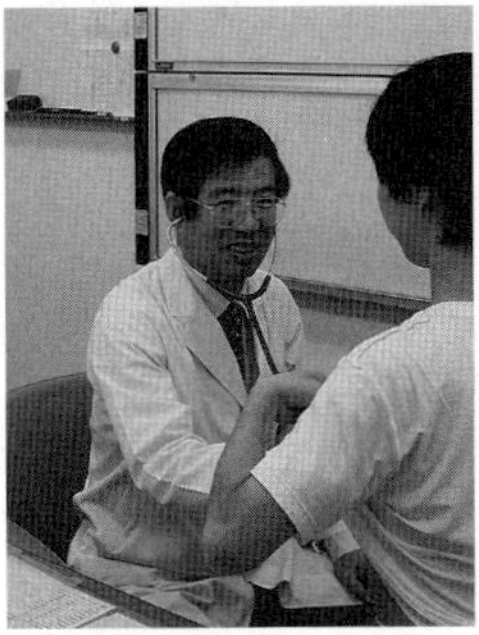

総合診療部で診察にあたる岡上武助教授

医学・医療の最近の進歩はめざましい。医療技術は高度に専門化、進化している。これに伴って病気は細分化、治療は先進化し、医師個人の守備範囲も狭まってきた。

京都府立医科大学附属病院が一九九九年秋から二〇〇〇年春にかけて、旧来の内科、外科といった大部屋看板を取り外して診療科の再編に踏み切ったのは、こうした時代背景からであった。

内科は、消化器、循環器、腎臓・高血圧、呼吸器、内分泌・糖尿病・代謝、血液、心療の各内科と膠原病・リウマチ・アレルギー科、化学療法部に衣替えし、外科は、旧来

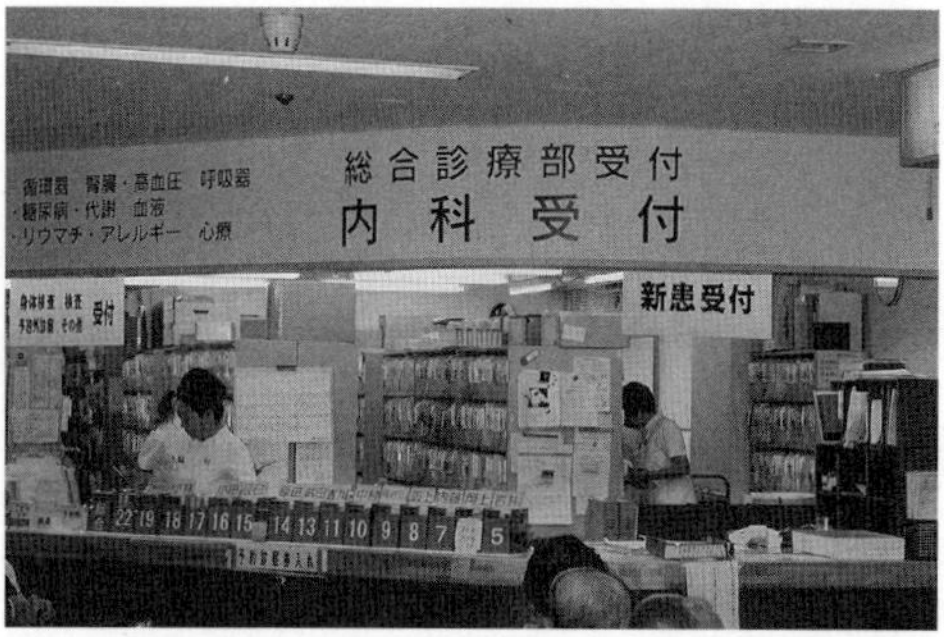

総合診療部の受付窓口

の脳神経、整形の各外科に加え、消化器、心臓血管、呼吸器、内分泌・乳腺、移植、形成の各外科に細分化された。

総合診療部は、内科の再編に合わせて一九九九年十二月、プライマリー・ケアを目的に新たに設けられた。紹介状を持たない患者は最初にここを訪れた後、専門診療科へと振り分けられる。二〇〇〇年度一年間の外来患者数は七千三百三十五人で一日平均三十人。各内科のベテラン医師が交代で診療にあたっている。

「ある意味で先祖返りをめざす診療科ですね」と、部長の岡上武助教授（二〇〇二年、消化器内科学部門教授）はいう。「病気や専門が細分化してしまうと、どうしても人を診ずに病気を診てしまいます。でも、昔の医師は違っていた。何でも診ました。患者と同じ目線で、時には、生活や人生相談にも応じたのです。地域における人格者でもありました」

プライマリー・ケアには、あらゆる知識が必要だ。広い分野にわたって真に実力がないと務まらない。それに、大学の附属病院は、診療のほかに良い医師を育てる教育の役割も担っている。

「中にはあいさつさえままならない学生もいるのです。こうした学生に医師のあり方を身をもって示し、かつ患者サービスに徹するには、経験豊かな専任医師が必要です」という。このため二〇〇二年には、二人の専門医が誕生、診療・教育を充実させることになった。

岡上助教授は、実は、肝臓の専門医である。消化器内科部門の教授になってからは、肝臓病の治療と臨床研究に専念している。

日本は肝臓がんの多い国だ。中でもウイルス性肝炎からのがん移行が増え続けている。岡上教授の診ている患者千百人のうち七百人がC型、百五十人がB型だ。

「インターフェロン（ＩＦＮ）によってC型は三割治せるようになりました。ビバビリンとインターフェロンの併用療法が可能になるため、一割五分のボトムアップができます」

さらにペグ・インターフェロンが使えるようになると、さらに一割アップが見込まれる。

「それでもなお四割五分が治りません。ブレークスルーには、新薬の開発とゲノム解析でみつかった遺伝子の個人差、つまり塩基配列が一つだけ置き換わったＳＮＰ（スニップ＝遺伝子の個人的な違い）に注目する必要があるのではないでしょうか」という。

摘まんで治すがん —— 消化器内科

京都府立医科大学附属病院を訪れる外来患者数は、二〇〇〇年度一年間で延べ四十四

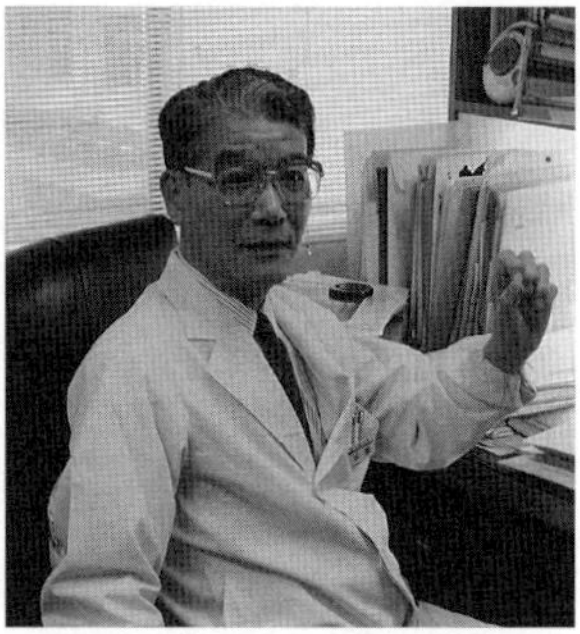
加嶋敬教授

万四千人余にのぼった。うち内科系が十一万八千人余。内科の中では消化器内科が最も多く三万七千八百九十六人であった。

消化器とは、食道から胃を経て十二指腸、小腸、大腸までの管の部分と肝臓、胆嚢、膵臓の各臓器をいう。「臓器ごとにスペシャリストがいます。扱うケースは、やはり、がんが中心です。消化器がんは、頻度も高く死因も上位にあります」と、部長の加嶋敬教授（二〇〇二年退職、京都市立病院長を経て京都市立看護短期大学学長）は説明する。

わが国の三大死因は、がん、心疾患それに脳血管疾患である。一九九九年の旧厚生省「人口動態統計」によると、一九九七年のがんによる死亡数は、前年に比べて四千人余増え、約二十七万五千人。一九八一年以来、依然として死因の一位を譲っていない。

人口十万人あたりの死亡率を部位別にみると、胃がんは、一九九〇年代半ばに肺がんに抜かれて二位になったが、これに肝臓がん、大腸がんと続き、以下、結腸、膵臓、食道、胆嚢、白血病の順。消化器がんが大部分を占めているのだ。

京都府の場合、全国傾向とさほど変わりはないが、胃がんが全国値よりも少なく、肺がん、肝臓がん、膵臓がんが多い傾向にある。一九九七年の死亡者数は、男性が肺がん八百八人、胃がん六百七十九人、女性が胃がん四百二十八人、結腸がん二百六十人、乳がん百六十五人だった。

「胃がんの発生は減る傾向にあり死亡率は近年大きく低下しています。診断技術が進んで早期発見が可能になったためです。１００％治癒の症例も多い」と、加嶋教授。

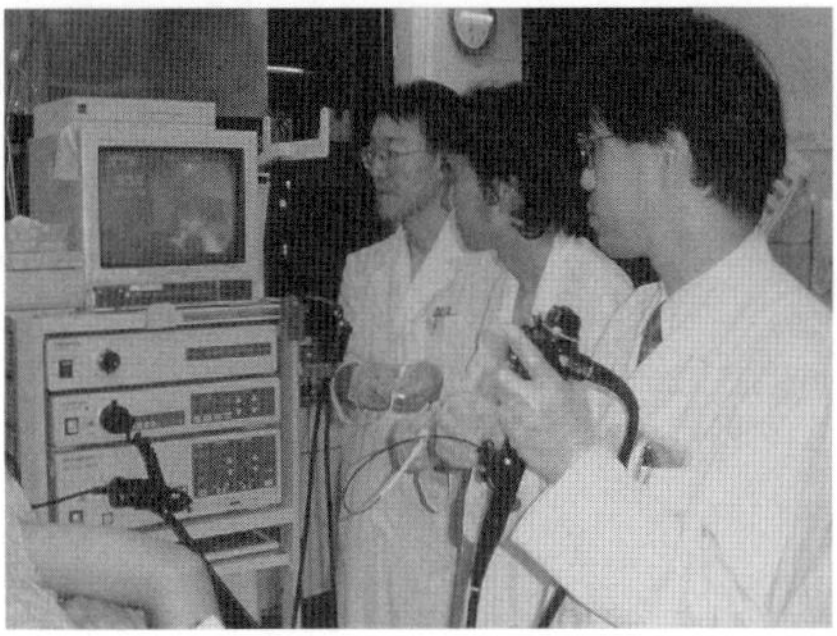

胃がんの内視鏡治療

「治療も従来は外科手術でしたが、現在は内視鏡を使って内科で手術することが多くなりました」

大腸や食道では、がんが粘膜上皮や粘膜にとどまっている時期の発見が多くなった。このため、内視鏡下で、生理食塩水を入れて部位を膨らませ、摘まんで削り取れば、簡単に治るという。

肝硬変が進むと食道静脈瘤が飛び出す。破れると死に至るが、いまは出血しやすい時期がわかるため内視鏡を使って血管に硬化剤を詰める手術が盛んに行われている。

内視鏡は、実は、府立医大のお家芸なのだそうだ。胃カメラとともに一九五〇年代後半に登場した医療機器だが、当初からメーカーとともに共同研究で開発にあたってきたのだという。

「診断や手術、機器の開発で、多くのがんが治るようになりました。ただ、膵臓がんだけは早期発見が難しい。何とかしたいですね。それに内視鏡といえども患者さんには苦痛を伴います。日本得意のナノテクで、さらに簡便な手術法を開発できればよいのですが」

膵臓が専門の加嶋教授の切なる願いである。

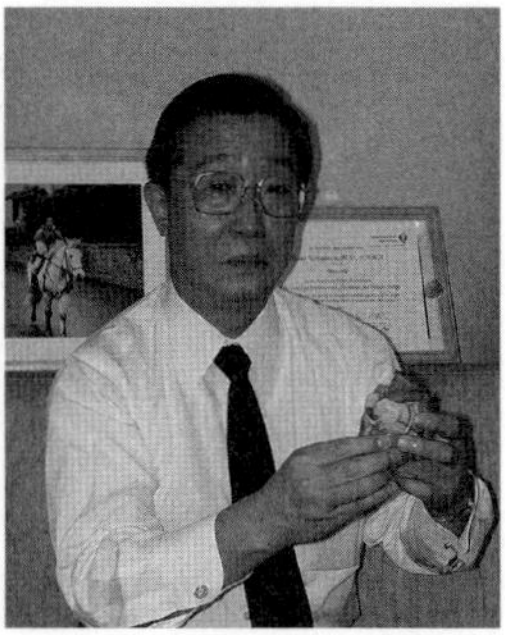

中川雅夫教授

心臓血管系のカテーテル手術 ―― 循環器内科

循環器とは、全身の血液循環に関係する臓器、つまり心臓と血管系のこと。脳循環や腎臓をも含めることが普通だ。心臓と血管の病気は多い。狭心症、心筋梗塞症、心筋症、弁膜症、心不全、不整脈や動脈硬化症など。心疾患による一九九九年の死者は全国で約十五万人。十年前から倍増した。

狭心症や心筋梗塞などは、心筋に血液や栄養を送る冠動脈の異常によって発症する。血管が血栓で詰まったり、血管壁が硬化して血流が悪くなるわけで、薬剤による治療のほか、いわゆる風船療法やバイパス手術がよく知られている。

「血管にカテーテルを通して血行再建を行う手術は循環器内科で行います」と部長の中川雅夫教授（二〇〇三年退職、明治鍼灸大学学長）。

「ただ、風船療法は三カ月もすると再び詰まることが多く、最近は形状記憶合金でできたステントなどの器材で血管内腔から補強します」

原因不明で心筋自体が変化する病気に突発性心筋症がある。患者は全国で推計三万八千人。大別して肥大型と拡張型の二つがある。肥大型心筋症は心筋が厚くなって機能不全を起こす。拡張型は心室が拡大して風船のように膨らみ、ポンプ機能が障害される。

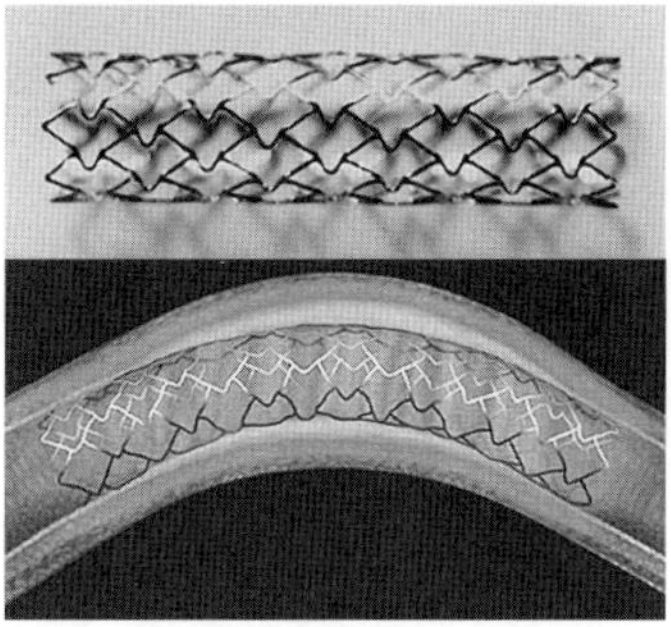

風船療法に使う形状記憶合金製ステント（上）と血管内での模式図

拡張型が特定疾患に指定されていることもあり、紹介状を持った患者が府立医大を訪れるケースが多い。中川教授は「約半数の患者で遺伝的素因が考えられるが、成因が明らかでないものが多く、薬剤による対症療法しかありません」という。

動脈硬化は、どうして起きるのだろう。シナリオはいくつかある。動脈壁に脂質などが付着、蓄積して血栓が形成され、内腔が小さくなるケース。もう一つは動脈壁の性状が変化して硬化、石灰化を起こす場合だ。細動脈の硬化は高血圧が大きな要因とされている。

ただ、シナリオを振っても舞台の幕開けの原因にはならない。動脈硬化の成因として傷害反応説や細菌感染説など多くの説が提唱されてはいるが、明確に幕開けを告げる舞台監督は、まだみつかってはいないのだ。

日本血栓止血学会の会長も務めた中川教授は、血栓を手がかりに虚血性心疾患や血管病の発生機序に迫ろうとしている。

「血管は血液を全身に循環させる重要な機能を果たしているが、血管壁は常に血液と接触して情報交換や反応を繰り返しています。先天的に血栓ができやすい人があり、調べると、ある凝固阻止因子が欠損している場合があります」

その血栓多発家系のわが国第一例を発見したのが中川教授らの研究グループだった。一九七五年のこと。

高齢化社会を迎えて、血栓性疾患も増加傾向にある。後天的原因の追究も含めて早め

武田和夫助教授

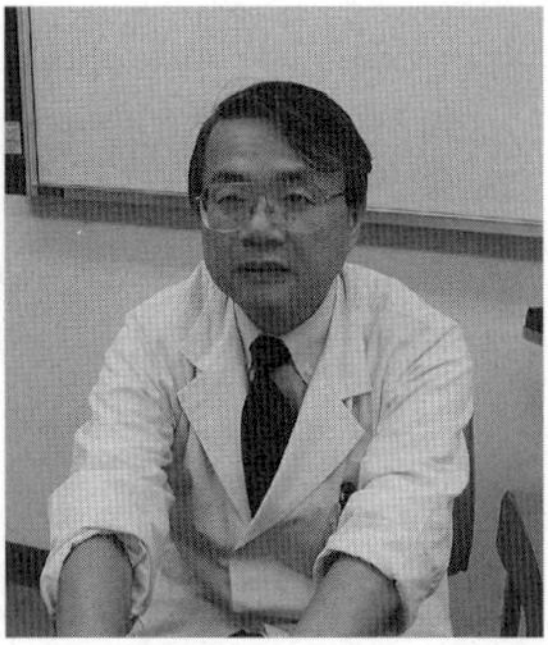

にチェックし、診断治療の方策をとる必要があると、中川教授は指摘する。

三千万人が高血圧症 ――腎臓・高血圧内科

日本高血圧学会のガイドラインによると、高血圧とは、上（収縮期血圧）が１４０㎜Ｈg以上、下（拡張期血圧）が９０㎜Ｈg以上をいう。

また、ＷＨＯ（世界保健機関）とＩＳＨ（国際血圧学会）の分類によると、上下いずれかが１４０あるいは９０を超えている場合を軽症高血圧、上が１６０以上で下が１００以上を中等症高血圧、上が１８０以上で下が１１０以上を重症高血圧と定義している。ガイドラインにあてはまる高血圧の人は現在、全国に約三千万人いる。乳幼児も含めて四人に一人の勘定である。

「ただ、数値が超えているからといって、すぐに治療をするわけではありません」と、部長の武田和夫助教授（二〇〇四年退職、京都工場保健会診療所長）は説明する。「治療の目的は、合併症の予防なのです」

高血圧は、それ自体では自覚症状もなく致命的な疾病ではない。だが、三大死因のうち、がん以外の心疾患と脳血管疾患の二つに大きく関係している。

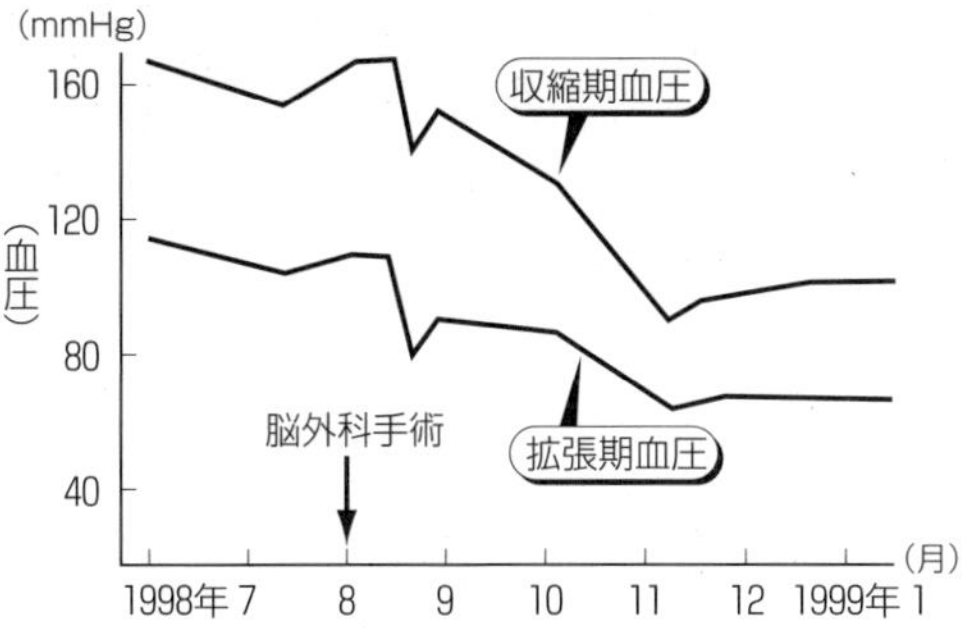

脳幹部血管接触のみられる高血圧症患者の血圧推移

「糖尿病を併発している人は、ただちに治療に取りかかる必要がある。たばこを吸うなど、血管を傷めるリスクの度合いによっても、ケースバイケースで治療をスタートさせねばなりません」

外来高血圧患者の９５％が本態性高血圧症で、残り５％が慢性腎炎や糖尿病腎不全などによる二次性高血圧症である。二次性高血圧症については、原因を取り除く手術によって治療可能だ。しかし、本態性の原因は不明。遺伝的要素が強く疑われるが、それも単一の原因ではない。

「降圧剤による対症療法しかありません。ですから、遺伝的要素のある人は、若いころから生活習慣に気をつけるべきです。リスクファクターを除けば、発症を二十歳代から五十歳代に遅らせることは可能なのです」

原因不明だからといって手をこまねいているわけではない。ゲノム解析によってSNP（遺伝子の個人的な違い）が判明すれば、オーダーメード治療も可能になるかもしれない。現象面からのアプローチも進んでいる。

「血圧を最終的にコントロールするのは脳の中枢です。ここでの調節機構の異常が原因だとも考えられます。実は、本態性には、脳幹部の血管が交感神経に接触している例が多い。離すと改善したケースがある。血管の拍動が交感神経を刺激するためかもしれない」という。現在は脳神経外科ともタイアップして研究が進められている。

高血圧の治療をしながら消化器などのがんを発見する場合もある。健康保険法では、検診によるチェックはできないのだが、武田助教授はやるべきだという。また、病診連携の観点からも、患者は早めに紹介してもらった方がいいという。医師会の協力も必要だ。

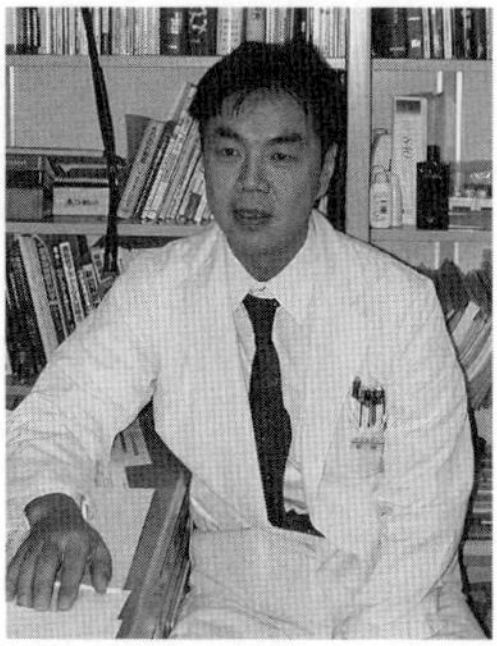

岩崎吉伸講師

肺がん治療に細胞移植を併用 ―― 呼吸器内科

わが国におけるがん死のトップは、肺がんである。一九九〇年代半ばに胃がんを抜いて増え続け、一九九九年の死亡者は、男三万八千人、女一万二千人の計約五万人に達した。二〇一五年には、三倍の十五万人に膨れ上がると推計されている。

「ですから、われわれもマンパワーを結集して肺がんの治療、予防に精力を注がねばなりません」と、科長の岩崎吉伸講師（二〇〇四年、助教授）は強調する。

肺がんは、組織学的に大別して小細胞がんと非小細胞がんに分かれる。非小細胞がんには、大細胞がん、腺がん、扁平上皮がんが含まれる。発症の割合は、小細胞がんが20％、他が80％。

小細胞がんには、抗がん剤と放射線療法が効く。ただ、早い時期から転移するため放置すると予後が悪い。非小細胞がんの早期のものは、外科手術で切除する。内科で扱うのは、遠隔転移はないが手術のできない局所進行がんと遠隔転移のある進行がんである。

「最近は、新しい化学療法が試みられています。末梢血幹細胞移植を併用した大量化学療法もその一つ。抗がん剤は副作用を伴います。大量に使用すると骨髄細胞が死滅する。幹細胞を移植して、これを補ってやろうというわけです」

小細胞がんにおけるこの移植治療の結果はめざましい。完全緩解９０％。６０％が再発するが、五年生存率は３０％にのぼる。ただ、非小細胞の進行がんについては、試行錯誤が続いている。

「一九九〇年代に化学療法の中心になったのが、シスプラチンと呼ばれるプラチナ製剤ですが、副作用が強い。このため他の薬剤との組み合わせ、あるいはプラチナ製剤を外した化学療法が試みられており、われわれも臨床試験を続けています」

分子標的療法も注目を集めている。従来の抗がん剤は細胞を標的にしていたが、細胞の増殖、浸潤、転移といったがん細胞に特徴的な生物学的特性に関連したリセプター(注)、酵素、遺伝子をターゲットにした療法。分子生物学という基礎医学の底上げがあって初めて可能になった治療法だ。

肺がんを含め、喘息、慢性閉塞性肺疾患（ＣＯＰＤ）、呼吸器感染症が四大呼吸器疾患である。呼吸器内科の主たる守備範囲である。

喘息患者は人口の３％にものぼる。吸入ステロイドによる治療が中心だが、長時間作用型β吸入剤も新たに登場、患者にとっては大きな朗報だ。

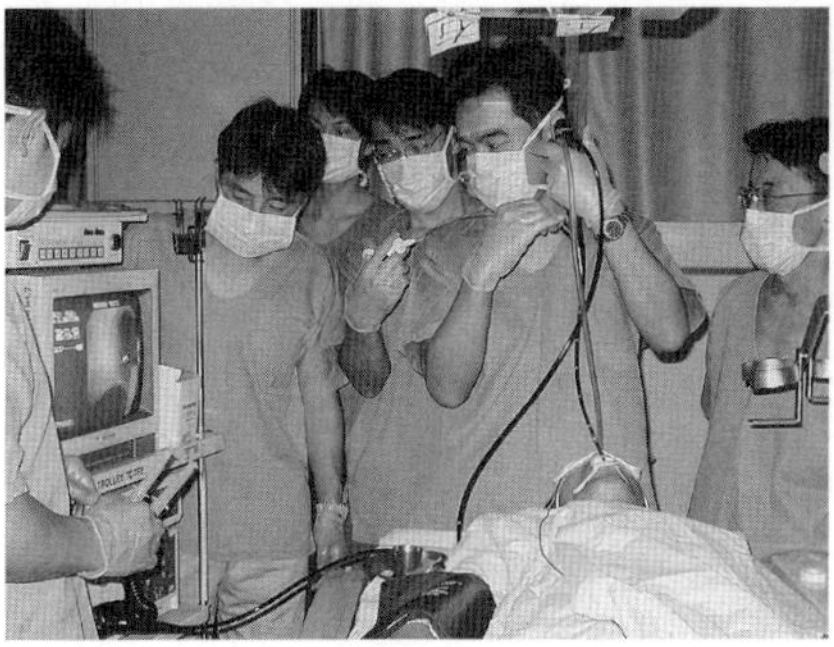

気管支鏡による肺がん診断

（注）**リセプター**（**受容体**）　臓器を形づくる細胞は、さまざまな化学物質などによって情報交換を行っている。情報伝達物質をキャッチして細胞内に情報を伝えるのがリセプター。がん細胞は、増殖、浸潤、転移する時、特殊な物質を出して目的を果たそうとするが、細胞側のリセプターに何らかの方法で情報をキャッチできなくなる細工を施してやれば、がんは、その目的を果たせなくなる。

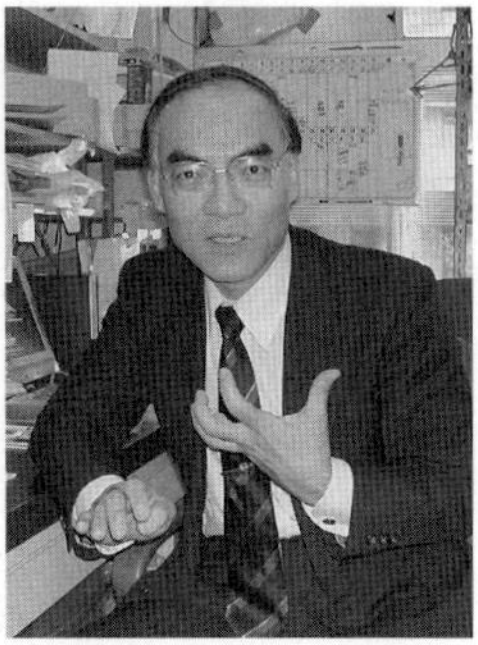

吉田俊秀助教授

ＣＯＰＤの大部分を占めるのが肺気腫。今後、急増の勢いだそうで、ＷＨＯ（世界保健機関）も「エコノミックバーデン病」（経済を圧迫する病気）として注意を促している。

ところで、呼吸器疾患の最大のリスク因子は、たばこ。治療の場所でのリスクは容認できないというわけで、二〇〇一年十月から府立医大病院は全館禁煙となった。

肥満型糖尿病が急増　――内分泌・糖尿病・代謝内科

「体重を１０％減らして維持できれば肥満型糖尿病の多くは治ります。食事と運動療法で。糖尿病だけではなく、高血圧症や痛風、高脂血症も」と部長の吉田俊秀助教授（二〇〇四年退職、京都市立病院糖尿病・代謝内科部長）は力説する。

ＢＭＩ（肥満度）２５以上を肥満と呼ぶ。その数全国で二千三百万人。しかし、半分は健康な肥満、いわばキャラクターだ。残り半分が治療の必要のある肥満症で、糖尿病、高血圧症、高脂血症、狭心症、膝痛、腰痛などの合併症を伴う。

糖尿病の定義は血糖値が高いこと。正常血糖値は８０～１１０㎎／dℓだが、糖尿病患者は１２６㎎／dℓ以上で、７５ｇのブドウ糖負荷試験を行うと二時間後に２００㎎／dℓ

脂肪細胞は分泌臓器

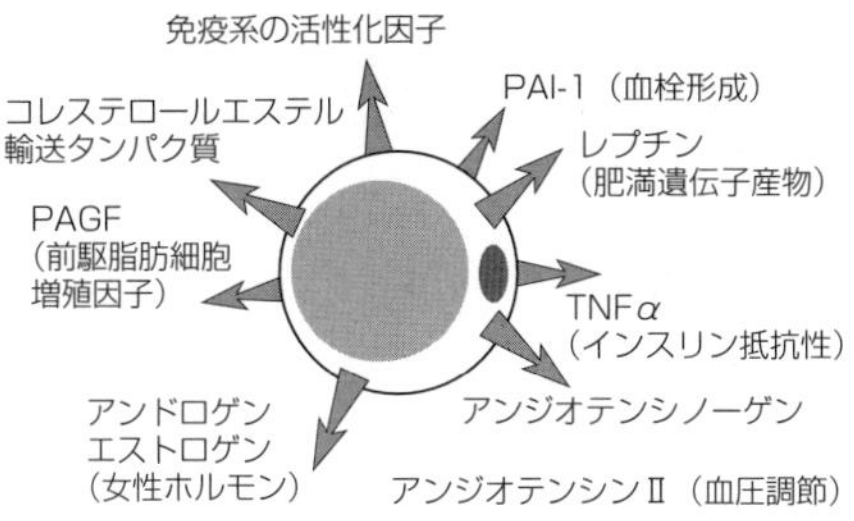

ＴＮＦαの働きと脂肪細胞

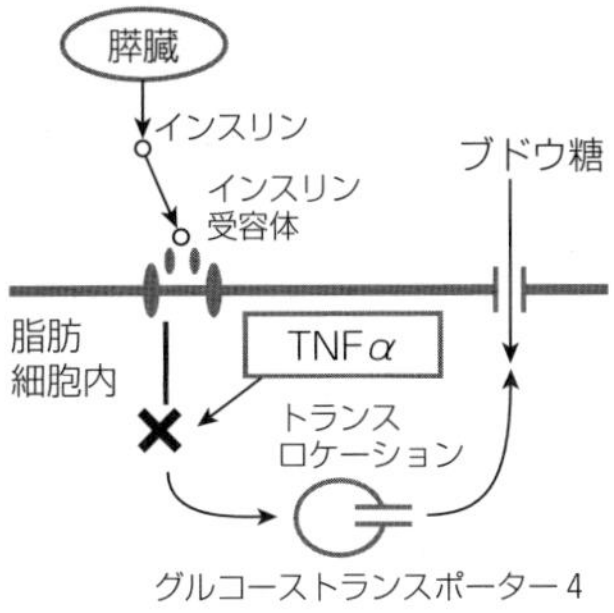

以上に上昇する。患者は七百万人を超える。

糖尿病には1型、2型がある。1型は膵臓からインスリンが出ないタイプで約三十万人。2型は非肥満型と肥満型に分かれる。非肥満型は約二百万人で患者数は二十年前と変わらない。ところが、二十年前、2型の中でもわずかに過ぎなかった肥満型が急増し、いまや五百万人に達するようになった。

「肥満2型は、ブドウ糖負荷試験をすると、インスリンが大量に出ていることがわかります。なのに、どうして糖尿病に？　そのメカニズムが解明されたのが一九九四年でした」

全身に分布する脂肪細胞は従来、エネルギーの単なる貯蔵庫だと思われてきた。ところが、脂肪細胞がレプチンを分泌していることがわかったのだ。レプチンは満腹中枢を刺激して食物摂取を止める働きを持つ。つまり、脂肪細胞は内分泌器官だったのである。

その後の研究で、脂肪細胞はレプチンのほか血圧調節物質、血栓形成因子、遊離脂肪酸、女性ホルモン、免疫活性因子なども分泌していることも判明した。

ＴＮＦαという因子も分泌物の一つ。インスリンの刺激を受けると、脂肪細胞内部にシグナルが伝わって膜表面に透過装置ができ、血中のブドウ糖が吸収される。しかし、脂肪細胞が大きくなると、このＴＮＦαが分泌されてシグナルの伝達をブロックし、ブドウ糖の吸収が妨げられる。

「１０％痩せれば、ＴＮＦαも血圧調節物質も遊離脂肪酸も出なくなり、病気の肥満症は治る。肥満を長く続ければ、インスリン分泌細胞の疲弊などで減量しても治らない糖尿病に陥ります。ただ、食事療法にはストレスも伴いますからカウンセリングも大切ですね」

カロリーを摂らなくても痩せない人もいる。いわゆる倹約遺伝子の持ち主だ。飢餓時代を生き抜く英雄的遺伝子だったが、いまや飽食の時代。無用どころか悪玉遺伝子にされてしまった。

吉田助教授は「こうした遺伝子レベルの解析を積み重ねれば、テーラーメード治療や痩せ薬の開発も夢ではありません」という。

ミニ移植と分子標的療法 ―― 血液内科

主として造血器腫瘍、つまり血液のがんの治療を行っている。血液のがんは悪性リンパ腫、白血病、骨髄腫の三つに分かれ、その割合はおよそ三対二対一だそうだ。

「それぞれの疾患、患者さん個々のケースによって治療法は異なりますが、血液がんに対する療法は大別して四つあります。化学療法、骨髄移植、ミニ移植、それに分子標的療法です」と科長の谷脇雅史講師(二〇〇三年、教授)は説明する。

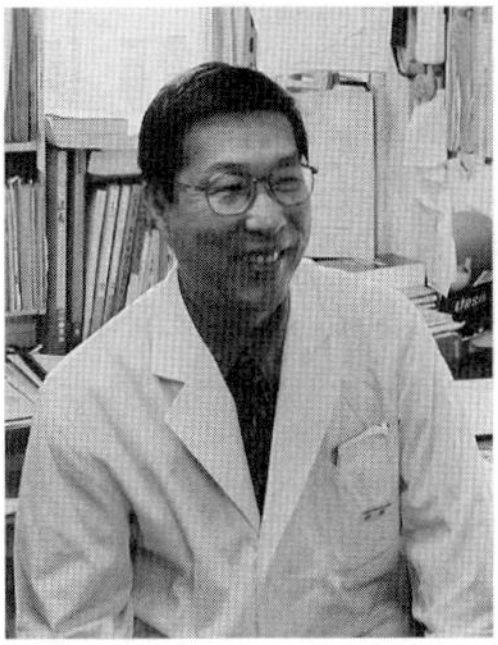

谷脇雅史講師

抗がん剤による化学療法は最も一般的な治療法だ。副作用などを勘案しながら多剤を併用する場合が多い。

移植は、だれから細胞をもらうかによって自家（自分）、同系（一卵性双生児）、同種（血縁者、バンク）の三つに分かれ、どの細胞を使うかによって骨髄、末梢血幹細胞、臍帯血の三種に分かれる。

臍帯血移植は成人の適用例も最近出てきたが、細胞が少ないため乳幼児を中心とした小児への移植がほとんど。そして、谷脇講師は「最近は同種末梢血幹細胞移植が増えてきました」という。

理由は造血幹細胞が多く採取でき、早く生着するから。骨髄の場合、三時間かけてドナーから骨髄を７００㎖抜かねばならないが、末梢血だと幹細胞は三倍手に入る。ドナーの体内で幹細胞を増殖させた上で選択的に採取し、残りの血液を体内に戻す仕組み。

ミニ移植もドナー末梢血を使うが、免疫現象を逆手にとった療法だ。

「放射線や化学療法で患者の免疫をたたいた上でドナーの異種細胞を入れてやると、免疫反応によって、がん細胞を攻撃します。患者の体力とも相談せねばなりませんが、腎臓など組織がんにも効果があります」

そして、いま最も注目されているのが分子標的療法である。悪性リンパ腫のモノクローナル抗体が二〇〇一年九月に発売された。もう一つが慢性骨髄性白血病に対する薬・メシル酸イマチニブ。染色体の異常な組み替えによって起きる白血病で、この薬剤は組み替わった遺伝子のタンパク質を標的にし、増殖をブロックする。

「イマチニブはコンピューターでデザインした画期的な薬です。二〇〇一年五月、米国で認可されると患者がインターネットで輸入して使用する例が相次ぎました。現状を知った厚生労働省が実情に合わせ、わずか一年の臨床試験で認可したのです」

分子標的療法は、中国で経験的に用いられてきた例がある。急性白血病に対するレチノイン酸で、最近、その作用の仕組みが明らかになった。

「ミニ移植と分子標的療法が期待の星ですが、移植の場合、健常者であるドナーの安全性に細心の注意が必要。その意味からも幹細胞の体外増幅を可能にする再生医学の進歩に期待したいですね」と谷脇講師はいう。

進む遺伝子治療 ── 膠原病・リウマチ・アレルギー科

「いわば、全身科ですね」と、部長の吉川敏一教授は説明する。「身体には外敵に対する免疫機構が働いていますが、過剰に、あるいは誤って反応すると困る。この科では、こうした免疫疾患を扱っています」

免疫異常が関節で起こると関節リウマチになる。眼に現れるとベーチェット病に。涙

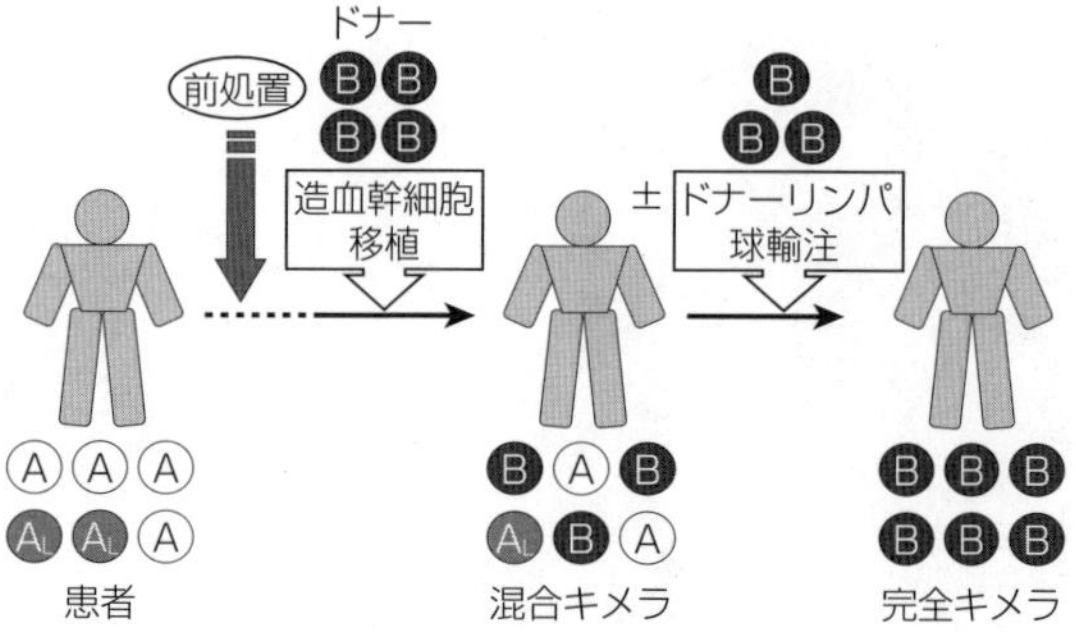

ミニ移植の方法。強力な免疫抑制をかけた後にドナーの造血幹細胞を移植し腫瘍細胞を排除する。完全キメラ（注）にならなければドナーのリンパ球を入れる（ALは患者の腫瘍細胞、Bはドナーの造血細胞）

（注）キメラ　語源はギリシャ神話に登場する頭がライオン、身体がヤギ、尾がヘビという動物に由来す

る。ここでは、異なる個体の細胞のこと。

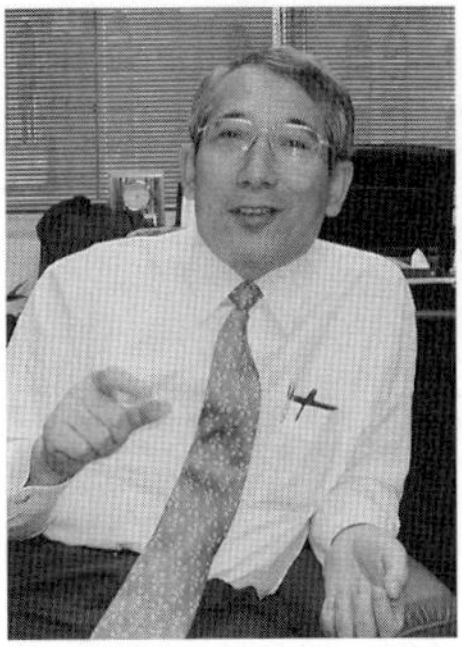

吉川敏一教授

や唾液が出なくなるシェーグレン症候群、筋力低下を起こす多発性筋炎、全身性エリテマトーデス、そして花粉症やアトピーも。

公害や薬物、紫外線の増加やストレスなど最近は環境変化に伴って免疫異常が増える傾向にある。高齢化社会の到来はリウマチ性疾患を増加させている。

「治療には抗炎症剤、免疫抑制剤、ステロイドのほか抗がん剤なども使いますが、副作用が強いのが難点です。いずれも対症療法で根治できないことが多い。希望の光は遺伝子治療ですね」

佐野統講師（二〇〇二年退職、兵庫医科大学教授）らが中心になって進めている慢性リウマチに対する遺伝子治療の研究もその一つだ。アスピリンや貼り薬に使用されるインドメタシンなど消炎鎮痛剤はどうして効くのか？　研究はその作用機序解明の一端でもあった。

慢性関節リウマチになると、関節をとりまく滑膜組織でシクロオキシゲナーゼ（COX）という酵素が大量に産生されるようになる。COX-1、COX-2の両タイプがあり、主としてCOX-2が生理活性物質の一種プロスタグランジン（PG）の産生を促して関節破壊の原因となっている。

佐野講師らはリウマチのモデルラットを使ってCOX-2の役割を詳しく調べた結果、COX-2阻害薬が滑膜細胞のPG（Eタイプ）産生や細胞増殖を抑制するほか、アポトーシス（細胞の自己死）を誘導することを証明した。

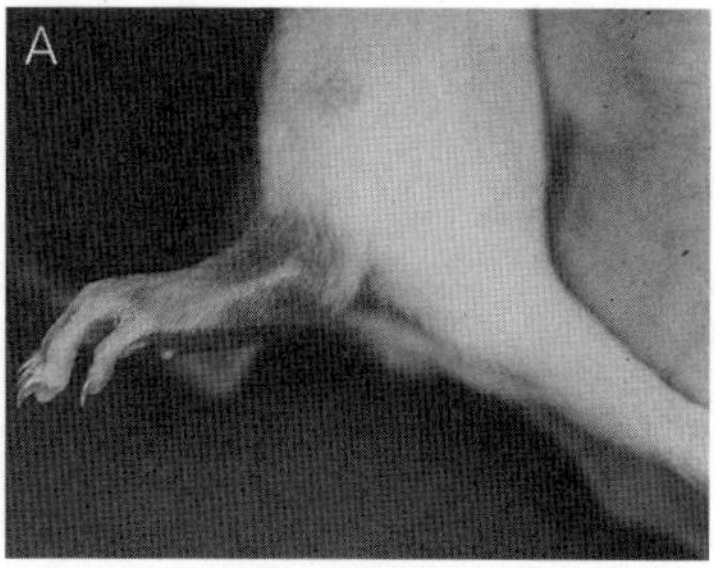

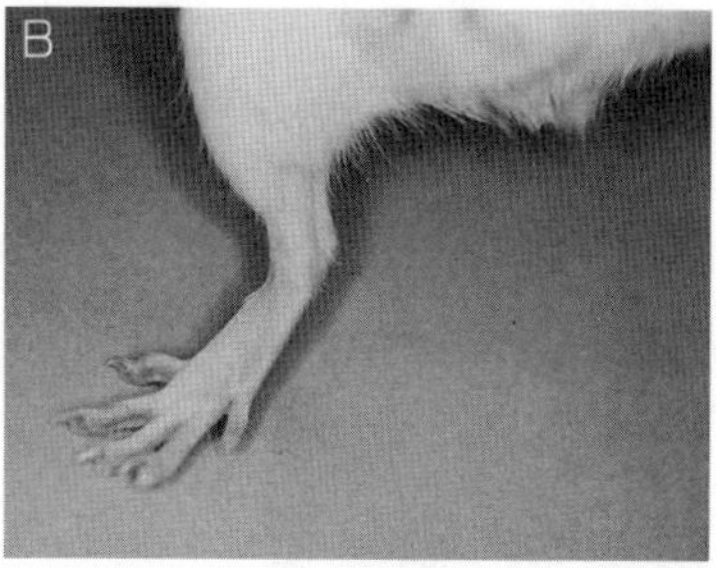

ラットを使った慢性関節リウマチの遺伝子治療（Aのような関節の腫れがBのように顕著に改善した）

関節炎を起こしているラットのCOX-2遺伝子の発現を抑えてやると、関節炎の改善がみられる。今後、この阻害薬のデザイン次第で副作用のない抗リウマチ薬の開発も十分可能だという。

遺伝子エラーで起きる自己免疫病などの予防には、やはり遺伝子解析が不可欠だ。病気の早期に出てくるタンパク質がみつかれば、マーカーとして予防にも使える。

吉川教授は「これからは、こうしたDNAやタンパク質を解析、デザインして創薬に結び付けるバイオ・インフォマティクスの応用を積極的に進めねばなりません」と力説する。

体質や性格、病気のなりやすさに関係したヒトDNAの個人差（SNP）の高性能解析装置と、実際に機能しているタンパク質を一度に調べる装置が二〇〇一年末、関西で初めて導入された。府立医大のDNAチップ・タンパクチップ技術は国内の先導的役割を担っている。

進む神経画像研究 ―― 精神神経科

「精神科」という看板をはずして心療内科あるいはメンタルクリニックを標榜する病

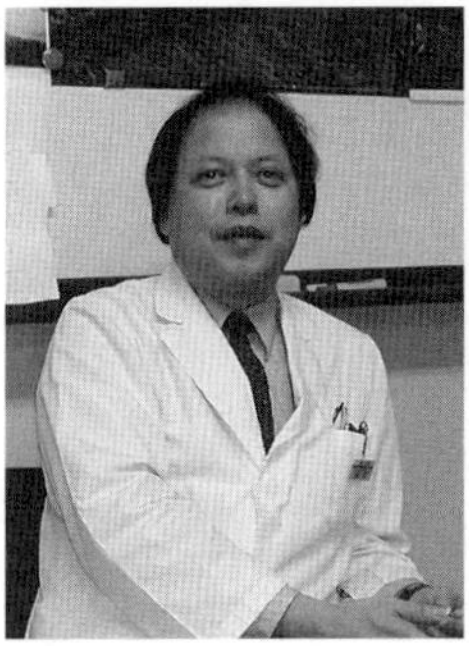
福居顯二教授

院やクリニックが増えている。「敷居を低くする狙いがあるのですが、ストレス社会を反映して社会の理解も深まり、間口も広くなりました」と福居顯二教授はいう。

狭義の精神病いわゆる精神分裂病は、精神神経学会で名称の変更が検討され、統合失調症と呼ぶことになった。幻覚や妄想、気力の減衰をおもな症状とする精神疾患で脳内の神経伝達物質のバランスが崩れて発病するとの説が有力だ。発病率は約０・８％。国内には約七十万人の患者がいると推計される。

「患者さんの数は昔とあまり変わりません。精神科のベッド数は全国で約三十三万床。うち、およそ二十万床が統合失調症です。全診療科ベッド数の実に２０％。でも、昔に比べ、薬物療法の進歩やデイ・ケアなどのリハビリテーションにより社会復帰が進みました」

種々の精神疾患における脳の機能異常を調べるため、いま、頭部ＭＲＩ（核磁気共鳴装置）や脳の血流量から活動を把握するＳＰＥＣＴ（γ線コンピューター断層撮影）など最新機器を使った神経画像研究が盛んに行われている。

一方、薬物療法の主役は神経伝達物質のうちドーパミンの受容体阻害剤だったが、最近は同時にセロトニン受容体をも阻害し副作用が少なく意欲を高める作用をもつ薬剤（ＳＤＡ）や多元受容体標的化抗精神病薬（ＭＡＲＴＡ）が新たに登場してきた。ただ、ＭＡＲＴＡは血糖値を高める作用があり、糖尿病患者には危険だとの報告も。今後は、神経画像研究や受容体の遺伝子解析、ゲノム創薬による副作用のない新薬開発が待たれる。

「薬だけでは治りません」と福居教授は強調する。「広い意味の精神療法が必要です。薬物療法とバランスのとれた治療が必要です。それに、精神症状は内科領域等の体の病気からもよく起こります。ですから体の病気の基本と、その人の心理社会的背景を併せて理解していく全人的治療、さらに自己治癒力を高めていく工夫が肝要です」

不安感や抑鬱感といった精神症状は、がんや神経疾患、膠原病など慢性疾患や難病患者にもみられる。他科の患者への精神的サポートが不可欠なわけで、専門外来にリエゾン（関連）外来を設けて支援している。専門外来としては、このほかに思春期・青年期外来、老年期外来（附属老人性認知症診断センター）、ＯＣＤ（強迫性障害）外来、認知療法外来などがある。

「専門外来では、がん患者さんの緩和ケア、老人性認知症の鑑別診断、摂食障害の治療のほかにＰＴＳＤ、虐待、ひきこもり、アパシー（無気力）症候群など、最近の社会現象を反映した病態・疾病に対応しています。価値観の多様性や将来の不透明さに起因する不安が精神神経科の間口をより一層広げているようです」と福居教授はいう。

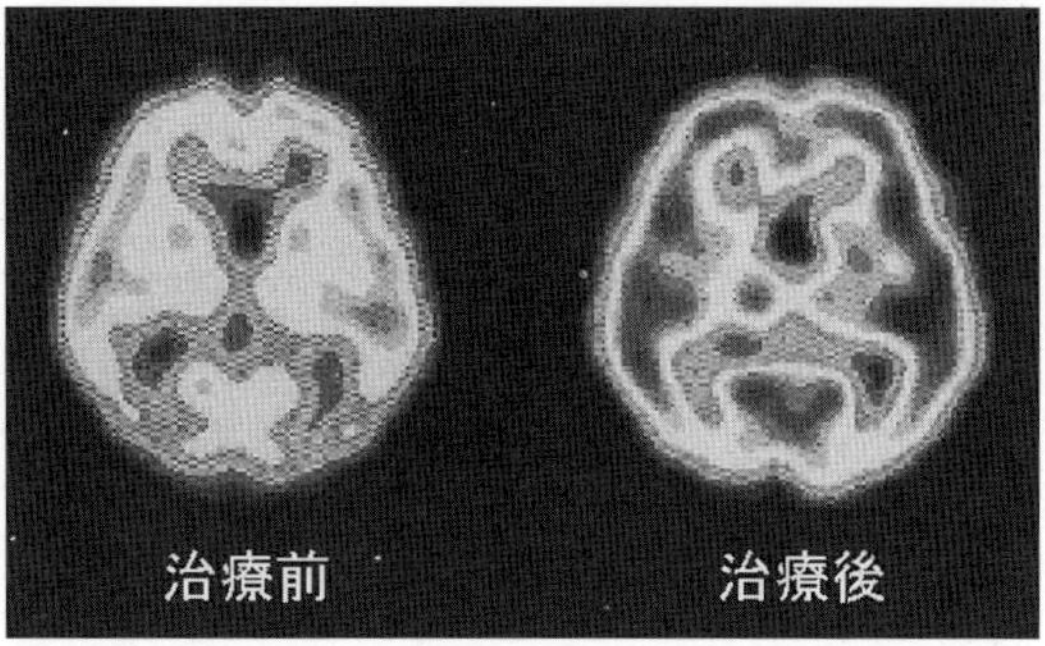

アルツハイマー型認知症の近縁疾患患者の脳ＳＰＥＣＴ画像（左）。抗認知症薬を投与すると幻視症状の消失、知的機能改善とともに脳全体で血流量増加がみられた（右）。色が濃いほど血流量が多い。

山下達久講師

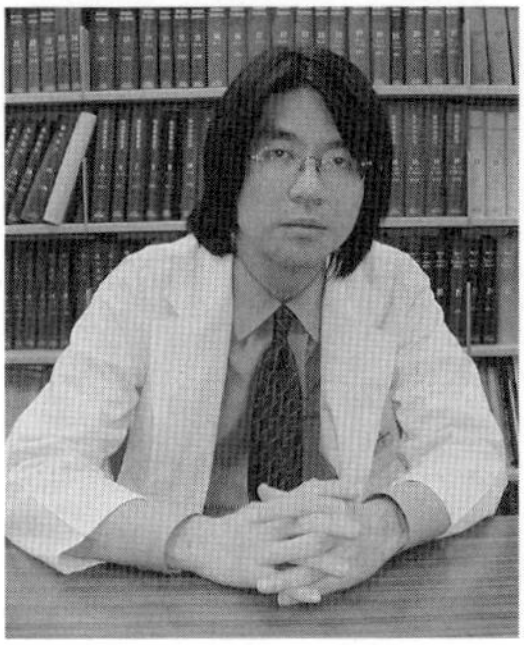

ストレスで心身症が増加 ——心療内科

身体の病気には心の病もつきものだ。心の病を取り除くと体の病気も緩和することが多い。このため精神安定剤を用いたりカウンセリングに力を入れる診療科も多い。「心療内科には専門的な治療を必要とする患者さんが訪れます」と科長の山下達久講師（二〇〇二年退職）。「年々増えていて新しく門を叩く患者さんは年間二百三十人にのぼります」

精神的なストレスから生じる身体の病を狭い意味で心身症と呼ぶ。代表的なのが狭心症、胃潰瘍、糖尿病、肥満症など。夏目漱石の憂鬱は胃潰瘍の原因だったらしい。お腹が痛い、微熱がある、動悸がする——などといった症状はあるが、原因となる病変がない場合もある。「身体表現性障害といいますが、最近、この病気がとくに増加傾向にあり、全体の３２％を占めます」と山下講師はいう。

このほか心療内科で扱う病気で多いのは摂食障害（１２％）、鬱病、パニック障害、過換気症候群、職場不適応など。過換気症候群というのは若い女性に多い病気。呼吸で空気を吸い込み過ぎて血中の酸素濃度が上がり手足のしびれや硬直を起こすこともある。パニック障害や過換気症候群は不安障害とも呼ばれ、約１６％。

心療内科外来患者内訳（二〇〇〇年）

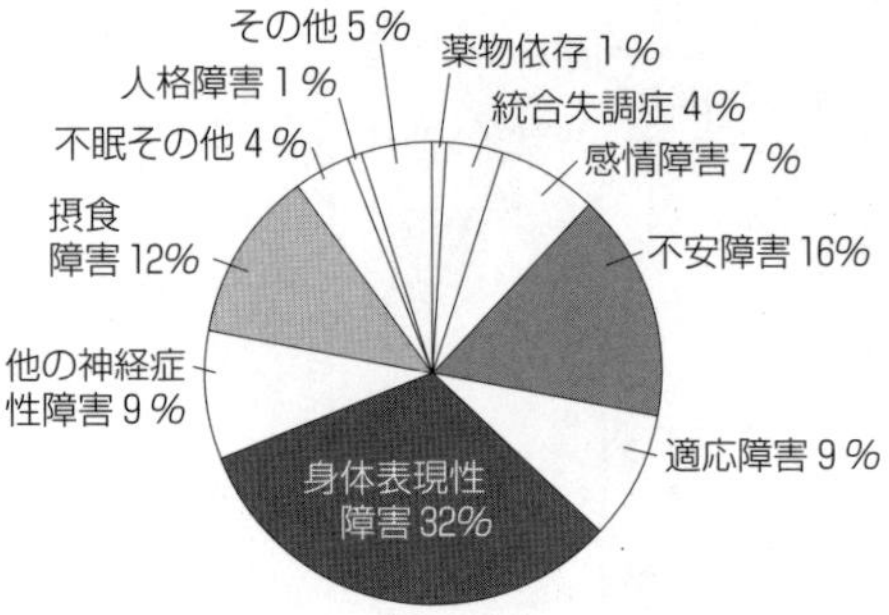

治療は薬物療法が基本。抗不安剤（安定剤）によってまず身体的、心理的な負荷を取り除き、緊張状態を緩和することが肝要だ。抗不安剤のほか、最近は抗鬱剤にめざましい進歩がみられる。ＳＳＲＩ（選択的セロトニン再取り込み阻害剤）がその一つ。

神経細胞から次の神経細胞へ情報を伝える物質は神経伝達物質と呼ばれ、ノルアドレナリンやセロトニンなどがある。鬱状態では、神経細胞間の接続部（シナプス）でノルアドレナリンやセロトニンが少なくなっている。ＳＳＲＩはセロトニンがシナプスで受け渡す側の神経細胞に回収（再取り込み）されてしまうのを防いでセロトニンを増やす薬物。副作用が少ないのが特徴だ。

ＳＳＲＩは、鬱病だけでなく過食症や強迫神経症、パニック障害などへの応用にも広がりを持つ。さらに、セロトニンとノルアドレナリン両方の再取り込みをブロックするＳＮＲＩという薬剤も開発されている。

「ただ、薬剤による治療は対症療法です。薬剤によって急性期の症状が緩和できれば、休養したり、ライフスタイルを考え直したり、生活習慣を変えるなどのストレス・マネジメントが必要になる。自らのストレスを認識し、それに対する行動パターンを変えていかねばなりません」

生活や行動を変えるのはしかし、至難の技だ。社会や家庭、環境や経済問題もからむ。

「ですから、社会も周囲も含めて認識を新たにしてほしいのです。とくに病変のない身体表現性障害は誤解を招きやすい。もっと社会的認知も必要だと思います」と山下講師はいう。

胃がん手術に工夫 ―― 消化器外科

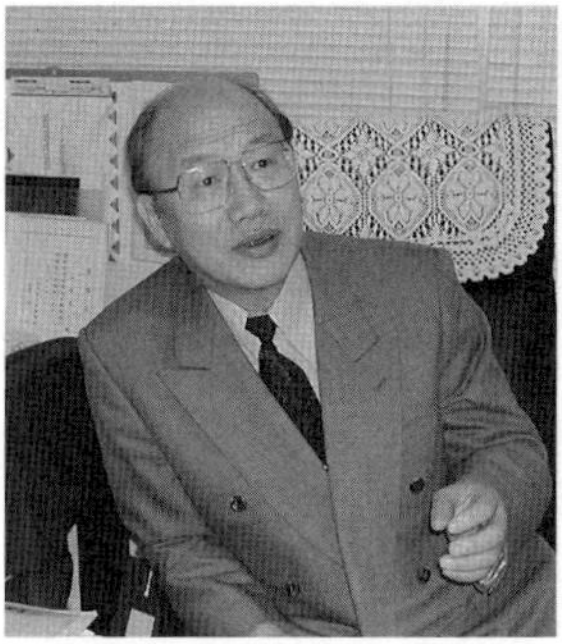
山岸久一教授

かつて、府立医大病院の外科は第一外科、第二外科の二つに分かれていた。間の壁は厚く、患者を奪い合う時代もあったそうだ。しかし、山岸久一教授（二〇〇六年、学長）が一外から二外に移った二〇〇〇年、診療科の細分化が行われて以来、壁は消えた。

「真に患者さんのための診療科になったのではないでしょうか。他の大学にはない例だと思います」と山岸教授。一外、二外は現在、形成外科を新たに加えて消化器、心臓血管、呼吸器、内分泌・乳腺、移植・一般の六科に衣替えしている。

消化器外科が扱う症例は８０％が悪性疾患で残り２０％が良性。八十人を超えるチームが上部消化管（食道、胃）、下部消化管（大腸、小腸）、肝臓・胆道（胆嚢）・膵臓の三グループに分かれて診療にあたっている。

「食道がんの患者さんが多く、全国から集まっていることが最大の特徴でしょうか。大学病院で扱う食道がんの数は普通、年間二十例止まりですが、ここは全国トップの約七十例もあります」

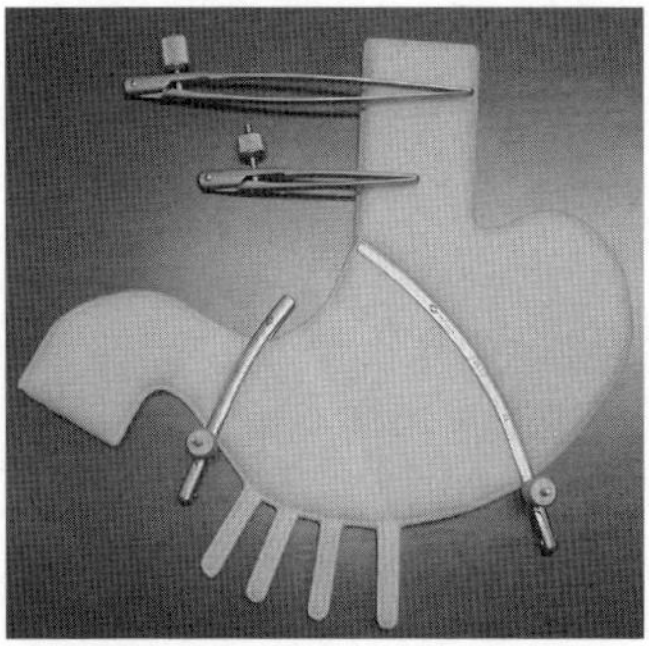

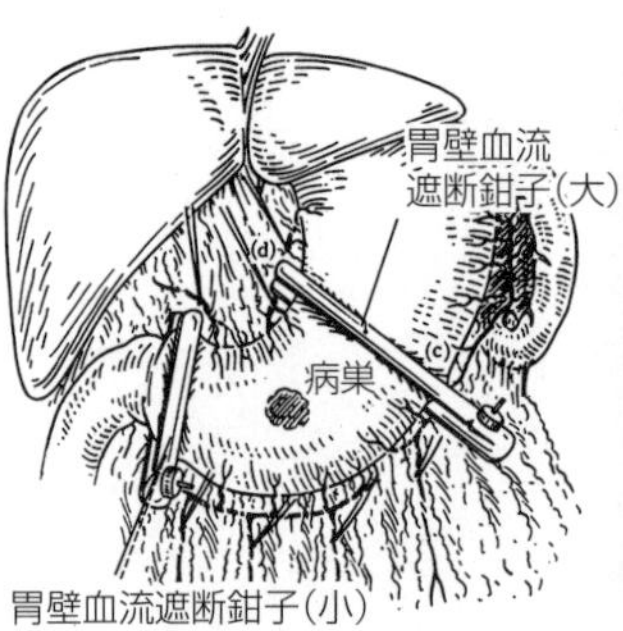

胃壁血流遮断鉗子（右）とこれを使った手術の模式図

手術後の五年生存率は、胃がん７０％、大腸がん６０％、食道がん５０％、膵臓がん１０％。食道がんの全国平均は２５％前後だから府立医大病院の５０％は驚異的な予後の良さを誇る。

「食道粘膜表層の上三分の二には、リンパ節へのがん転移がないことが統計的にわかりました。ですから、上三分の二については内科の内視鏡で取り除きます。手術するのは粘膜表層下三分の一（リンパ節へのがん転移率７％）と粘膜下層（同転移率５０％）。手術の際には、がん細胞をばらまかないようにリンパ管を縛る工夫もしています」

胃がんの予後改善のためにも独自の工夫をしている。特別に開発した胃壁血流遮断鉗子で病巣周辺を囲い、周辺の血管もくくって転移を防ぐのだ。「予後の成績を７０％から８０％に上げるには手術の周到さも必要」と山岸教授はいう。

外科だからといってメスだけを持っているわけではない。抗がん剤による化学療法、免疫療法、放射線も駆使する。手術可能な領域にまで病状を改善することはもちろん、術前の患部の縮小、予後の再発防止を図らねばならないからだ。

そうした予後改善の夢の療法の一つが、がんワクチン療法である。がん抗原を樹状細胞とともに患者の体内へ入れてやると、細胞傷害性Ｔリンパ球が出現、残存がん細胞を攻撃する。臨床試験中だが、免疫効果は現れている。

徐放性抗がん剤、つまり、ゆっくり効き目を持続する薬剤の開発や遺伝子治療なども期待の星だ。

「膵臓がんの早期発見治療も私の夢の一つですが、何といってもいま、がんは予防の方向へ向かい出しました。われわれ外科医の最終目標は、外科医をなくすことなのかもしれませんね」

「骨と関節の十年」への取り組み――整形外科

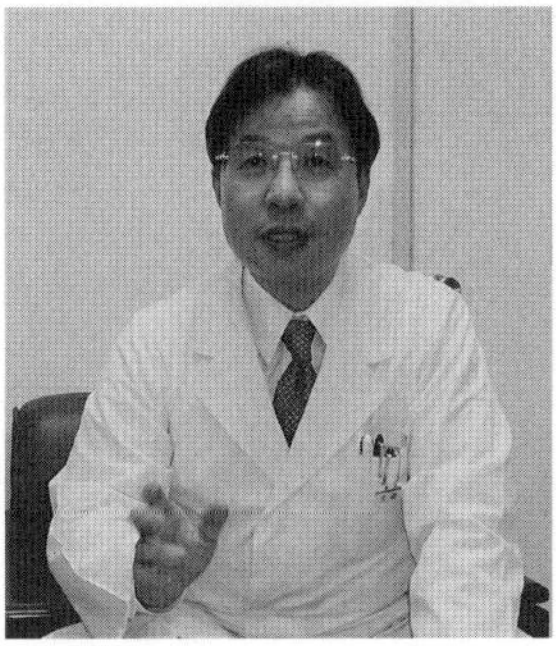
久保俊一教授

「脳の十年」に続き二〇〇〇年からの十年間は「骨と関節の十年」と定められ、WHO（世界保健機関）はじめ三十八カ国の政府と関連学会、患者団体が参加して、いま疾患の研究、克服、予防に取り組んでいる。

この三十八カ国に日本政府は含まれていない。「残念です。政府はもちろん、多くの人々に認識を深めてもらうためにも、われわれ整形外科医が今後、積極的に活動を広げたい」。部長の久保俊一教授の願いである。

なぜいま、骨と関節なのか。理由は高齢社会の到来にある。慢性疾患をもつ六十歳以上の患者のうち半分以上が関節疾患に悩んでいる。五十歳以上の女性では骨粗鬆症による骨折が急増している。交通事故などの外傷も増える一方だ。先進国では、事故による医療コストが二〇一〇年までに全体の25％を占めるといわれている。

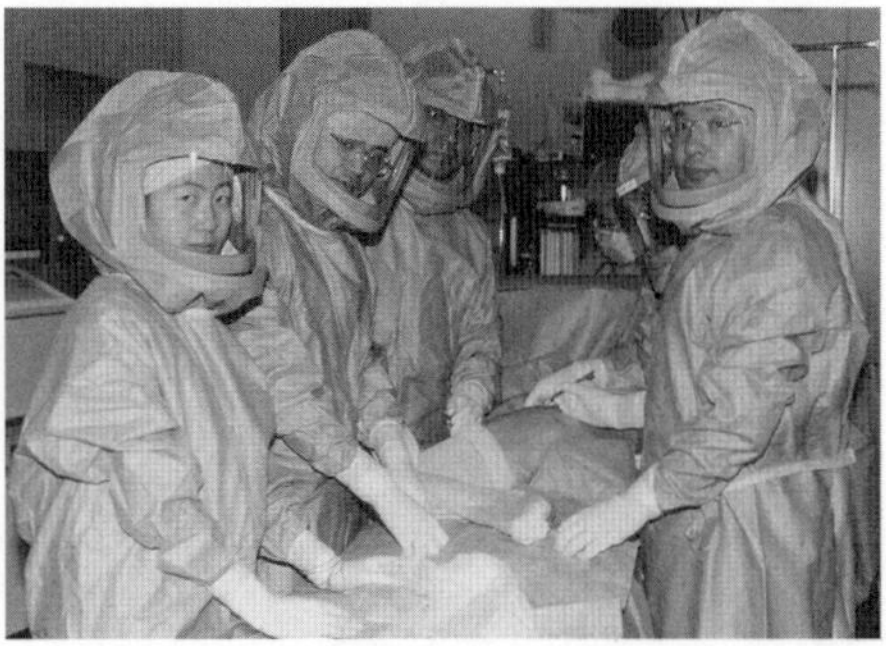

宇宙服のような清潔ヘルメット（強制呼気排気装置）による手術

運動器疾患、つまり四肢と脊椎、脊髄の疾患が整形外科の守備範囲である。多岐にわたるため府立医大では多くの専門外来（後掲）に分かれて診療・治療にあたっている。治療は、理学療法や運動療法などの保存療法と手術である。

「救命が大切なことはもちろんですが、他科と違って整形外科手術の主眼は機能再建にあります。歩行・運動能力を回復し、ＱＯＬ（生活の質）を向上させねばなりません。これを達成するには優れた技術、種々の人工材料、最新の機器、設備を結集し、きめ細かなリハビリも不可欠です」

久保教授が長年取り組んできたのは変形性股関節症の手術だ。初期の段階では股関節を温存する寛骨臼回転骨切り術を行う。股関節の破壊が進行した症例では人工関節を埋め込む。久保教授は、骨を材料に合わせるのではなく材料を微調整して骨にマッチさせるセメントレス人工股関節手術を採用し、良好な成績を得ている。

人工関節手術は他の手術に比べると感染症に弱いため手術にはクリーンルームや強制呼気排気装置のついた清潔ヘルメットを使う。久保教授がフランス留学から得た経験がこの手術の随所に生かされている。

ステロイドや飲酒などが危険因子となって関節の荷重部分が破壊される特発性大腿骨頭壊死症という難病がある。この疾患の厚生労働省の研究班員でもある久保教授は、その基礎研究や人工関節の適用のほか、大腿骨頭の回転、移動によって疼痛改善を図る骨切り術にも精通している。

「治療のキーワードは〝安心・納得〟です。リスクを排除する努力と同時に患者さんへの説明と同意が大切」と久保教授は強調する。

予防と基礎研究も重要な将来的課題だ。中でも損傷した関節軟骨については修復・保存治療法がないため、直接、軟骨細胞に修復因子や変性抑制因子を導入する遺伝子療法が有望だという。

〈専門外来〉

◇関節疾患（股、膝、足、肩、肘）
◇脊椎脊髄疾患
◇リウマチ
◇骨粗鬆症
◇外傷（骨折、脱臼、ねんざ、神経・筋損傷）
◇骨軟部腫瘍
◇手の外科・末梢神経
◇小児整形
◇スポーツ障害・外傷

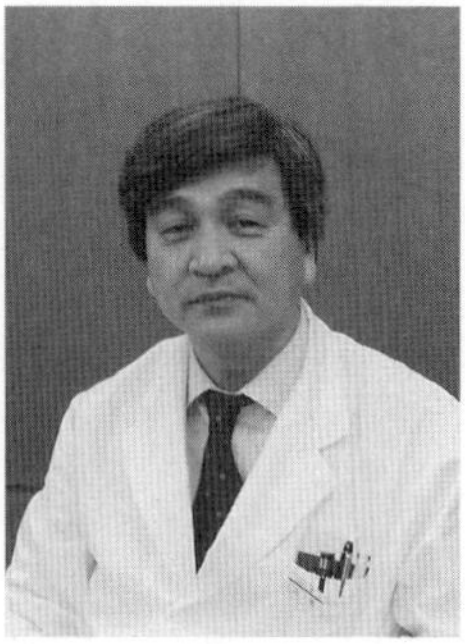

三木恒治教授

腎がんに遺伝子治療を導入 ――泌尿器科

腫瘍、小児泌尿器、排尿障害、結石、不妊・性機能の五グループに分かれて診療・治療を行っている。「超高齢社会になりますと泌尿器疾患は必然的に多くなります」と部長の三木恒治教授はいう。「治療では、やはり腫瘍のウエートが大きい。月並みですが、われわれのテーマも根治性とQOL、生活の質です」

腫瘍グループが扱うおもな疾患は、腎がん、膀胱がん、前立腺がん、精巣がんである。とくに精巣がん、膀胱がんに対して新しい抗がん剤による化学療法に力を入れて根治をめざしているが、腎がんのように抗がん剤が効かないがんもある。

「腎がんの場合、インターフェロン（ＩＦＮ）、インターロイキン-2（ＩＬ-2）などのサイトカイン療法や血液内科の協力を得てミニ移植という新しい免疫療法を試みていますが、遺伝子治療も始めました」

腎がんにインターフェロン-β（ＩＦＮ-β）を注入してやると、がん細胞に対して抗腫瘍効果が認められるが、注入するだけでは効果の持続性が得られない。このため、ＩＦＮ-βをリポソームという遺伝子運搬係に持たせてがん細胞に導入し、ＩＦＮ-βを出し続けさせ、がん細胞を内部から破壊する治療法である。

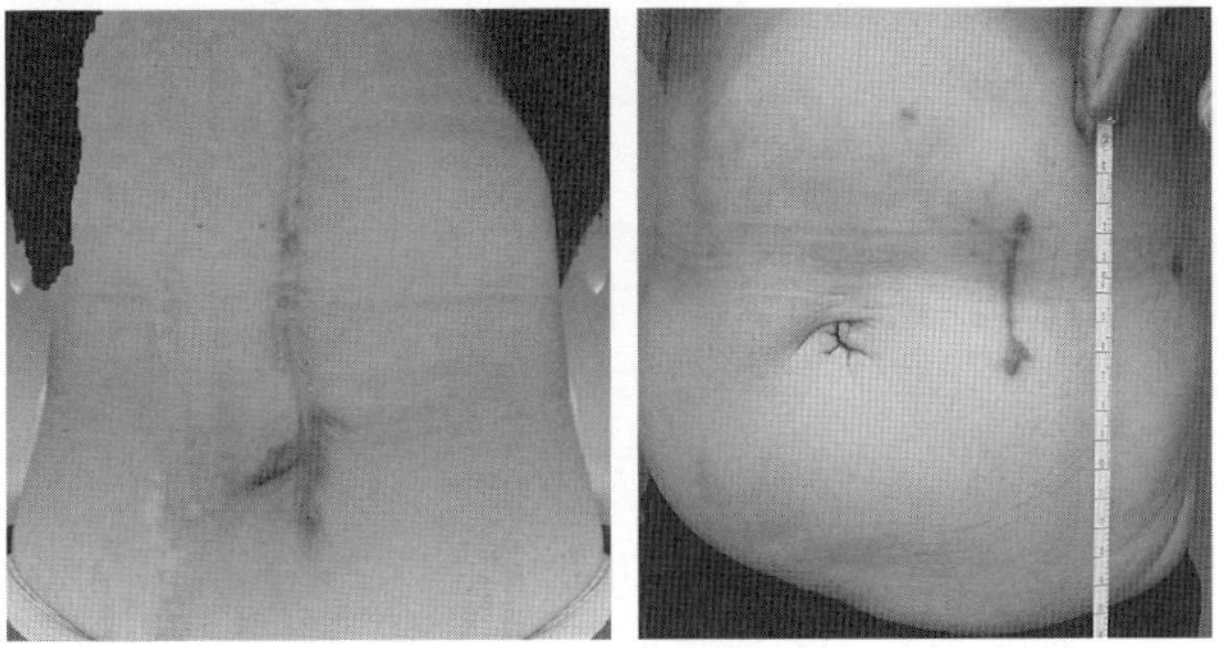

腎臓摘出の術創（右は鏡視下手術による７cmの術創、左は従来の開腹術による２０cmの術創）

脳腫瘍では、名古屋大学が最初に臨床応用にこぎつけたが、腎がんについては二〇〇四年、府立医大が初めて臨床試験を実施した。がん遺伝子治療は、ほとんどが外国産だが、ＩＦＮ-βの遺伝子治療だけは純国産なのだそうだ。

がん根治の第一選択はやはり手術である。府立医大の場合、ＱＯＬの向上をめざして神経温存手術を手がけている。精巣腫瘍の場合、精巣神経も同時に摘出してしまうと、射精できなくなる。二十歳代から四十歳代に多い疾患だから、機能を失うことは深刻な問題だ。前立腺がんの場合も勃起神経の温存に努めている。このがんの場合、ＰＳＡという前立腺がんに対する特異抗原を見つける検査によって転移前段階での早期発見も可能なのだ。

泌尿器科でも内視鏡が威力を発揮している。がん組織の摘出ばかりではなく腎臓や副腎など臓器摘出も腹腔鏡で行うようになった。従来、２０cmも切らねばならなかったのが５～７cmですみ、手術の次の日には歩けるまでに回復するという。

「前立腺がんとともに増えているのが排尿障害です。介護の問題も含め寝たきり患者の排尿をいかに解決するか、そのメカニズム解明も高齢社会の大きな課題です」

小児泌尿器を扱う病院は京都・滋賀には少ない。精巣が体内に上がったまま下りてこない停留精巣、尿道の下が途中で裂けているため小便が亀頭から出ない尿道下裂、尿が膀胱から腎臓に逆流する膀胱尿管逆流症などの内視鏡手術も積極的に行っている。

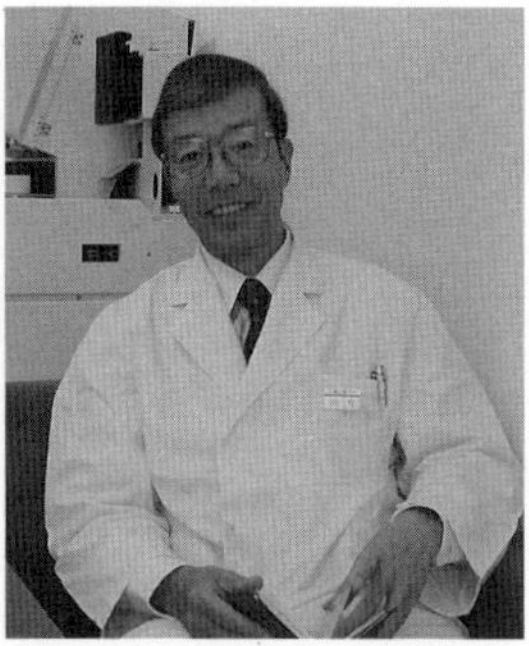
北村信夫教授

心臓の拍動下でバイパス手術 ―― 心臓血管外科

一九九九年にできた新しい診療科だ。それまで心臓血管外科の専門医をめざす府立医大の卒業生たちは武者修行に出て行かざるを得なかった。部長の北村信夫教授（二〇〇三年退職、国立病院機構舞鶴医療センター院長）もその一人。一九六七年卒業と同時に東京女子医科大学へ。そして、新診療科開設に伴って熊本大学医学部第一外科教授から母校へ舞い戻った。

「国内はもちろん米、欧州、オーストラリアなど外国へ出た人も数多かったのですが、優秀なスタッフが帰って来てくれました」と北村教授。

先天性心疾患、後天性心疾患、血管外科の三つのグループに分かれている。血管外科は、ほとんどが高齢者の動脈瘤手術。先天性は主として小児・乳幼児の奇形性心疾患を扱う。

「府立医大には一九八二年に附属小児疾患研究施設、つまり京都府こども病院が開設されて以来、多くの症例が集まっています。他の大学病院にはない大きな特徴です」

最近、手術方法が大きく変わってきたのが、虚血性心疾患（狭心症、心筋梗塞）と弁膜症を扱う後天性心疾患手術。オーストラリアから戻った夜久均講師（二〇〇四年、教

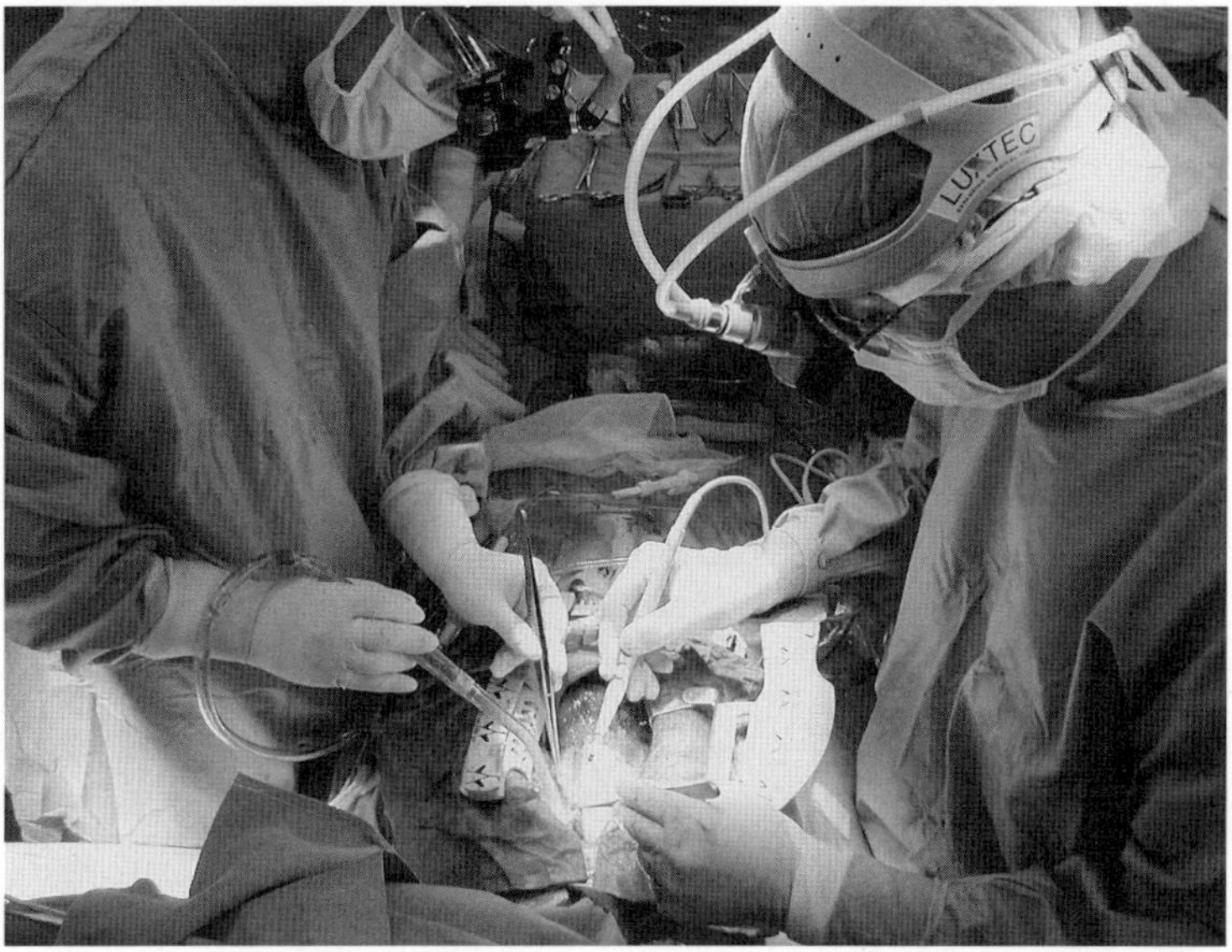

心臓が拍動を続けたままで行うオフポンプ冠動脈バイパス手術（右が夜久均講師）

授）を中心に低侵襲手術がいま盛んに取り入れられている。

従来の冠動脈バイパス手術は人工心肺を使い、心臓の拍動を止めて行うのが常識だった。ところが、拍動下で行うオフポンプ・バイパス手術が主流になったのだ。一九九〇年代後半から欧米で広まった手術法で府立医大では八割の症例にこれを採用、週三例ほど手掛ける。

「この手術法は脳や腎臓、肝臓など他の合併症への影響が少ないのです。入院期間も術後三〜七日ですむ。費用も安い。もちろん、心臓の動きを制御する技術、血流や脈、体液をコントロールする知識が必要です」

弁膜症も弁置換術より弁形成術を取り入れるようにしている。機械弁は血液の抗凝固剤を毎日飲み続けねばならない。できれば硬くなった弁を柔らかくしたり形を整えて使う方がいいという。

いま、心臓外科といえば脳死移植だ。北村教授が長年研究してきたのも実は心臓移植である。認定施設は現在、大阪大学、国立循環器病センター、東京女子医大の三カ所に続いて府立医大病院も名乗りをあげた。

「ただ、脳死による心臓提供は少なく、臓器不足は否めません。

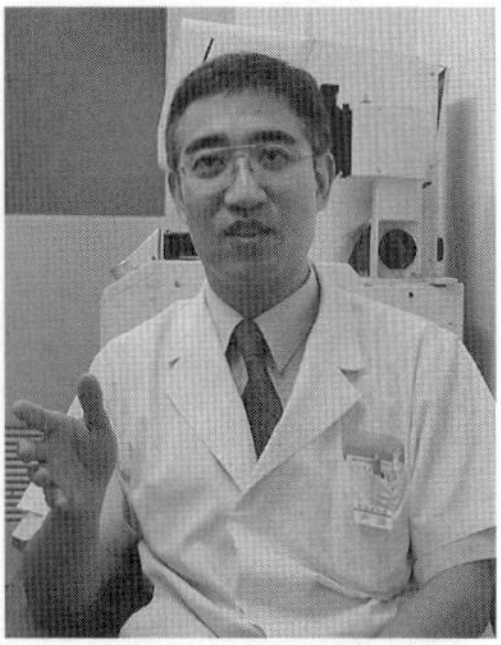

戸田省吾講師

解消するには、死体心の移植が不可欠です。心臓は止まっても一時間以内なら蘇生が可能なのです」

北村教授は、女子医大、熊本大時代を通じて死体心移植に向けた心臓の蘇生法と保護法の研究に取り組んできた。動物実験では多くの成功例を持つが、ヒトへの臨床応用についてはクリアすべき課題も多い。

肺がん、胸腔鏡下で手術 ——呼吸器外科

肺と胸壁それに縦隔の三つの部分を扱う。縦隔とは耳慣れない言葉だが、左右の肺の間、胸の中央部分。ただ、ここにある食道、心臓、大動脈などは消化器外科や心臓血管外科で扱う。胸壁の腺も乳腺外科の範疇である。

「やはり、中心は肺がんの手術です」と科長の戸田省吾講師（二〇〇三年退職、大津市民病院呼吸器外科診療部長）は説明する。「全身麻酔手術を年間百三十例扱いますが、うち肺がん手術が四十～五十例にのぼります」

内科から外科に来る肺がん患者は約三割。あとの七割は、手術をしない方がよいタイプか進行していて患部を切除しにくいもの。遠隔転移のあるがんは手術をあきらめざる

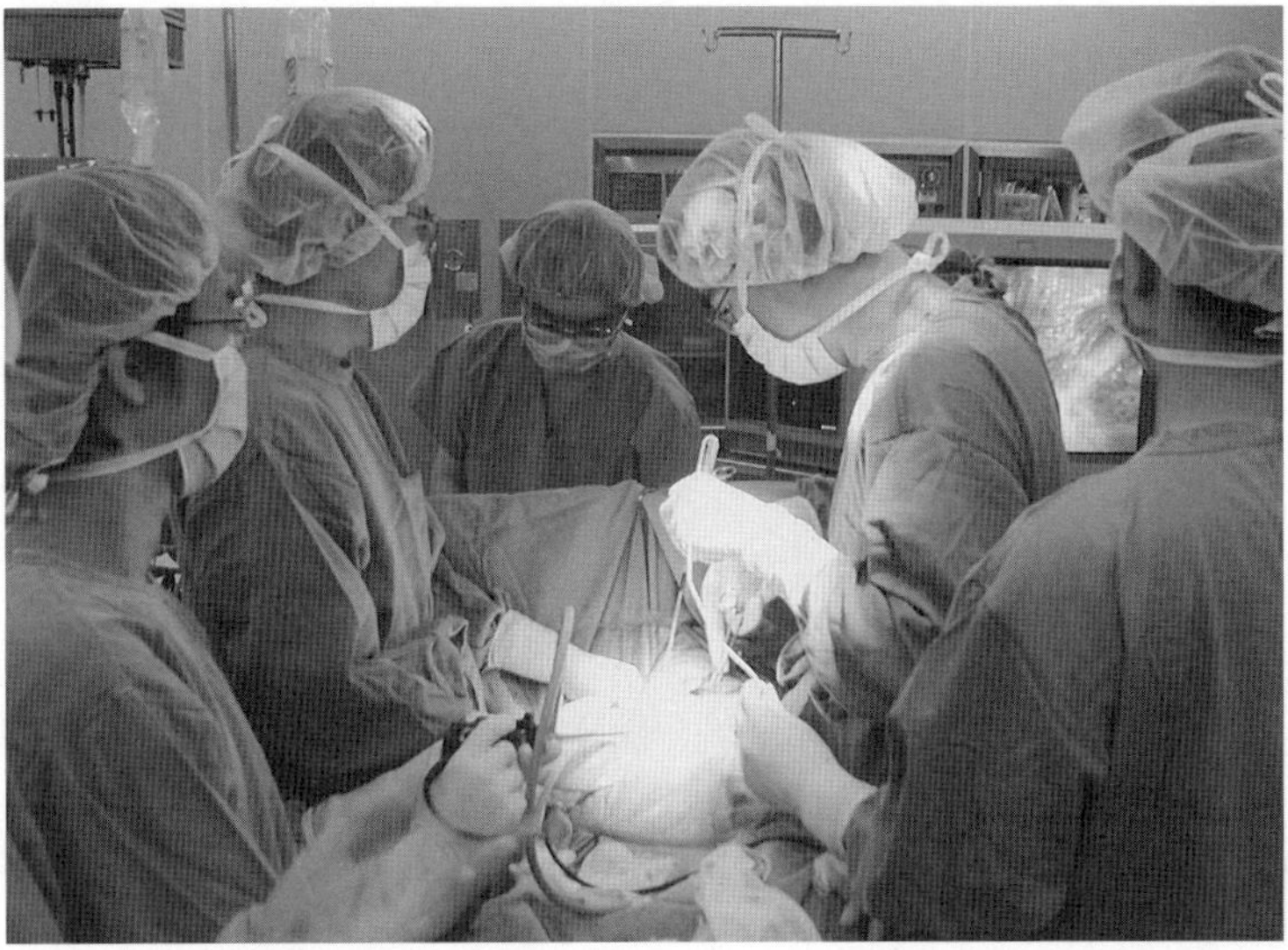
胸腔鏡（右にモニター画面が見える）を使った肺がん手術

を得ない。

「心臓病などは手術を受けると機能が回復します。しかし、呼吸器の手術は、術後、機能は、ほぼすべて悪くなります。ですから、できるだけ低侵襲手術を心がけねばなりません」

戸田講師が強調するのは、胸腔鏡下手術である。以前は胸の皮膚を30cm以上も切開し、しばしば肋骨も切除して手術を行っていたが、いまでは4～5cmの切開だけで同じ治療効果が得られるようになった。

「胸腔鏡下手術はモニターを見ながら手術するのですが、モニターだけではリンパ節の切除が不十分になりがちです。ですから、開胸器をかけて肉眼で内部の三次元構造を確かめながらきれいに取り去るようにしています。他病院とは異なる工夫です」

低侵襲手術は、患者の疼痛軽減や呼吸機能への影響を少なくしているだけではない。これまで二十日以上要した入院日数を十二、三日間に縮めることができるため医療費削減にも寄与している。術後の肺炎や膿胸など合併症の発生も少なくできる。

もちろん、必要とあれば拡大手術を行う。縦隔臓器に浸潤して従来はあきらめざるを得なかったがんでも、人工心肺や遠心ポンプなど体外循環装置を動員して大手術を行えるのも府立医大の特徴。心臓血管

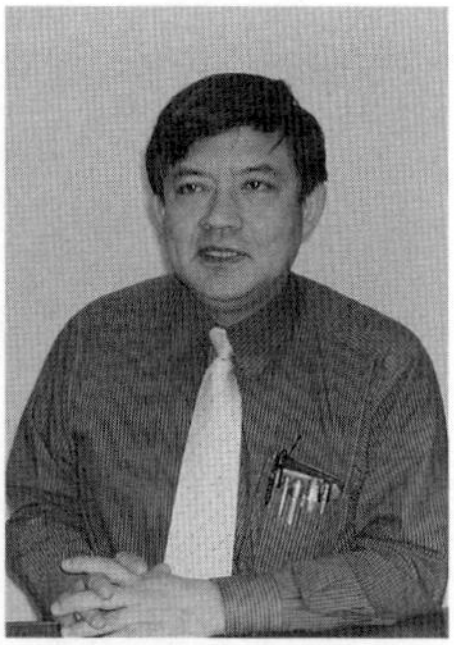

沢井清司助教授

外科を母体としているためスタッフ全員が肺動脈など血管を扱うことには慣れているからだ。

テレビドラマなどでよく、咳や喀血が症状として描かれることが多いが、実は、肺がんには咳や痛みなど自覚症状が長期間ない場合が多いという。

「ですから検診などで早くみつけることが肝要。画像診断の最近の進歩で早期発見も可能です。ただ、他臓器のがんに比べて予後が悪い。やはり、より効果的な抗がん剤の開発が待たれます」

がんのほか肺がパンクする自然気胸や多汗症なども扱う。とくに多汗症は、汗が手から滴り落ちてキーボードも打てない場合がある。これに対しては胸腔鏡下で交感神経遮断術を施す。手術は二十分で済む。年間十五例ほどあるそうだ。

二十人に一人が乳がんに ―― 内分泌・乳腺外科

ほとんどが乳腺、つまり乳がんを手がけている。スタッフは科長の沢井清司助教授と中嶋啓雄講師の二人。二〇〇一年一年間の乳がん手術は百二例だった。

「乳がんは年々急増している」と沢井助教授。「二十五年前に比べ国内で新たに乳がん

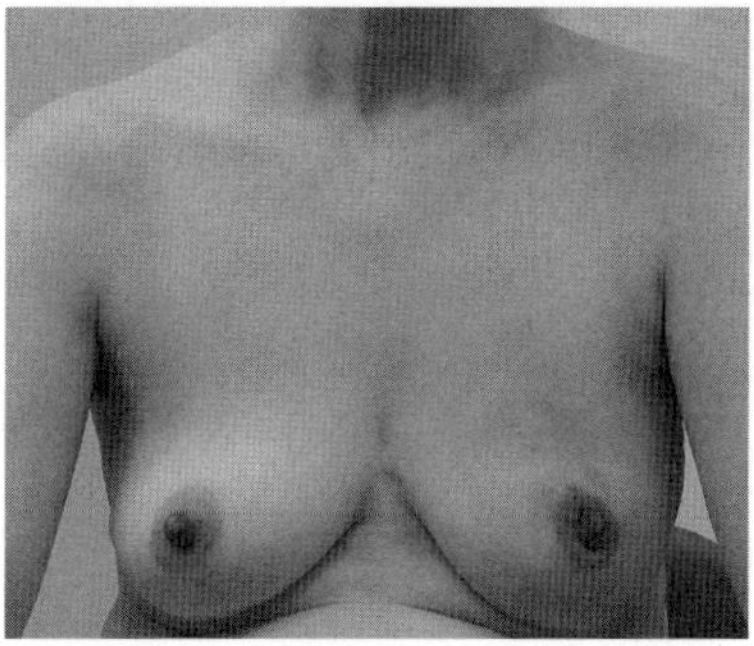

内視鏡下乳房温存手術で広背筋脂肪弁充填による同時再建手術をした乳房（右）

にかかる女性は三倍に増えて年間三万四千人、死亡者八千五百人。十五年後には一・五倍になると予測される。女性の二十人に一人が乳がんになるのです」

以前、女性のがん罹患率三位だった乳がんは、一九八二年に子宮がんを抜いて二位になり、一九九五年には胃がんに代わって一位に躍り出た。どうして増えたのか？①結婚・出産の高齢化、②未婚女性の増加、③出産後、母乳を与えない女性の増加、④肥満の増加――が原因だ。それに食事の欧米化も影響している。

「変な言い方かもしれませんが、女性の社会進出が最大のリスクファクターになっています。乳腺は思春期に膨らみますが、授乳を止めると萎縮し脂肪と置き替わります。出産せず、授乳しないと、乳腺は萎縮する機会を失い、不自然な形で残ってしまうわけです」

予防には検診を受けて早期発見・治療を心がけるしかない。視触診とマンモグラフィ（乳腺レントゲン撮影）を併用すれば可能だ。京都府では二〇〇二年度からようやく九市町村でマンモグラフィ検診を導入したが、全国的にも受診率はまだまだ低いという。

「乳がんは治る」と沢井助教授は強調する。「ただ、乳房は女性のＱＯＬ、生きがいに大きく関係します。ですから、命を救うだけではなく可能な限り乳房温存療法を試みます」

温存療法をより多くの女性に行うために開発されたのが内視鏡を用いた乳房温存手術だ。腋の下を切開するだけで、かなり大きな乳がんでも完全に切除することが可能。背

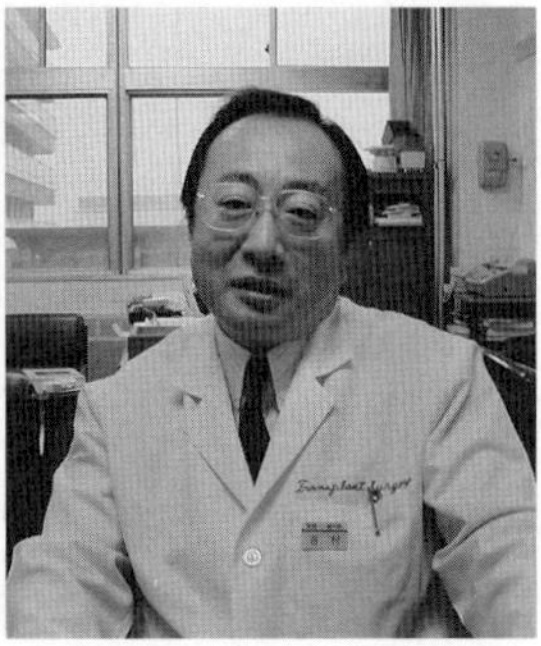
吉村了勇教授

中にある広背筋脂肪弁を充填する同時再建法によって術前と変わらない姿形を保つ手術も行っている。

乳がんは腋下リンパ節から転移が広がる。従来の乳がん手術では腋下リンパ節をすべて切除していたが、腋下リンパ節を切除すると術後に腕が腫れる人がある。このため転移がある人だけにリンパ節を切除するための目安として考案されたのが「見張りリンパ節生検」（ＳＬＮＢ）である。

リンパ節を一個取り出すだけで転移があるか否かがわかり、症例を重ねた結果、がんの大きさが２㎝以下でＳＬＮＢによる転移が陰性ならリンパ節切除はいらないことが判明。ＳＬＮＢを応用すると局所麻酔による乳がんの日帰り手術も可能になったそうだ。

「ただ、万全を期して乳房を切除するのか、ＱＯＬか、選ぶ権利はあくまで患者さんにあるのですから、説明と〝合意〟が肝要です」と沢井助教授はいう。

少ない臓器提供に悩み　――　移植・一般外科

一九七〇年以来、トータル五百八十人の腎臓移植手術を手がけてきた。単一施設としては全国二番目に多い手術例だ。

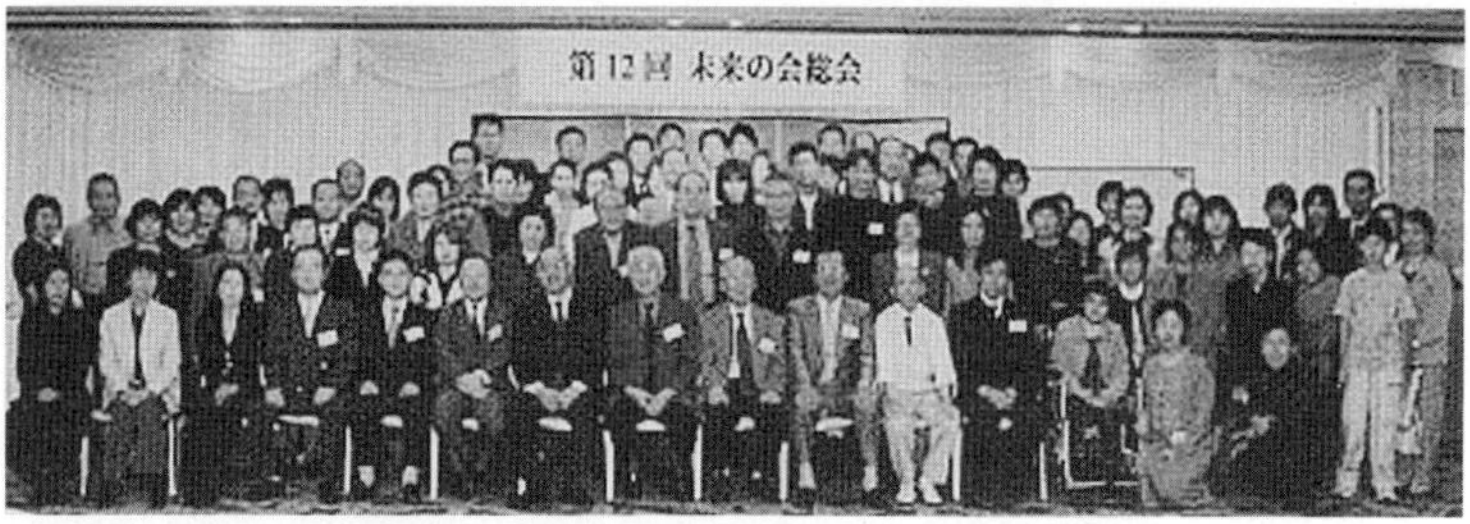

府立医大の腎臓移植者の会「未来の会」第12回総会
（2001年10月28日、京都市内のホテル）

日本には現在、約二十万人の慢性透析患者がいて一万四千人が腎移植を希望している。しかし、実際に移植を受けられる人は年間七百五十人に過ぎない。しかも、その８０％が生体腎移植である。京都府には四千三百人の透析患者がおり二百五十人が移植を待つ。「米国では年間約一万件、ヨーロッパで一万二千件の腎臓移植が行われています。その約８０％以上が死体腎、それもほとんどが脳死による死体腎移植です。あまりに落差が大きいと思いませんか」と部長の吉村了勇教授はいう。

日本における脳死による臓器提供者（ドナー）は過去四年間（二〇〇二年一月末現在）でわずかに十八人。これも含めて死体腎移植は年間およそ百五十人に過ぎない。

腎移植は、両親や祖父母、兄弟姉妹などが提供者になる生体腎移植と死体腎移植がある。一九九〇年代以降、シクロスポリンやタクロリムスなど優秀な免疫抑制剤の開発によって血液型やＨＬＡ（組織適合抗原）が違っても拒絶反応が抑えられるようになり、夫婦間でも移植が行われるようになった。

府立医大の場合、十年生着率は、生体腎の場合８０％、死体腎７０％。もちろん、血液型やＨＬＡが適合しているに越したことはない。生着率にも差はある。だが、腎移植の場合、臓器の機能が落ちると再び透析に戻って再移植を待つことができる。心臓や肝臓と違って生死よりもどちらかといえばＱＯＬ（生活の質）に重点を置いた手術なのだ。

一方、最近は糖尿病による慢性腎不全患者が増加傾向にある。透析患者の３５％を占める。こうした合併症患者のうち１型糖尿病（インスリン依存型）患者に対しては、膵

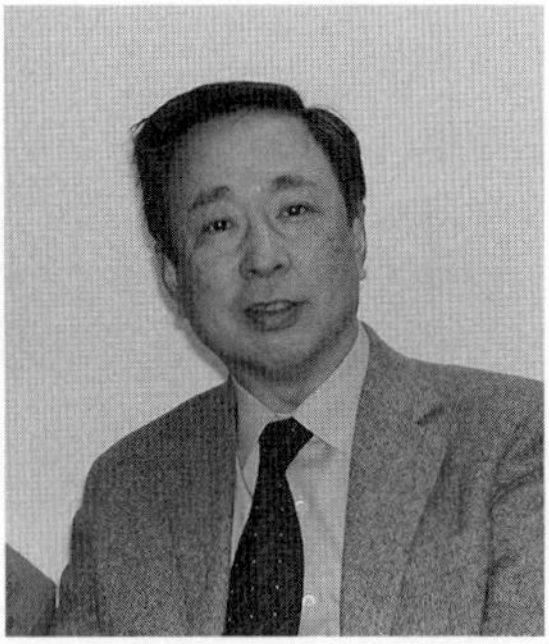

西野健一助教授

移植も同時に行う必要がある。

府立医大は、まだ手がけてはいないが、全国で十三ある膵移植認定施設の一つ（京滋では唯一）だ。脳死による臓器提供が少ないため、いま心臓死膵移植の道も探っている。このほか京都大学とタイアップして生体肝移植の準備も進めている。

「移植手術の最大の課題はドナーの問題です」と吉村教授。「とくに京都府は死体腎の提供が少ないのです」

腎臓の提供を受けるレシピエントの選定は、日本臓器移植ネットワークが各都道府県の移植コーディネーターを通じて行われるが、二〇〇二年一月、その選択基準が変わった。新基準によると、府県境を越えた臓器提供が事実上不可能になり、京都府はさらにピンチに立たされてしまったのだ。

「行政のバックアップと社会システムづくり、そして何よりも弱者を気づかう優しさの構築が肝要ではないでしょうか」。吉村教授の切なる訴えである。

他科と連携、チームの力を結集 ——形成外科

形成外科というと美容外科をイメージする人が多いかもしれない。守備範囲の一つで

口唇裂・口蓋裂のチーム治療

	保健師	小児科医	耳鼻科医	形成外科医	言語聴覚士	歯科医	矯正歯科医
出生直後	親の不安解消・ほ乳指導・育成医療	ほ乳栄養指導・合併奇形・呼吸器感染	中耳疾患の予防，治療	遺伝相談・治療方針の説明			
乳幼児期（0～3歳）		術前チェック	中耳疾患の予防，治療	口唇形成術・口蓋形成術	発達の管理指導・言語発達促進訓練	歯の発育異常の管理・虫歯の管理・術前顎矯正	
就学前期（4～6歳）			中耳疾患の予防，治療	口蓋二次形成術	構音訓練，入園・就学指導		顎発育の評価，コントロール
学童期・思春期以後				骨移植術・口唇二次形成術	学校生活への適応指導・心理的援助		咬合管理，顎発育のコントロール・外科的矯正治療

はあるが、部長の西野健一助教授は「形を失った場合の形態再建をする科」だと説明する。例えば、乳がんの患部切除後の乳房再建など。女性のＱＯＬ（生活の質）にとっては切実な問題だ。

形を損なう原因はいくつかある。外傷、腫瘍、それに先天性異常。西野助教授自身が主として手がけているのは、口唇裂、口蓋裂、小耳症などの先天性異常の治療だ。とくに口唇・口蓋裂は、五百人から五百五十人に一人という高頻度で生まれ、治療には二十年近い歳月を要する。

まず、生後三カ月（体重６kg）で口唇形成を行い、生後一年～一年半（体重９kg）で口蓋裂を修復する。二歳になると話す言葉の数が急に増えるからである。正常な言語の獲得には欠かせない治療なのだ。

骨移植（骨盤腸骨から採取）により顎裂部の形成を行うのは小学校就学前後。唇裂の場合、鼻の変形を伴う場合が多く、学童期から十七、八歳にかけて二次修正術を行う。経済的にも負担が大きいが、育成医療によって十八歳までは公費で治療が可能である。

これら一連の治療は、歯科医、言語聴覚士、耳鼻科医などと連携しながら進められる。「従来、各診療科は、どちらかといえば縦割り診療・治療に終始していました。しかし、新しい時代の医療には横のつながり、診療科の壁を越えたチーム医療が不可欠です」と西野助教授は強調する。

口唇・口蓋裂の治療目的は三つある。一つは形態の修復、二つ目は言語、三つ目は歯の咬合（かみ合わせ）。形態だけでなく機能の修復が肝要なわけで、これを充足させるためには歯科や耳鼻科、言語聴覚士との密な連携が欠かせない。

二〇〇〇年四月に設けられた新しい診療科だ。「私が卒業した一九七六年には、形成外科はありませんでした。ですから当時、メッカの一つであった昭和大学に出かけて、基礎から勉強せざるを得ませんでした」という西野助教授は、母校に戻るまで十八年間、京都第二赤十字病院で形成外科医を勤めた。

「第二赤十字病院時代にも医療チームを組んでいたのですが、治療の内容によっては患者さんに他の施設へ足を運んでもらわねばならないこともありました。不自由をおかけしたと思います。大学では一貫したチームプレーで治療効果も向上させたいですね」

スタッフは五人。マイクロサージェリー（顕微鏡で細部を観察しながら行う手術）やレーザー治療の専門家をはじめ脳外科、整形外科、皮膚科の専門医取得者もいて多彩な要求に対応できる。大学ならではの教育、研究にも力を注ぎ、若い形成外科医を育成したいという。

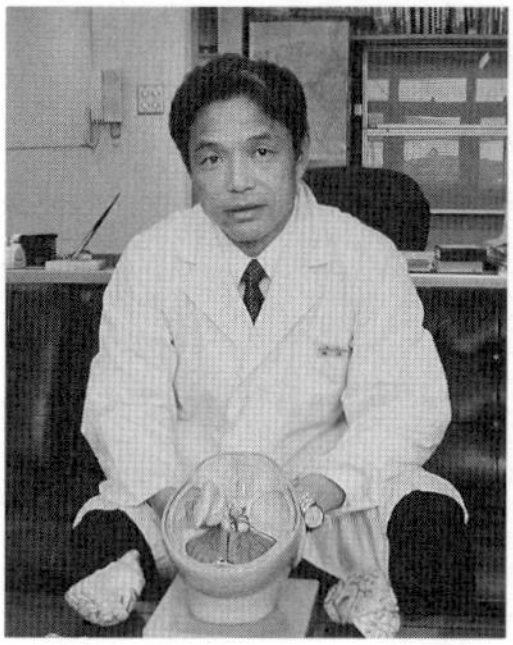
峯浦一喜教授

画像・機能診断技術が進歩 ―― 脳神経外科

脳血管障害や脳腫瘍など頭部の病気はとかく恐れられがちだが、MRIなど画像診断の進歩によって早期診断・治療が可能になり、根治するケースが増えている。部長の峯浦一喜教授は「われわれは治療後のQOL（生活の質）とQOW（仕事の質）の向上をめざしています」と強調する。

入院患者は年三百十人から三百五十人、手術件数は二百～二百二十件にのぼる。内訳は、脳腫瘍が最も多くて八十例、脳動脈瘤、脳内出血、モヤモヤ病などの脳血管障害六十例、急性硬膜下血腫、慢性硬膜下血腫などの頭部外傷五十例、脊髄・脊椎疾患、先天性異常、機能的疾患が二十例。

画像診断だけではなく、最近はSPECT（γ線コンピューター断層撮影）、PET（陽電子放射断層撮影）など機能診断技術も格段に進歩を遂げている。

「つまり、脳ドックなどで早期に形態学的な異常がみつかれば、脳血流や脳代謝、酸素や糖の状態を追跡することによって機能的、質的な病変の診断も可能になりました。いわば無症状な病態をみつけて、治療計画が立てられるわけです」

ただ、脳の組織や血管は加齢によっても変化する。無症候性脳病変は七十歳ともなれ

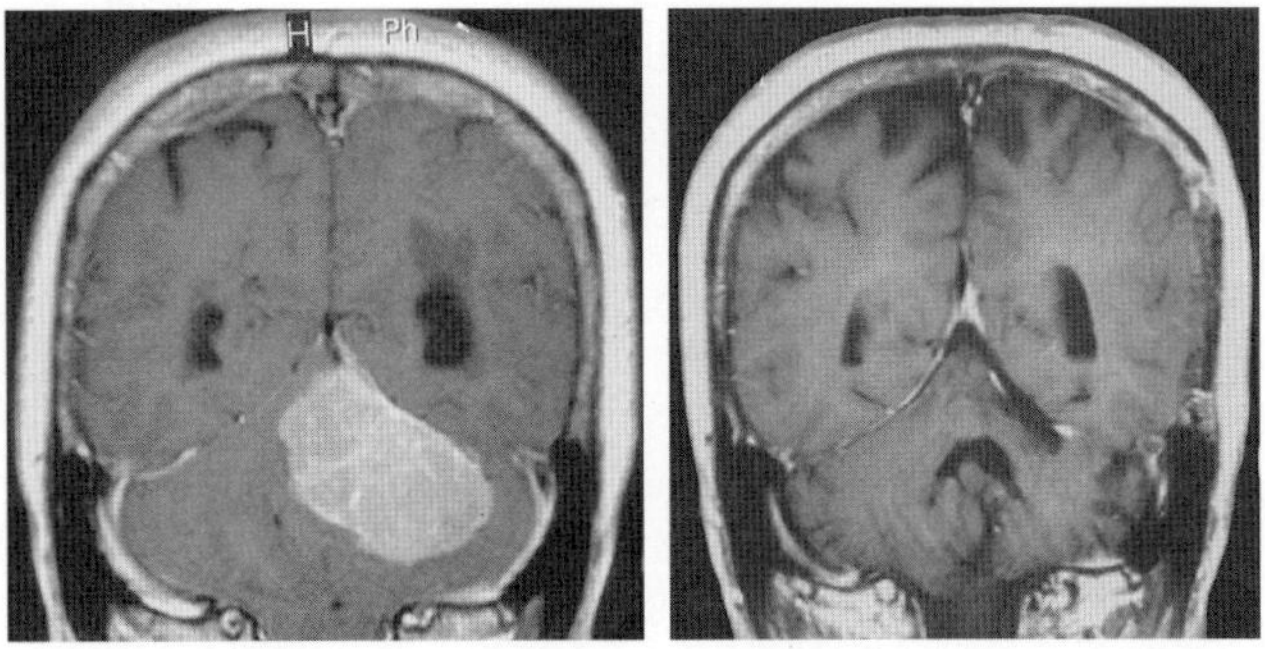

脳深部腫瘍の手術前（左）と手術後（右）のＭＲＩ写真（患者は手術後、日常生活を送っている）

ば多かれ少なかれ、みつかるわけだ。病変か、加齢現象なのかを見極めたうえでの治療判断が求められる。

「脳の深部、脳幹部は昔、ノーマンランドといって、メスを入れてはいけない聖域でした。しかし現在は、メスの到達できないところはありません。眼の奥の眼窩腫瘍、脳深部や頭蓋底の手術も可能です」

診断機器とともに手術法も飛躍的に進歩した。一九六〇年代に導入された顕微鏡によるマイクロサージェリーは、いまや標準手法となっている。フィブリン糊という接着材料や骨を止めるプレートなどの開発、骨の自家移植によって髄液の水漏れ防止や手術後の形態再建が容易になった。このため、頭蓋骨を外し、あるいは削って脳深部や頭蓋底に直接メスが入るようになったという。

従来は、開頭して前頭葉あるいは側頭葉からメスを入れていた。しかし、前頭葉を傷つければ人格の変化にかかわる事態となる。顔面骨を外すと、脳を傷つけたり圧迫せずに前頭葉の下から脳深部へ到達できるのだそうだ。

「脳内の病気は、患者さんに大きな精神的ストレスを与えます。検査で来院するだけでも不安に襲われる人が多い。ですから、手術はできる限り一回ですむように努力しています。術前、術中に最善をつくし、術後は元通り社会復帰してほしいのです」

使える機器は駆使するが、大切なのは患者をトータルに診る判断力と信頼関係だと峯浦教授はいう。

2

婦人・小児・マイナー系

不妊を招く少子高齢化 ―― 産科

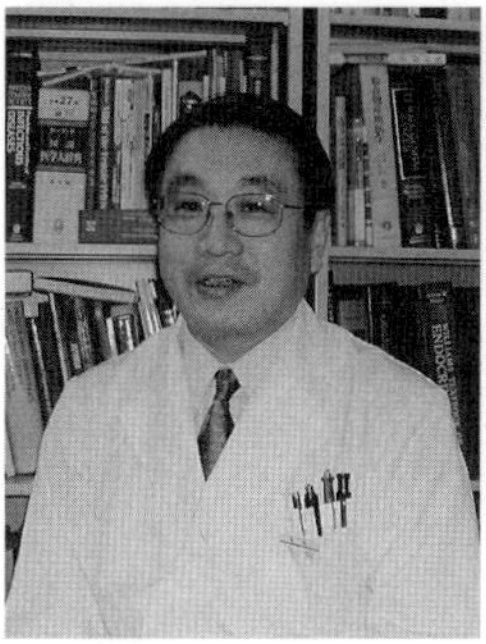

北脇城助教授

少子高齢化が加速度的に進んでいる。二〇〇二年初め、厚生労働省が発表した「日本の将来推計人口」によると、総人口は二〇〇六年をピークに減り始め、五十年後に約一億人になり、ピーク時からは二千七百万人以上も減少する。一九九七年に2・00だった合計特殊出生率（女性一人が生涯に産む子どもの平均数）は、二〇〇五年に1・25まで落ちてしまった。

「少子化、高齢化はセットで進みます。生活習慣の変化に伴い高齢出産も増えました。結果として難産、不妊を招き、さらに少子高齢化に拍車をかけています。この逆スパイ

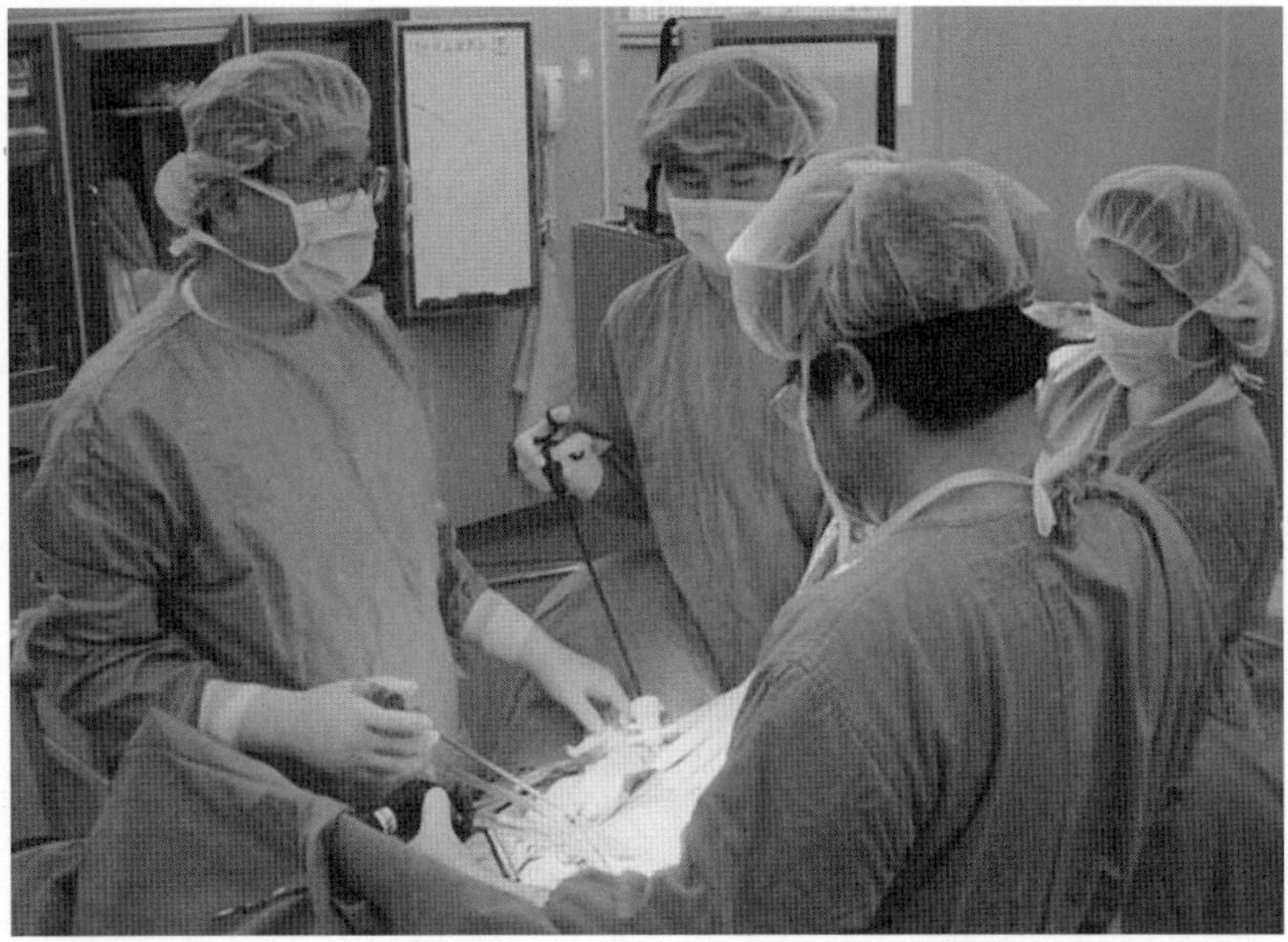
腹腔鏡による子宮内膜症の手術

ラルは押し止めようがありません」と部長の北脇城助教授はいう。

高齢出産とは三十五歳以上の初産のこと。難産になりやすく胎児にもリスクが多い。府立医大では一般分娩も扱うが、高齢出産や早産などハイリスク症例が集中し、母体が搬送されてくるケースが多い。月平均四十ある分娩数のうち３０％が帝王切開だ。

妊娠三十四週（胎児の体重２０００ｇ）を割ると、普通の産院では対応できない。レスピレーター（人工呼吸器）を備えたＮＩＣＵ（新生児集中治療室）が必要だからだ。しかし、京都市内のレスピレーターは四十六台（二〇〇二年現在）しかなく、不足している。市内で母体搬送可能な病院は京都第一赤十字病院の京都府総合周産期母子医療センターと府立医大など少数しかない。

一方、少子高齢化に伴って増えたのが子宮内膜症。子宮内膜とは、受精卵が着床する場所で月経により、はがれ落ちる膜。月経血の逆流などで膜が子宮の外、腹部側に発生し、子宮や卵巣が腸と癒着したり、疼痛や性交痛などを伴う。専門外来で北脇助教授が主として扱っている。

「月経のある女性の１０％に発症するといわれ、強い生理痛に悩む人が多い。患者数は全国で二百万人。十三万人が通院しています。痛みのほか不妊も大きな症状の一つです。患者の50％が不妊に悩んでいます。しかも高齢少産化のため増加傾向にあります。もはや生活習慣病ですね」

二〇〇二年、府立医大に京都府不妊専門相談センターが設置された。少子化対策の一環で、相談のほか不妊治療も積極的に進めている。

体外受精、顕微受精それに人工授精を含めて生殖補助技術のことをARTと呼ぶ。体外受精、顕微受精を合わせると、府立医大で扱う年間件数は約七十例。成功率は20％。

「人工妊娠中絶はトータルにみると減っていますが、二十歳以下では増えています。統計に現れた中絶数は年間三十万人。年間出生数は百二十万人ですから実に五人に一人です。若い間に生活をエンジョイするのもいいが、将来のことも考えてほしいですね」

北脇助教授は日本の将来をも憂えている。

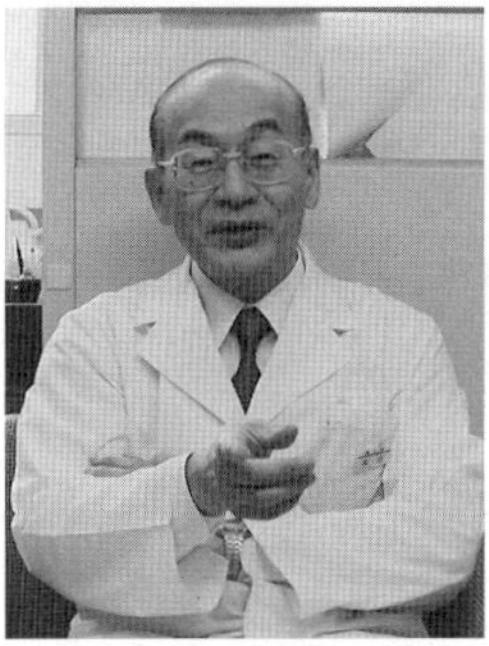
本庄英雄教授

ホルモン補充療法 ——婦人科

「Healthy Life for Brilliant Woman」——輝ける女性の健康生活。部長の本庄英雄教授（二〇〇五年、病院長）が提唱するキャッチフレーズだ。Brilliantには〝賢明な〟という意味もある。

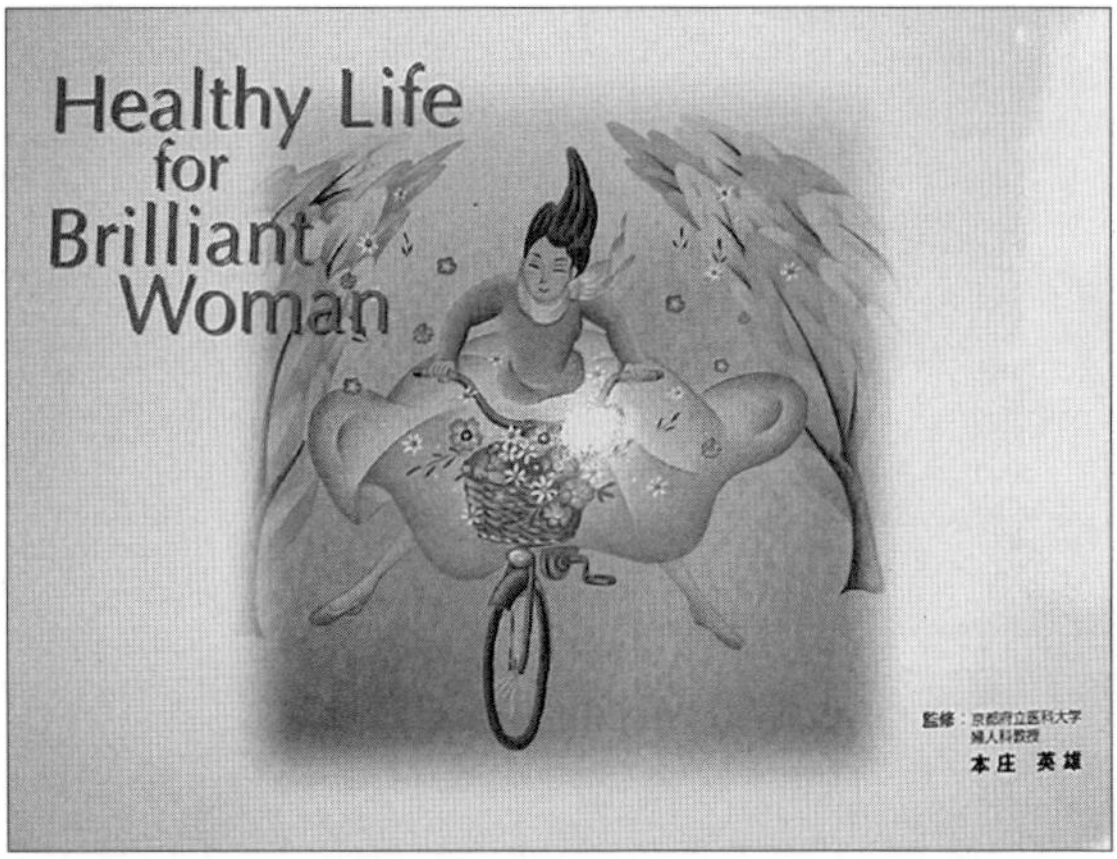
Healthy Life for Brilliant Woman
監修：京都府立医科大学
婦人科教授
本庄 英雄

更年期―がまんしていれば通過できる？

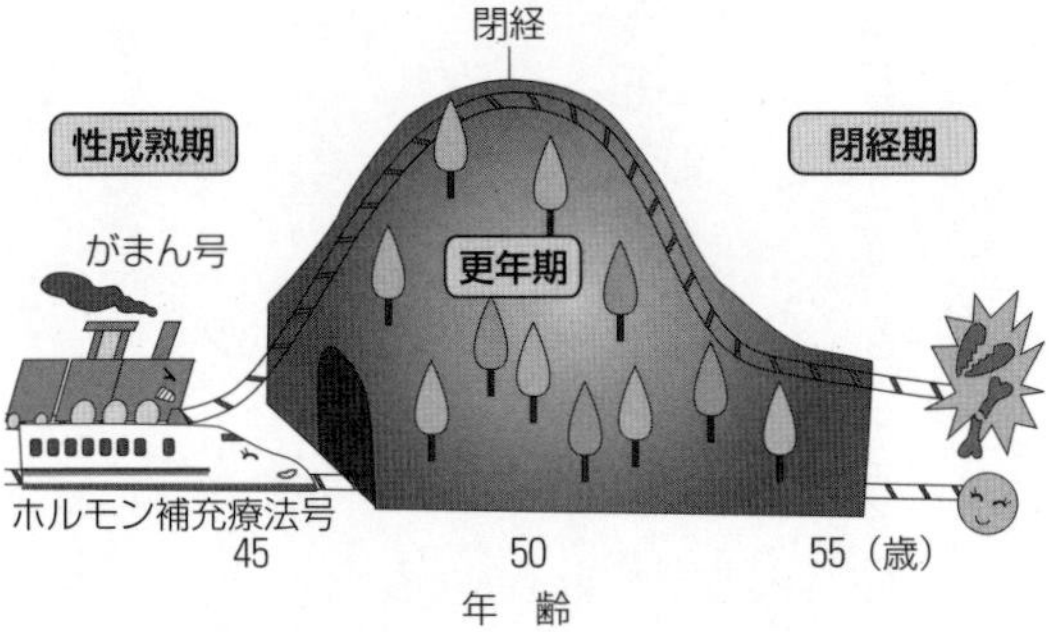

エストロゲンの分泌の変動と体に現れる症状

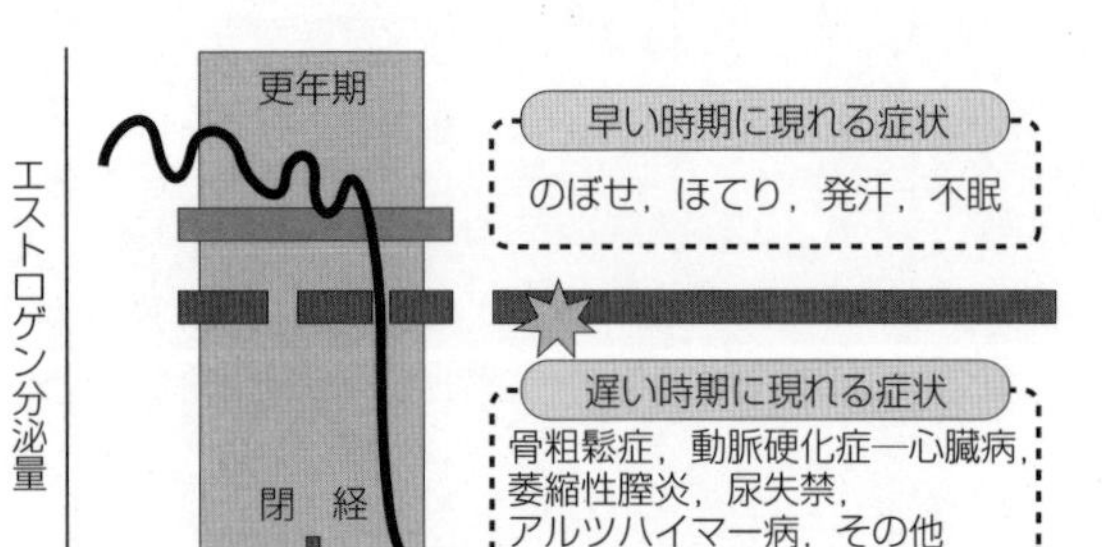

本庄教授提唱の「Healthy Life for Brilliant Woman」を実現する治療マニュアルより。

厚生労働省によると、二〇〇〇年の日本人の平均寿命は女性八十四・六二歳、男性七十七・六四歳。五十年後には女性八十九・二二歳、男性八十・九五歳になる。すでに四十五歳以上の女性が全女性の半数を超えてしまっている。

閉経が訪れるのは五十歳前後。これを挟む四十五歳から五十五歳の十年間を更年期と呼ぶ。卵巣機能が低下し女性ホルモンが急減する時期で、変化に伴って多くの障害が現れる。いわゆる更年期障害だ。

「更年期を克服し、その後三十年にも及ぶ老年期をいかにBrilliantに生きるか。『クイーンズ・コーナー』は、これを目標に設けられた専門外来なのです」と本庄教授は説明する。

同コーナーではまず、のぼせ・発汗、憂鬱感、動悸など心身の状態をアンケート（MCLなど）によってチェック、ホルモンやコレステロールなどを調べる血液検査や骨塩量測定によって病状を診断し、障害の種類や程度に応じて適切な治療に移る。

女性ホルモンは、エストロゲン（卵胞ホルモン）とプロゲストーゲン（黄体ホルモン）からなる。閉経後三年くらいで卵巣の働きは停止し、女性ホルモンはまったく分泌されなくなる。更年期から老年期へと移行するわけだ。

「エストロゲン欠乏症が長く続くと老年期障害が起きやすくなります。とりわけ高脂血症、骨粗鬆症、アルツハイマー病などがエストロゲンと関係が深い。ですから、その予防と治療にホルモン補充療法を導入しています」

心疾患と脳血管障害が現在、がんに次いで死因の二位、三位を占めているが、女性の場合、閉経に伴う高脂血症の増加が大きなリスクファクターとなっている。

「エストロゲンは、高脂血症を抑えるほかに直接動脈硬化を抑制しています。なぜなら血管にエストロゲンの受容体があるからです。もちろん卵巣に比べると少ないのですが、骨にも存在しています」

同じ病気でも発症や症状、治療法には性差がある。高齢社会では、差はさらに広がる。このため、米国を中心に女性専門医療の必要性が叫ばれるようになってきた。「厚生労働省のバックアップで、われわれも『女性センター』を立ち上げました」と本庄教授。快適な老後生活の実現は寝たきりを防ぎ、医療費削減にもつながるという。

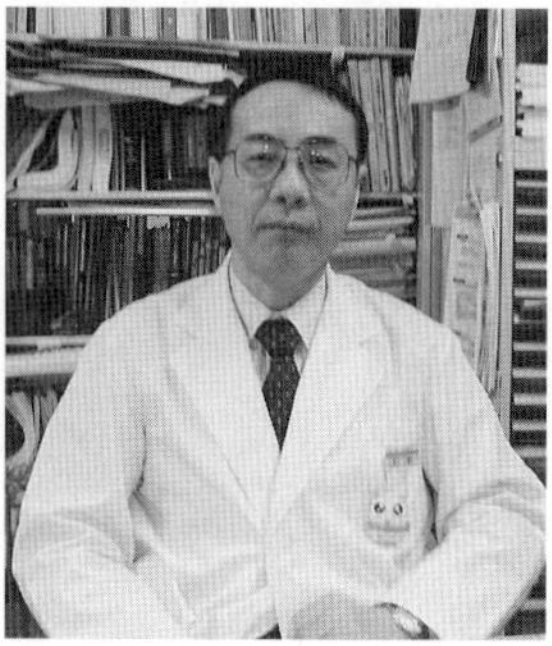

杉本徹教授

自家末梢血幹細胞移植 ―― 小児科

子どもは小型の大人ではない。子どもの最大の特徴は成長・発達段階にあることだ。「診断・治療も疾患だけではなく子ども全体を診る必要があります。ですから小児科医には幅広い知識が要求されると同時に他科との連携プレーによる集学的治療・研究も不可欠です」と部長の杉本徹教授はいう。

分野は幅広い。一般的な疾患を扱うのはいうまでもないが、大きく七つのグループに分かれて診療している。神経、代謝・内分泌、腫瘍、血液、アレルギー、腎臓、周産期診療部NICU（新生児集中治療室）の各グループである。

神経外来では、癲癇を中心にした神経疾患を診療している。心身症、不登校などの症例も多く、京都大学教育学部の協力も得てカウンセリングをしている。代謝・内分泌も

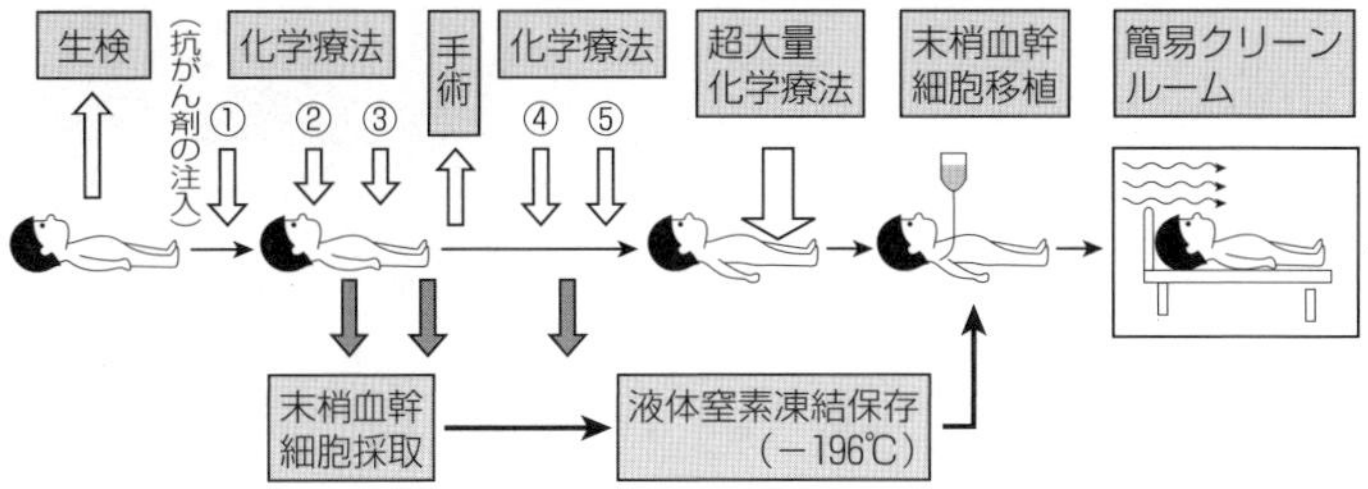

自家末梢血幹細胞移植

伝統を誇るグループだ。とくに肥満外来は一般にもよく知られている。糖尿病のほか近年は成人病的兆候を示す疾病も増えているという。

日本でもトップレベルにあるのが腫瘍グループ。がん検診として神経芽腫のマス・スクリーニングを世界で初めて開始したのが前教授の澤田淳博士（二〇〇〇年退職、京都第二赤十字病院院長を経て京都市子ども事故防止センター長）。これを受け継ぐ形でいま、杉本教授を中心に、がんの自家末梢血幹細胞移植治療を進めている。

小児がんは成人と違って発生初期の未分化な細胞が原因となる場合が多い。いわゆる胎児性腫瘍で生後一～三歳までに好発する。治療の進歩で長期生存も可能となり、救命と同時に成長・発達障害を起こさないＱＯＬ（生活の質）に留意した治療と対策が求められている。

わが国の小児がんによる死亡は、事故をも含めた全死亡（十五歳未満小児）の約３０％を占め、年間死亡者数は約千人。小児がんの３４％が白血病で、残りが神経芽腫などの固形がんである。

自家末梢血幹細胞移植は主として固形がんの化学療法と並行して行われる。化学療法の際に得られる幹細胞を凍結保存し、残存がん細胞根絶のため最終段階で行う超大量化学療法の後、患者の体内に戻して造血機能を救済する治療である。

全国の他病院から送られてくる採取造血幹細胞中の微小残存腫瘍検出サービスも行っている。杉本教授は「神経芽腫などの治療では、まず腫瘍の分子生物学的特徴を解析し

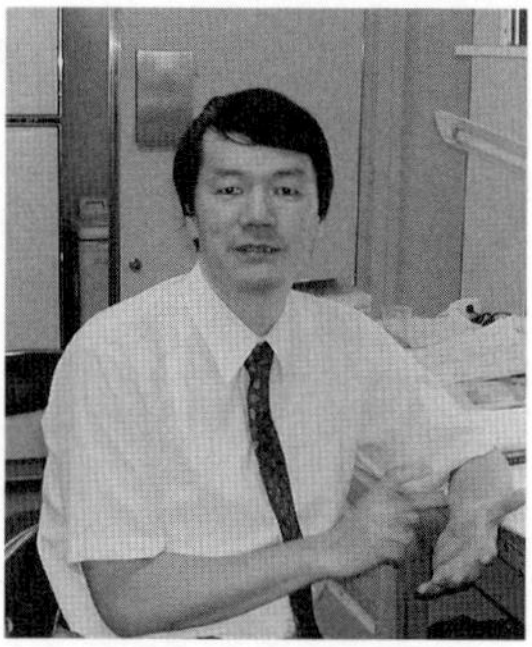
長谷川功講師

ます。その特徴に見合った治療を施すには研究も必要。最近は研究とともに治療成績も向上しています」という。

小児科医はかつて３Ｋ（急患が多く、きつい、開業に不安）といわれた。確かに夜間救急医療の要求が強く、医師の絶対数も足りない。だが、少子化時代を迎えて小児医療の重要度は増している。「３Ｙ。夢、喜び、やりがいですよ。若い人の挑戦に期待したいですね」と杉本教授。他大学に比べ府立医大の小児科医志望者は多いのだそうだ。

救世主サーファクタント　――　周産期診療部ＮＩＣＵ

周産期診療部は一九八二年六月の開設。この年、医局に入ったのが長谷川功講師（二〇〇五年退職）だった。

「生まれてから異常に気づいて小児科医が診察するというのでは、迅速かつ適切な対応ができません」と長谷川講師は周産期領域の概念を説明する。「切迫早産や先天異常が疑われる場合、胎内にいる時から産科医、小児科医が協力して治療計画を立てねば手遅れになるからです」

二〇〇一年の一年間に同診療部ＮＩＣＵ（新生児集中治療室）に入院した患児は百二十

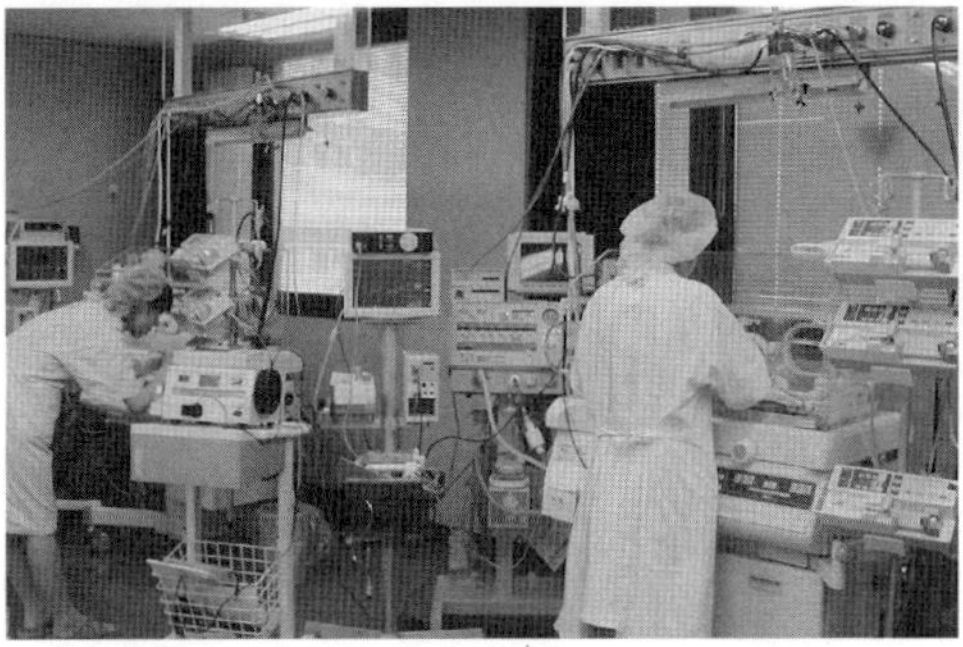

レスピレーターで低出生体重児の呼吸を管理するＮＩＣＵ

二人。このうち半数以上の六十八人は低出生体重児（体重２５００ｇ未満）で、１０００ｇ未満の超低出生体重児は十七人にのぼる。

低出生体重児の出生割合は増加傾向にある。「原因は周産期医療の進歩にあります」と長谷川講師。生存可能限界が早まった結果、従来は助からなかった妊娠二十二、三週でも救命可能に。二十四週（体重６００ｇ前後）だと生存率は６０％近くとなる。

小児科学会の調査によると、５００ｇ以上１０００ｇ未満の患児の死亡率は一九八〇年５５％、一九九五年２０％、１０００ｇ以上だと一九八〇年２０％だったが、一九九五年以降は先天性疾患がない限り死亡することはまずない。救命率アップの最大の功労者は、一九八七年に登場した人工肺サーファクタント（界面活性物質）だった。

「低出生体重児は肺が未熟で呼吸できないことがあります。このためレスピレーター（人工呼吸器）を使うのですが、一方では機械で強制的に呼吸させることは肺への傷害につながります。人工肺サーファクタントを投与することによって、肺の傷害が軽くなり、予後が改善しました」

ＮＩＣＵには、レスピレーターが六台あるが、一台はバックアップ用。診療部のフロアには、ＩＣＵエリアのほかＩＭ（中間）エリア、ＧＣＵ（グローイング・ケア・ユニット）もある。超低出生体重児では重症時期を脱しても退院までは五カ月かかる。目安は体重２５００ｇだ。この間、四人のスタッフと二十五人の看護師が昼夜を問わずケアにあたる。

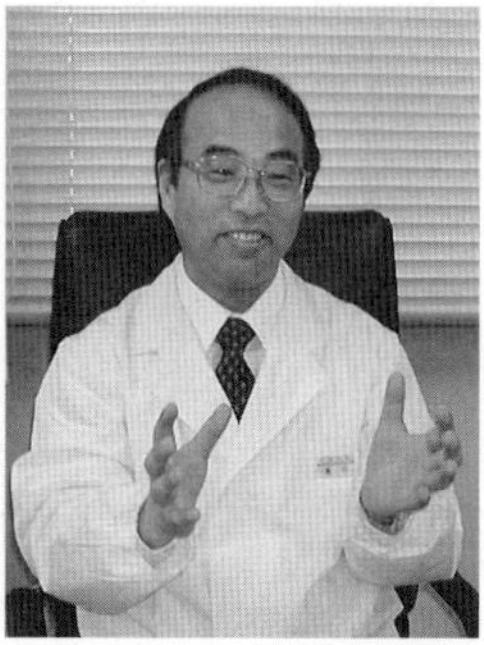

濵岡建城教授

退院後も、１５００ｇ未満の低出生体重児の場合、小学三年生になるまで外来での健診は続く。「それに最近は低出生体重児と行動障害の関係がクローズアップされてきました」と長谷川講師。母親の子宮中とＮＩＣＵでは環境が違う。そのストレスが発達成長に影響するのではないかという。このため、胎内状態に近い環境づくりにも心がけている。

子どもを胸に抱くカンガルー・ケアも積極的に行っている。入院中の母子分離環境を改善するためだ。かつて救命が精いっぱいだった周産期医療はいま、子と親の心のケアの時代を迎えている。

普及するインターベンション治療 ―― 小児内科

小児疾患研究施設（通称「こども病院」）は、一九七九年の国際児童年を記念し一九八二年に開設された。二〇〇〇年の診療科再編を受けて小児内科、小児外科、小児心臓血管外科の三部門に分かれる。

「既存のこども病院では対応できない難病を重点に教育、研究、診療を行う、他に例のない大学付属施設です。小児内科は心臓病、腎臓病、川崎病・膠原病を守備範囲とし、

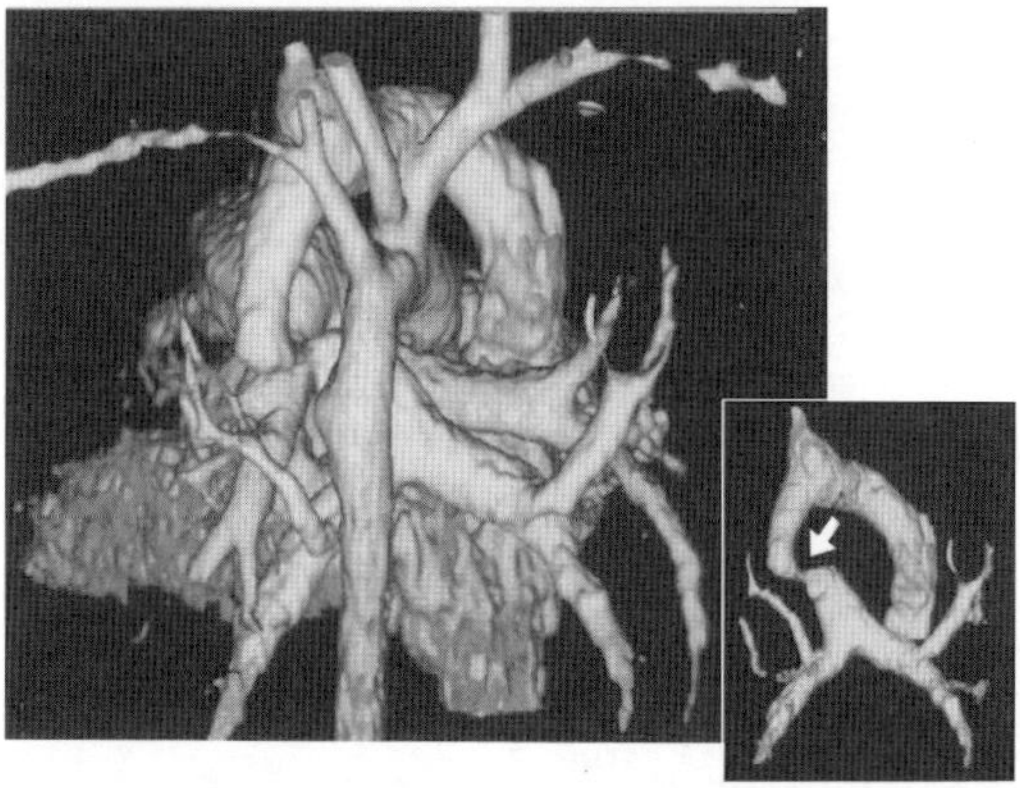

濱岡教授らが開発した動静脈分離イメージング法によるヘリカルCT三次元画像。右は静脈だけを選択的に描出した画像（肺静脈が全身静脈につながる部位で狭窄＝矢印＝がある総肺静脈還流異常）

小児科と棲み分けて効率よい診断・治療を心がけています」と部長の濱岡建城教授は説明する。

新生児百人のうち一人が先天性心臓疾患を伴って生まれる。小児内科を受診する心臓疾患患者のうち、この先天性異常が５０％、増加傾向にある不整脈が２５％、２０％近くが川崎病で、最近は不定愁訴をきたす自律神経機能異常も増えている。

「心臓疾患の場合、聴診、Ｘ線、心電図が従来の診断法でしたが、最近は超音波診断が急速に進歩し、三次元エコー法など精度の高い診断が可能になりました。カテーテル検査も行いますが、負担軽減のため、これも三次元ＣＴを使います」

動静脈分離イメージング法によるヘリカルＣＴ三次元画像診断は、濱岡教授らが新たに開発した診断法だ。動脈と静脈を色分けし、三次元の立体画像で狭窄部など疾患部位をはっきり映し出せるため治療・手術計画が立てやすい。とくに総肺静脈還流異常など複雑な先天性心疾患の診断に力を発揮する。

治療も変化してきた。従来は薬物療法や外科手術が中心だったが、最近はインターベンションつまりカテーテルを血管内に挿入して行う治療が普及してきた。外科手術に比べて乳児や新生児にも適用できる低侵襲治療である。

「コイルで不必要な血流を止めたり、バルーンやステントで狭くなった弁や血管を広げたりします。心室や心房の隔壁に穴がある場合は、ヨーヨー状の閉鎖栓を隔壁の両サイドに広げて閉鎖することも可能。傷跡も残らず、入院も数日ですみます」と濵岡教授。

川崎病は以前のような大流行はないが、患者は漸増、全国で毎年六千人が罹患する。γ-グロブリン療法によって熱が劇的に下がるようになり冠動脈瘤などの後遺症は激減した。しかし、病気の原因はいまだ不明。川崎病研究では古い歴史と実績をもつ府立医大では、全国組織の研究会をつくり原因や後遺症と成人病成因との関係を追究している。

学校保健にも力を入れている。学校保健法では心臓病と腎臓病検診が義務づけられている。とくに慢性腎不全については、在宅持続腹膜透析を指導、児童の学校・家庭生活を支えている。

「小児科は将来を担う子どもたちの健康を守るのが使命です。二十四時間体制、外科との連携で、さらに治療実績を上げていきたい」と濵岡教授は強調する。

学校生活を視野に手術・治療 ―― 小児外科

十五歳未満の患者が対象だ。大人の外科と異なるのは、小児は成長・発達段階にあることである。救命だけでなく将来の学校生活、社会生活を視野に入れた手術・治療が必要なのだ。

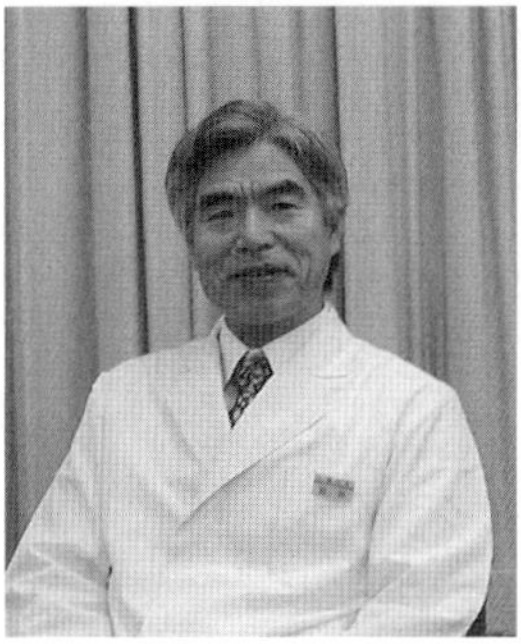

岩井直躬教授

「それだけに専門性が問われるわけですが、小児外科の専門医は多くありません。ですから、専門医育成もわれわれの重要な使命です」と部長の岩井直躬教授はいう。

日本小児外科学会が厳しい基準で認定した専門医は京都府内に十二人（二〇〇二年現在）しかいない。うち十一人が府立医大で専門医修練を受けた医師。六人が府立医大に留まり、五人が国立病院機構舞鶴医療センター、公立南丹病院、京都第一赤十字病院、宇治徳洲会病院、公立山城病院で、それぞれ活躍している。他の一人は生体肝移植手術で名高い京都大学病院の元病院長田中紘一教授（二〇〇五年、神戸市・先端医療センター長）である。

つまり、昼夜を問わず、子どもの緊急手術体制がとれるのは府立医大しかないのだ。このため、京都府内はもちろん、守備範囲は滋賀県、福井県西部、奈良県北部をもカバーし、年間約三百例の手術のうち緊急手術は五十〜六十例にのぼる。

小児外科疾患の多くは内臓の先天性疾患だ。食道から肛門までの消化管の閉鎖症例などで、全体の八割を占める。緊急度を要する場合が多いが、最近は超音波診断の進歩で出生前診断も可能になった。

「出生直後の赤ちゃんの救命率は、かつては悪かったのですが、最近は約９０％。他の先天性疾患が合併していなければ、ほぼ救命できます。ですから、われわれがめざしているのは、子どもたちの手術後のＱＯＬ（生活の質）を保障し、いじめを受けることなく普通の学校生活を送れるようにすることです」と岩井教授は強調する。

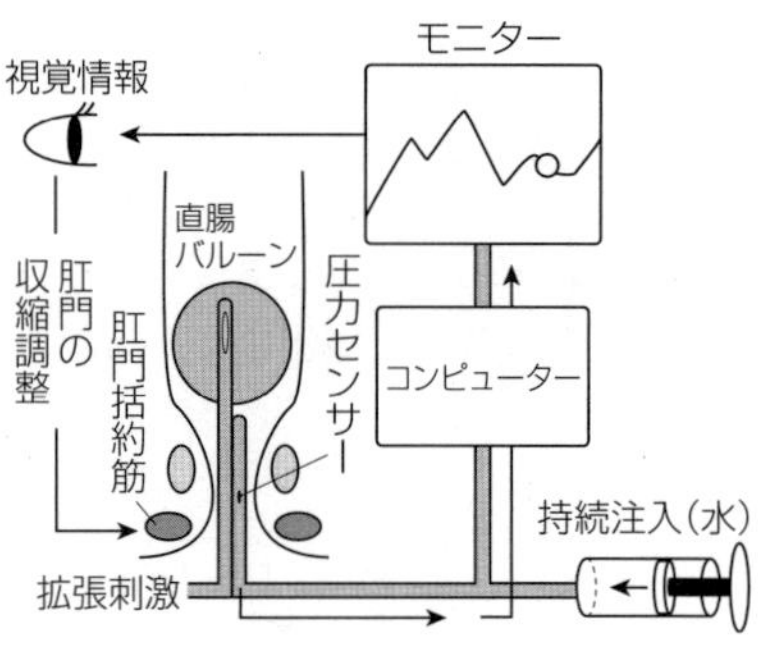

バイオフィードバックを応用した肛門収縮訓練装置のシステム

新生児・乳児の腹部手術で最も多いのが鎖肛。直腸と肛門の閉鎖で岩井教授の専門領域でもある。的確な診断、手術、術後療法を求めて全国から患児が集まっている。

「この手術は腸をつないで肛門を形成せねばなりませんが、肛門の括約筋をうまく残さないと便失禁を防げない。鎖肛の場合、括約筋が発達していない例が多く、術後のリハビリも大切です」

府立医大では、肛門の括約筋を収縮させるためにバイオフィードバックを応用したリハビリ装置を開発した。直腸内にあるバルーンの圧力をセンサーでキャッチし、コンピューター処理して視覚化、モニターを見ながら肛門の収縮力調整の訓練をする装置である。

鎖肛のモデルマウス作成による病因解明や内臓先天異常、中でも胆道拡張症と発がんの関係追究など基礎研究にも取り組んでいるが、岩井教授は「難病手術に限らず、日常みられる鼡径ヘルニアや陰嚢水腫、包茎などの手術も小児外科医の門を叩いてほしい」という。

二〇〇三年春には、岩井教授を会長に京都市内では初めての日本小児外科学会も開催された。

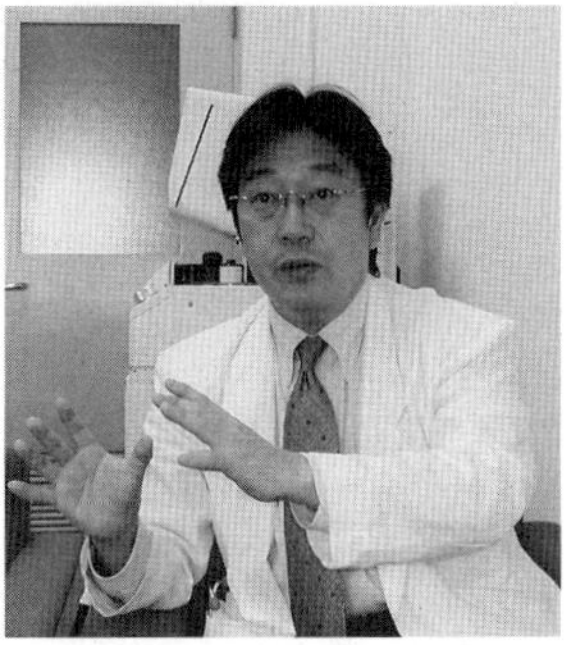
山岸正明講師

成長考え、自己組織で手術 ── 小児心臓血管外科

全国の大学付属病院で「小児心臓血管外科」を標榜しているのは府立医大だけである。「新生児から小中学生まで、とくに複雑な心疾患に独自な手術法で対応しており、成績もいいのが自慢できる点です」と科長の山岸正明講師（二〇〇五年、助教授）はいう。症例も多く年間約百五十例を数える。大学病院では、中国・四国の広いエリアをカバーする岡山大学に次ぐ症例数だ。心臓手術ができる病院は京都府内に二十近くあるが、小児心臓手術を行える病院は他に第二赤十字病院など一、二施設しかない。

ソフトボール大の大人の心臓に比べて新生児の心臓は鶏卵大ほどしかない。切ってつなぐという二次元的な手法ではなく、子どもの心臓は、血流や血圧を考えて三次元的な修復方法を考えねばならない。専門性も高く扱う症例の多寡が成績にもつながるという。「救命だけではありません。われわれは学校生活も視野に入れて手術を考えねばなりません」と山岸講師。「とくに体育。マラソンやプールを他の子どもと同じように楽しませてあげたいのです」

心臓手術というと、従来は前胸部に大きな傷が残ったが、現在では軽症の場合、腋をわずか6㎝切るだけで手術ができる。傷跡は水着を着ても目立たない。

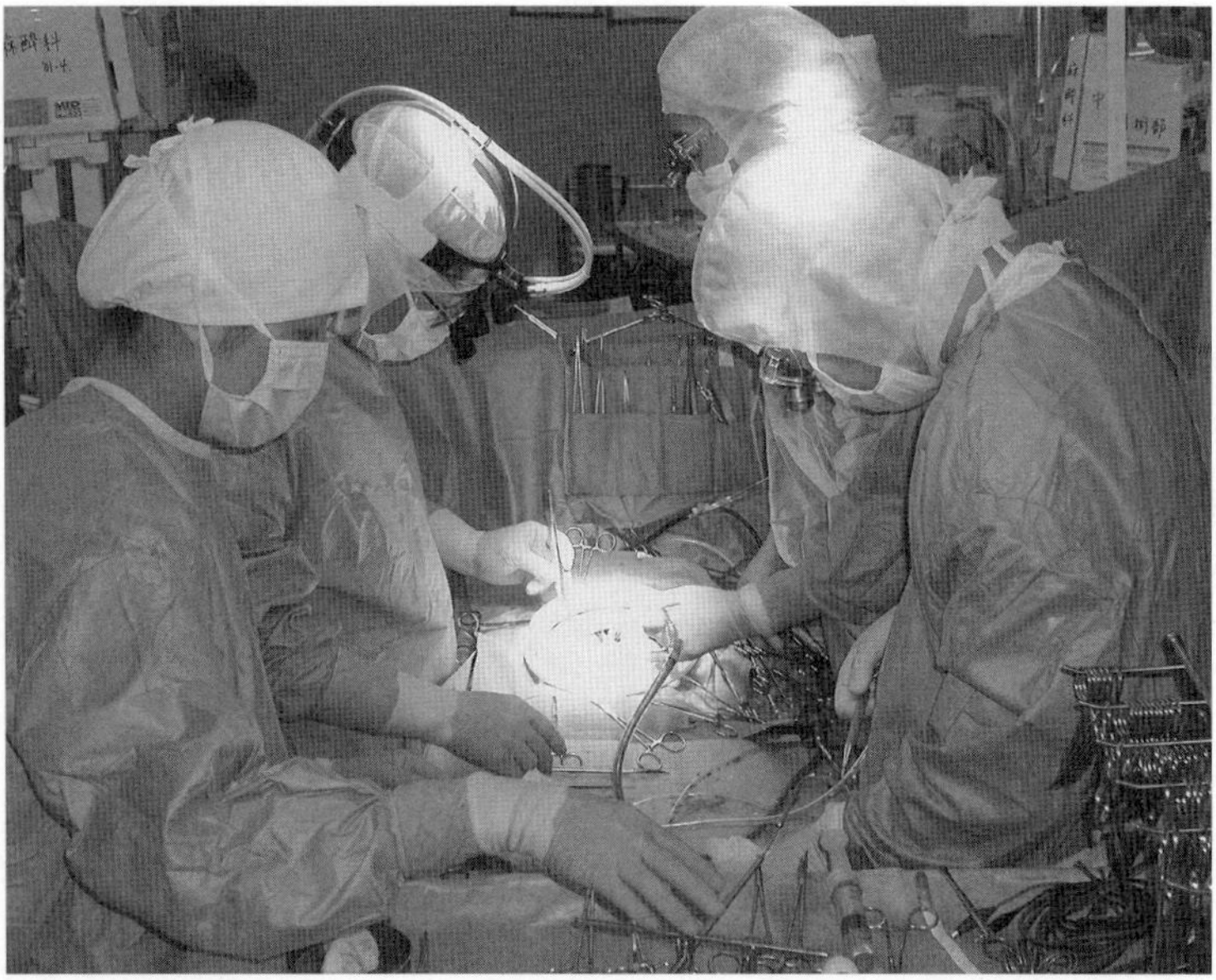
小児の先天性心疾患手術

「できるだけ異物を使わない手術法も開発しています。人工血管や人工弁を使うと、手術はやりやすいが、人工物は子どもの成長に合わせて育ってはくれません。再手術が必要になる。可能な限り、自己の組織を使う工夫をしています」

例えば先天性大動脈弁狭窄症や大動脈弁閉鎖不全症という疾患。これまでは人工弁や人工血管を使って手術をしていたが、十年で再手術せねばならない。抗血栓剤の服用も必要となる。女性の場合は薬の影響で先天異常児出産の危険性も伴う。

手術は、正常な肺動脈弁を大動脈側に移し、肺動脈の方に人工血管を使う方法が一般的だが、山岸講師らが新たに開発した手術法は、異常のある大動脈弁の三分の一を肺動脈に戻し、残り三分の二はゴアテックスで代替させる方法。三分の一の自己の弁が成長するため再手術が避けられ、抗血栓剤も不要だ。

子どもは大人の小型ではないといわれるが、手術機器もそうだ。府立医大には小児専門の臨床工学士がいて、人工心肺の開発もしている。小児心臓手術には、外科医、麻酔医、看護師、技師の専門チームが不可欠なのだ。

「小児医療にはお金がかかりますが、子は宝。病を知って、とまどう若い親もいますが、昔と違って、いま、先天性心疾患は治ります。社会復帰を果たした子どもたちが将来、立派に社会貢献する姿を見たいですね」

山岸講師は五歳の時、生まれたばかりの弟を心疾患で亡くした。心臓外科医への道は、弟が導いてくれたのかもしれないという。

成果を上げる角膜上皮幹細胞移植 —— 眼科

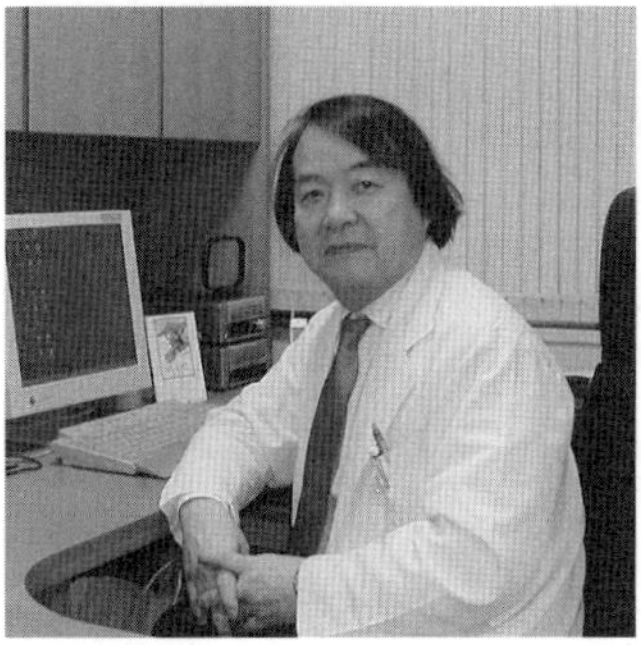
木下茂教授

「臨床に強い科、それが基本です」と部長の木下茂教授。「教育・研究はもちろん大切ですが、府立医大眼科よりも、まず第一に府立病院眼科をめざしたいですね」。患者が安全に受診でき、気持ち良く帰れる診療科にしたいという。

病気を四つのサブディビジョンに分けて診療している。角膜、緑内障、網膜硝子体それに視機能の専門外来だ。いずれもトップレベルにあるが、中でも木下教授が陣頭指揮する角膜疾患の治療は他に追随を許さない。

お年寄りに角膜白斑と呼ばれる疾患がある。トラコーマなど青少年期の炎症が原因で起きる角膜の混濁で、以前は有効な治療法がなかったが、いま、角膜移植によって劇的に光と視力を取り戻すことが可能になった。

角膜移植は、アイバンクから提供された角膜を利用するにとどまらない。木下教授は、ドナーから採取した未分化細胞を培養して角膜に育て、これを移植する手術を手がける。角膜上皮幹細胞移植である。

角膜上皮の幹細胞を羊膜の上で培養し、工夫すると、細胞が重層化、分化し、表面の細胞は偏平化する。こうしてできたシートを移植すると、二日後には透明な角膜上皮に覆われ、視力が取り戻せる。治療例は二〇〇二年現在四十例。難治性疾患のほか化学外傷、熱傷にも適用可能。膜の長期生存を図るために幹細胞を含んだ組織の培養にも取り組んでいる。

「臨床応用にはもちろん幹細胞の増殖、分化の研究や角膜・結膜上皮に発現している遺伝子の解析と研究が欠かせません。研究の結果、口腔などの粘膜上皮を角膜に分化させることも可能であることが判明、ドナー不足がこれによって解決するかもしれません」

網膜の黄斑症に対しても先進的な治療法を採用している。とくに加齢による変性などで黄斑に新生血管が生ずる場合があり、先進国における高齢者失明の第一位になっている。決定的な治療法はまだ確立していないが、健常な色素上皮の上に黄斑部網膜を移動させる手術が有効だという。

緑内障は、糖尿病に次ぐ中途失明原因疾患だ。疫学調査によると、四十歳以上の有病率は３・５６％、全国の患者数は約二百万人にのぼると推定されている。自覚症状の少

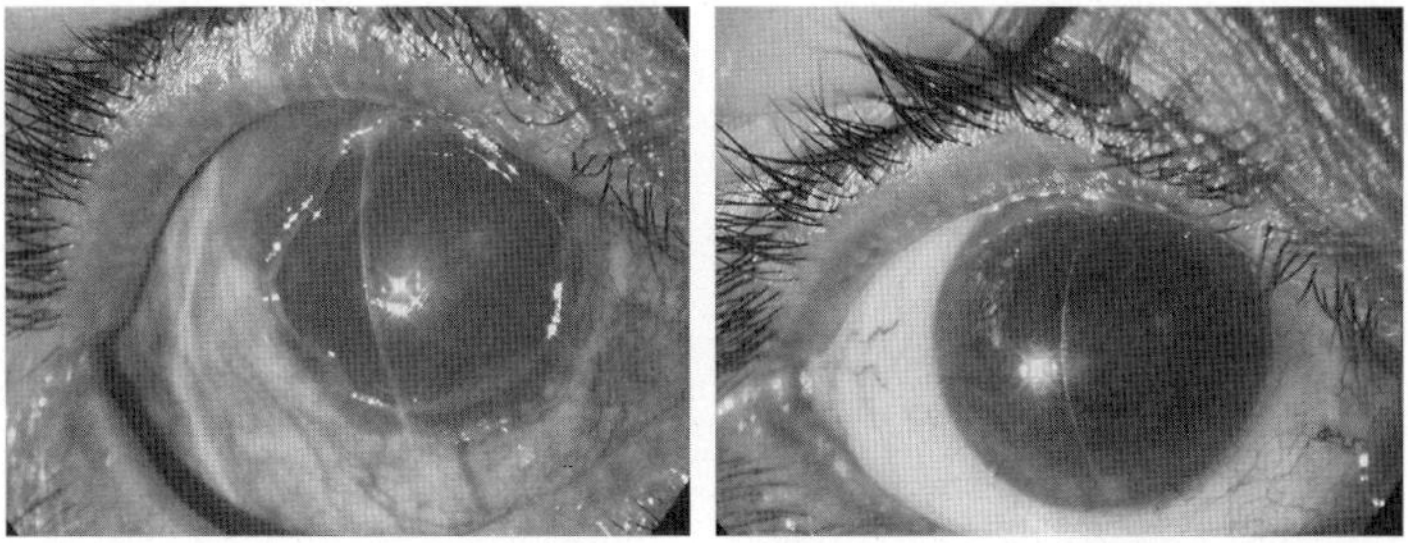

化学外傷によって損傷を受けた角膜（左）に培養した角膜上皮幹細胞移植を施した眼（半年後に視力〇・五に回復）

ない正常眼圧緑内障が最近とくに問題になっているが、スクリーニングの最新機器や自動診断プログラムによって早期発見に努めている。

このほか、レーザーで角膜を削る近視の屈折矯正手術や白内障の日帰り手術などにも力を入れている。

「目が見えてこそ生き生きした生活ができます。高齢社会にあって眼科の重要性はますます増していきます」と木下教授はいう。

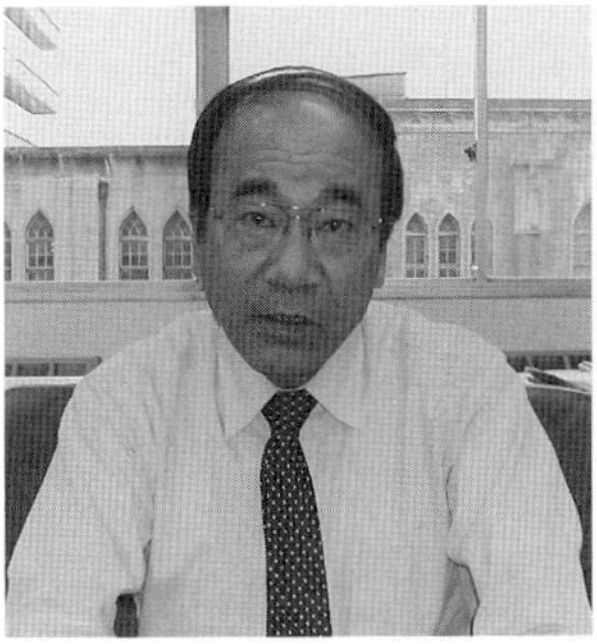

岸本三郎教授

急増するホクロのがん —— 皮膚科

アトピーや湿疹、水虫などの一般皮膚科、腫瘍を扱う皮膚外科、膠原病などの皮膚内科、皮膚の老化であるシミやアザ、ホクロなどを扱う整容皮膚科の四部門に分かれる。「腫瘍、とくに悪性皮膚腫瘍が増えています」と部長の岸本三郎教授はいう。「やはり、高齢社会を反映しているのでしょう、老化に伴う腫瘍が多いですね」

中でも光老化に関係する腫瘍が増加傾向にある。日光角化症、基底細胞がんやホクロのがんなどだ。ホクロのがんは白人に多いがんだが、最近は日本人にも多発している。遺伝的素因にオゾン層破壊など、さまざまな環境因子も絡んでいるようだ。

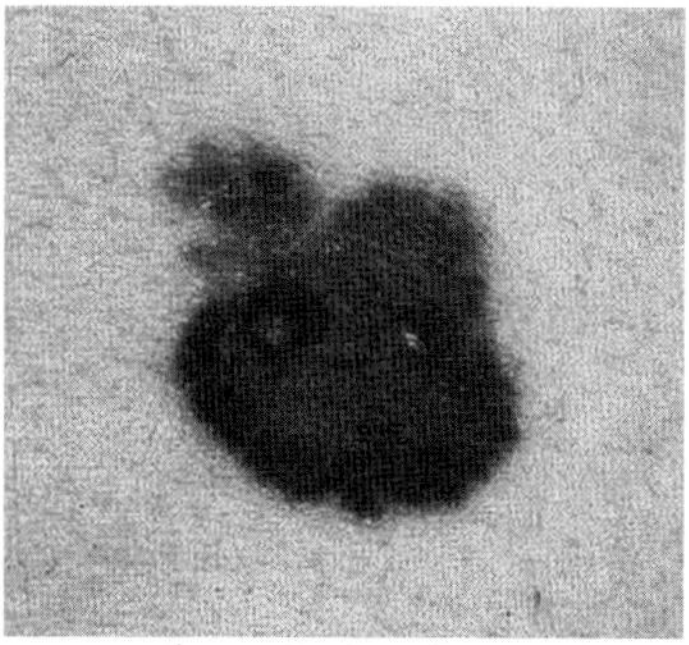

メラノーマ

あらゆるがんの中でも予後の悪さで知られるのがホクロのがん。色素細胞にできるがんでメラノーマと呼ばれ、岸本教授の最大のターゲットでもある。ここ二十年間で急増、日本皮膚外科学会でサーベイランスを行っているが、過去十年間で千五百人の登録者を数え、府立医大でも毎年約二十人の新患が訪れる。

メラノーマは最初、シミに始まる。数年間、変化しないこともあるが、盛り上がったり、潰瘍化したりすると怖い。シミからメラノーマへの進行度はＡＢＣＤシンプトン（兆候）によって表される。Ａは形、不対称やいびつだと要注意。Ｂは境界、不鮮明だといけない。Ｃは色、不均一は注意。Ｄは大きさ、直径６㎜以上は危険だ。

「大多数が皮膚に発生しますが、脳軟膜、網膜、消化管などにもできます。表皮内にとどまっている間は取り除けばいいのですが、転移すると始末が悪い。放射線が効かないため化学療法しかありません。ステージⅢで五年生存率５５％。インターフェロン（ＩＦＮ）と化学療法の併用療法で生存率アップをめざしています」

進行したメラノーマについては、二〇〇二年夏からがんワクチンの臨床試験も始めた。患者の末梢血を取り出し、がん特異抗原を認識する免疫細胞を増殖して、がん細胞を攻撃しようという療法だ。メラノーマは自然消退することがあり、免疫細胞の関与が考えられるのだそうだ。

アトピー患者も相変わらず多い。しかし、ステロイド療法に対する患者サイドの異常反応は最近、鎮静化しているという。「患者さんの知識も高まって、医師を次々に替える、いわゆるドクターショッピングも少なくなりました」と岸本教授はいう。「免疫抑制剤ＦＫ５０６軟膏の出現によって、患者さんの満足度も改善されたのと、病とうまく付き合うことへの理解も進んだようです」

　最近問題になっているのがピアスのトラブル。金属アレルギーで、中にはケロイド化して駆け込んでくるケースも。シックハウス症候群も多くなった。時代や環境、生活習慣とともに変化するのも病である。

機能温存にレーザー治療 ——耳鼻咽喉科

　ビルロートというドイツ人医学者がいた。一八六七年から二十五年間、ウィーン大学外科学教授を務め、一八八一年に胃がんに対して最初に胃の切除を行ったことで知られる。内臓外科学の父と称され、その胃切除術はビルロート法として現在でも用いられている。

「彼は喉頭がんの摘出も行っています。その手術法の根本は百年以上経たいまでも変わりありません」と部長の久育男教授はいう。

「手術の名人がいたとします。名人がいなくなった途端に手術ができなくなったり、

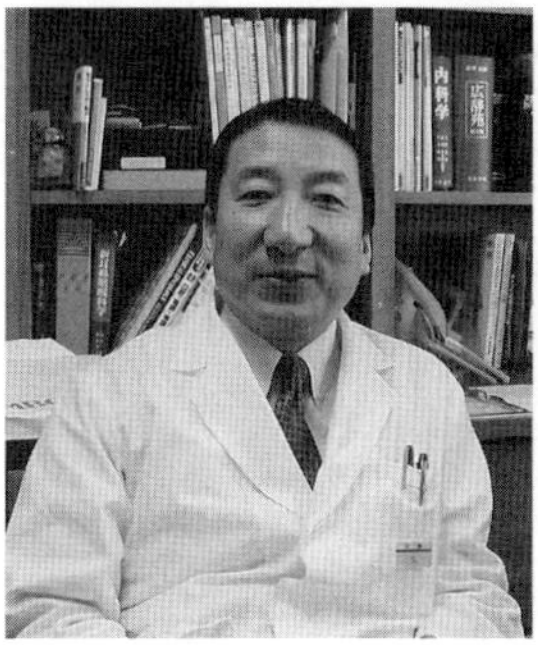
久育男教授

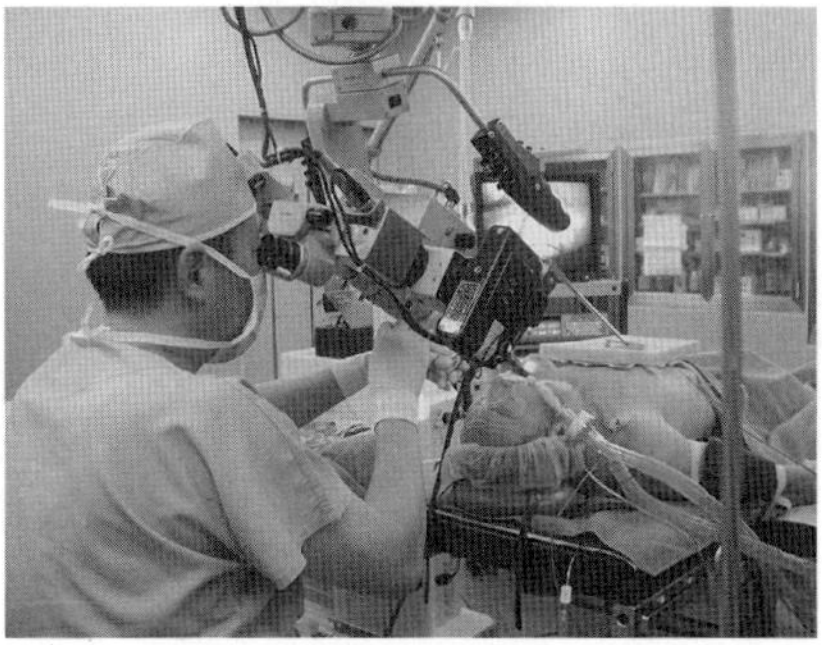
喉頭がんのレーザー治療

違った手術法に変わるのでは困ります。同じ手術を同じレベルでできる人を育てることが肝要です」

特殊な疾病の奇をてらった手術よりも、一般的な疾患のルーチン技術を安全確実に行えなければ、医療技術全体のボトムアップは図れないというのが久教授の持論だ。

耳鼻咽喉科の範囲は広い。眼窩底・頭蓋底から鎖骨・上縦隔の間にあるあらゆる器官と組織が治療対象になる。専門分野でいえば、耳、鼻、口腔咽頭、喉頭、頭頸部に分かれる。さらに、めまい、聴覚、音声言語といった機能障害も範疇に入る。

年間五十人にのぼる難聴児の検診・指導や全国に先駆けて設けた花粉情報センターと花粉症治療など地道に伝統を誇るサブディビジョンも多いが、いま力を入れているのが喉頭疾患の治療。東北から九州まで全国から患者が集まる。中でも久教授は早期喉頭がんのレーザー手術を手がけている。

「喉頭がんの場合、患者さんには手術によって声を失うという恐怖感があります。上顎がんの場合、頬骨からとってしまうため美容上の問題も生じます。音声機能や顔かたちを失うくらいなら死ぬ方がましだという患者さんさえいる。われわれは、こうした患者さんたちの切実な要求にでき得る限りこたえねばなりません」

レーザー治療は機能温存に最適な治療法だ。早期喉頭がん患者に対する治療結果では現在（二〇〇二年）まで死亡者はいない。喉頭の保存率も９０％以上と好成績。手術後六カ月で元の声を取り戻せた人も多い。

放射線治療の場合、咽頭がんや食道がんなど他の重複がんの発生や放射線による二次的ながん発生を考慮せねばならず、使用自体に限界がある。しかし、レーザーには、その心配がないという。そのうえ、二カ月の治療期間が必要な放射線治療に比べてレーザー治療は数日間ですむ。手術も二十〜三十分で終わる。

「千家十職と同じですね。それぞれがそれぞれのディビジョンで伝統を引き継ぎ、新たな工夫で新しい伝統を作り、次世代へとつないでいく。その継続が信頼性を培い、強いパワーとなるのではないでしょうか」

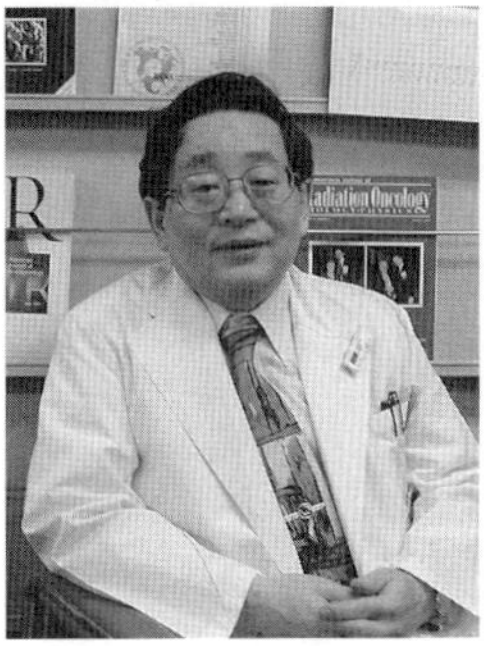

西村恒彦教授

三次元画像や機能診断も ―― 放射線科

「放射線科がしっかりしていなければ、いい病院とはいえません。きっちりした診断ができなければ、質のいい治療を効率よく行えないからです」と部長の西村恒彦教授は強調する。「質のよい効率的な医療は、多くの医師、技師、看護師によるチーム医療に支えられています。放射線科は、そのいわばゴールキーパーですね」

レントゲンがX線を発見したのは一八九五年。以来、病巣を画像でとらえられるようになったのだが、最近は０・５㎜単位の微細構造のほかX線ＣＴ装置やＭＲＩ（核磁気

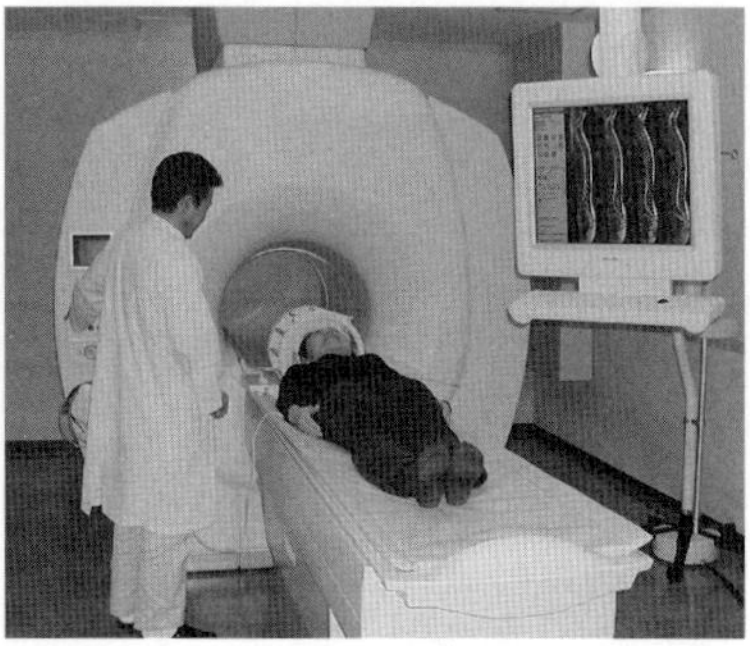

府立医大病院に設置されている最新型MRI装置

共鳴装置）の開発によって血管造影や画像を三次元的に把握することも可能になった。「診断面からいいますと、形態だけでなく機能診断が行えるようになったのが最大の進歩です。例えば、血流の動態がわかれば血管の状態が把握でき、病巣の早期発見や治療につながります」

診断だけではない。放射線は治療の有力手段でもある。なかでも放射線科が力を入れているのが脳腫瘍、頭頸部がん、乳がん、肺がんだ。高齢社会を反映してか、最近は結腸がん、前立腺がんも増えている。

放射線で、がん細胞を叩くには、病巣の深度や病状進行度に応じて照射の精度を高め、放射線量の適正化を図らねばならない。このため、最近ではコンピューターを使ったIMRT（強度変調放射線治療）が導入され、客観性を高める研究も続けられている。

がん細胞を兵糧攻めにする新しい治療も試みられている。肝がんに用いられるTAE（塞栓治療）と呼ばれる治療法だ。画像で病巣と血流を正確に把握したうえでカテーテルを使って動脈を塞ぎ、がん細胞を飢え死にさせるのである。

がん治療ではないが、カテーテルを使って動脈硬化を起こした血管を風船で拡げて、機能再建を図る治療法もある。

緩和医療も放射線治療の捨てがたい一面だ。前立腺がんや乳がんなどは骨転移すると痛みがひどい。従来はモルヒネで鎮痛するしかなかったが、放射線を当てると痛みが緩和する。ホスピスの患者が治療に訪れる例が増えたという。

放射線科のキーワードは「身体にやさしい治療」だと西村教授は強調する。乳房や声の温存療法などがその例だが、前立腺がんのヨード・シーズ療法もその一つ。ストロンチウムによる骨転移の治療では、一回の注射で三カ月から半年の鎮痛効果が得られるそうだ。

「医学、医療は日進月歩。近い将来には遺伝子治療も続々登場します。画像もこれに対応せねばなりません。遺伝子の発現を分子レベルでとらえられる分子画像診断や心の病を視覚化する方法の開発をめざしたいですね」。近未来の西村教授の研究目標だという。

九千万人が歯周病に ―― 歯科

府立医大の歯科は一九一六年六月の開設。医学部あるいは医科大学の付属診療科としては東京大学に次いで古く、二〇〇五年に九十年目を迎えた。

「他大学の歯科と違って府立医大では虫歯から顎骨の病変まで歯科領域全般にわたって診療・治療をしています」と部長の金村成智助教授。「それに医科大学付属ですから他の診療科の全身疾患の治療にも協力しています」

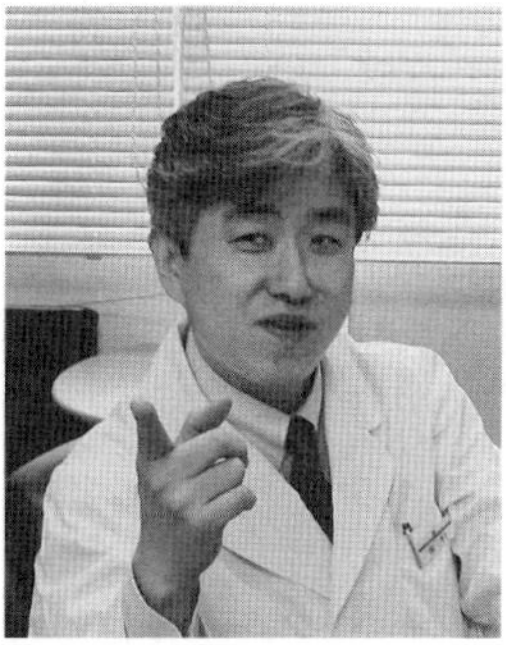
金村成智助教授

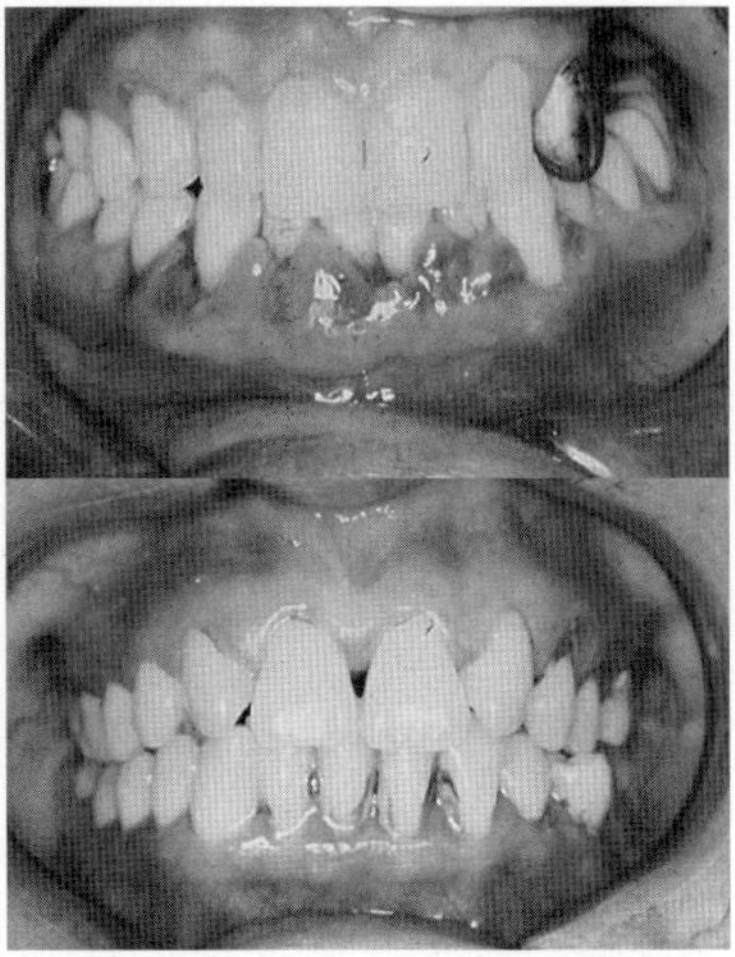

上が歯周病の歯根膜、炎症を起こした歯肉の状態。下が正常な歯の状態

高齢社会を反映して有病者や入院患者の歯科治療が増えている。とくに心臓血管系の患者などは、口腔からの細菌感染が病状悪化の原因にもなる。骨髄や腎臓などの移植治療は、免疫抑制剤を使うため炎症性歯科疾患があると手術が延期されるケースもある。

歯科の二大疾患は虫歯と歯周病である。とくに問題となっているのが国内で九千万人が罹患しているといわれる歯周病だ。この歯周病と全身疾患との関係がいまクローズアップされている。

口内細菌は、食物中の蔗糖を分解して不溶性グルカンを作り、これがプラーク（歯垢）を形成し、歯石になる。歯肉溝にプラークが溜まると歯根膜を破壊、歯茎を下げて歯周組織に炎症を起こすのが歯周病である。

「プラークは食後八～二十四時間でできます。ですから歯を磨かなかったり、磨き方が悪かったりすると歯周病になる。一種の生活習慣病で、口臭の原因にもなっています」

原因は他にもある。かみ合わせの悪さ、ストレスによる歯ぎしり、それに血液疾患や糖尿病などによっても歯周病が助長される。高血圧症などと同じサイレントキラーだという。初期症状はないが、気がついた時は病状が進んでいるのだ。

「プラークを作る原因菌が血管に入り込むと血栓を作って動脈硬化や心筋梗塞など心疾患の原因ともなります。妊産婦では歯周病が早産、未熟児の原因にもなります」

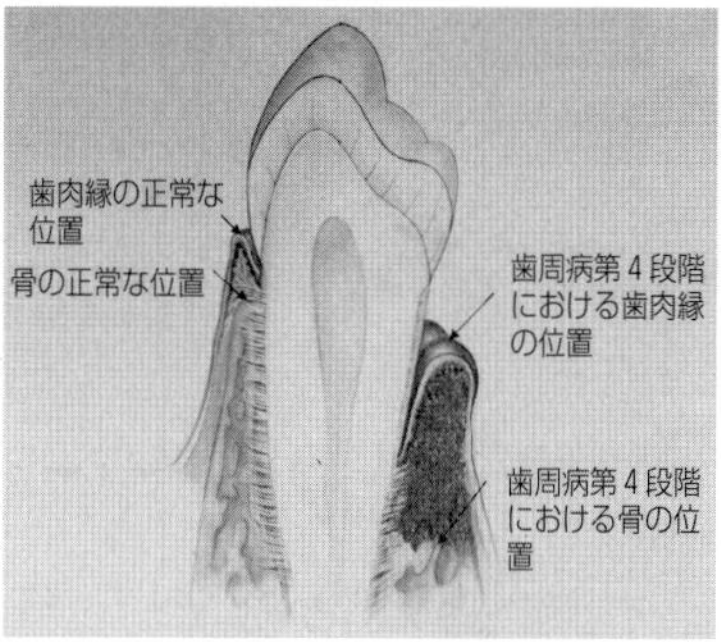

歯茎が下がり炎症を起こした歯周病（右）

出産は羊水中のプロスタグランジンが引き金になるのだが、歯周病の炎症がプロスタグランジンの量を増やすのだ。歯周病と全身疾患、とくに心臓血管系疾患とはリンクし合い、互いの危険因子になっているという。

「歯磨きなどによるプラークコントロールは、あくまでも予防です。しかし、最近、適用は限られますが、再生誘導治療も登場するようになりました」

その一つが組織制御再生法（ＧＴＲ法）。ゴアテックスなどの人工膜を使って歯根膜など結合組織を再生させる方法。二つ目はブタの歯胚、つまり歯の元になる組織から取り出した材料による組織再生誘導法だ。

「われわれも歯周組織を培養してできるシートを歯肉や歯根膜に分化させられないか試みています。まだ研究段階ですが、歯科も再生医療を視野に入れねばならない時代になりました」と金村助教授はいう。

3

救急・検査・手術・病棟

府民のための休日・夜間診療 ―― 救急医療部

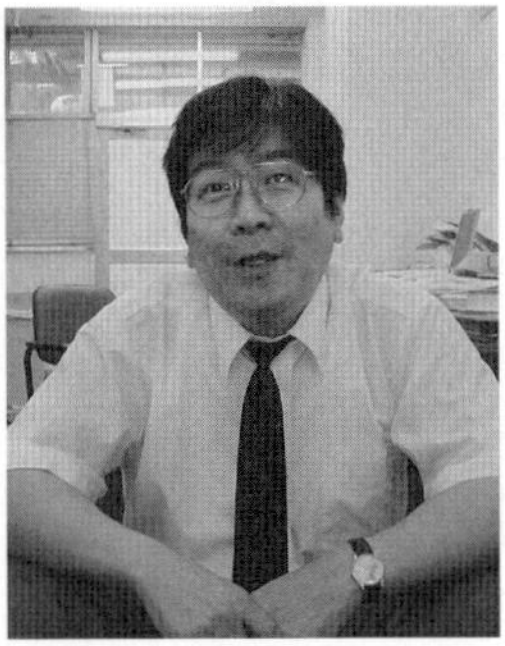
西植隆講師

日本の救急医療は交通戦争に始まる。外傷外科として発足したわけで、大阪大学に特殊救急部が設けられたのが一九六七年。救急医学講座が開設されたのは、川崎医科大学が最初で一九七七年のこと。同じころ、米国でも救急専従医の育成が始まっている。その活躍ぶりは、テレビ番組「ER」でもおなじみだ。

「実は、府立医大に救急医療部ができたのは二〇〇一年四月です」と副部長の西植隆講師（二〇〇五年退職）は説明する。「理由は医学教育上、不可欠の部門となったからです」

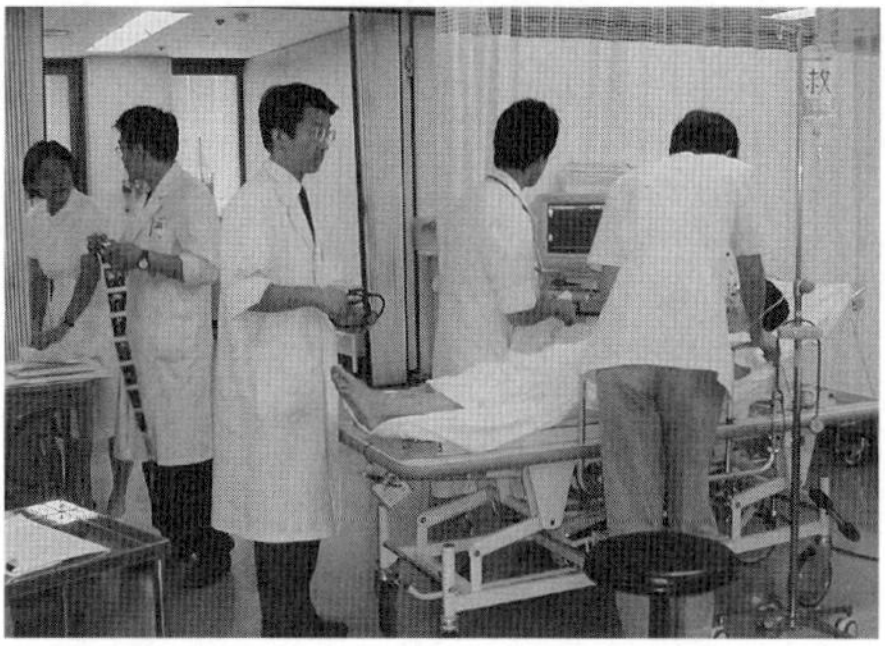

「救急室」に飛び込んできた患者の治療（中央が沢田尚久講師）

二〇〇四年度から卒後二年間の研修医制度が義務化され、これに伴って救急医療の臨床研修が必修となったのだ。つまり、救急医療研修が行えない施設は、研修医を受け入れられなくなったのである。

救急医療には一次、二次、三次救急がある。一次は治療がすめば家に帰れるような措置、二次は重症で入院が必要な措置、三次は生命の危機があり大量輸血や特殊な検査と手術が必要な救急である。一般救急病院は一次、二次救急に対応しており、三次救急が行えるのは、救命救急センターを標榜しているところ。京都市内でいえば第一、第二赤十字病院と国立病院機構京都医療センターである。

「国公立大学の付属病院は、もちろん三次救急に対応しています。しかし、各診療科とも入院待ち状態で、ベッドは満床、手術室も満杯ですから救急患者を積極的に受け入れるところは少ないのです」と西植講師。「しかし、専門外だが浅くとも広い知識、基本的、標準的な救命救急法を身につけた医師の育成は、やはり必要です」という。

教育充実という制度上の必要性と実際の救急活動とは、また別である。府立医大病院が、これまで救急活動に消極的だったことは決してない。「いわゆる〝府立病院〟の伝統でしょうか」と沢田尚久講師（二〇〇六年、循環器内科講師）はいう。

病院正面玄関北に正月も盆も休日も二十四時間開いているドアがある。「救急室」への入り口である。ここには年間二万人の救急患者が救急車あるいは徒歩で訪れる。既往症のある通院、退院患者が多いが、休暇帰省中の小児の救急などにも対応している。

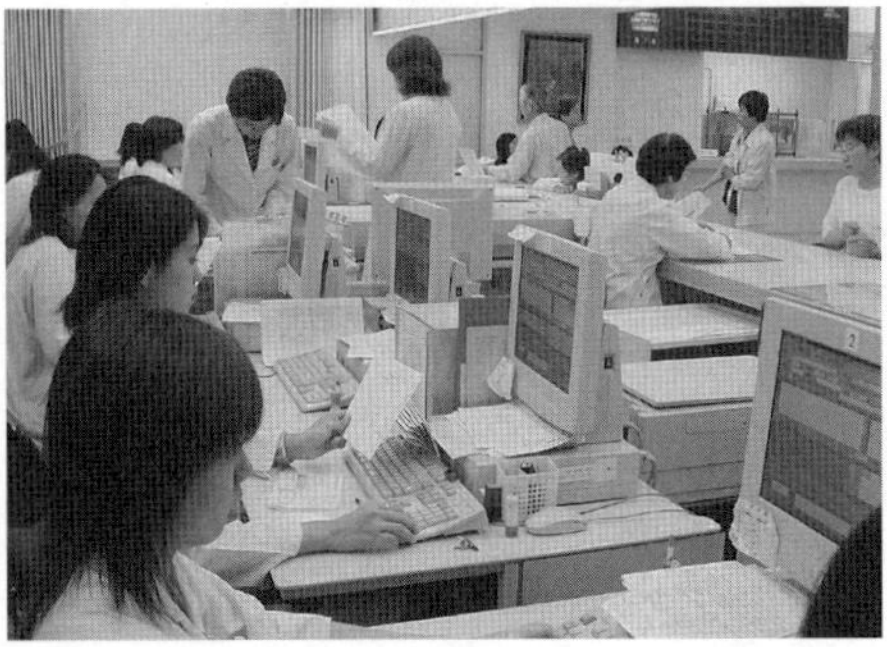
外来オーダリング・システム。医師の処方が会計端末に直結、レセプト処理される

明治時代、「療病院」として創立されて以来、往診、休日・夜間診療を積極的に行って〝府立病院〟の名のもとに親しまれてきた伝統の府民への窓口なのだ。

「休日、夜間でも各科専門医が病院全体で三十人ほど当直しており、有事の場合、連絡を密に即応体制をとっています」と沢田講師。「とくに耳鼻咽喉科など特殊診療科の医師も常駐していますから、ある意味で、三次救急病院よりも充実しています。それに大学院生や修練医たちも勉強のために自主的に待機しています」

IT化着々、電子カルテを導入 ―― 医療情報部

府立医大病院のIT化は、残念ながら全国の国公立大学病院の中では後発組である。二〇〇一年十一月に入院オーダリング・システム（病院総合電算システム）が稼動し、外来部門のオーダリング・システムが稼動したのは二〇〇二年一月のこと。病院のホームページも本格的に開設されたのは二〇〇二年五月だった。

病院業務の個別的な電算化は、一九八六年以来、医事会計（レセプト）システムはじめ給食管理システム、臨床検査システムなど順次導入されてきた。しかし、情報は一元化されてこそ意味をもつ。このため院内全体の情報統合と活用を目的に一九九一年に設

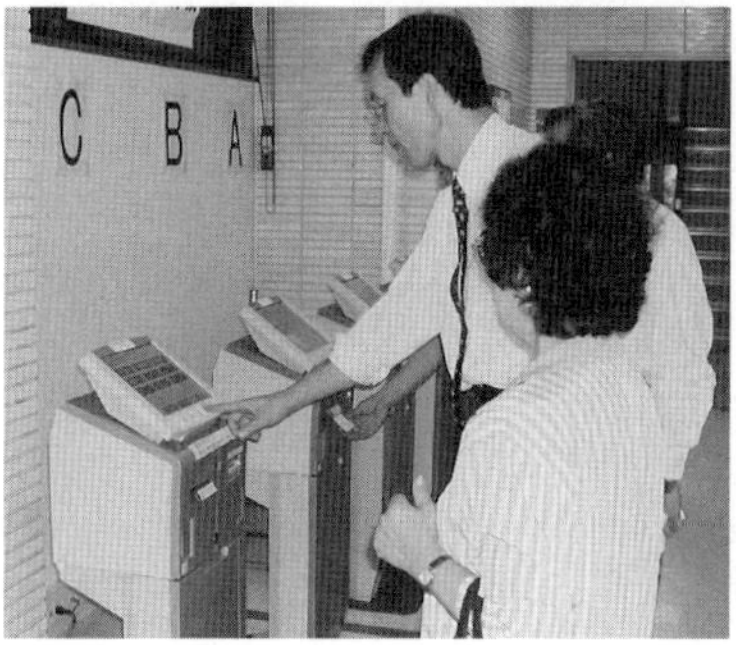

自動再来受付機に診察券を入れると、各診療科に情報が伝わり、受付時刻も表示される。複数診療科の同日受診も可能になった

けられたのが医療情報部だ。

しかし、総合的なIT化計画は、急激な技術革新の動向を見極める必要やバブル経済崩壊に遭遇するなどして見直され、ようやく五億四千万円余をかけてオーダリング・システム開発にこぎ着けたのが一九九八年であった。

「システムの最大の目的は、患者サービスの向上とレセプト処理です」と、医療情報部副部長の橋本悟助教授は説明する。「従来は、医師が処方を書くと事務で入力し、会計や検査に回っていたが、オーダリング・システムは発生源入力ですから医師の入力が直接会計端末にも検査部端末にも行き届くわけです。病院側の効率化が図れるのはもちろん患者さんの待ち時間も短縮されます」

システム導入に伴って二〇〇二年一月、院内二カ所、計七台の自動再来受付機が設置された。診察券を入れると、情報が各診療科に伝えられ、診療録が用意される。受診窓口に告げなくても受診でき、受付時刻も表示される。複数診療科の受診も可能だ。同時に病院玄関待合室も改装され、会計待順表示装置も設置された。

「従来は外来窓口の箱に診察券を入れていたのです。このため前日や朝五時に券を入れに来る患者さんもいました。患者さんが増え、受診に四、五時間も待っていただかなければならないことも。後発組だけに先例の良いところを取り入れ、安価で効率的なシステムになったと思っています」と橋本助教授。

電子診療録も導入の運びとなった。書類の収蔵能力には限界があり、診療録に書かれ

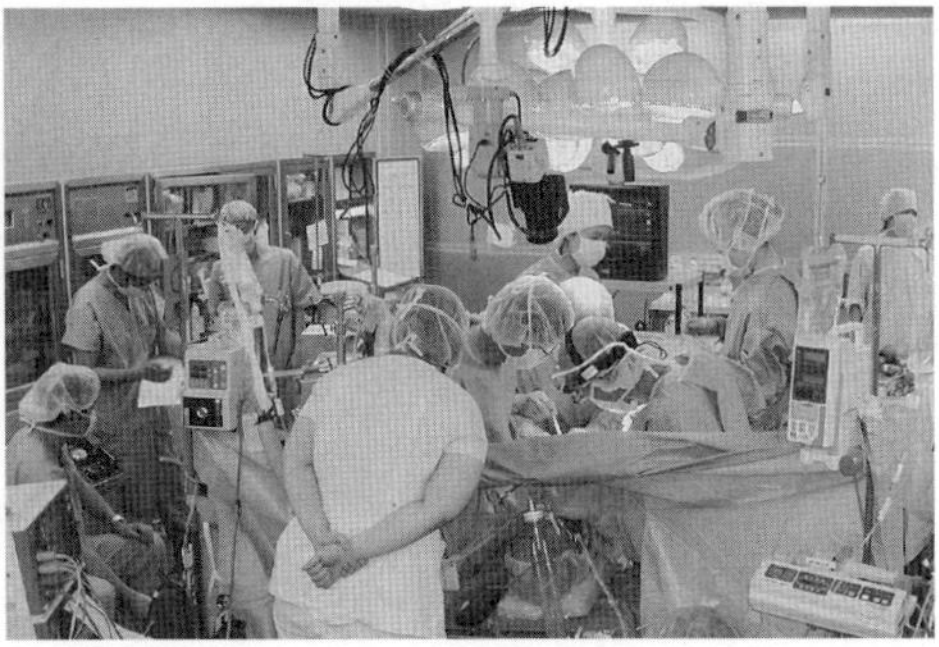

中央手術部の各手術室では月曜日から金曜日まで毎日手術が行われている

た情報だけでなくＣＴなどの診断画像も電子情報として取り込める利点がある。しかし、問題もある。最大の課題は個人情報の保護である。「それに診療録のフォーマットや保存形式についても検討する必要がある」と橋本助教授はいう。

電子データの活用と同時に遠隔地医療の実現もめざしたいという。すでに府立与謝の海病院や綾部市立病院などとの間で「医用画像診断支援システム」の実験も行われている。

高度医療の担い手である府立医大病院には、ＩＴを活用した地域医療への貢献も期待される。

年間四千八百人を超える手術 ── 中央手術部

だれしも手術室にはあまりお世話になりたくない。しかし、ここが高度先進医療を担う病院の心臓部である。後学のためにも中央手術部に足を踏み入れてみよう。

手術室は五階にある。全部で十二室。患者の搬送は五階廊下から行われるが、医師、看護師らスタッフは四階から。手術着に着替え、スリッパに履き替えねばならない。出入りは患者もスタッフも一方通行だ。清潔区域を不潔区域から守るためである。

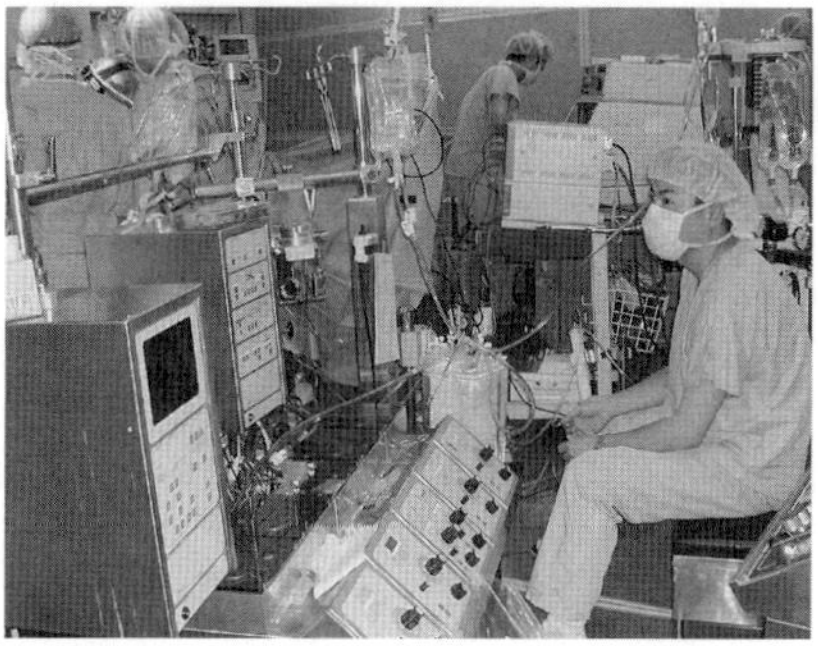
心臓手術には、使用いかんにかかわらず、人工心肺と臨床工学技師がスタンバイする

ここでは国際的に高く評価される先進的手術が数多く行われている。眼科の培養角膜上皮移植、網膜黄斑移動術などだ。「他では治せない患者さんを治す手術室でありたいですね。もちろん確立された手術を安心して受けられることが大前提ですが」と部長の木下茂眼科教授。外科は消化器外科、呼吸器外科、移植・内分泌外科などにディビジョン化され、それぞれ高度な手術を手がけるが、最近は内科も内視鏡手術を行うことがある。

手術件数はここ数年、うなぎ上りに増え、二〇〇一年は年間四千八百六十人を数えた（二〇〇〇年四千五百九十一人）。中でも心臓血管外科の四百十七人は国内トップ5に入る。

「実は、昔、件数は今ほど多くはなかったのです」と、手術部のシステム改革に取り組んできた心臓血管外科の北村信夫教授（二〇〇三年退職、国立病院機構舞鶴医療センター院長）はいう。「看護師の数は他病院に比べて多いのですが、事務管理や薬剤管理などの負担が多く、本来の看護業務が十分には行えない場合があったからです」

深夜、いや未明まで続く手術も多々あるが、残業・財政問題もあって、以前、看護師は勤務時間が来ると手術台から下り、交代していた。手術室は空いていても手術ができないこともあったのだ。件数の増加は勤務体制と内容、各診療科別手術枠の見直しを行った結果で、二〇〇二年から新たに事務職員も誕生した。「件数はもちろんですが、手術は内容を充実させ、工夫して、患者本位のものにせねばなりません」と北村教授は

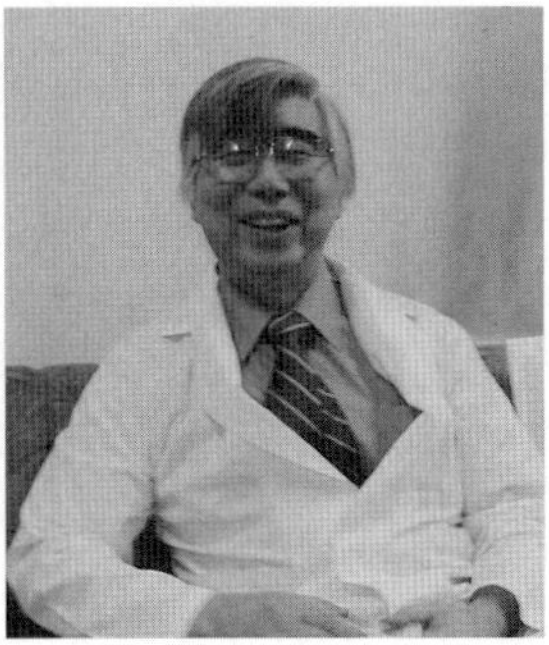
田中義文教授

強調する。

ただ、患者本位の手術は、病院財政を圧迫する場合もある。人工心肺を使わず心臓の拍動下で行うオフポンプ手術は、手術後の合併症が防げるなど患者の身体に優しい手術法だ。しかし、万一に備えて人工心肺と、これを扱う臨床工学技師もスタンバイさせねばならない。その際の消耗品などは保険請求できないのだそうだ。「手術を工夫すればするほど赤字がかさむ。現行保険制度の矛盾だ」と北村教授は嘆く。

外科医は体力勝負だ。帰宅できるのは週に数回。徹夜もしばしばだ。しかも、看護師に残業制度はあっても教員職扱いの医師にはない。

「医療制度は大変革のまっただ中ですが、府立医大の中央手術部は府民に絶対的に信頼される最後の砦でありたい」。木下部長の強い願いだ。

麻酔薬と患者監視装置が進歩 ―― 麻酔科

六十歳を過ぎての手術は危険だといわれたのは昔のこと。術式と麻酔技術の向上によって、いまや九十歳になっても安全に手術が受けられる。内視鏡を使った低侵襲手術の導入も麻酔の需要を増大させている。入院期間が短縮されたからだ。

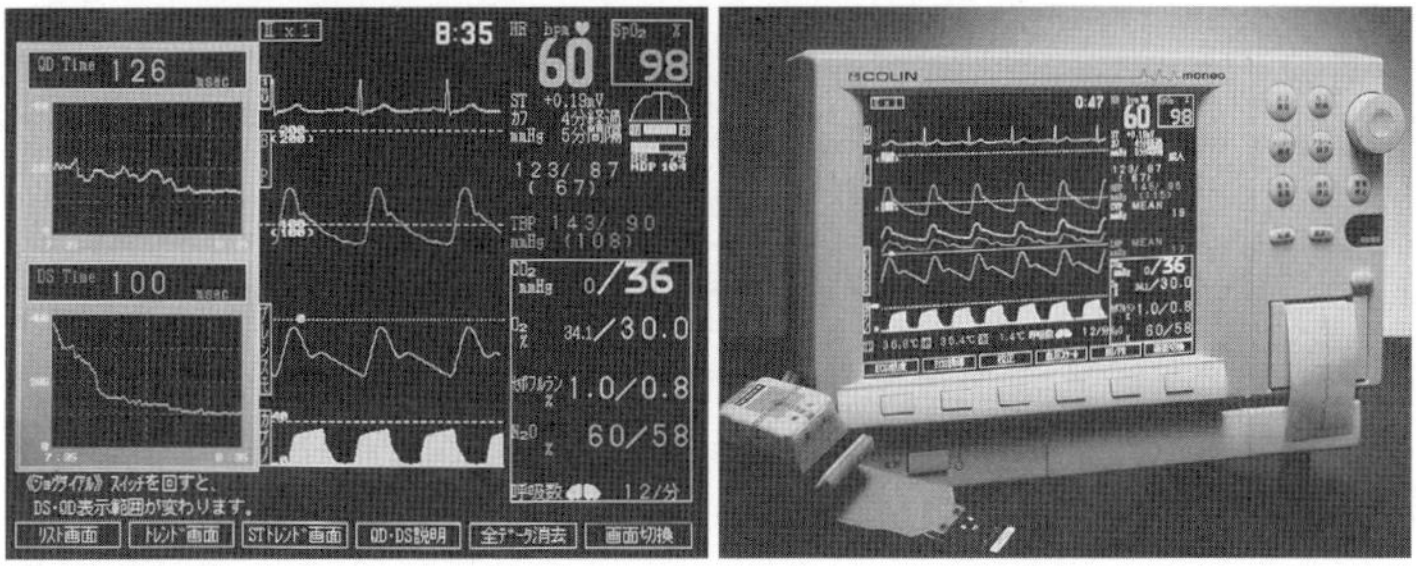

新しく開発された心電血圧モニター（日本コーリン社製＝右）とモニター画面（右画面には心電図、血圧、呼気炭酸ガスが表示され、左には一心拍ごとに脈の伝播時間が表示される）

「二十年前に比べて手術件数は飛躍的に増えました。しかし、麻酔医は相変わらずの人手不足です。それが一番の悩みでしょうか」と部長の田中義文教授は嘆く。

全国の麻酔医は約八千人。麻酔を必要とする手術の半分は、専門外の外科医たちが麻酔医の仕事を代替している。京都府内の麻酔医は四百人足らず。全国平均に比べると多いが、それでも二割の手術が麻酔医なしで行われている。府立医大ではスタッフ三十人が年間三千五百～四千件の手術を手がけている。

麻酔は十年前に比べると十倍安全になったという。原因は麻酔薬と患者監視装置の進歩。これによって二千五百例に一例だった事故が三万例から五万例に一例へと減った。田中教授も進歩に貢献した一人だ。あるプログラムを心電計に組み込んで人工心肺から離脱するタイミングを測れるようにしたのだそうだ。

心臓手術などでは、心機能の回復度に応じ、人工心肺を外すタイミングが問題となる。目安になるのが心臓の拍動と手首に現れる脈の伝播時間。拍動に力があれば伝播時間は短い。０・４秒から０・１５秒にまで縮まると安全圏だ。田中教授は、これをプログラムした新しい心電計を開発し製品化した（心電血圧モニター）。

「術中の安全ばかりではありません。患者の術後経過も大切です。これを考えた麻酔法も工夫されています」と田中教授は強調する。全身麻酔に硬膜外麻酔を併用すれば、薬剤の量を減らすことができ、患者の術後の痛みを緩和し合併症を防ぐこともできるという。

肝炎など感染の危険性を避けるために再還血などもできるようになった。輸血がどうしても必要な場合は、保存血を使用するが、１０００㎖以下の出血なら生理食塩水を主体にした輸液で代替でき、自己血輸血も１６００㎖まで可能だ。

手術において、外科医は患者の解剖的補正を行うが、呼吸や血圧、輸液の管理など生理的補正を担うのが麻酔医である。いわば手術室の内科医なのだ。術中術後の患者の状態をいかに客観評価し、より安全に管理をするか、それが任務であり、将来的な研究課題でもある。

「縁の下の力持ちで患者さんにとっては存在感が薄いかもしれない。でも、患者さんが眠りにつき病室で目覚めるまで、その記憶の空白の時間に麻酔医は存在しているということも知っておいてほしいですね」と田中教授はいう。

二十四時間の患者監視体制 ── 集中治療部（ＩＣＵ）

内科、外科といった縦割り医療に対して、総合診療部、救急部（ＥＲ）、集中治療部（ＩＣＵ）といった新しい診療体系はチーム医療といわれている。ＥＲとＩＣＵがワンセットになっている病院も多いが、本来、これらの部門は異なった機能を担っている。

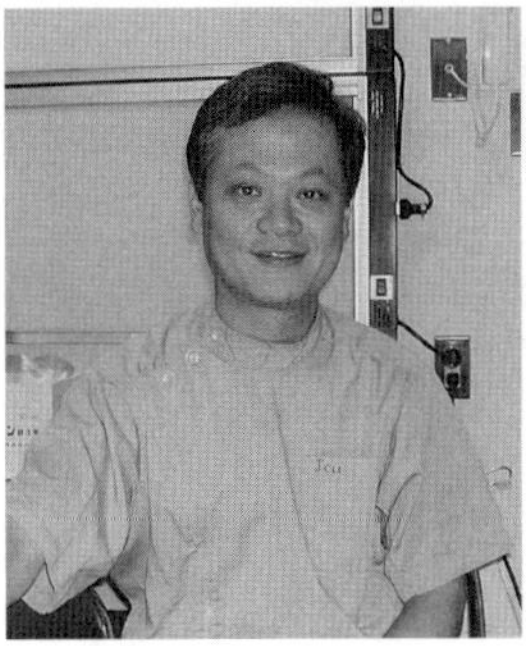
橋本悟助教授

「総合診療部が病院の表玄関で外来患者を各科に振り分けるのに対し、裏玄関にある救急部では、運ばれてくる患者を重症度、種類によって選別する。また、ＩＣＵは病院の中で全診療科の重症患者の治療にあたっているのです。そこには科の壁を越えた医療体制が存在します」と部長の橋本悟助教授は説明する。

欧米では内科医がＩＣＵの医師を勤めることが多いが、日本では麻酔科医が多い。鮮明な理由はなく、一九六八年、日本で最初にＩＣＵを設けた東北大学病院の伝統を受け継いだものらしい。府立医大も常勤スタッフの多くが麻酔科医である。

ＩＣＵのベッド数は、欧米に比べると極端に少ない。日本では主治医が入院から退院まで病気の起承転結を診るため、患者が重症化しても各病棟で治療を続けることが多い。欧米では、全ベッド数の約２０％をＩＣＵが占める病院もあるのだそうだ。九百四十五床ある府立医大規模の病院だと百九十床近くにもなる。

府立医大のＩＣＵベッド数は大人六床、小児六床。「少な過ぎると思われるかもしれませんが、多い方なのです」と橋本助教授。大阪大学が大人小児合わせて八床、京都大学は六床しかない（二〇〇二年現在）。

「ＩＣＵは二十四時間の患者監視体制をとっています。看護師は二床に一人が基準。十二床のケアには夜勤を含めると四十八人が必要。ＩＣＵにはマンパワーとコストがかかるのです」

府立医大のＩＣＵベッド数が多いのには理由がある。心臓血管外科と小児心臓血管外

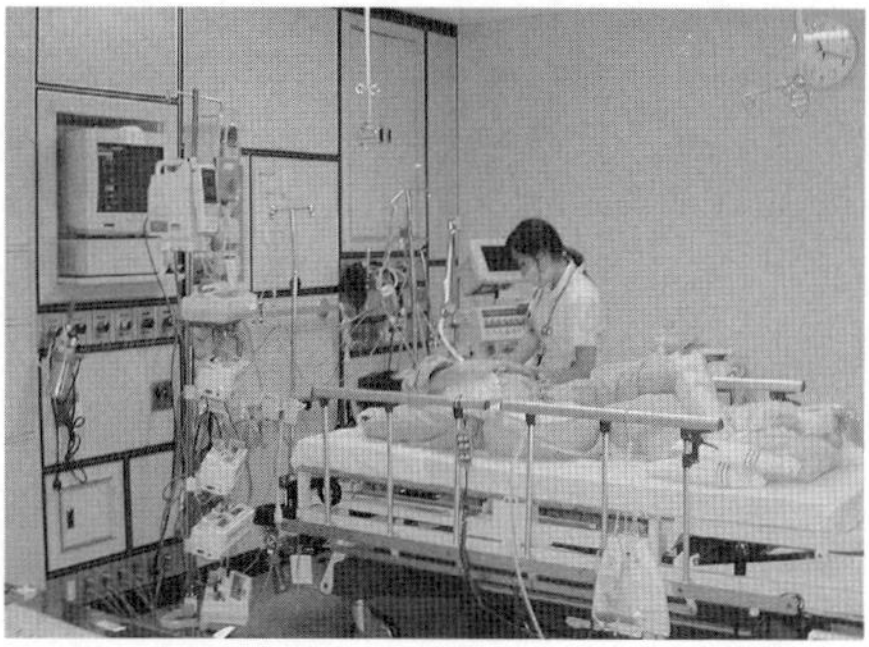
ICUにおけるケア

科に近畿一円から患者が集まり、手術を受けるからだ。重症患者も多い。大学病院で小児専門ICUがあるのは府立医大だけだ。

二〇〇一年一年間にICUでケアを受けた大人の患者は延べ三百九十六人。うち心臓血管外科患者は二百四十二人にのぼる。小児患者は百四十五人のうち心臓血管外科患者が八十八人だった。

専従医、主治医それに必要なら複数の専門医も加わってミーティングを行い、患者個々の治療方針を立てるが、場合によってはインターネットを通じて日本や世界中の専門医に問い合わせる場合もある。

「ただ、どこまでやるかは別の問題です」と橋本助教授はいう。膨大な費用をかけて救命に専心するのか、救命より患者の尊厳を優先すべきなのか。そして、最良の治療とは何なのか。医師に託された究極の課題だが、結論は出せないままだ。

全人的回復を図る　――リハビリテーション部

リハビリテーションとは何か。ハビリスは「適した」「ふさわしい」の意味。つまり、再び人間らしい状態に戻すこと。「リハビリテーションとは単なる訓練ではないのです」

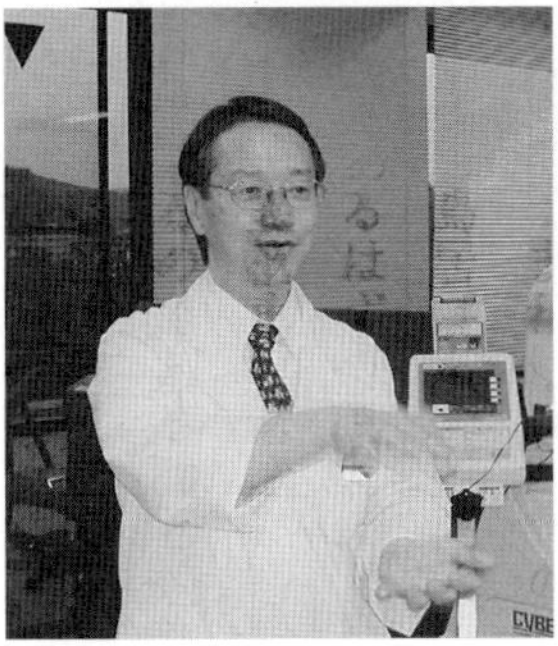

長谷斉助教授

と部長の長谷斉整形外科助教授は説明する。「機能回復、障害克服はもちろん、社会復帰、全人間的復権をめざすものなのです」

リハの概念は戦争に端を発する。米陸軍病院に「身体再建およびリハビリテーション部門」が創設されたのが一九一七年。一九四二年には、ラスク米陸軍航空隊で戦傷兵のリハ・プログラムが展開された。優秀な兵士を再び適合させ、復帰させることが目的だったようだ。

「発端はともかく、リハ医学が扱うのは障害です。運動機能と、これに関連の深い知的機能、心肺機能などの障害を対象とし、従来の臓器別、疾患別の縦割り診療ではなく、横割りの新しい医学です」。長谷助教授は脊椎クリニックを担当する整形外科医だが、リハ専門医でもある。

治療にあたっては、障害の軽減（マイナスの減少）だけでなく、潜在能力の開発・増進（プラスの増大）を図り、治癒を超えて障害のある人たちのＱＯＬ（生活の質）向上の実現まで責任を負わねばならない。実現には病院だけでなく、家庭、職場、地域社会の協力が不可欠だ。

日本リハ医学会が創設されたのは一九六三年。一九六五年に理学療法士作業療法士法が制定され、翌年にはＰＴ（理学療法士）協会、ＯＴ（作業療法士）協会が設立されたが、リハ科が標榜科として認められたのは一九九六年である。

府立医大では、一九九〇年に中央診療部門としてリハ部が整形外科から独立した。入

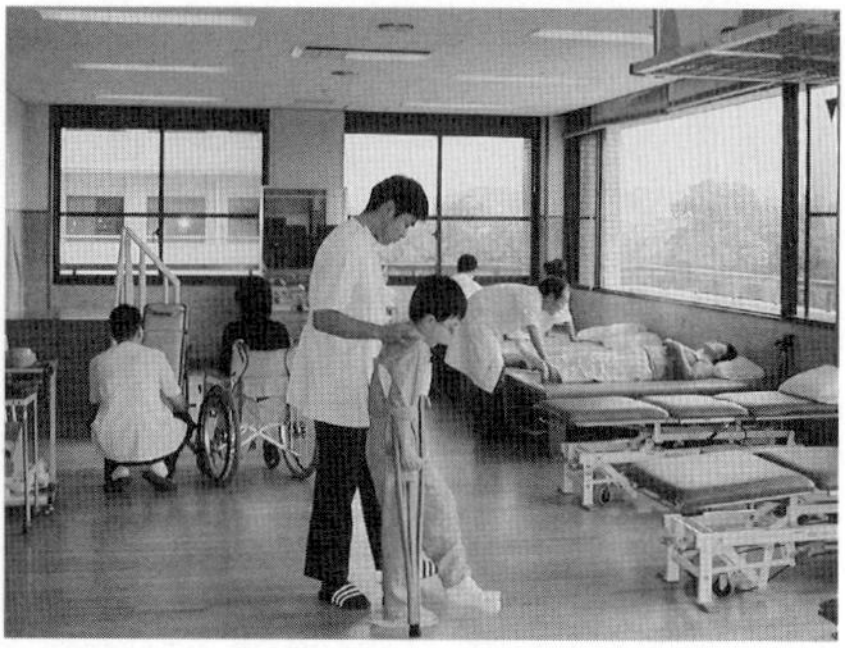
入院患者が機能回復訓練をする理学療法室

院患者の主として急性期リハ治療を行っている。スタッフは医師三人（専任一人）、PT四人、OT二人、看護師一人。五山の送り火で知られる「大文字」の如意ケ岳を望むフロアにPT室、OT室、評価室、治療室、カンファレンス室があり、さまざまな最新機能回復機器を備える。

「実は、日本ではリハ医学の教育も卒後研修も十分ではありません。講座をもつ大学も少なく、国公立大学でもリハ科を標榜している病院はごくわずか。介護保険制度も制定され、医療側からのより積極的な取り組みが望まれます」

リハには急性期リハのほかに回復期リハ（三～六カ月）、機能低下を防ぐ維持期リハがあるが、急性期を担っている大学としては今後、後送病院との連絡を密にして病病連携、病診連携を図る必要がある。

「いま、われわれが迎えている高齢社会は、だれもが障害と必ず向き合わねばならない社会です。医療費増大は難問ですが、障害を克服し、地域社会の中における全人的回復、QOL（生活の質）向上の実現という本来的なリハの概念を具体化し、普及させたいですね」

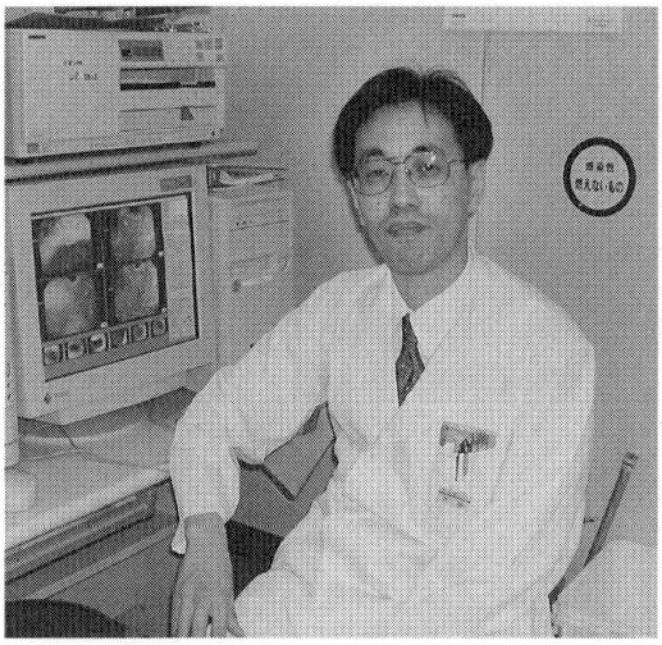
光藤章二講師

診断から治療手段へと発展 ―― 内視鏡室

病院二階の北東部に中央診断部がある。各診療科別に行ってきた検査などを統括するため一九八六年に設けられた部門で内視鏡室、超音波室、透析室からなる。

「人体の内部や病変部を見ることは昔からの医師の願望であり、診断に欠かせないことなのですが、内視鏡が大きく発展したのは、見ると同時に治療手段になったことです」と内視鏡室長で消化器内科の光藤章二講師は説明する。

身体の中は暗い。見るには光を導入する必要がある。最初に内視鏡が用いられたのは一八〇六年。ボッツィーニがロウソクの灯を使って直腸を観察したという。

「日本でも胃カメラが作られましたが、フィルムの巻き取りがうまくいかなかったようです。内視鏡が現実化したのはファイバースコープができてから。一九五六年のことです」と光藤講師。

一九八〇年代に入ると電子スコープの出現によって内視鏡は革命的進歩を遂げる。従来は人の目で見ていたのだが、スコープ先端に組み込まれたＣＣＤ（電荷結合素子）が光信号を電気信号に変換し、処理回路を通してテレビモニターに映し出すことができるようになったのだ。

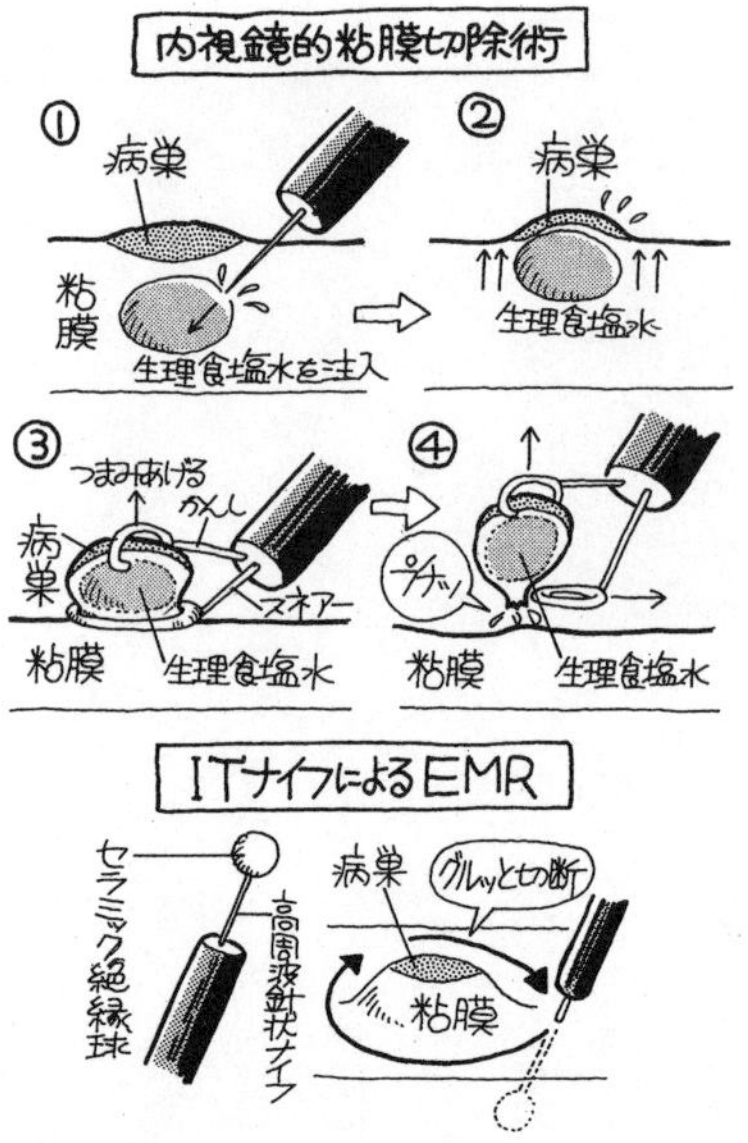

府立医大は日本でもいち早く内視鏡を臨床に取り入れたことで知られる。ファイバースコープができた一九五六年にはすでに内視鏡研究班を発足させ、一九六〇年には日本胃カメラ学会第一回近畿地方会を京都で催している。

技術的にも先進的な研究に取り組んできた。一九七〇年代には、組織に色素をつけて病変の変化を詳しく観察する色素内視鏡を開発、乳頭状の突起物を切開して総胆管結石を取り出す乳頭切開術も行った。

「乳頭切開術もそうですが、内視鏡の治療への応用は、周辺機器と技術の進歩が大きく寄与しています」と光藤講師。「例えば、超音波内視鏡の開発。がんの深達度診断が可能となったため治療方針の目安になります」

かつて肝硬変の死亡原因のトップは静脈瘤破裂だったが、瘤に針を刺して固めてしまう食道静脈瘤硬化療法が登場すると、手術をしなくてもすむようになった。胃潰瘍の出血もアルコール注入による止血が可能に。凹んだ患部でも持ち上げて取り除く内視鏡的粘膜切除術（ＥＭＲ）によって、早期胃がん治療が的確に行えるようになった。

最近の最大のトピックは、セラミック絶縁球と高周波電流を組み合わせたＩＴナイフの登場だ。がん組織を細切れではなく広範囲に一括して切り取れるため病巣の診断も確実にできるという。

「デジタル画像のファイリングも二〇〇二年春から始めています。画像の蓄積、他病院とのデータのやりとりは、遠隔診断はもちろん将来の診断・治療の支援に不可欠ですから」と光藤講師は強調する。

三次元で病巣、機能異常を観察 ── 超音波室

人の耳に聞こえる音域はおよそ50ヘルツから20000ヘルツだが、医療に用いる超音波は3・5メガヘルツから10メガヘルツ。超音波診断装置はパルス波を発射、跳ね返るエコーをキャッチして強度差を演算処理し、ブラウン管に画像を示して構造や機能を観察する装置だ。X線などと違って人体に無害である。

パルス反射法は一九五〇年代初め、日米同時に考案され、実用化されたとされる。日本における超音波診断装置の開発は魚群探知機がヒントになったそうで、製品化されたのは一九六〇年のこと。

「府立医大も泌尿器科領域の超音波診断では先駆的な役割を果たしました」と室長で泌尿器科の中尾昌宏講師（二〇〇三年退職）は強調する。「一九六七年には前立腺の断層像を得ています。超音波を治療に応用したことでも知られます」

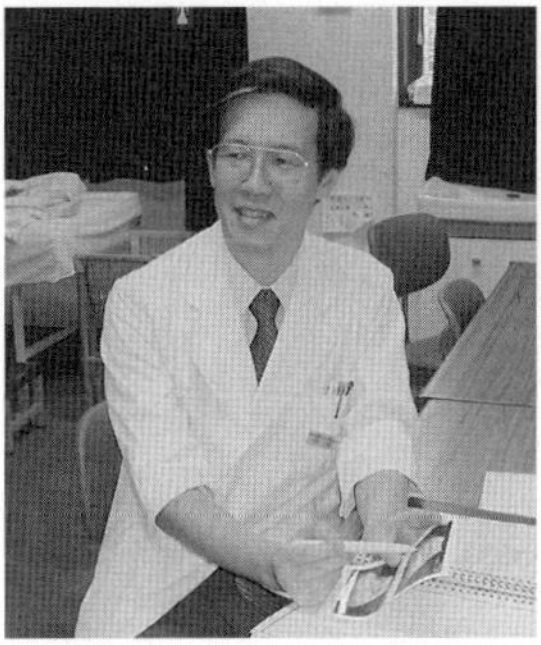
中尾昌宏講師

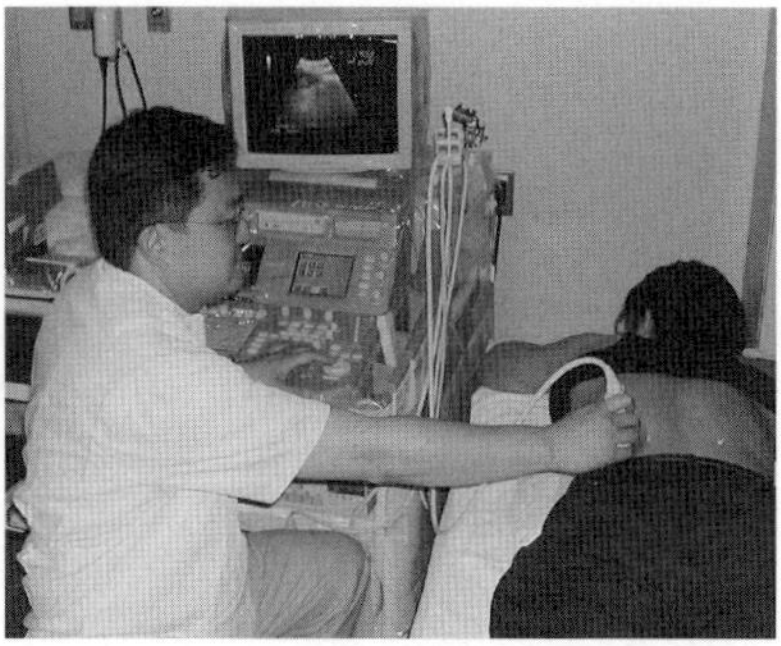

最新の超音波診断装置を使った腎臓検査

精密機器の開発を得意とする日本の技術とエレクトロニクスの発展は、超音波を診断の旗手へと押し上げた。一九七〇年代初めには、探触子（身体に接触させる音波の発信・受信装置）の超音波ビームを電子的にコントロールする電子走査方式が開発され、断層像が短時間かつリアルタイムで観察可能になった。

一九八〇年代にはカラードップラー法が登場する。ドップラー効果を応用、その方向を色分けする方式で血流の状態や臓器の機能異常などが発見できる。

「最近のトピックスは、デジタル化、三次元表示、ハーモニックエコー法の開発、それに造影剤の登場ですね」と中尾講師。「画像転送やネットワーク化が可能になりノイズが少なくなって診断精度が上がりました。造影剤はおもに血管、血流の評価に使われ、がんや循環器病の早期発見に力を発揮しています」

超音波室は、心臓検査室、前立腺検査室、腹部・甲状腺・乳腺室など四室からなり、心臓専用超音波診断装置二台、前立腺専用一台、腹部および汎用四台の装置を備えている。必要に応じて各科医師が共同使用しており、年間使用回数は七千例。

各科ともに工夫をこらした診断・治療法を開発しているが、泌尿器科が自慢できるのはカラードップラー法を用いた前立腺がんの深達度判定や造影剤による前立腺がん病巣の詳細な描出。産科・婦人科では出生前診断や卵子採取のガイド役としても活躍している。

血流や臓器の機能判定にフル活用しているのが循環器内科。頸動脈超音波検査では動脈硬化症の重症度（血管年齢）がわかるようになった。消化器内科では経皮的にアルコールを注入する肝がん治療や内視鏡の先端に探触子をつけた超音波内視鏡による消化管の疾患診断も行っている。

「人の目と判断には限界があります。これに代わって、見えない画像データをも瞬時に処理するコンピューター診断も近い将来に登場しそうです」と中尾講師はいう。

糖尿病性腎症が増加 ―― 透析室

全国の透析患者は二〇〇〇年末で二十万人を超えた。その後も前年比４・５ポイントずつ増えており、二〇一〇年には三十二万人を超えると推計されている。

「現在六百万人超といわれる糖尿病患者の増加が最大の原因です」と室長で移植・内分泌外科の大森吉弘助教授（二〇〇三年退職、兵庫県・高砂西部病院院長）は説明する。

「腎不全患者は従来、慢性糸球体腎炎患者、つまり慢性腎炎が最も多かったのですが、一九九八年に糖尿病性腎症がこれを抜いて一位となり高齢社会の深化でさらに増えると思われます」

透析にかかる費用は、一人年間約五百万円。全医療費三十一兆円（二〇〇二年）のう

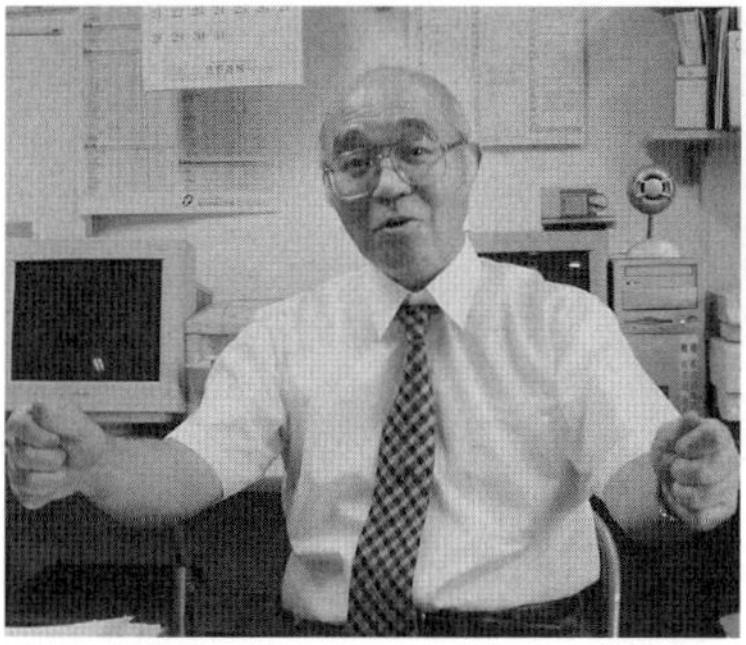

大森吉弘助教授

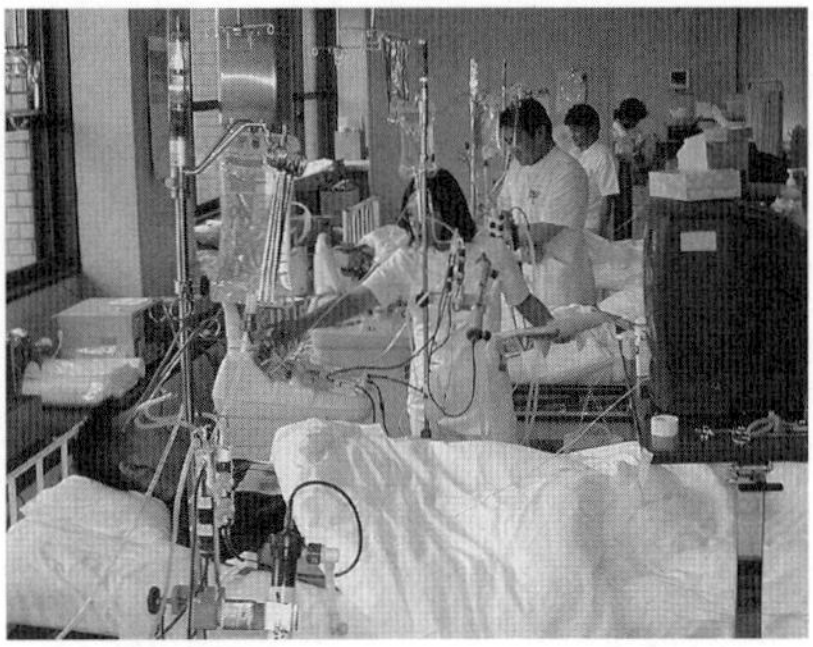
透析室での血液透析

ち一兆円を占める。「不治の病といわれた腎不全は透析によって光明を得ました。しかし、今後は降圧剤による治療や糖尿病患者への膵島移植などによって透析患者の減少を図ることもわれわれの使命です」と大森助教授は強調する。

透析療法とは、拡散と濾過または浸透の原理によって血液中の不用老廃物や有害物質を除去し、体液を浄化する治療法である。方法は二つ。血液を体外へ取り出し、人工の半透膜を介して行う血液透析法と、自らの腹膜を通して行う腹膜透析法だ。体内では腎臓の糸球体が半透膜の役目を果たし、老廃物を尿として体外へ排出しているのである。

日本で初めて人工透析器が臨床に用いられたのは一九六三年。米国から二十台が輸入され、うち京都大学と府立医大に一台ずつ配備されたのが始まりだ。しかし、当初は救命成績も悪く、透析療法は一端途絶えてしまう。府立医大で再スタートしたのは一九七三年だった。

「実は、腎移植の術前術後管理に主として使用してきたのです。慢性腎不全患者の維持透析はやっていません。院内発生の救急透析が中心です。ですからベッドも六床と少なく年間適用数も六百三十回程度です」

臓器不足のため最近はＡＢＯ血液型不適合患者の腎移植も増えてきた。これに対しては術前に血漿交換を行う必要がある。また、移植外科では膵島移植を準備しているほか、免疫不全など内科的難病疾患の血漿交換、血液灌流（吸着）による有害物質除去療法も増加傾向にある。

「つまり、透析から一歩踏み出して、血液浄化法の概念を大きく前進させる必要がある」と大森助教授は強調する。「センター的な施設ができれば内科、外科混合チームによる高度な血液浄化療法も可能になり、適用症例も広がるのですが」

災害時の救急透析と小児透析にも課題を残している。これに対応するには透析施設同士のより密接なネットワーク化が必要だという。

京都府内の透析施設数は二〇〇〇年五月現在、五十六施設。透析器の数は四千十三台で、年間延べ患者数は四千百五十一人。滋賀県内は二十八施設、千七百五十六台、千八百二十一人である。

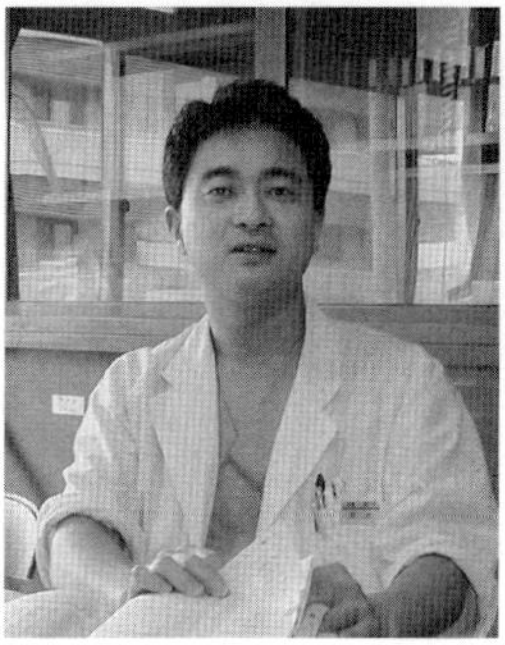
岡本雅彦講師

進歩する免疫抑制剤 ――腎移植センター

府立医大で最初に腎臓移植が行われたのは一九五六年。日本初の手術だったともいわれるが確定はできない。このころ日本の各大学病院で相前後して腎移植手術が行われたようだ。

腎移植手術が安定した治療として行われるようになったのは一九七〇年代に入ってからである。府立医大でも一九七三年ごろから年間十件前後手がけるようになった。そし

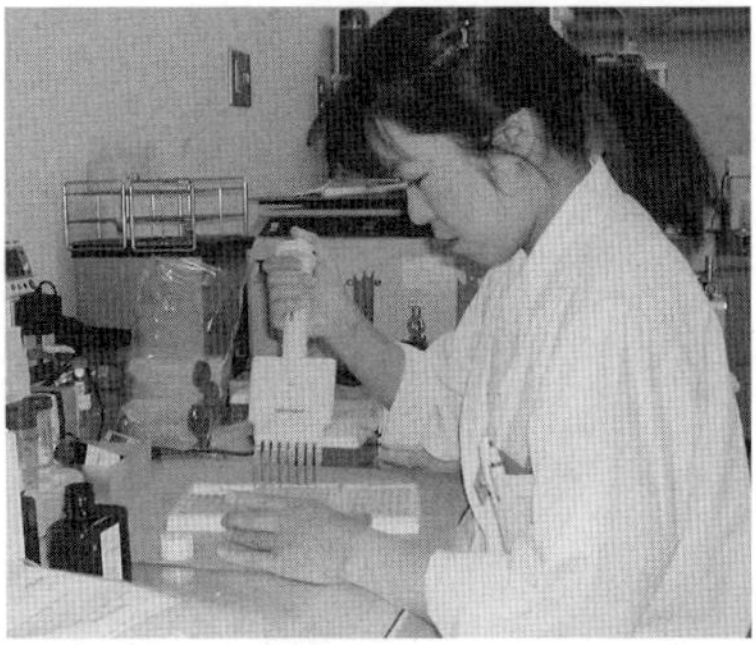
組織適合性抗原の検査

て、移植医療をブレークスルーさせたのが一九八二年に登場した免疫抑制剤「シクロスポリン」だった。

移植医療の最大のネックは拒絶反応である。拒絶反応は組織適合性抗原（主としてＨＬＡ抗原）に左右される。シクロ以前の免疫抑制剤は、ＤＮＡ合成阻害剤でリンパ球全体の分化・増殖を抑えていた。シクロは免疫の情報伝達を担うＩＬ-２の産生を抑え、Ｔリンパ球の増殖を選択的にブロックする。効果は絶大、副作用は少ない。

「シクロの登場によって移植が爆発的に増えました」とセンター医師で移植・内分泌外科の岡本雅彦講師（二〇〇四年退職）は説明する。「この組織適合性抗原を検査し、移植を待つ患者を登録すると同時に移植の相談窓口をも兼ねて開設されたのが腎移植センターです」。一九八六年四月のこと。

臓器のマッチングとレシピエントの選択はいま、日本臓器移植ネットワークで行っているが、同センターでは京都府と滋賀県の移植待機患者とドナーの検査を担当している。京都府の登録患者は二〇〇二年現在二百五十人。

一九九〇年代になるとシクロより強力な免疫抑制剤が現れる。日本で開発されたＦＫ５０６だ。作用機序はシクロと同じ。ＨＬＡがより離れている場合に使うことが多い。

「新しい免疫抑制剤のおかげで、医学上の成績だけに限るならば、ＨＬＡの違いは、さほど大きな問題ではなくなりました。他人同士でも親子間でも、もはや生着率に違いはありません。ただ、死体腎移植の場合はマッチングのルールがあり、これによって公平さも保たれているのです」

移植医療の場合、感染症対策が課題となるが、こちらも医学の進歩はめざましい。カリニ肺炎に対する特効薬、サイトメガロウイルスに対する治療法開発などタイムリーなヒットが続いている。免疫抑制剤もさらに新タイプの薬剤が続々登場しているという。

「ごく一部の人ですが、術後二十年を経て免疫抑制剤を服用しなくても臓器が生着し続ける人も出てきました。自己判断でやめた人、悪性腫瘍などで、やむなくやめた人など、人それぞれですが、なぜ拒絶反応がクリアできたのか、これがわかれば、移植医療は、さらなる飛躍が望めそうです」と岡本講師。「当面の課題は、やはりドナーの発掘ですね」

生体腎からの提供は年間二十～三十例あるものの府立医大の死体腎提供は、二〇〇二年わずか一例だった。

増える造血幹細胞の利用 ―― 輸血部

輸血はいつごろから始まったのだろう。古代エジプトでは若返りの妙薬と称して血液を飲んだ記録がある。十七世紀、ヨーロッパで銀の管を使って輸血を試みた医師がいた

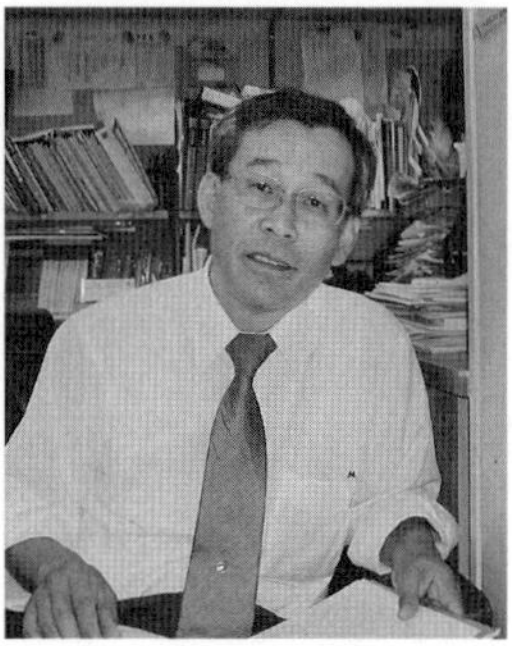
辻肇助教授

が、多くの人の命を奪ったことだろう。

ウィーン大学の病理学者カール・ランドシュタイナーがＡＢＯ式血液型を発見したのは一九〇一年である。クエン酸ナトリウムが輸血用の抗凝固剤として使えることがわかり、初めてヒトの直接輸血に成功したのは一九一四年だった。輸血療法が飛躍的に発展したのは、第一次世界大戦。大戦の野戦病院を視察して帰った東京大学の外科医が試みた。日本における初の輸血は一九一九年。

血液製剤をめぐっては、ＨＩＶ問題など世間を騒がす事件、事故が相次いだ。旧厚生省が使用基準を策定したのは一九八六年だった。「府立医大病院にも以前から輸血室はあったのですが、専任医師が輸血全般にわたって監督・指導する輸血部が設けられたのは、この年からです」と部長で内科医の辻肇助教授は説明する。

献血された血液は赤血球、血小板、血漿の成分ごとに保存され、目的に応じて「成分輸血」が行われる。保存条件、有効期限が成分ごとに異なるからである。

「血液製剤は、ほとんどが赤十字血液センターから供給されます。輸血部では、この血液製剤を過不足なく管理し、そして検査をせねばなりません」と辻助教授。特殊製剤の準備や緊急輸血に備えて検査も行わねばならない。例えば血液製剤中の白血球が患者によっては副作用を起こす場合がある。フィルターを通したり洗浄して白血球や血漿を除去する必要があるのだ。

致死率の高い副作用ＧＶＨＤ（移植片対宿主病）に対処するため、すべての製剤に放

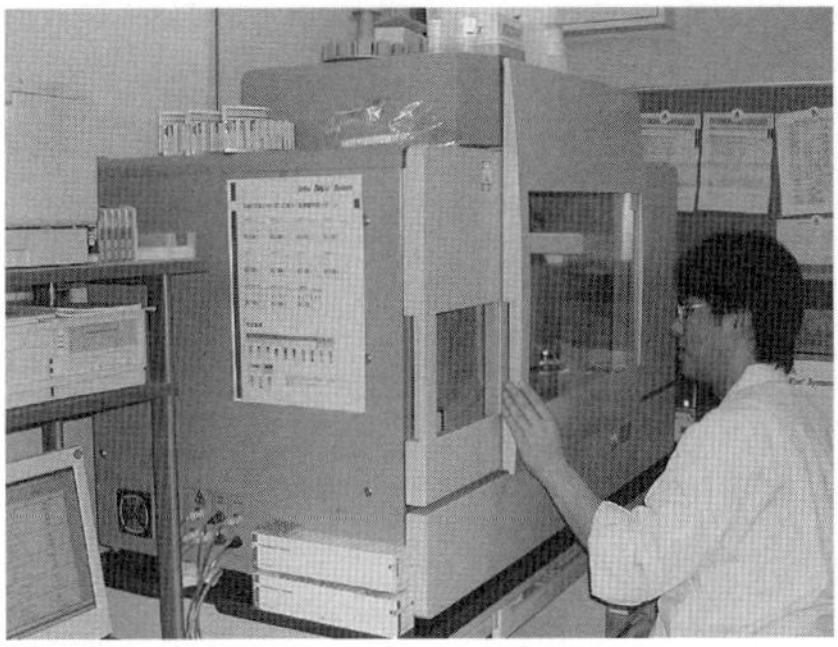

二〇〇三年に新たに導入された全自動輸血検査システムによる検査。これによって二十四時間検査体制が整った

射線を照射している。母子の不適合妊娠の場合は交換輸血用の血液を用意する。

こんなこともあった。近畿のある血液センターで献血した時はＨＩＶ陰性だった同じ人が、一カ月後、別のセンターで献血すると抗体陽性反応が出た。献血血液を追跡調査したところ輸血を受けた患者が感染していたのだ。

「感染してから抗体が検査で検出できるようになるまでの潜伏期のような期間（ウインドー・ピリオド）があり、チェックできなかったのです。いまはＮＡＴ検査（ウイルス核酸増幅検査）が行われ、ＨＩＶやC型肝炎の感染は報告されていませんが、Ｂ型肝炎は、まだ可能性が残ります」

最近は自己血の貯血も多くなってきた。白血病やがんの化学療法、免疫療法の進歩で造血幹細胞の利用が増えたからだ。辻助教授は「再生医療や遺伝子治療の発展で今後さらに血液の新たな利用法が見いだされるでしょう」という。

集学的に治療方針を検討　――化学療法部

「悪性腫瘍、とくに進行がんや転移がんなどについては、外科手術のほか放射線や免疫療法、抗がん剤による化学療法を組み合わせて、よりよい治療効果を探らねばなりま

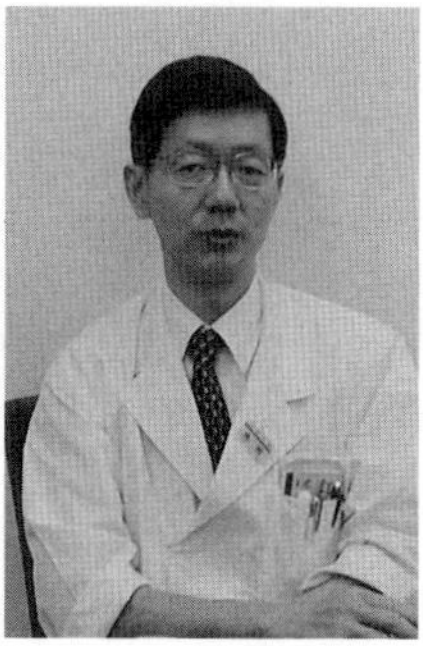

島崎千尋講師

せん」と副部長で血液内科の島崎千尋講師はいう。「つまり診療科ごとの治療とは別に各科の専門知識と技術を結集した集学的治療が必要です」

化学療法部は、各科の医師が集まり、一人の患者の症例検討と安全かつ効果的な治療方針を探るチューマー・ボード（腫瘍検討委員会）や大量化学療法の実施を目的として一九九九年十二月に設置された。他の大学病院にはない試みで、二〇〇二年までに約三十人の患者について検討会が開かれた。

「化学療法で、いま注目を集めているのは、抗がん剤の超大量化学療法と、これをサポートするための自家末梢血幹細胞移植やミニ移植、それに分子標的療法です」と、島崎講師は説明する。

化学療法は、多剤を組み合わせ、手術も挟みながら数回に分けて行われる。自家末梢血幹細胞移植は、化学療法の際に得られる患者の末梢血幹細胞を採取、凍結保存し、残存がん細胞根絶のため最終段階で行う超大量化学療法の後、患者に移植して造血機能を救済する治療法。

ミニ移植は、免疫現象を利用した治療法だ。患者に強力な免疫抑制をかけたうえでドナー、つまり他人の造血幹細胞を移植し、免疫反応を利用して腫瘍細胞を排除する。分子標的療法は、がんの変異遺伝子がつくり出すタンパク質などを標的にしたミサイル療法で、細胞分裂をターゲットにしていた従来の薬剤に比べると副作用が少ない。

欧米の病院には腫瘍を専門的に扱うオンコロジー部門があってオンコロジストという

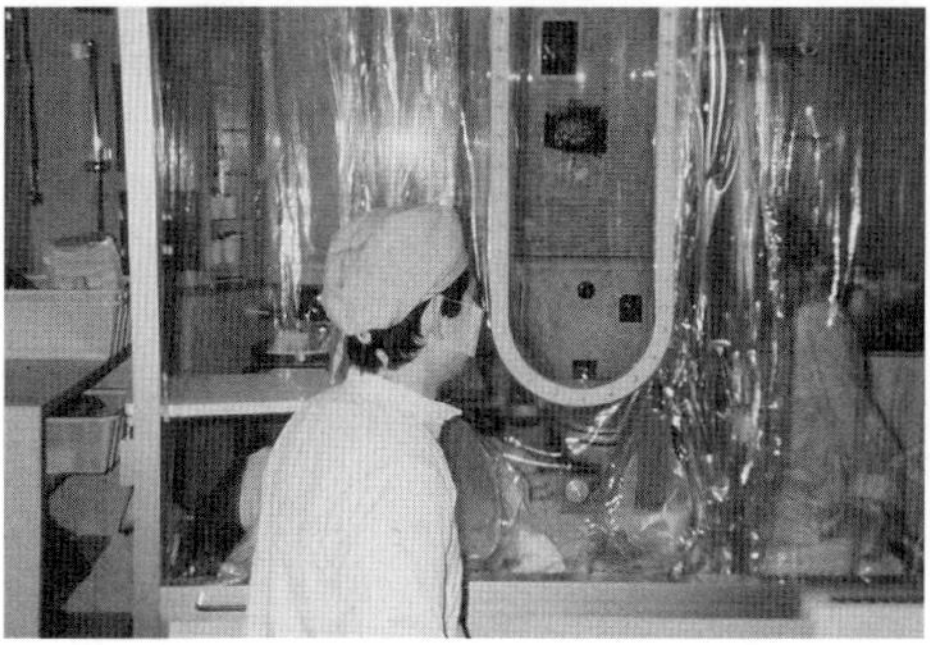
大量化学療法後の無菌室での治療

腫瘍専門医がいる。化学療法部は、いわば府立医大のオンコロジストたちのカンファレンス室でもある。十三の臨床部門の医師たちが参加、治療と並行してオンコロジスト養成にもあたっているのだ。

化学療法は日進月歩。治療法もケースバイケース。各診療科の若い医師たちがすべてに精通しているわけではない。このため二〇〇二年七月、『化学療法プロトコール集』を冊子にまとめて配布した。これも新しい試みで、学ぶと同時に事故防止にも役立てたいという。

「がんは、いまや組織別に治療をする時代ではなくなりました。欧米のようにがんセンターでオンコロジストが治療にあたるシステムが理想なのですが」と部長で泌尿器科の三木恒治教授。「化学療法部は、がんセンター構想や新しい治療法を探索する臨床試験をも視野に入れた部門に育てたいですね」という。

二〇〇一年一月、外来部門に「化学療法科」も設けられた。経口薬による通院治療も近い将来に実現するかもしれない。

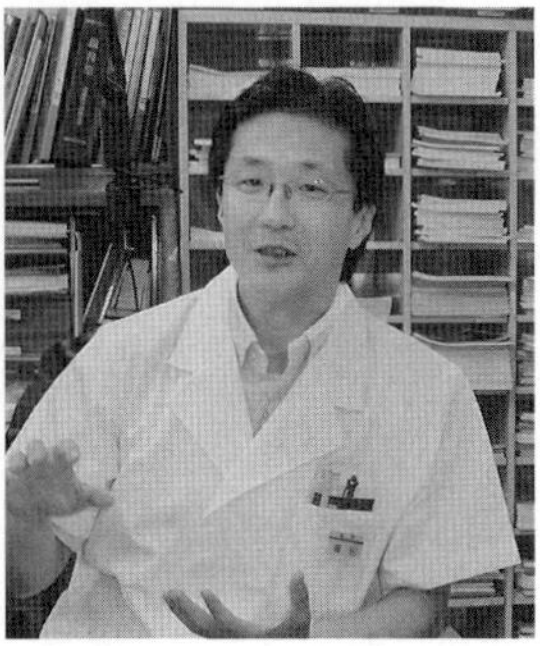

藤田直久助教授

遺伝子検査へとシフト ―― 臨床検査部

「正確な診断と適切な治療、治療効果のチェックや副作用の防止には、さまざまな臨床検査が必要です」と部長の藤田直久助教授は説明する。血液・生化学検査や尿・便検査、感染症を調べる微生物検査、それに心電図や脳波などの生理検査を含めると現在、検査項目は一万にも及ぶ。

臨床検査部の前身である中央検査科が病院に設けられたのは一九五九年。各診療科で行ってきた検査を標準化し、能率的に実施するのが目的で、大学に臨床検査医学講座が設けられたのは一九八七年であった。

「臨床検査医学と大型自動検査機器の進歩・開発が急速に展開したのが一九八〇年代です。まさに華やかな時代でしたが、現在、講座はリストラの波に洗われています。講座を廃止した大学も出てきました」

新しい検査の開発はいま、遺伝子検査にシフトしている。例えばＤＮＡチップによる大量の遺伝子解析あるいは遺伝子の個人差（ＳＮＰ）を調べると抗がん剤の効果や薬の副作用チェックが可能になる。集団から個人の検査へとテーラーメード化され、研究も臨床科の垣根を越えて横断的に行われるようになった。

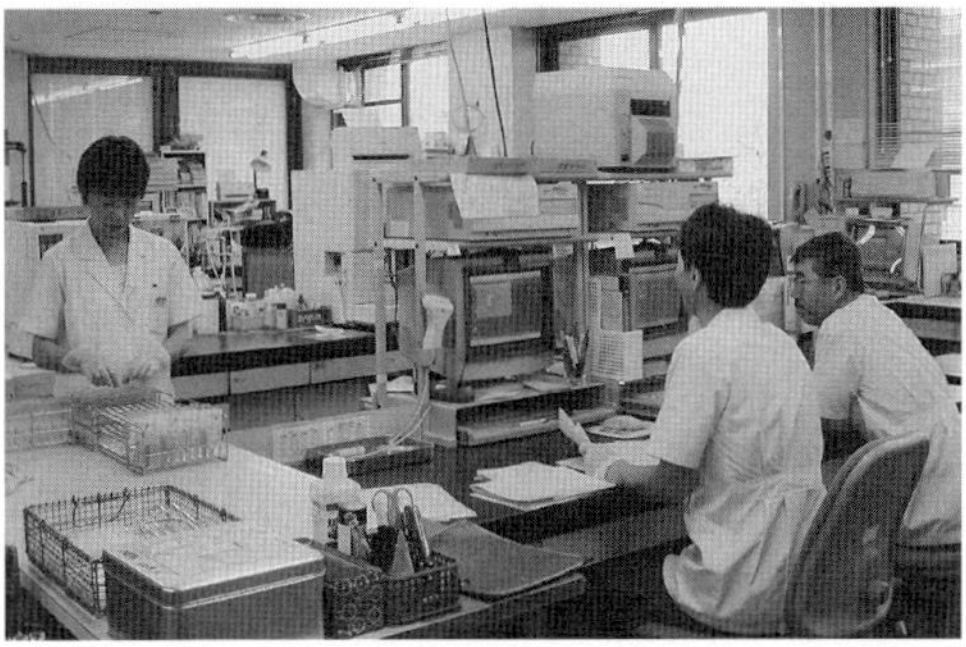

病院二階フロアにある臨床検査部の「微生物・一般検査室」

「臨床検査医学研究のアイデンティティーは薄まりつつあるのです。しかし、視野を教育的観点に転ずると、臨床検査医学は不可欠です」と藤田助教授は強調する。

機械や機器には特性の違いがあり、データにも個人差がある。基準値はあくまでも平均値をもとに定められたもので、基準値内にあっても人によっては異常な場合も、その逆もある。検査結果だけを信用すると思わぬ陥穽に落ちるという。

典型例が偽性血小板減少。検査容器内の試薬が、あるタイプの人の血小板を凝集させてしまうことがある。見かけ上、血小板が少ないだけなのに病気を疑ってステロイド治療をする医師もいる。「数値にもてあそばれず、データを読み取り、的確に判断する力を養う必要があるのです」と藤田助教授はいう。

臨床検査部には一日約六百人の患者が検査に訪れ、年間四百二十八万件以上の検査が行われている。件数は増加の一途だが、臨床検査技師は次第に減って、二〇〇二年現在三十二人。検査も次第に外注化の方向にある。

「医療費削減策などで厳しい状況下にありますが、感染症やがん、白血病など迅速性と特殊技能を要する検査を中心に差別化を図り、技術力のアップで対応せねばなりません」と藤田助教授。「それに『脱検査室』をめざし診療現場でプラスαの貢献ができれば」

湯浅宗一技師長も「医師、看護師といっしょになってより良い情報を患者に提供できる臨床検査部でありたいですね」という。二十四時間対応の「緊急検査室」には技師が毎晩当直して有事に備えている。

治療方針決める確定診断 ―― 病院病理部

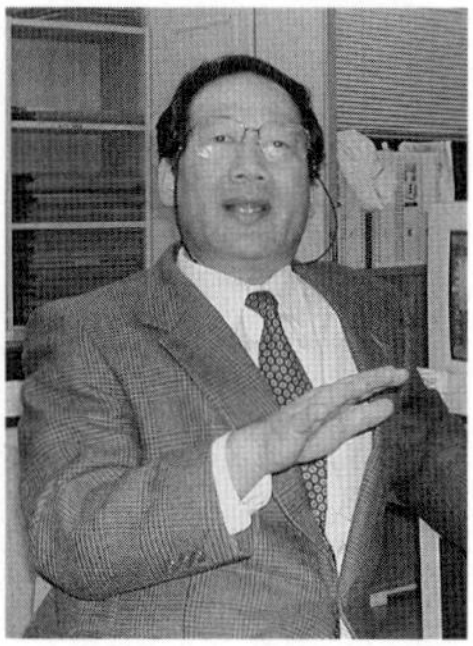
土橋康成助教授

病院病理部は、外来および入院患者の患部から得られた細胞、組織、臓器の病変をマクロとミクロの形態変化を中心に総合的に解析し、判断して診断を下す部門である。

「病変部から直接、材料を得て解析するため、病理診断は最も確実な診断です」と部長の土橋康成助教授（二〇〇三年退職）は説明する。「とくに腫瘍性病変では、切るか切らないか、切る場合、どこをどこまで切るのかといった治療方針の決定に中心的に関与します」。いわゆる確定診断を担っているのだ。

病理診断はおもに細胞診と組織診に分かれる。病変部から剥がれ落ちて喀痰や尿中に存在する細胞を集めてガラスに張りつけ、染色し、検査・診断するのが細胞診。病変の一部を鉗子や針で採取、切片をつくって染色し、診断するのが組織診である。細胞診、組織診合わせて年間一万八千件の診断を行っている。

「臨床診断の精度は、いまや大きく向上しましたが、一定レベルの推定性が残ることは少なくありません。診断に推定性が残る状況で、臓器を切除することは、できるだけ

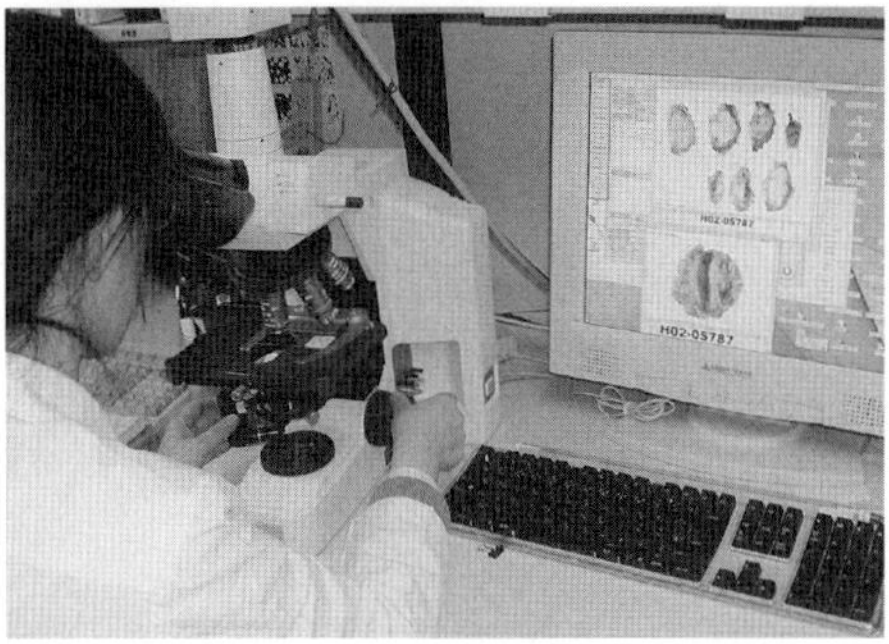

コンピューターと顕微鏡による病理診断（画像を含めた膨大な診断資料は教育、研究にも生かされる）

避けねばなりません。この推定性に確実性を与えるのが病理診断で、その担い手が病理医なのです。患者さんには病理医の姿は見えませんが、診断・治療に重い責任を果たしているのです」

ところで、確実な病理診断には、病変部を臨床的に正確に把握し、診断に必要な十分量の細胞、組織を確実に採取することが不可欠だ。このため主治医を中心とした共同作業が求められる。

「実際にはいろんな制約があって手術前に診断が確定できない場合もあります。この場合は、術中迅速診断を行います」と土橋助教授。手術中に病変部を採取し、凍結切片の標本をつくって調べ、手術のその後の方針を決定する。断端部の病巣の有無判定も重要な治療方針決定につながる。

一九九〇年の病院病理部開設以来、部の運営と病理医の育成に携わってきた土橋助教授は、全国に先駆けて病理医不在の地域病院を対象にコンピューターと電話回線を用いて病理診断を行う遠隔病理診断の開発研究に取り組んできた。

「病理医の数は、全国で千七百人余り。絶対数が不足しているうえ都市部の大病院に集中しています。病理診断の裏付けのある質の高い医療を地域に関係なく提供できているとは言いがたい状況です。遠隔病理診断が、そのギャップを埋める手段になればと考えています」と土橋助教授はいう。

一九九一年の京都における医学会総会でのデモンストレーション以来、府内五病院とリアルタイムで行った遠隔診断件数は延べ二百件にのぼる。府立医大には、日本テレパソロジー研究会の事務局も置かれている。

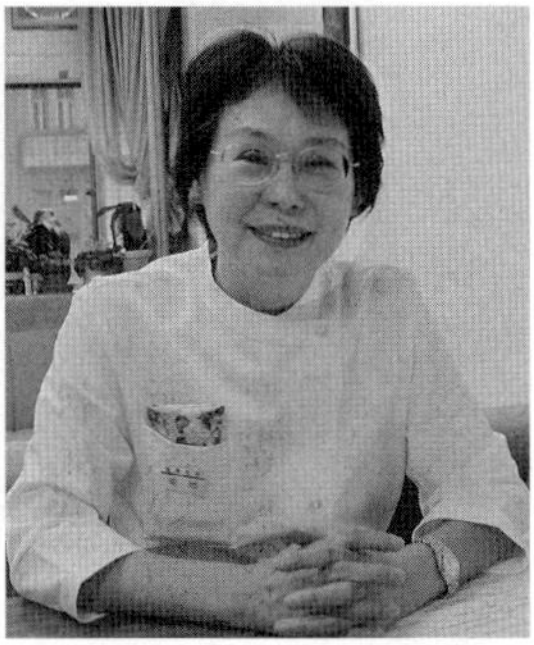
菊地美代子看護部長

看護プロファイルを活用 ―― 看護部

府立医大附属病院には、入院、外来、中央の三部門計四十三部署に七百人以上の看護職がいて昼夜を分かたず働いている。統括しているのが菊地美代子看護部長(二〇〇五年退職)である。

看護とは、健康に問題のある患者の反応を判断、その持てる力を引き出して健康回復への援助をすると同時に生命力と体力を護り、生活環境を整え、日常生活への適応、自立をたすけること。終末期にあっては、安寧を保つ支援を心掛けねばならない。

「実現するには、入院して退院するまで患者さんをトータルにケアでき、看護師自らが主体性を持って患者さんとかかわる体制と心が必要です」と菊地部長は強調する。

昔、多くの病院は機能別看護体制をとっていた。傷の手当ては手当てだけ、体を拭く清拭は清拭だけ、治療介助は介助だけ。つまり業務で仕事が分かれていた。しかし、一九七〇年代になると、チーム・ナーシングが採用されるようになった。

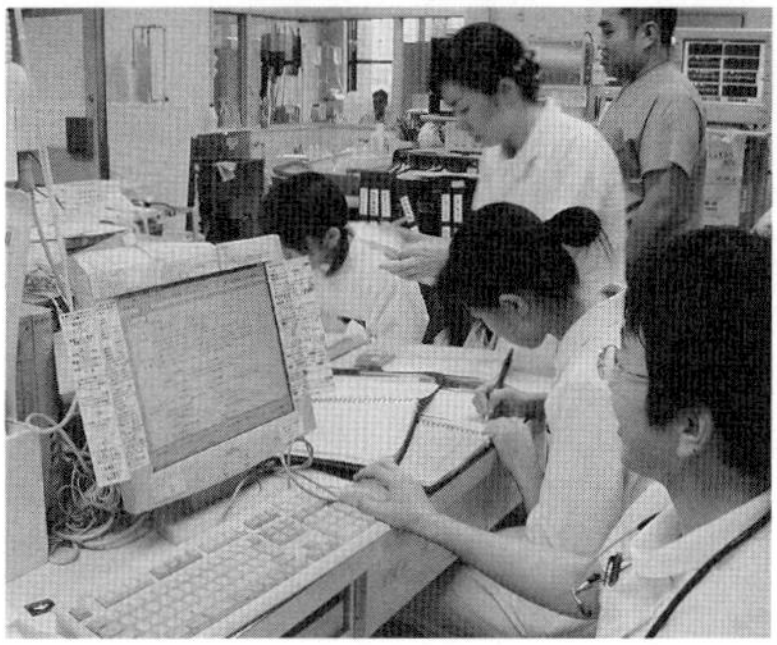

心臓手術の看護計画を検討する看護師（心臓血管・呼吸器・移植外科系ナース・ステーション）

「看護は主治医のようにマンツーマンで患者をケアできません。三交代でチーム・ケアを行います。ただ、より質のよいケアをめざすには、患者の担当者を決めて継続看護すべきです。ですから、私たちは独自に『モジュール型グループ制継続受け持ち看護方式』を考案しました」

一病棟十八人が二つのチームに分かれ、チームは、さらに三人ずつの三グループに分かれる。三人はベテランのリーダー、中堅、新人で構成され、各自が二、三人の患者を受け持つ。一九九二年から全病棟に導入した。

「医師の診療録同様に私たちも看護プロファイルを持っています。まず、その情報を基に問題を抽出し、病棟ごとに事例を集めて標準看護計画をつくります。これをクリティカル・パス（治療計画）に組み込んで個別の看護計画をつくり、評価して再度、看護計画に反映させています」と菊地部長。二〇〇二年から導入されたオーダリング・システム（病院総合電算システム）と並行してIT化され、将来、予定される電子診療録ともリンクさせたい意向だ。

大所帯の運営と活性化には、目標の明確化が必要だという。このためリスクマネジメント、感染対策など、副看護部長を中心にした四つの委員会を設けて年間テーマを掲げ、成果を評価して、さらなるチャレンジをめざしているという。

「看護システムの充実には、経年的な看護師の再教育、研修も必要。もちろん研究も。こうした研修、研究会を通じて重症集中ケアやホスピスケアなどの認定看護師を活用し、専門性を深めて高度先進医療の一翼を担いたい」のが菊地部長の当面の課題だ。「同時に地域医療、福祉に強い人材を育て、退院後も患者さんと心の通い合う継続ケアを実現したいですね」

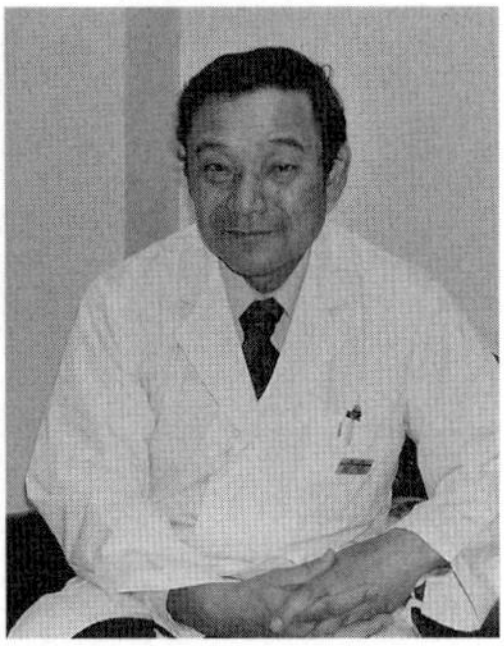
西田克次部長

薬害、大震災が転機に——薬剤部

医師の処方に基づいて行う調剤だけが薬剤師の仕事ではない。薬剤部は、月額三億円にのぼる医薬品の過不足ない管理や製剤、医薬品情報の提供、患者に対する服薬指導、さらに治験薬管理、治療薬のモニタリングやリスクマネジメントも守備範囲にしている。

「業務内容は、時代とともに大きく変化してきました」と西田克次部長は振り返る。「製薬会社の能力が不十分だった時代は、粉薬や錠剤もつくりました。現在は特定疾患のための特殊製剤が中心ですが、製薬技術は、いまも不可欠です」

例えば座薬。下痢で使用できない患者には軟膏につくり直して皮膚から吸収させる。多剤併用の抗がん剤や高カロリー液などの混合注射にも創意工夫が必要だ。

調剤は、昔もいまも業務の大きな比重を占めるが、肝心なのは処方箋のチェック。飲み合わせによる相互作用、併用禁忌、量の多寡を見逃すと患者の命にかかわる。「疑問

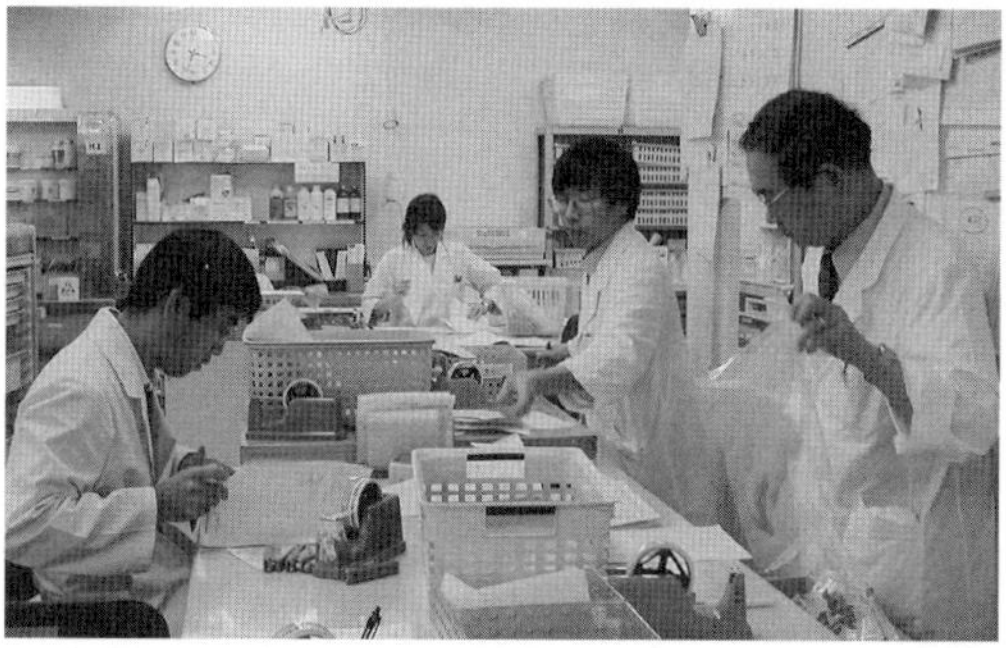

調剤室での薬剤の調合

を医師に問い合わせることは義務なのです。医師が勘違いする場合もある。医薬分業の趣旨でもあります」と西田部長。

医薬分業が強く叫ばれ出したのは、一九九〇年代に入ってから。皮膚病薬ソリブジンと抗がん剤併用による死者続出など多剤併用による薬害が相次いだため、当時の厚生省が「かかりつけ薬局」による薬剤の一元管理を打ち出し、薬害防止の指導に乗り出したのだ。

「府立医大の門前薬局も一九九三年ごろから軒を連ねるようになりました。そして、薬剤業務を大きく転換させたのは、一九九五年の阪神・淡路大震災でした」と西田部長はいう。「混乱の中で被災者や患者の投薬来歴がわからず、治療に大きな支障をきたしました。患者さんたちは、自分がどんな薬を使っていたのか、ほとんど知識がなかったのです」

薬には副作用などの情報が添付されている。情報量は膨大だ。こうした医薬品情報を管理し、医師に的確な情報提供をするのも薬剤師の責務である。同時にベッドサイドでは、服薬指導によって患者に薬の知識を深めてもらわねばならない。

「薬は正しく、偽りなく飲んでもらい、患者さんが早く退院し、再入院しないようにせねばなりません。医師、看護師とともにチームワークで患者さんの生活指導をするのも大事な業務です」と西田部長はいう。

血中濃度を測定するモニタリングにも時代の推移がうかがえる。昔は強心剤や抗精神

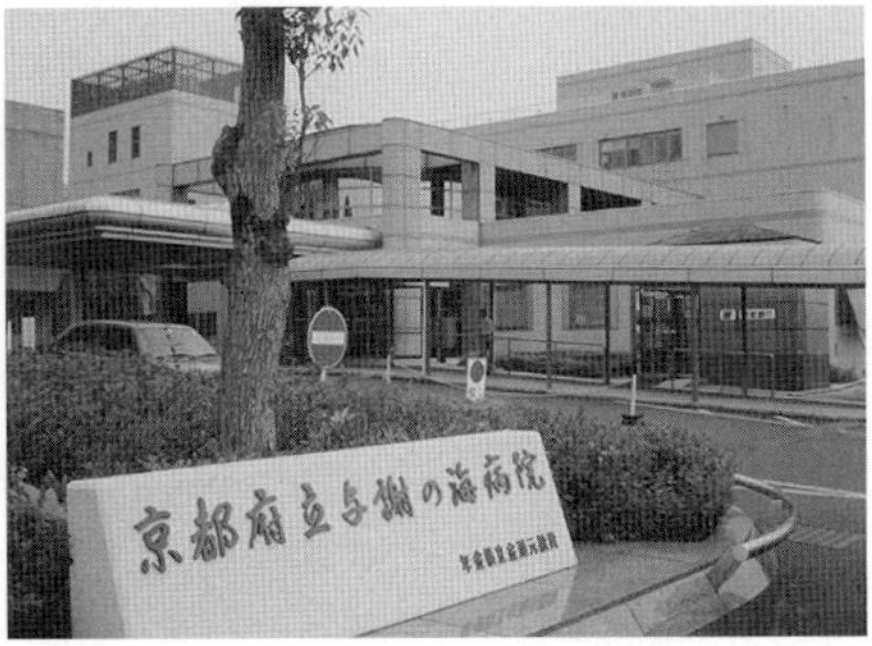

府立与謝の海病院

薬が中心だったが、抗生物質や臓器移植に伴う免疫抑制剤へと移ってきた。

「昔は薬だけが相手だったのですが、薬剤師はいま、人と情報に接して専門性を深めねばなりません。事故防止のリスクマネジメントはもちろん、存在価値のある薬剤師の養成が将来の最大の課題です」

府民のための地域医療 ―― 医療センター

付属施設として医療センターが設けられたのは一九七一年六月。開設の目的は大学の高度な医療を府民に還元し、地域医療に貢献すること。具体的には丹後地区の医療過疎解消をめざして整備された府立与謝の海病院への医師派遣だった。

同病院の前身である府立与謝の海療養所は、結核療養所として一九五三年、与謝郡岩滝町（現与謝野町）に開設された。一九六一年、結核患者の減少に伴って与謝の海病院と改称、一九六四年には一般病床八十床、結核病床二百二十床の総合病院へと成長していく。

総合病院化に伴い、府立医大では、関係病院として同病院へ医師を派遣していたが、慢性的な医師不足に悩み、府の要請もあって安定した医師の確保を制度化する必要に迫

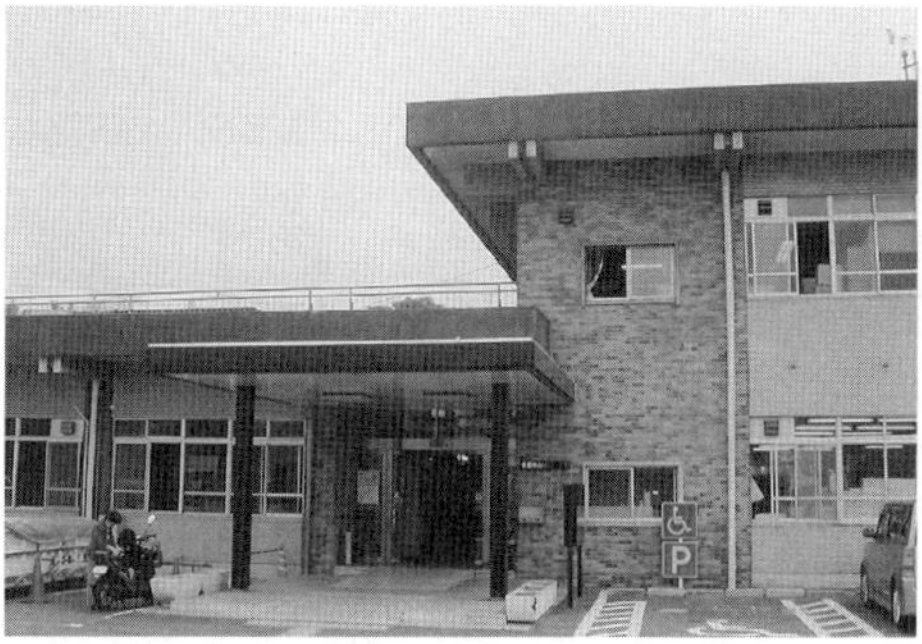

京都府山城北保健所

られたのだった。

「府民のための医療を担う府立医大ですから地域医療に貢献するのは当然です」とセンター所長の福居顯二教授（精神医学）は説明する。「つまり、医療センター構想は、府内全域を府立医大のキャンパスとし、与謝の海病院は付属病院だとの考え方から誕生した新しい制度でした。派遣医師は大学の教員を併任したのです」

病院での診療だけでなく、大学の教室に所属する教育・研究の一員でもあるため、文部科学省の科学研究費も申請できる。他府県にはない独自の制度で、与謝の海病院には二〇〇二年現在、併任助教授以下、講師、助手計四十一人が派遣されている。

医療センターの発足当時はまた、保健所の医師も不足していた。府内十二の保健所でも人材不足が深刻化していたようで、一九七三年からセンターと各教室が責任を持って所長の人選を進めることになった。

京都府立洛東病院の再建・整備計画が浮上したのも同じころ。明治初期に開設された施設だが、老朽化と人材難で病院機能が低下していたため、センターから主として脳血管障害、循環器・呼吸器疾患の専門医を派遣し、診療機器とともに体制を整備したのだった（京都府立洛東病院は、経営難などから残念ながら二〇〇五年廃院）。その後、舞鶴こども療育センター、京都府立心身障害者福祉センター（城陽市）、京都府精神保健福祉総合センター（伏見区）などが医療センターの構成機関に加わり、二〇〇二年現在、派遣医師は総勢八十九人を数える。

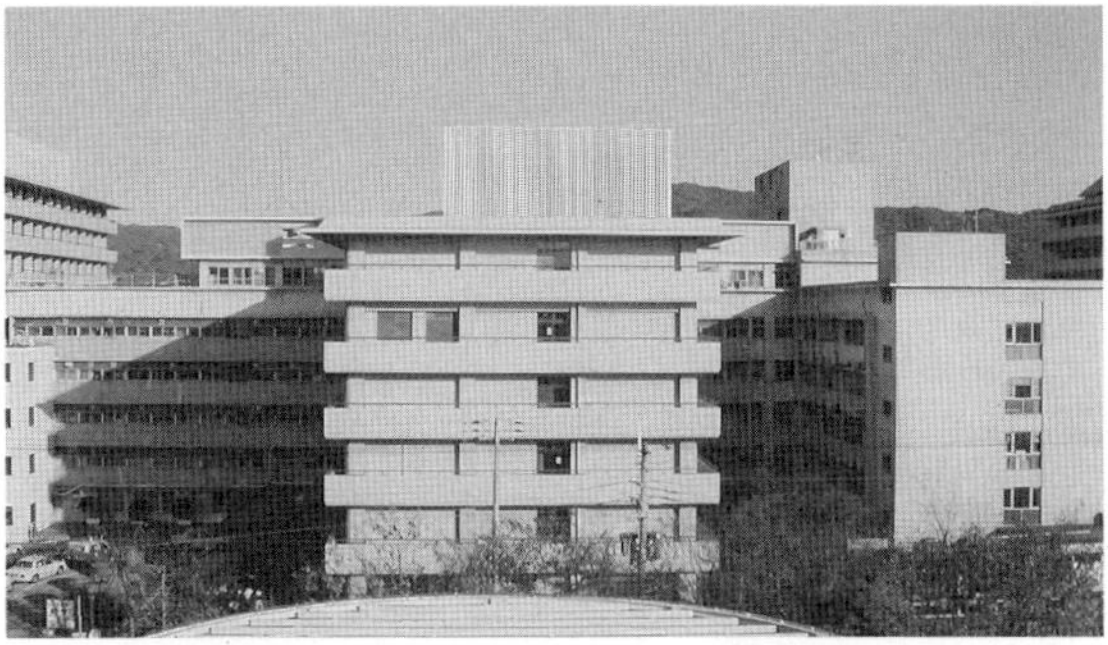
京都府立医科大学附属病院（左が外来診療棟）と臨床研究棟（右端）

「病院や保健所の医師も大学教員を併任しているので互いに連携して調査・研究活動にも力を注いでいます」と福居教授。例えば、Ｏ１５７対策、公共施設での喫煙対策、難病の在宅ケア、思春期の摂食障害や引きこもりなど。中には無償で府立医大病院の外来診療を行い、新しい技術を持ち帰って地域医療に還元する医師も多い。

「ユニークさを生かして将来は分子予防医学、災害医療、遠隔診断など、より地域性の高い医療のほか保健行政、環境衛生にも精通した人材を育てるセンターをめざしたい」と福居教授はいう。

千八百人が千床支える——附属病院

府立医大と附属病院の歴史を振り返ると長くなるが、始まりは一八七二（明治五）年、外国人医師・ヨンケルを招いて現在の京都市中京区木屋町通二条下ル付近に開設された「療病院」である。一カ月余の後、「療病院」は東山区粟田口の青蓮院に移り、この年十一月一日（旧暦）、開院式を行った。

「療病院」が現在の上京区広小路に新築、移転したのは八年後のこと。この間、医師はマンスフェルト、ショイベへと交代したが、彼ら外国人医師一人による診療活動と学

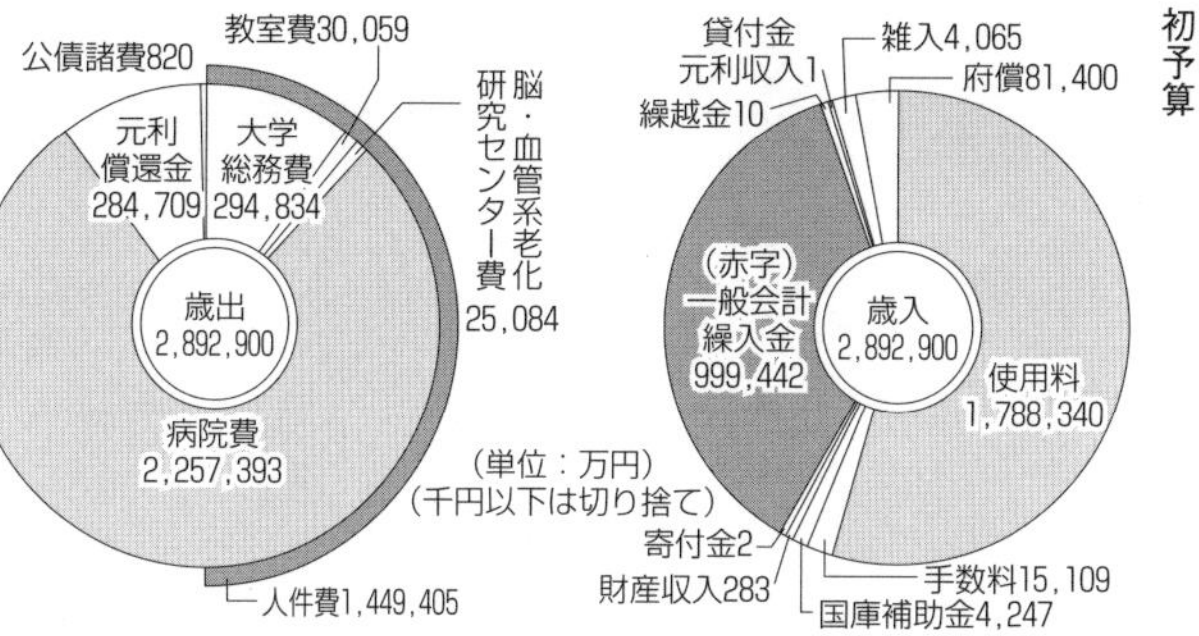

府立医大・附属病院の二〇〇二年度当初予算

生教育によって京都の近代医学はスタートしたのだった。

創立百三十年を迎えた現在、附属病院の診療は約二百人の医師（教員）、七百人の看護師、四百人の薬剤師や技師、事務職によって支えられている。修練医、研修医などを含めると約千八百人が千床のベッドと年間延べ四十四万五千人の外来患者をケアしている。

「特定機能病院ですから高度先進医療の役割を担っています。同時に府民の病院ですから患者本位の地域医療に徹せねばなりません」と病院長の中川雅夫教授はいう。「さらに、府立施設なので運営は京都府の財政事情と無縁ではいられません。行財政改革の嵐の中で、いま、病院経営も対応を迫られています」

附属病院の二〇〇二年度当初予算は、公債費（起債償還費）を含め約二百四十億円。歳入の多くは診療収入だが、京都府の一般会計からの繰入金が約五十八億円ある。不採算の政策医療を担い、医師などの養成教育も行っていることが理由だが、削減を迫られているのが実情だ。「加えて二〇〇三年度からは大学など特定機能病院の入院患者に〃まるめ〃つまり医療機関別包括評価による診療報酬制度が導入されます」と中川病院長は説明する。

従来、診療報酬請求は出来高払いだった。手厚い診療・治療には、それに見合った診療報酬請求ができた。これが医療費増大の元凶だとして厚生労働省は、使用機材や手法を問わず、病院ごとに疾病や治療の種類別一律報酬額を決定。平均在院日数など従来実績から病院の評価係数をはじき出し、一律報酬額に係数を掛け合わせて、評価の低い病院の報酬額を下げさせることになったのだ。

中川病院長は「当面の課題のほか病院の中長期的なビジョンも探っていかねばなりません」という。最大の課題は独立行政法人化だ。国立大学は二〇〇四年度から法人化されたが、府立医大も二〇〇七年度を目途に法人化される予定だ。法人化とともに、将来の大学および新時代に向けた診療体制のあり方も視野に入れねばならない。

4

基礎医学系・研究部門

地域貢献をめざす　――大学院重点化

京都府立医科大学が二〇〇三年四月から大学院教育研究体制を再編し、大学院重点化大学となった。医学・医療のめざましい進歩に対応できる高度な医療知識と専門技術を有する医師、世界に羽ばたける研究者を育成し、地域医療への一層の貢献を果たすのが目的だ。具体的にどう変わり、何をめざすのか、井端泰彦学長（二〇〇六年退職、京都府特別参与）に聞いてみた。

「旧来の講座（教室）による学部教育は残しますが、教育研究の主体を大学院に移行し、高度先進医療人、先端医学研究者の育成を図ろうというのが大学院重点化の狙いで

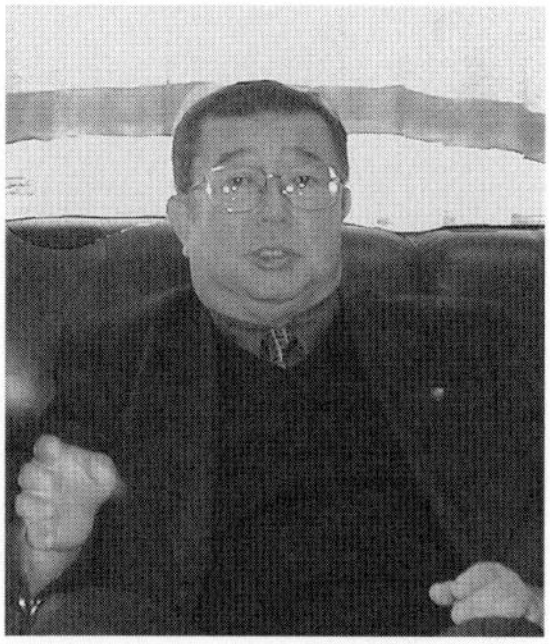

井端泰彦学長

す」と井端学長。「急速に発展する現今の医学、医療事情や社会の変化から考えると、学部教育に加え高度な大学院教育が不可欠なのです」

医学系では四十二国立大学のうち東京大学、京都大学など十四大学、七公立大学中三大学がすでに移行しており、府立医大は十八番目。残る公立大学もいずれ移行の方針だ（二〇〇三年現在）。

再編に伴って大学院は旧来の五専攻（社会医療系、生涯医療系、生体制御系、生体情報系、代謝調節系）定員五十四人から一専攻（統合医科学）定員七十人となった。統合医科学は、地域医療・社会医学、発達・成育医科学、先端医療・ゲノム医学、生体情報・機能形態学、病態解析・制御医学、機能制御・再生医学の六分野の専門領域で構成される。

「衣替えしても内容が伴わねば有能な医療人は育ちません。世界に発信できる研究者育成とともに〝府立病院〟の原点に立ち、地域医療・社会医学分野を充実させ、遠隔医療システム学、救急・災害医療システム学など新たな科目を設定、還元レスポンスの高い地域貢献をめざします」

地域貢献の中核を担うのが医療センターだ。府内関連病院や保健所にスタッフを送り込んで地域医療を支えてきた同センターを大学院内組織として位置づけ、府民の健康維持、疾病予防とともにポスト・ゲノム医学や再生医学など高度先進医療の地域還元を図りたいという。

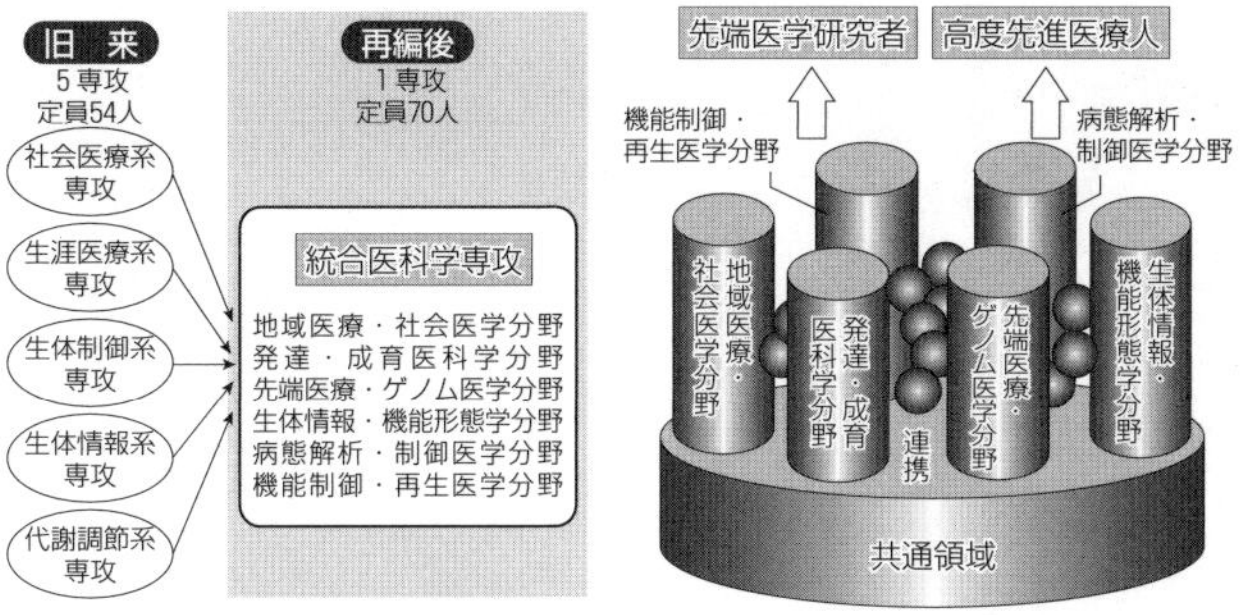

大学院教育研究体制

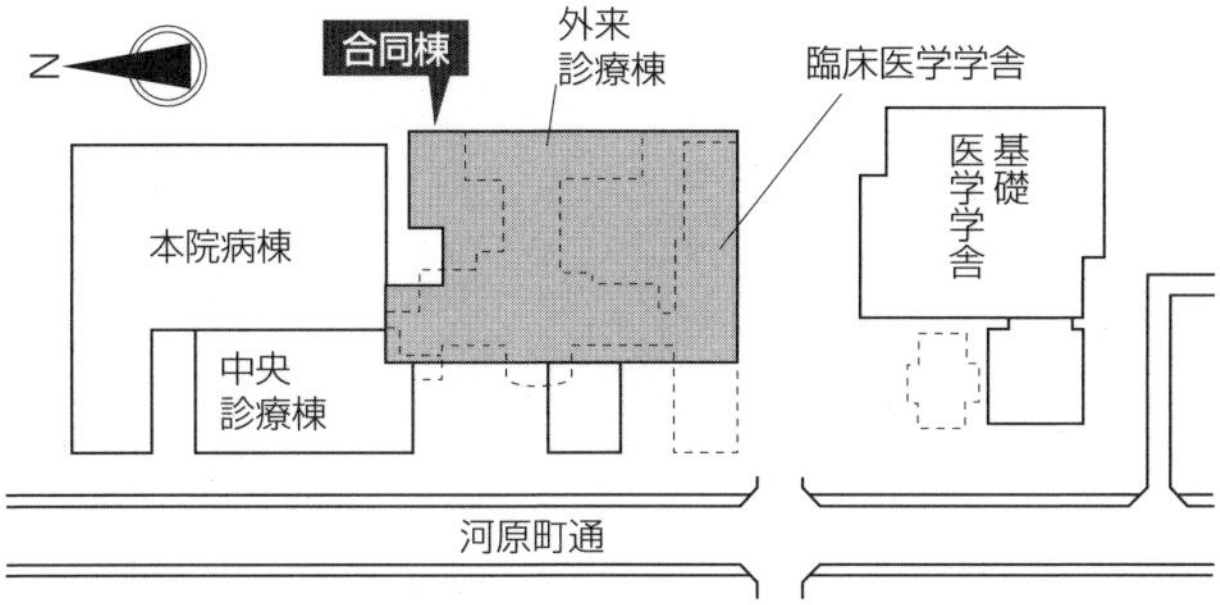

外来診療棟・臨床医学学舎改築計画

ただ、大学院重点化の道は平坦ではない。従来の院生は、主として学位取得を目的に在籍し、病院診療の重要な一員でもあった。ところが、再編後の院生は教育研究に専念せねばならず、診療スタッフが手薄になると同時に院生の生活保障も課題だ。一方、東京大学や大阪大学など先行大学院では、学部定員の倍近い院生を募集しているところがあり、人材の流動化や偏在化も心配される。

もちろん学部教育の改革も視野にある。井端学長は「研究面、診療面では、やはり大学の特色を生かす形で特化させたい」という。目玉になるのが「ゲノム医科学部門」の新設だ。新設部門を従来の「分子生化学部門」とともに分子医科学教室として統合し、将来は「ゲノム医学センター」に発展させたいという。

「センターは基礎、臨床両部門にまたがるものにしたい。ゲノム医学は基礎医学研究にとどまらず、臨床と常にクロストークして互いに発展してほしいからです」

ハード面での当面の課題は、外来診療棟と臨床医学学舎の改築問題だ。老朽化した現在の建物を取り壊し、跡地に外来診療棟と臨床医学学舎を含めた合同棟を新築する計画で地下一階地上八階の建物を三期に分けて建築し、二〇〇一年完成した基礎医学学舎とは地下通路で結ばれる。完成は二〇一一年。

改築に伴い、大学正門南にある一九二九年建築の旧附属図書館棟は取り壊される。このため戦前の建物はすべて姿を消すが、尖塔ゴシック建築の遺構は何らかの形で後世に残したいという。

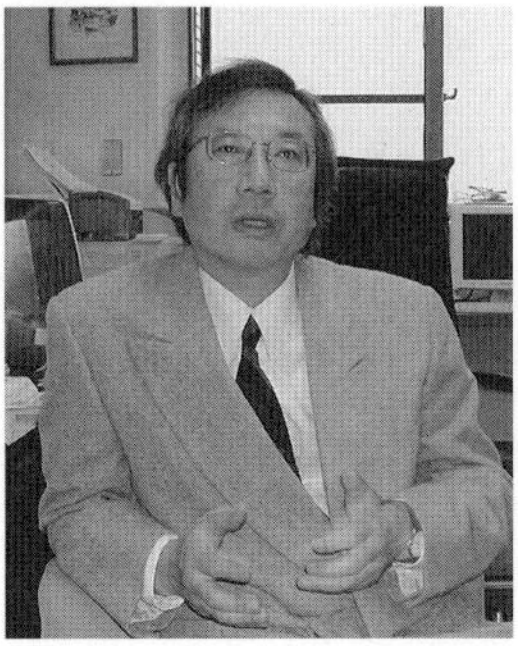
河田光博教授

可視化による情動の仕組みの解明 ―― 生体構造科学

大学院重点化に伴って従来の解剖学二教室は大講座化され、生体構造科学と生体機能形態学となった。生体構造科学を担当する河田光博教授は「教育・研究の重点が大学院にシフトするといっても学部教育の重要性は変わりません。系統解剖学は医師を自覚する第一歩です。献体に接する敬虔な気持ちを忘れず、木だけでなく森全体を見る洞察力と考え方を身につけてほしい」という。

医学生だけでなく、救急救命士など最近は解剖学を学ぶコ・メディカルの人たちが増えてきたため、教育に対する大講座のスケールメリットは大きい。また、献体者の中に

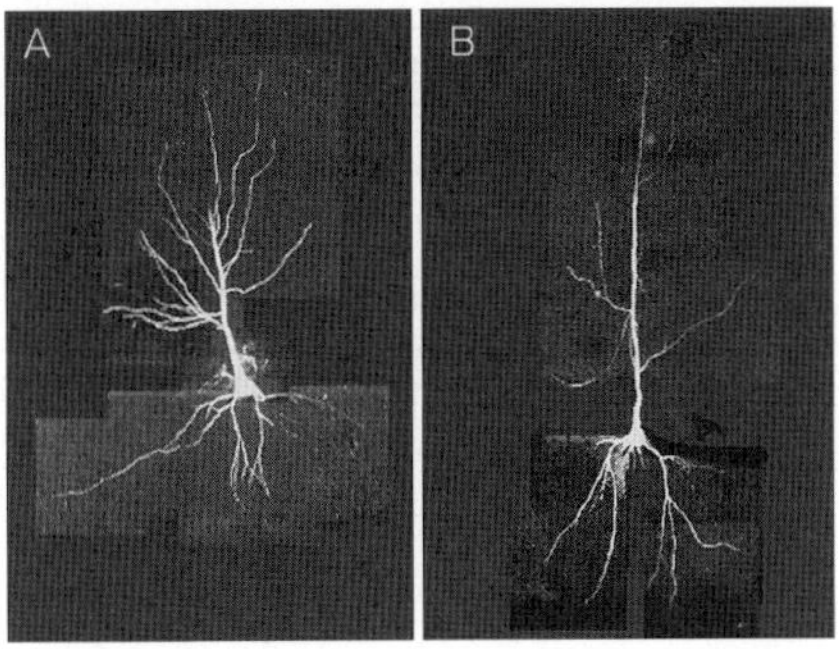

コルチゾールの増減によって形態変化を起こす海馬の神経細胞（Aが正常、Bがコルチゾールのない場合）

は、医学教育だけでなく治療にも役立ててほしいという人も多いとか。今後、移植医療との整合性を図ることも解剖学会の課題だという。

創設以来、府立医大の基礎医学部門は脳神経科学研究を伝統としている。河田教授もその伝統を受け継ぐ一人である。

「大脳は知、つまり高次脳機能を支配する新皮質と、感情や本能、欲求、すなわち情動をつかさどる大脳辺縁系に分かれます。情動のメカニズムは長い間、探索不能でした。しかし最近、特殊な顕微鏡の開発や蛍光タンパク質を組み込む遺伝子操作などで情動の原因となる神経細胞の形態変化をビジュアル化できるようになったのです」

河田教授が注目しているのは、ストレス系ホルモンやエストロゲンなどの性ホルモン。これら脂溶性の情報伝達物質は、細胞膜を透過して核周辺の受容体にダイレクトにシグナルを送り、遺伝子発現のきっかけをつくっているのだ。

大脳辺縁系に海馬という場所があり、ストレスでダメージを受けることが知られている。海馬には副腎皮質が産生するステロイドホルモン・コルチゾールの受容体が多く、ストレスを受けるとコルチゾールが増える。

「コルチゾールが増えると神経細胞が樹状突起を伸ばし、無くなると委縮して形態変化が起こることがわかりました」と河田教授。コルチゾールの増減と受容体の数がストレスとどのように関係しているのか、動物の生きた細胞の中でいま、視覚化の最中だという。

横山尚彦教授

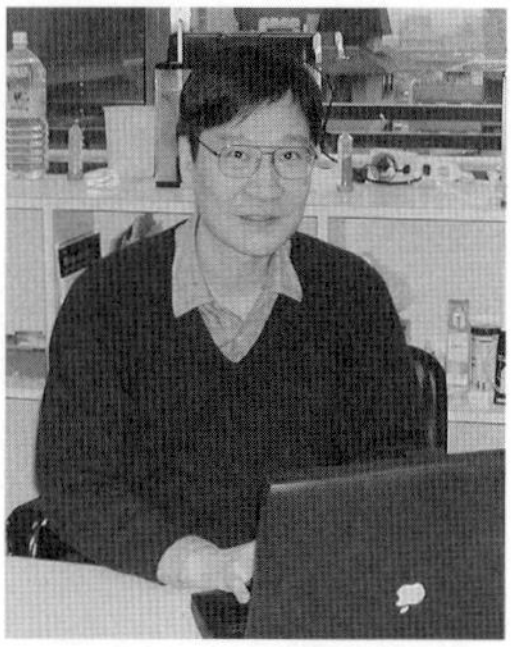

PTSD（心的外傷後ストレス障害）は、大脳辺縁系が強烈なダメージを受け、通常は時間とともに回復する形態変化がいつまでも続くためだとの仮説もある。

脳は雌雄によって形態、機能が異なる。その性差は、生後間もなく、性ホルモンの影響で脳の構造が変化するためだという。形態の変化は恒久的で、大人になってからの感情、行動を規定しているのだそうだ。

「高次脳機能に比べ情動機能は、動物にとって、より根源的なものです。いや、現代社会にあっては、ある意味で、より大切かもしれません。形態変化から、その機能解明を探ることができれば」という河田教授はジェンダー問題にも大きな関心を寄せている。

複雑系を生む非対称と内臓逆位 ――生体機能形態学

「心臓は、どうして体の左側にあるのでしょう」。ヒトを含めて動物の体は左右対称に見える。しかし、心臓や胃は左側にあり、肺では、右の肺葉の数が左よりも多い。言語野など高次脳機能は左脳にある場合が多い。生体機能形態学の横山尚彦教授は、非対称の原因と理由を探っている。

十数年前、米国で研究していた時だった。横山教授は、心臓が右にあるマウスをつく

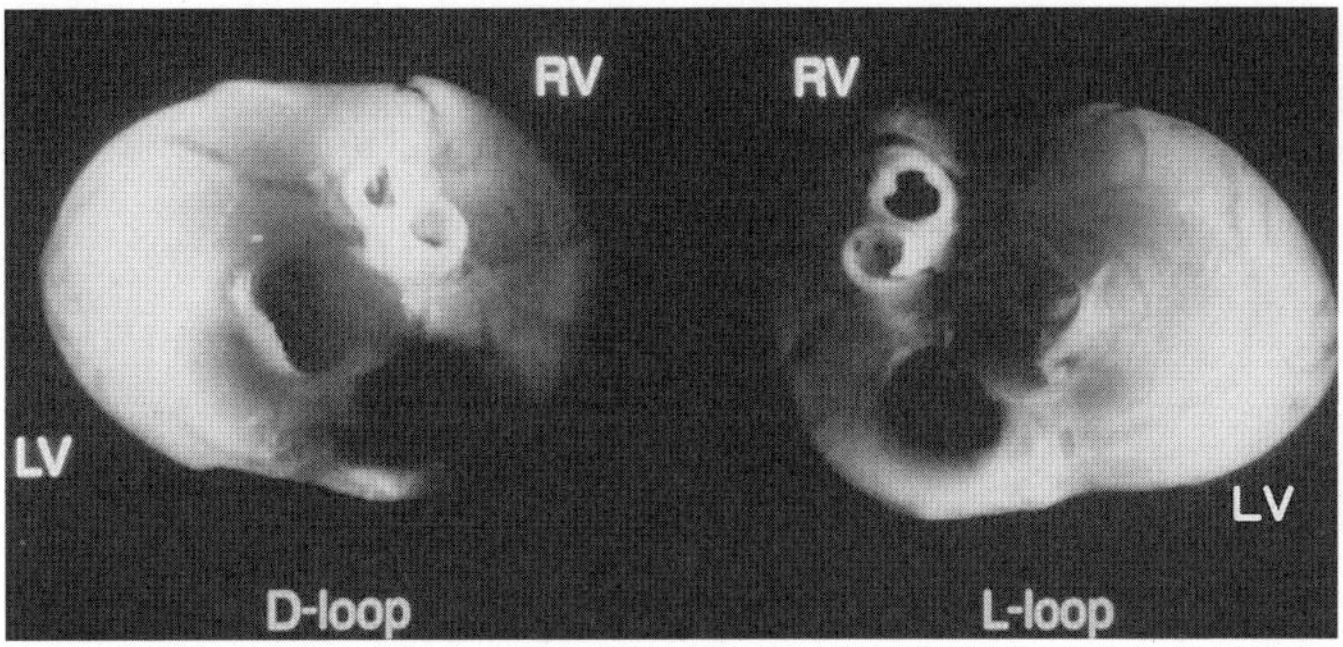

正位（左）と逆位（右）のマウスの心室（ＬＶは左心室、ＲＶは右心室。心臓は発生過程で一本の管状をなすが、最終的には折れ曲がった形態になる。D-loop、L-loop はその方向）

り出してしまった。「ある遺伝子をマウスに導入していた時、偶然できたマウスの一家系です。この家系では、ほぼすべてに内臓逆位が出現します」

原因遺伝子をみつけて配列を解読したのが五年後の一九九八年。遺伝子はｉｎｖ(inversion＝逆）と名づけられた。受精卵の初期胚でｉｎｖが発現しないと逆位が起こるのだ。なぜ起こるかの詳細は、まだ解明されていない。

「逆位に関する遺伝子は、他にもレフティーなど体の左側だけで発現するものが発見されていますが、ｉｎｖマウスでは、こうした遺伝子は体の右側で発現します。ですから、ｉｎｖはレフティーなどより上流で機能しているはずです」

逆位の仮説には node flow（結節流）モデルもある。マウスの原始結節では、繊毛が回転し細胞外液を右から左へ流している。繊毛のないマウスをつくって調べると、正位と逆位が半々現れる。つまり、細胞外液の左右の濃度差の関与が示唆されるという。

「ｉｎｖがつくるタンパク質を調べてみると、カルシウムイオンのセンサーであるカルモデュリンを標的にしていることがわかりました。そしてｉｎｖタンパクとカルモデュリンの結合は、カルシウムイオンに制御されている。ｉｎｖによる左右決定過程には、カルシウムイオンが関係しているようです」

腎臓病に多発性嚢胞という病がある。ｉｎｖマウスは、逆位とともに嚢胞腎も引き起こす。ヒトの嚢胞腎の原因遺伝子が三つ見つかっている。うち一つはカルシウム・チャンネルだ。横山教授はいま、ｉｎｖとカルシウム・チャンネルの関係を追究している。

「非対称の意味は何なのでしょう。実は、進化と関係があると考えています。単細胞や対称形からは複雑系は生まれません。生物は非対称によって多様性を獲得したのではないでしょうか」という横山教授の部屋にはメダカの水槽がある。今後は、メダカに蛍光タンパク質遺伝子を組み込み、進化と逆位の過程をビジュアル化したいという。

二〇〇二年八月に赴任した横山教授は、ノーベル化学賞を受けた田中耕一氏と同じ東北大学出身だ。「田中氏と同じで、私の研究も偶然からスタートしました。ただ、科学者として、そのセレンディピティー（偶然の運命）に気づけなかったら、私はいま京都にはいないでしょう」

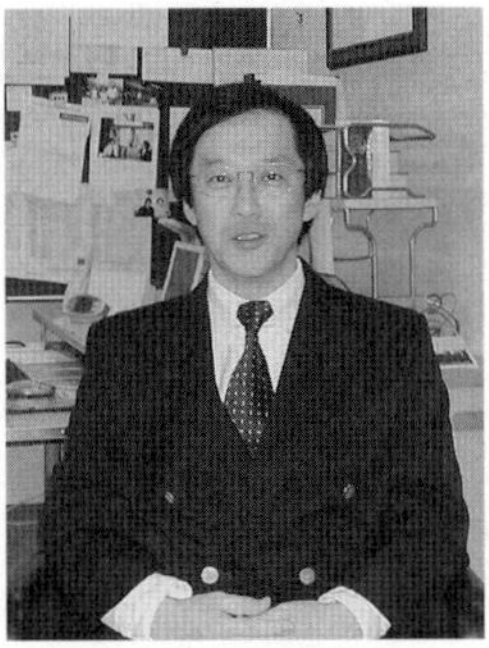
丸中良典教授

環境変化で遺伝子発現を制御 ―― 生理機能制御学

ウイルスに感染して風邪にかかる現象を考えてみよう。外界と接する肺の上皮細胞が乾燥していると、ウイルスは、まずここにくっつき、体内に侵入する。ならば、細胞表面に水分を分泌させ、ウイルスを洗い流してやれば、感染は防げるはずだ。しかし、細胞内外の環境の変化は、その調節機構を狂わせてしまう。

「実は、内外の環境変化に応じて細胞の恒常性を保つ機能を果たしているのがイオン

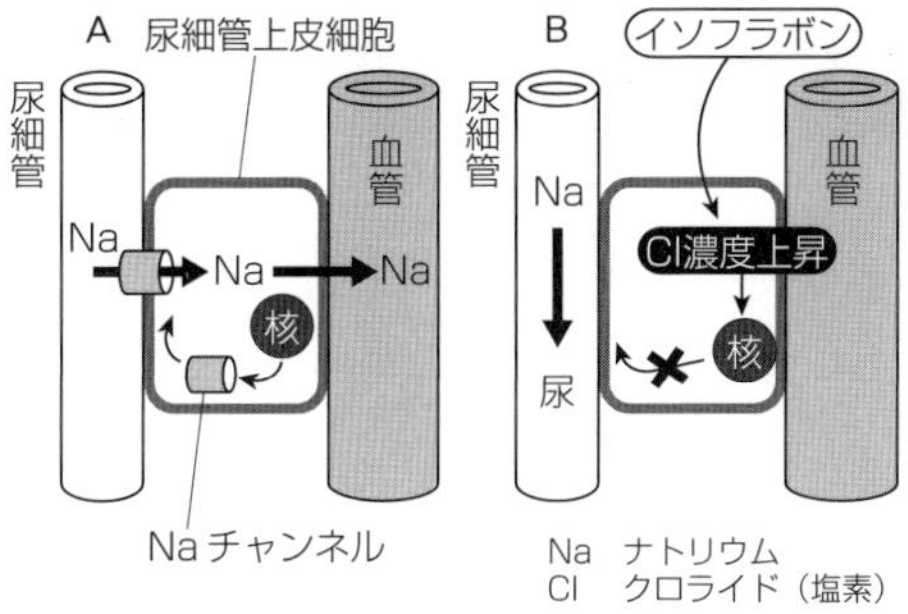

ナトリウムと血圧の関係
（A）ある種の高血圧の人では、腎臓の尿細管上皮細胞で、上皮型ナトリウムチャンネルを介したナトリウムの血管への再吸収が増加している。この体内ナトリウムの増加が血圧上昇を招いている。（B）イソフラボンを摂取すると、尿細管上皮細胞で塩素濃度が上昇し、核における上皮型ナトリウムチャンネル製造の中止命令が出てナトリウムの血管への再吸収が低下する。これによって高血圧の人の血圧が正常値に戻る。

チャンネルとイオン輸送体なのです」という丸中良典教授は、生体防御機構の最前線に位置する肺や胃、腸管、腎臓の尿細管など上皮組織の機能解明を研究テーマにしている。

食塩と高血圧の関係はよく知られている。高血圧家系の人の遺伝子を調べると、尿細管のイオンチャンネル遺伝子が変異している。尿中に食塩の成分であるナトリウムを少量しか排出できなくなるのだ。嚢胞性肺線維症もイオンチャンネルが変異している例。その変異遺伝子を発見したカナダの研究所に招聘され、自分の研究室を主宰したのが丸中教授の現在の研究の始まりだったという。

「ただ、遺伝子そのものの研究から少し頭のチャンネルを切り替えることにしたのです」という丸中教授は、細胞内外のイオン環境を薬剤などで変化させ、イオンチャンネルの遺伝子を逆に制御できないかと考えた。

大豆などの食品に含まれるイソフラボンという物質は、血圧を下げる働きがある。調べてみると、イソフラボンはクロライド（塩素）の分泌を調節するイオンチャンネルを活性化し、ある上皮性ナトリウムチャンネルの発現を抑制していた。

「イオン環境の変化が遺伝子の発現を制御しているのです。つまり、遺伝子の導入や改変といった遺伝子治療ではなく、細胞のイオン環境を制御することによって遺伝子の発現を調節できる可能性を示せたわけです」

応用範囲は幅広い。例えば、がんの転移制御。がんの転移は、がん細胞が原発部位から遊離、浸潤し、他の場所に再接着して増殖するために起こる。遊離や再接着の際に働く遺伝子を細胞の環境改変によって制御できないだろうか。あるいはイオンチャンネルや輸送体を利用し、がん細胞に水を導入して風船のように膨らませ、破裂させることも不可能ではない。

「がん転移のメカニズム解明は、まだ研究段階ですが、肺の上皮細胞を保湿させる新タイプの呼吸器感染予防薬は、すでに開発途上にあります。受容体にアタックする従来タイプの薬剤に比べ、心臓への副作用がないため、お年寄りには大きな福音となるはずです」と呼吸器内科の経験も持つ丸中教授はいう。

上皮細胞内の三次元あるいは時間的要因も含めた四次元環境から疾病や感染の動向を見つめ直そうという新しい方法論が、学問と治療の新たな扉を開くかもしれない。

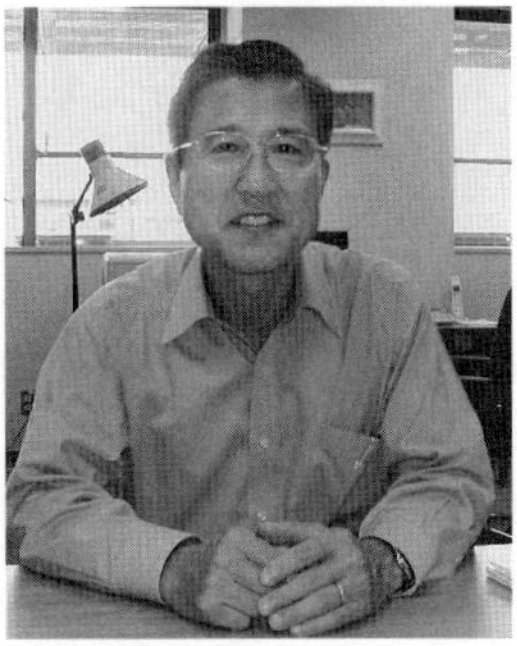
木村實教授

大脳基底核の役割 ―― 神経生理学

二十一世紀は脳研究の世紀だといわれる。研究は緒についたばかりで、ブラックボックスの底はまだ測り知れない。しかし、少しずつだが箱の扉はこじ開けられつつある。

大脳皮質が言語など高次脳機能を支配しているのに対して大脳辺縁系が喜怒哀楽など情動をつかさどる分野であることは「生体構造科学」でも紹介したが、神経生理学の木

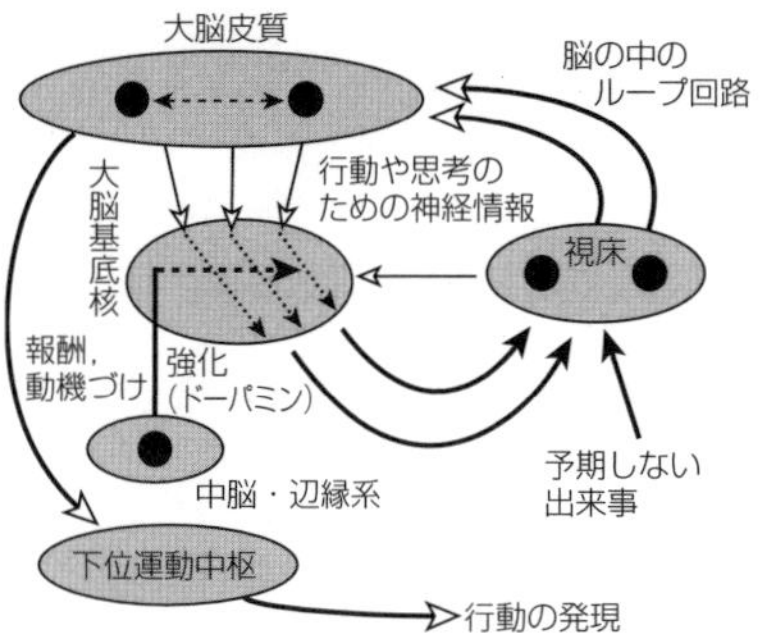

行動発現への大脳基底核の役割

村實教授は、この情動を行動へと移すのに重要な働きをしている大脳基底核に注目して研究を進めている。

「大脳基底核に線条体と呼ばれる場所があります。この線条体と神経伝達物質のドーパミンが情動に基づく学習や意思決定、つまり行動を起こす動機づけに関係していると思われます」と木村教授は説明する。

線条体は大脳皮質から信号を受け、思考や運動など行動を起こす神経系へとつながっている。仮説によると、中脳から投射されたドーパミンが大脳皮質から線条体への回路を強化し、投射の繰り返しによって学習が進み、予測が高まる。この線条体におけるドーパミンの多寡が教師信号となって行動発現や思考の系に指示を与えるようになるというのだ。

試行錯誤によって問題を解決する場合、行動の良し悪しは報酬が得られたか否かで評価することが多い。木村教授らは、サルに試行錯誤によって問題解決をさせ、正解だと報酬のジュースを与える実験を行った。三つの選択肢を用意し、報酬を得られるのは一つだけ。サルは学習によって報酬を得る選択肢を選ぶようになった。

「この時、ドーパミンを出す神経細胞の活動電位を測ると、報酬が得られることが予測できない時に報酬が得られると放電が増大し、予測される場合に報酬が得られないと放電が休止します。つまり、ドーパミン細胞は予測誤差信号を送って線条体の回路強化を図っているのです」

では、報酬獲得行動の最中に予期しない出来事が起こるとどうなるのか。「例えば、不意に後ろで手を叩くなど注意を喚起する場合など。この時は脳の奥にある視床がこの事態を線条体に伝達することによって報酬獲得行動を中断し、振り向くなどの行動を起こさせます」と木村教授。「つまり、学習や意思決定に際して大脳から送り出されるトップダウンの情報伝達系に対し、ボトムアップの注意信号によって行動の切り替えをしているわけです」

パーキンソン病患者は線条体にドーパミンが無い。線条体細胞が何らかの原因でダメージを受け、これにドーパミンが入ると異常な不随意運動を起こすのがハンチントン舞踏病である。

木村教授は「大脳基底核のこうした機能を調べれば、その異常によって引き起こされる神経性疾患の原因究明や治療、予防につながるはずです」という。

食品のがん抑制因子を探る　――分子生化学

「科学は確かに楽しい。昔、ヨーロッパの貴族たちは、素養あるいは趣味として科学、博物学をたしなみました。しかし、いまは時代が違います。それに医学は純粋科学では

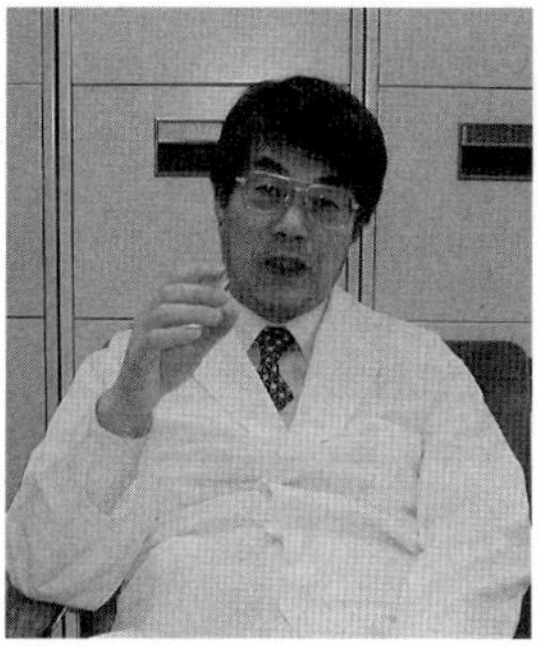

西野輔翼教授

ありません。応用学問です。終着点はあくまでも人の病なのです」という西野輔翼教授は、研究テーマに疾病の予防を選んだ。

「ただ、数年前まで、予防医学はサイエンスたり得ないとの考え方が根強く支配していました。ですから予防を科学するには、確かな哲学と優れた戦略が必要です。われわれはまず、がんの予防を念頭に戦略を練ることにしました」

糖尿病や循環器疾患に関しては、予防の重要性が強調されるようになってきた。しかし、その概念はまだ、治療の範疇にあるという。一方、がんをはじめ多くの疾病は単一原因では発病しない。多くの遺伝子や環境因子が複雑に絡み合って病への引き金が引かれ、発症し、進行する。

「多原因の疾病に完璧な防御は不可能です。がん遺伝子の発現などは、いつ何時起こるかわかりません。ですから、われわれが着目したのは、引き金が引かれた後のこと」と西野教授。つまり、発症に至る過程で時間をかけて予防できないかという戦略。選んだ戦術は、食品だった。

まず、どんな食品に、がん抑制因子がどれほど含まれているか、網羅的にデータを集めることから始まった。軽い荷車も二十年間引いていると、荷駄は世界中から集まり、轍が太くなって行き先も方法論も見えてくる。膨大なデータに裏付けられた提案は説得力を増し、共同研究者も現れる。

「ある臨床家の協力を得て、肝硬変から肝臓がんへ移行するハイリスク患者にβカロ

食品によるがん予防の戦略

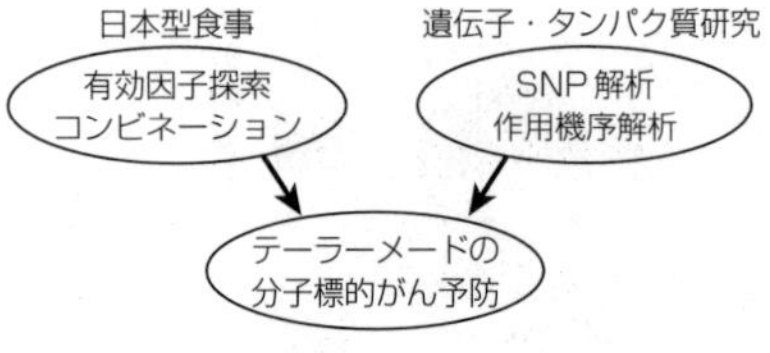

（例）ビタミンEと複合カロテノイド投与（４年間）
による肝硬変からの肝細胞がん発生予防

グループ	累積肝細胞がん発生率
非投与群（45）	34.6%
投与群（46）	12.3%

テンなど複数のカロテノイド（動植物のもつ色素）とビタミンEを組み合わせた食品を摂取してもらう試験をしたのです。二〇〇二年末、結果が出ました。肝臓がん発生率が半分以下に抑えられたのです。試験は中止しました。なぜなら、摂取しない患者グループが不利益を被るからです」

次に手がけたのが大腸がん抑制食品の開発だ。有効成分として狙いをつけているのが昆布やワカメのカロテノイド「フコキサチン」。これまで、高価で手に入らなかった海産物だが、業者とタイアップして廃棄処分品が大量に手に入り、臨床試験をスタートさせる目途がついた。

作用機序も調べている。カロテノイド類のがん抑制効果は、主として活性酸素による障害を防ぐためだという。がん抑制食品は、他の生活習慣病にも有効であることがわかってきた。遺伝子のＳＮＰ（一塩基変異）解析も並行して行っている。将来は個人差に応じたテーラーメードがん予防食品の開発も不可能ではない。

「がんの芽はあってもいい。要は、天寿の全うまで、がんの抑制ができればよいのです」

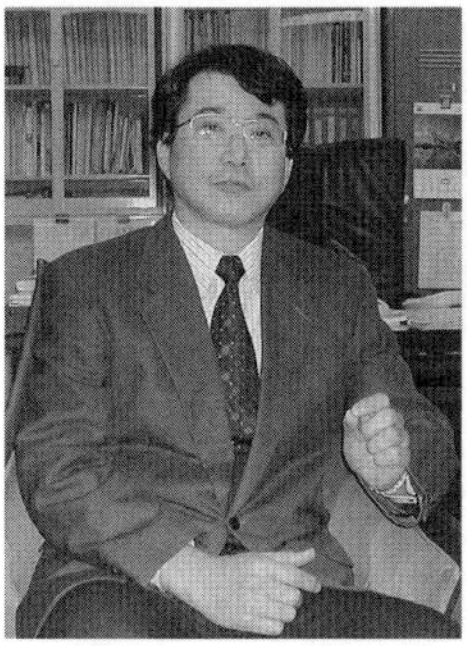

高松哲郎教授

生体の機能分子を可視化 ―― 細胞分子機能病理学

「百聞は一見にしかず」。これは医学・医療にも通用する格言である。古代インドにジーヴァカ尊者というお医者さんがいた。お釈迦さまの弟子の一人で、彼は体が透視できる棒を使って診断・治療を行った。もちろん逸話だが、当時の人々の願望を伝える話だ。

　願望が実現したのは二十世紀になってからだった。X線、電子顕微鏡、CT、MRI（核磁気共鳴装置）、超音波の登場が医学・医療の進歩をいかに飛躍させたかは、臨床医学でも再三紹介した通りである。

「新たな知識を得たり、研究を行ったりするには、手段がいります。つまり方法論が不可欠なのです」という高松哲郎教授は、共焦点レーザー走査顕微鏡（CLSM）の開発者として知られる。

　従来のX線や電子顕微鏡は、放射線を組織や細胞に透過させて、その影を映し出す仕組みになっている。このため細胞などの被写体はダメージを受け、放射線を受けたものはすべて映し出してしまうため、放射線方向にある特定の対象物を選択的に映し出すことはできない。

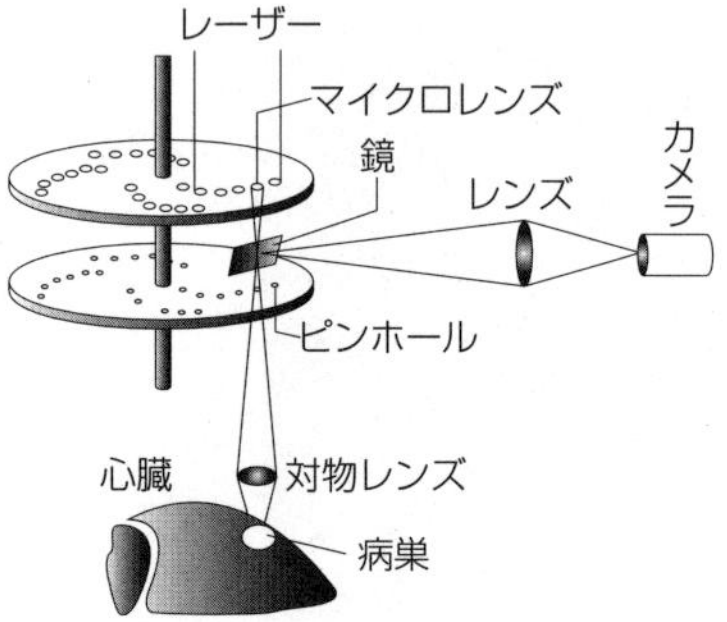

共焦点レーザー走査顕微による心臓の細胞機能解析

その欠点を克服したのがＣＬＳＭ。レーザー光が深みの焦点に収束し、ここの光だけがピンホールを通して見えるため、その焦点を走査させてやると、組織や細胞の任意の切片像が生きたまま得られる。

また、カルシウムイオンなど機能分子の動態を三次元的に時間の流れに沿って可視化できる。調べたい遺伝子に蛍光タンパク質遺伝子を組み込んでやれば、生体内での遺伝子発現のビジュアル化も可能になった。

高松教授はＣＬＳＭを使っていま、三大死因の一つである心筋梗塞の原因を調べている。心筋梗塞を起こした人の九割以上に不整脈がみられ、心室細動を起こすと死にいたるが、なぜ起きるかはまだわかっていない。

心臓の拍動は、ペースメーカー細胞からの信号が心筋細胞全体に伝えられることによって起きている。細胞から細胞への信号伝達はギャップ結合という細胞間に開いた小さな穴を通して行われる。

「ラットの心臓に梗塞を起こし、カルシウムイオンの動態を通してギャップ結合の機能を観察すると、方向がそろわないもの、機能しないもの、リズムが合わないものが見られます。また、生きているのに動かない細胞もある。細胞内のイオン貯蔵装置に信号がうまく伝えられず、動けないのかもしれません」

見るだけにとどまらない。新しい方法論の開発は新たな治療法発見にもつながる。

「生体透過性の高い多光子顕微鏡なども開発途上にあります。こうした光学顕微鏡を

（注）ナノサージェリー　ナノテクノロジーを応用した分子レベルの治療。

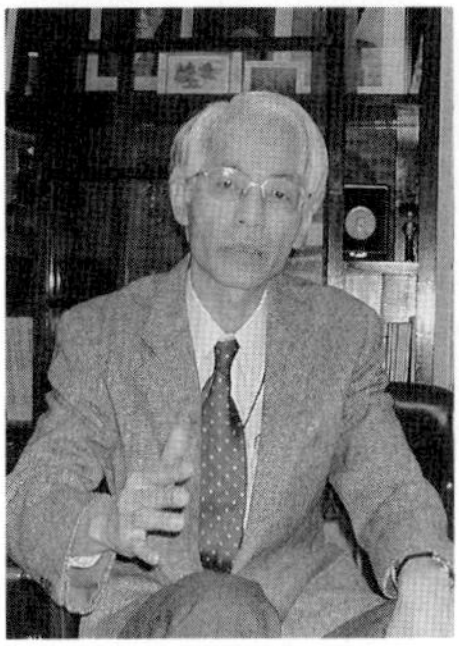

有薗直樹教授

内視鏡の先に取りつければ、細胞の並べ替えや細胞内の小器官をターゲットにしたナノサージェリー（注）も将来は可能になるでしょう」と高松教授はいう。

新興・再興感染症が課題　——寄生病態学

日本の寄生虫学は戦前にもあったが、大学に講座が設けられたのは主として戦後。ノミ、シラミ退治のためにＤＤＴを頭からふりかけられた経験のある人も多いだろう。駐留連合軍の要請に基づいたものだった。

府立医大では、明治時代の療病院第三代外国人医師・ショイベが十二指腸虫や条虫の研究を行ったことが知られているが、講座が設けられたのは一九四八年。着任したのは、肝吸虫が琵琶湖などに住むモロコ、モツゴなど淡水魚を第二宿主にしていることを発見した小林晴治郎氏だった。

「小林先生の薫陶を得て、当時は回虫や鉤虫（十二指腸虫）など内部寄生虫やハエ、蚊など幅広い研究が行われました」と有薗直樹教授はいう。研究の成果と徹底した公衆衛生思想の普及で一九六〇年代後半には寄生虫はじめハエ、蚊は激減する。終戦直後、日本人の約六割が感染していた回虫の感染率はいま、一万人に一人のレベルまで減った。

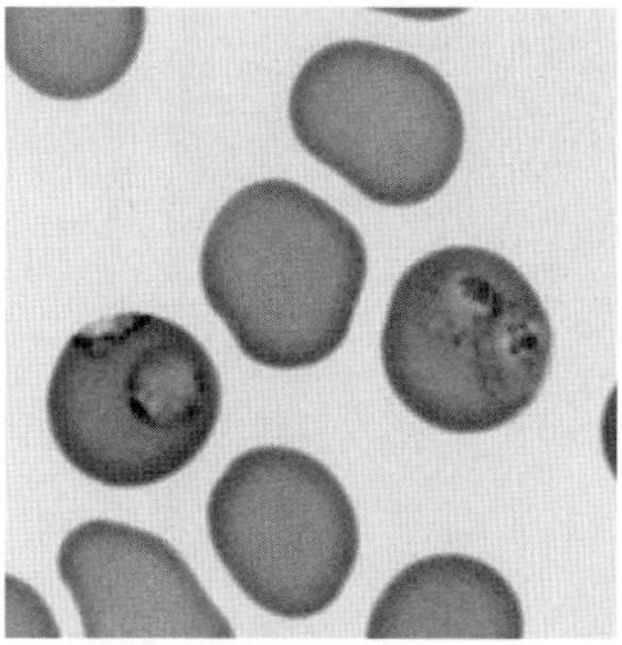

マラリアに感染した赤血球（黒い斑点や痕跡のある赤血球）

「ですから、古典的な寄生虫学はあまり重要な意味を持たなくなりました。しかし、一九七〇年代から八〇年代にかけて、温暖化、人口爆発、グローバル化、グルメ指向など地球規模の社会環境の変化に伴って新たな問題が起きてきたのです」

グルメで最近、話題となったのはアニサキス。本来はクジラ、イルカの回虫だが、イカやサバ、イワシなど生食によってヒトに感染する。胃壁、腸壁にもぐり込むため、つまみ出すしかない。

最大の課題となっているのが新興感染症と再興感染症だ。HIVはその代表例。水道水から感染し下痢を起こすクリプトスポリジウムは、日本でも千人単位で被害をもたらしている。

WHO（世界保健機関）がいま、最大の課題としているのが、耐性マラリア対策だ。クロロキンを使って撲滅に乗り出したのが裏目に出て、薬剤耐性マラリアが以前にも増して勢いを得ているのである。

「欧米ではいま、空港マラリアが問題になっています。飛行機とともに侵入した蚊によって、空港周辺にマラリアが発生しているのです。日本も安全ではない。温暖化によってハマダラ蚊が大発生すれば流行の危険があります」

一方、日本では撲滅されたとされる鉤虫問題も目を世界に転ずれば、未解決の課題が多い。アフリカでは、ダム開発によって住血吸虫の宿主貝が繁殖して新たな流行地帯が生み出されている。

「われわれは、できるだけ目と心をグローバルに広げて問題に取り組みたい」という有薗教授だが、同時に基礎研究にも取り組んでいる。

課題の一つは、生体による寄生虫排除のメカニズム。モデル動物による実験では、マスト細胞によるアレルギー反応が関係しているらしく、解明されればワクチン開発にもつながるという。

代替医療の効能を研究 —— 感染免疫病態制御学

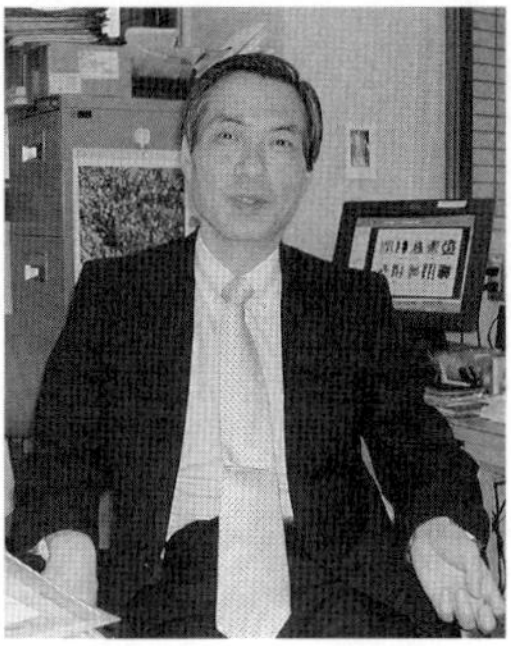
今西二郎教授

細菌学、ウイルス学、免疫学を守備範囲とし、インターフェロン（ＩＦＮ）研究の流れを汲む研究室だが、今西二郎教授は最近、代替医療の研究に力を入れている。代替医療とは、現代西洋医学以外のすべての医療のこと。
「例えば漢方薬。漢方薬には抗菌作用、抗ウイルス作用があり、インターフェロンやサイトカイン（体内物質）を誘導して免疫力を高めることが広く知られています。われわれは、感染モデル動物を使って、そのメカニズムを調べています」
ヘリコバクターピロリ菌と胃がんとの因果関係が近年、とりざたされているが、今西教授は、このピロリ菌に対する漢方薬「補中益気湯」の作用を調べてみた。「補中益気

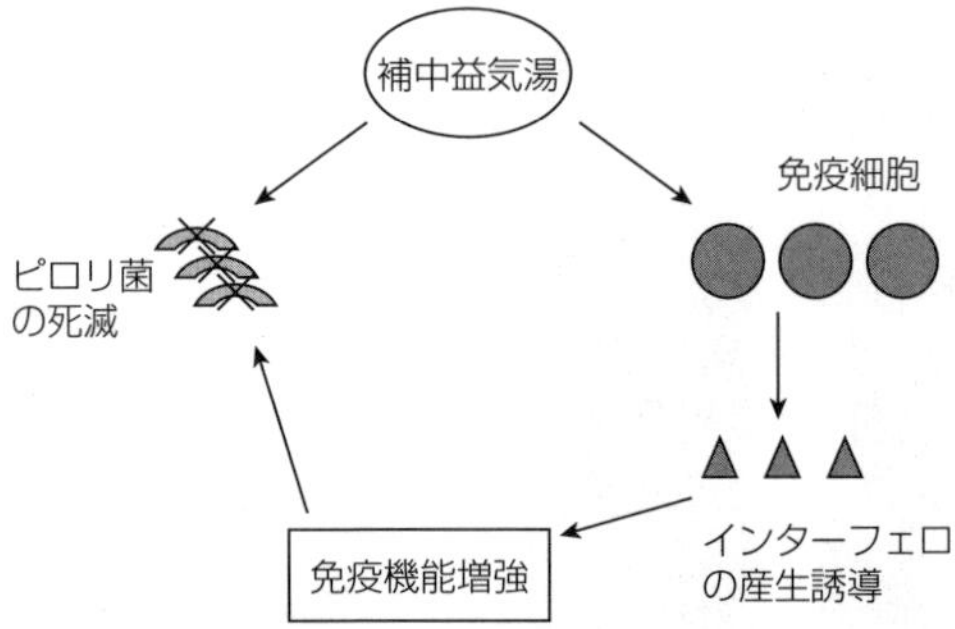

補中益気湯のピロリ菌に対する作用

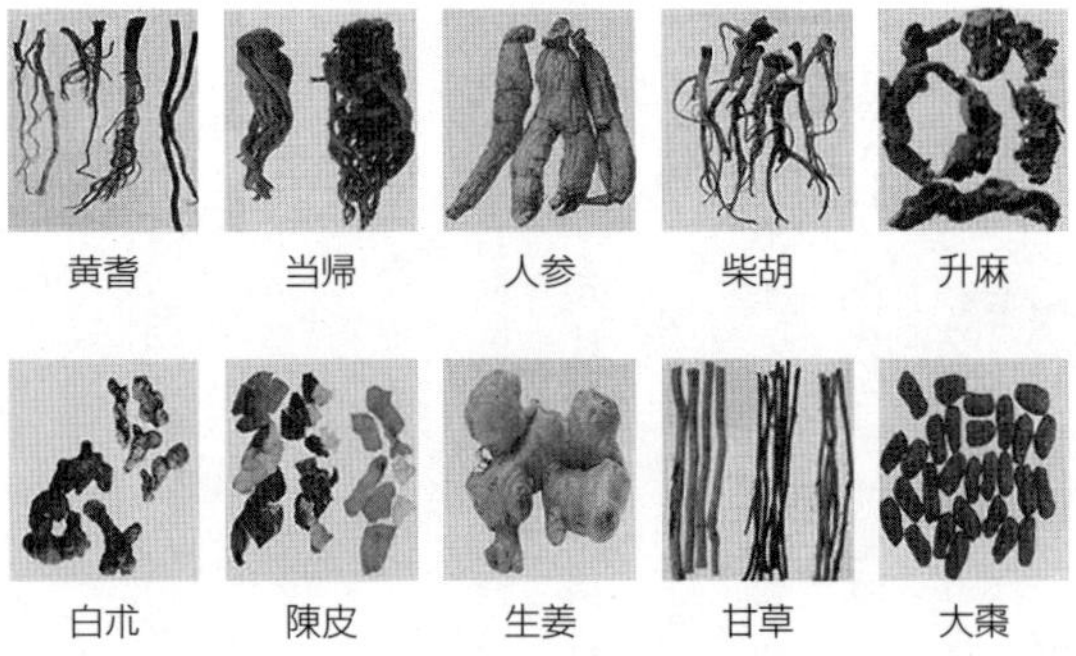

補中益気湯に含まれる生薬

湯」は、ニンジン、サイコ、カンゾウなど多くの生薬を混合して作られる体力増強薬である。

マウスにピロリ菌を感染させて「補中」を投与すると、抗生物質ほどの効果は得られないが、菌を排除する効果が確かめられた。「補中」が生体内でインターフェロンγの産生を促し、免疫力を高めていることが判明したのだ。

「着目しているもう一つの代替医療はアロマセラピーです」という今西教授は、芳香植物から抽出したエッセンシャルオイル（精油）を用いて疾病の治療をめざしている。

エッセンシャルオイルにも抗菌、抗ウイルス作用がある。三十種類以上のオイルを集めて調べたところ、料理にも使われているレモングラスとバーベナの二種がとくに作用が強いことがわかり、治療の可能性が得られたという。

「アロマセラピーは、香りによるリラクゼーション効果でストレスを軽減し、免疫力を高めるといわれています。実際に健常者でのマッサージ実験で生理学、心理学検査と同時に採血して調べたところ、血中のリンパ球、中でもナチュラルキラー（NK）細胞が増えているのです」と今西教授。NK細胞とは、インターフェロンなどで活性化し、ウイルスやがん細胞に直接アタックする殺し屋細胞である。

「漢方、アロマともに作用効果の面では抗生物質に劣ります。なのに、なぜ漢方薬やエッセンシャルオイルに注目するのか。それは、耐性菌の問題です。抗生物質では細菌が十世代も分裂、増殖を繰り返すと、耐性菌が現れます。しかし、漢方薬やエッセンシャルオイルには耐性菌が現れません。薬剤耐性を得た菌にも同じ効果があるのです」インターフェロンの作用機序には、まだ謎が多いが、最近、神経系と免疫系双方に関与していることがわかってきた。今西教授は「クロストーク、つまり両者は密接にコミュニケーションしているのですが、アロマセラピーは、まさに神経系と免疫系双方に作用しているのです」という。

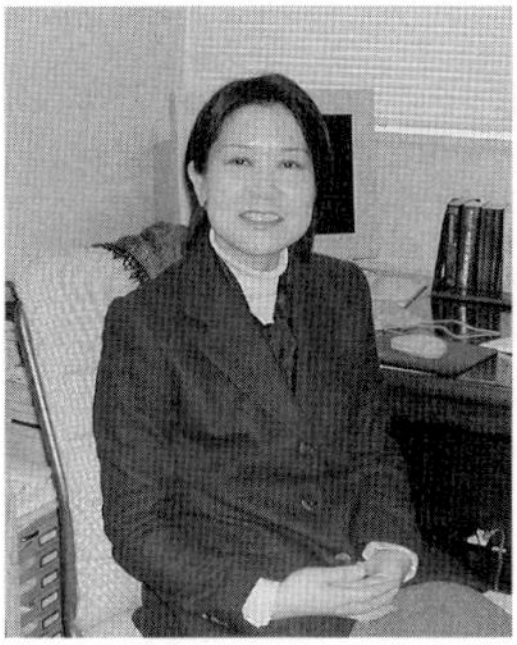

矢部千尋教授

合併症防ぐ薬剤の開発 ―― 病態分子薬理学

厚生労働省の調べによると、四十歳以上の日本人は百人に十五人が糖尿病だという。糖尿病が怖いのは、糖による中毒副作用つまり慢性合併症だ。その慢性合併症の最も特徴的な病変が細小血管障害である。とくに網膜、腎、末梢神経で組織変性を引き起こし、糖尿病三大合併症といわれる網膜症、腎症、神経症を招来する。矢部千尋教授は、合併症への進展をくい止める予防・治療薬の開発をめざしている。

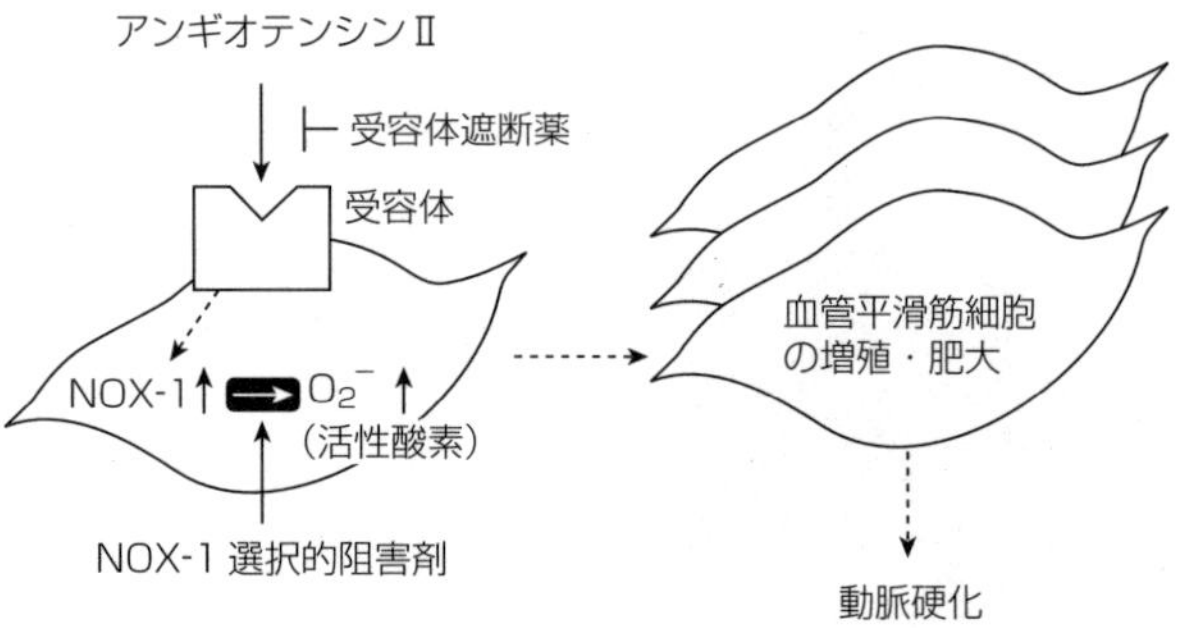

新たな動脈硬化症予防・治療薬（NOX-1阻害剤）

血糖値はインスリンにより調節される。しかし、そのメカニズムが何らかの原因によって狂うと、高血糖状態が持続し、細小血管障害が進行する。一方、障害のターゲットとなる器官では、器官自身の代謝異常も誘発されることになる。

糖尿病合併症の進行には、いくつかの代謝経路がかかわっている。活性酸素による酸化ストレスや酵素を介さないタンパク質の糖化など主な経路は四つあり、アルドース還元酵素（AR）を介したポリオール経路の亢進もその一つ。グルコースの大半は、ヘキソキナーゼという酵素で分解されるが、一部はARによって糖アルコール（ポリオール）に変換され、さらに他の代謝産物へ変換される。

「ポリオールなど細胞膜透過性の低い代謝産物が蓄積されると、細胞が膨らんだり変性したりして糖尿病性白内障や神経障害の原因になります。ですから、このポリオール経路をブロックしてやれば、糖尿病合併症への進展が防げるわけで、実際に薬剤も開発されています」

ポリオール経路は他の糖尿病性合併症にかかわる活性酸素を介した経路やタンパク質非酵素的糖化経路と影響し合い、促進的に作用していることも最近わかってきた。活性酸素を介するクロストークが、この悪循環を強化しているという。

ところで、白血球の活性酸素産生酵素（NOX-2）によって作られる活性酸素は、侵入した外敵を排除する防御分子としての働きがあるが、活性酸素は多くの場合、体内では悪役を演じることが多い。血管の内皮細胞や平滑筋細胞で発生すると、血管の機能

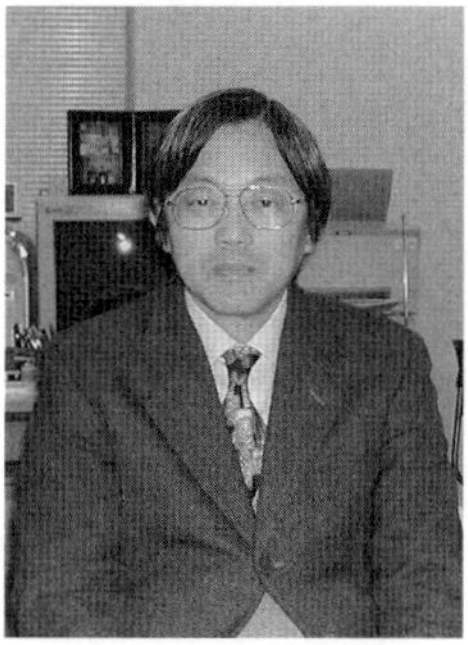

酒井敏行教授

障害や細胞の増殖・肥大を招き、動脈硬化を引き起こす。

「血管内皮細胞や血管平滑筋細胞でも活性酸素が産生されます。こちらは血管型活性酸素産生酵素（ＮＯＸ-１）と呼ばれます。アンギオテンシンⅡなど体内の血圧昇圧因子が受容体を介してＮＯＸ-１を活性化させていることが最近明らかになってきました」と矢部教授は説明する。「生じた活性酸素は、ここでは情報伝達物質として働いて細胞の増殖、肥大化へのスイッチを入れ、結果的に動脈硬化に至るのです」

矢部教授のグループはいま、ＮＯＸ-１発現のメカニズム研究を通して、その発現を選択的に調節できる薬剤の開発をめざしている。

遺伝子制御で脱がん ―― 分子標的癌予防医学

公衆衛生学は、大学院重点化に伴って分子標的癌予防医学に名を変えた。「Ｏ１５７やＨＩＶ対策など従来の衛生・公衆衛生学が大切であることに変わりはありませんが、時代に合わせて新しい手法を模索することも肝要です」という酒井敏行教授は自らの造語でもある「分子標的予防医学」を提唱する。

日本で最初に開設された東京大学の衛生学教室もすでに分子予防医学教室になってい

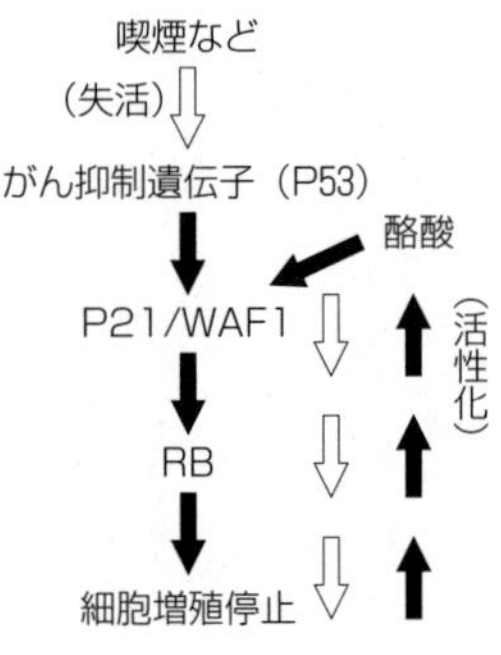

がんの分子標的予防法

る。酒井教授は東大教授らとともに二〇〇一年、「分子予防環境医学研究会」を立ち上げた。

「医学、医療は確かに進歩しました。しかし、がん、心筋梗塞、脳卒中、いわゆる三大死因で亡くなる人は多い。助かっても多くの場合、障害が残る。医師として悲惨な例を目のあたりにすると、いかに予防が大切かがわかります。ですから二十一世紀は予防医学の時代にせねばなりません」

「予防」とともに酒井教授が強調するもう一つのキーワードは「分子標的」である。研修医時代、消化器がんを手がけたことのある酒井教授は、分子生物学的手法によって発がんのメカニズムを解明し、ターゲットとなる遺伝子の発現を制御して、がんの予防や治療を行う新しい方法論を確立したことで知られる。

発がんには多くの因子が関与しているが、がん抑制遺伝子はその代表例だ。網膜芽細胞腫遺伝子（ＲＢ）もその一つ。ＲＢタンパク質は細胞周期に影響を与えて細胞増殖を停止させる働きがあることが知られている。

酒井教授は、ＲＢ発現に関係しているプロモーター領域が変異するかメチル化することのみによってＲＢの失活が起こり、その量的異常だけにより発がんが起きていることを発見した。

「発がんが遺伝子の変異といった質的異常だけで起きるのであれば、その遺伝子を修復してやらねばならず、予防や治療は困難です」と酒井教授は説明する。「しかし、量

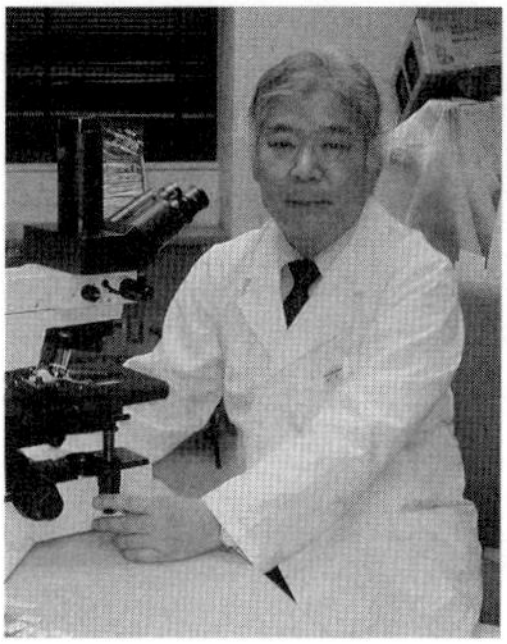

安原正博教授

的異常によるものであれば、薬剤で遺伝子発現を調節でき、がん体質の人の発がんも予防できるはずです」

Ｐ５３というよく知られたがん抑制遺伝子がある。Ｐ５３は、Ｐ２１／ＷＡＦ１を活性化し、さらにＲＢを活性化して細胞増殖を停止させていることが知られている。酒井教授らは、発がん予防効果をもつ酪酸やフラボノイドなどを用いてＰ２１／ＷＡＦ１を活性化し、脱がんさせることにも成功した。

「Ｐ５３は、あらゆるがんの約半数に関与しています。喫煙や環境、体質などで、たとえＰ５３が失活しても発がんを予防する方法を示せたわけで、実際に副作用が少なく著効を示す薬剤も開発されつつあります」

分子標的予防法は発症だけでなく、疾病進行の予防にも有効だと酒井教授は強調する。

急がれる高齢化への対応 ―― 法医学

わが国の法医学は一八七七年、東京大学の前身・東京医学校に裁判医学が開講されたのが始まり。府立医大でも開設以来、法医学の講義は行われてきたが、法医学教室ができたのは戦後の一九四七年である。「終戦直後、原因不明の死者が多発し、死因調査のため連合軍によって導入されたのが監察医制度。法医学教室もこの時設けられました」と安原正博教授は説明する。

教室開設に伴って元京都大学法医学教授の小南又一郎が初代の専任講師となったが、研究と社会活動の基盤を作ったのは、二代目小片重雄教授が一九五七年に就任してからだった。

小片教授は、わが国のアルコール代謝や依存症研究の中心的存在で日本アルコール医学会を設立した。日本アルコール・薬物医学会と名は変わったが、事務局は現在も府立医大に置かれている。四代目古村節男教授は、アルコール依存ラットの作製にも成功した。

解剖には三つある。学生が習う系統解剖、死後に病因を確かめる病理解剖、それに司法解剖だ。三解剖のあり方を定めたのが、監察医制度とともに公布された死体解剖保存法。司法解剖は厳密にいうと刑事訴訟法による司法解剖と犯罪性のない行政解剖に分かれる。

「われわれが扱う司法解剖は毎年五十体前後で推移してきたのですが、二〇〇二年は九十六体。増えたのは一九九八年ごろからです。医療事故など異状死の概念が変わってきたことと高齢化が原因です。社会情勢の変化とともに犯罪も増えています」

六十五歳以上人口が２０％という超高齢社会は、未経験の新たな医学的・法的問題を

1　内因死（病死及び自然死）の一部
　医師の診察を受けることなく死亡したもの（突然死など）
　医師の診察を受けても死因が不明なもの
　診察中の疾患とは異なる原因で死亡したもの
　医療行為に関連した予期しない死亡
　発病または死亡時の状況が異状なもの
2　不慮の外因死
　交通事故死、転倒・転落死、溺死、火災・火炎などによる障害
　窒息（頸胸部の圧迫、気道閉塞、酸素欠乏など）
　中毒（毒物、薬物の服用、注射、接触による死亡）
　異常環境（熱射病、凍死、潜函病、感電、落雷など）
　医療行為に関連した予期しない死亡
3　自殺
4　他殺
5　自殺、他殺、不慮の外因死か否か判別できない場合
6　不詳の死（内因死か外因死か不明の発見死体）

外因死から内因死に重点を移して改定された「異状死ガイドライン」（一九九四年『日本法医学会』から）

惹起する。老人性認知症や介護問題から派生する事件や事故、虐待……。自殺や殺人に至る場合もある。

「従来の法医学は、まだ高齢社会に十分には対応していない」と安原教授。「例えば交通事故。当事者が認知症であったか否か、認知症に関係した行動が事故の原因であったか否かが問われ、われわれはそれに科学的根拠を示さねばなりません」

安原教授は、実は神経内科出身である。アルツハイマー病（ＡＤ）やパーキンソン病など変性性認知症の病理学が専門。法医学に移ってからは、認知症性神経疾患の分類と組織学的な診断基準作りに乗り出し、レビー小体病という新しい疾患も見いだした。こうした法医神経病理学の体系化は新たな学問分野でもある。

伝統とするアルコール医学の研究、突然死や過労死、生命倫理問題にも並行して取り組んでいるが、安原教授は「裁判医学という特殊領域から始まった法医学は、老人の徘徊事故やメル友殺人に象徴されるように社会問題への対応を迫られるようになった。人とは何なのか、社会とは？　このことを考える延長線上に法医学もあるのです」と強調する。

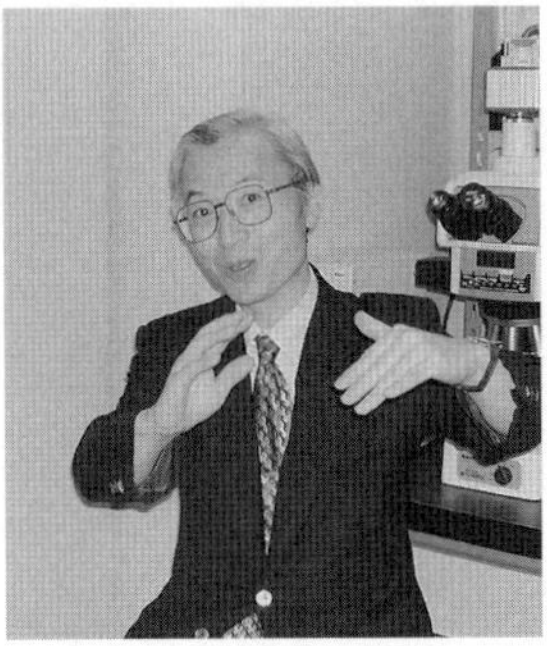

伏木信次教授

発生期の脳で加齢現象を探る ——病態病理学部門

府立医大に附属脳・血管系老化研究センターが設けられたのは一九九〇年。目的は、高齢社会を健やかに過ごすための病的変化の研究と予防である。病態病理学、細胞生物学、神経化学・分子遺伝学の三部門からなる基礎医学系と神経内科学部門の臨床医学系、それに社会医学・人文科学部門の社会医学系からなる。

「脳は老化に伴って変化します。老化した脳を調べると、発生時期に重要な役割を果たしていた分子が発現しています。ですから、われわれ病態病理学部門では、発生期の脳神経系を主たる研究対象にして加齢現象の解明をめざしています」と研究部長を兼ねる伏木信次教授はいう。

胎生期の脳では、脳室近くで母細胞が数を増やしながら神経細胞へと分化し、脳表面に向かって移動、層を形成して大脳皮質を形作る。移動、層形成には、多くの分子が情報伝達役や細胞接着役として働いている。

「分化、移動、層形成がうまくいかないと障害が起きるわけですが、低線量の胎内被曝による細胞移動の異常に起因するとみられるヒトでの障害が知られています。そこで、ラットやマウスの妊娠中期に低線量の放射線を照射して胎児を調べると、確かに移動に

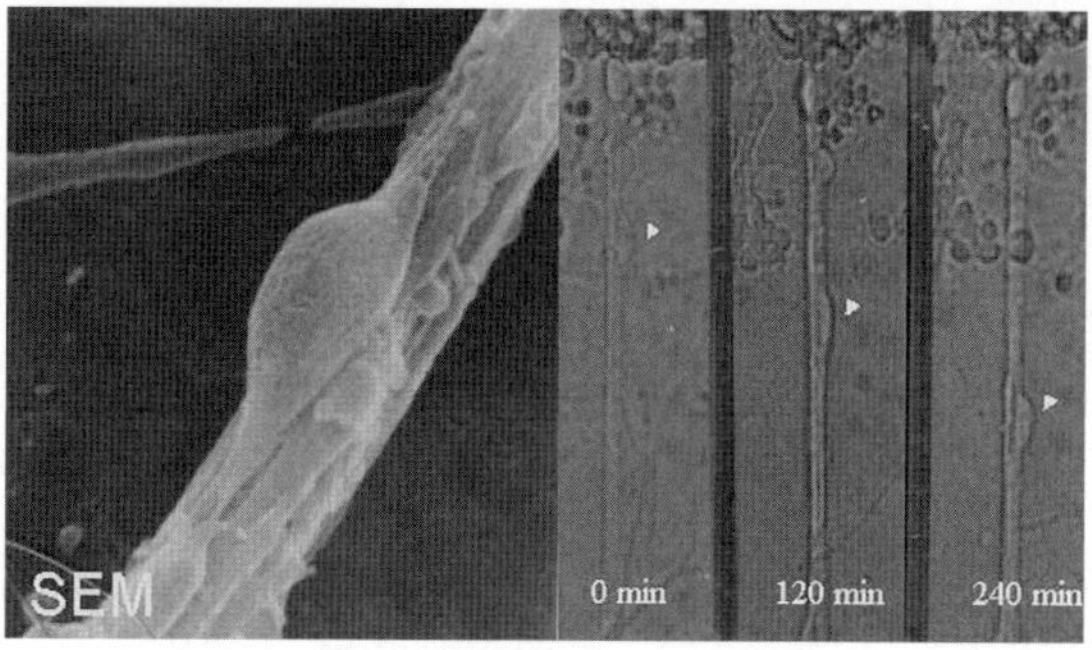

走査電子顕微鏡とタイムラプス顕微鏡で観察した移動中の神経細胞（一時間に１５～２０μmの速度で下に向かって移動している）

遅延を起こし、進行方向もばらつく細胞があるのです」

低線量被曝によって細胞がダメージを受けたわけではない。移動に関係している分子が影響を受けたと思われる。つまり、影響を受けた分子と、これをつくり出している遺伝子を探索すれば、移動と障害のメカニズムがわかるはずだ。

「被曝した脳と正常な脳を比較した結果、発現量が異なる遺伝子が二十数個みつかり、遺伝子配列も解読できました。既知の遺伝子に類似したものや未知なものもあります。いま、その機能を調べている最中です」

手に入った遺伝子が実際に発生期の脳で、どのように働いているのか、これを検証するには、目的とする遺伝子に蛍光を発するタンパク質をつくる遺伝子を連結して子宮内胎児の脳に導入し、蛍光顕微鏡で挙動を追えばよい。遺伝子の導入には、電気穿孔法という方法が開発されている。

「もちろん、まだネズミの段階ですが、ヒトの大脳皮質形成障害もＭＲＩ（核磁気共鳴装置）によって観察されており、研究をヒトへの応用にフィードバックさせることができます。細胞移動をコントロールできる薬剤が開発されれば、脳形成障害の予防や治療も可能になるはずです」と伏木教授は強調する。

成人の脳にも神経になる前段階の未分化細胞が存在することが最近わかってきた。ＥＳ細胞（胚性幹細胞）から神経細胞をつくり出すことも可能だ。脳形成過程における神経細胞の分化、移動、層形成のメカニズム解明の先には、中枢神経の再生という予期せ

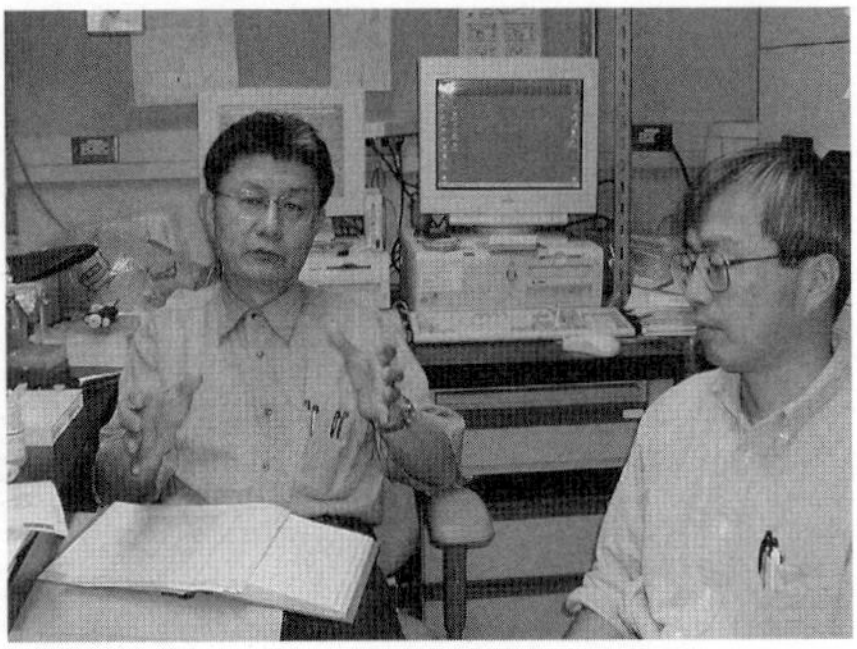
山口希助教授（左）と三井真一助手

ぬゴールも待ち受けているかもしれない。

神経伝達に働く新物質 ――細胞生物学部門

アルツハイマー病（ＡＤ）やパーキンソン病、プリオン病などの神経変性疾患は、異常な構造のタンパク質がつくられ、これら老廃タンパク質を排除する仕組みが破綻した結果、神経細胞が変性あるいは細胞死を起こして発症する。

「老廃物を除去しているのがプロテアーゼ（タンパク分解酵素）です。いろんな因子が情報をやりとりしながら働いていますが、われわれは脳血管性認知症とＡＤを中心に因子の探索と機能解明、その延長線上にある治療をめざしています」と山口希助教授と三井真一助手（二〇〇三年退職）は説明する。

血管障害などの虚血で神経細胞はただちには変性しない。三～五日後に細胞死を起こす。つまり、神経細胞は栄養不足など直接的な細胞障害をきたすのではなく、虚血が情報伝達系に影響を及ぼしてアポトーシス（自己死）を招いているのだ。また、ＡＤの細胞死には、アミロイドβタンパク質（Ａβ）の蓄積が考えられている。

山口助教授らは、Ａβ周辺の情報伝達系を念頭に活性物質を探索した結果、九つの新

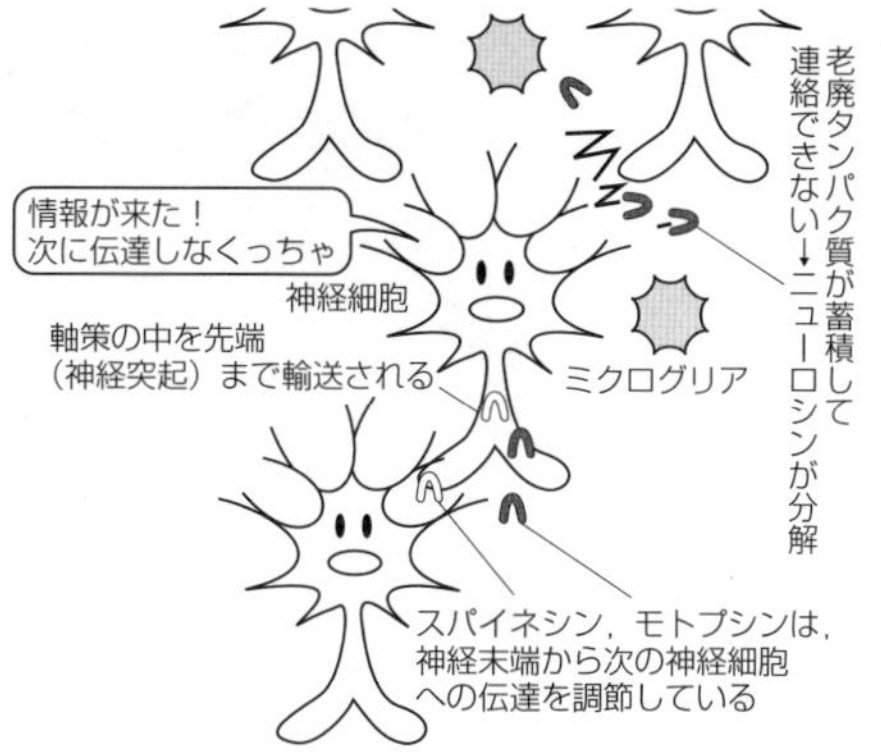
情報が来た！
次に伝達しなくっちゃ
神経細胞
軸策の中を先端
（神経突起）まで輸送される
ミクログリア
老廃タンパク質が蓄積して
連絡できない→ニューロシンが分解
スパイネシン，モトプシンは，
神経末端から次の神経細胞
への伝達を調節している

タンパク質分解は脳の働きを正常に保っている

しいプロテアーゼを発見した。遺伝子を特定し、機能を調べた結果、ニューロシンと名づけた因子がAβの排除に、モトプシンとスパイネシンが神経細胞間の信号伝達役を果たしていることがわかった。

「こうした因子の発現は、結果として細胞死を招くわけですから体内では不活性型の前駆体の形で存在しています。活性化も限局した場所で起きるはずです。このため発現機構を調べたところ、前駆体は、あるシグナル部分を切り離すことによって活性化することもわかりました」

記憶の形成は、神経細胞間のシナプスを介した新たなネットワーク形成によって行われる。いわゆる長期増強（LTP）で、これにはシナプスの数の増加や構造変化が考えられている。

「構造変化は、分解と再構築、すなわち形態形成によって起きます。ここにもプロテアーゼが働いており、シナプス形成に関係する機能を調節すれば、記憶など神経ネットワークの再生も可能になるはずです」と山口助教授はいう。

マウスの顔面神経は、その軸索を切断しても数日から数十日で軸索を伸長させて再生する。その過程でプロテアーゼの挙動をみると、ニューロシンは障害の回復過程に発現し、モトプシンは障害によって抑制され、回復すると再び発現してくる。機能維持や再生という目的によって、これらの因子は使い分けられているのである。

神経細胞の形態形成は、脳の発生過程で劇的に起きている。成人の脳にも神経細胞への分化可能な幹細胞が存在している。「ですから、発生過程における分解、再生、情報伝達の仕組みを調べれば、認知症克服の新しい治療法開発も夢ではない」と山口助教授はいう。

骨粗鬆症と認知症の関係を探る ――神経化学・分子遺伝学部門

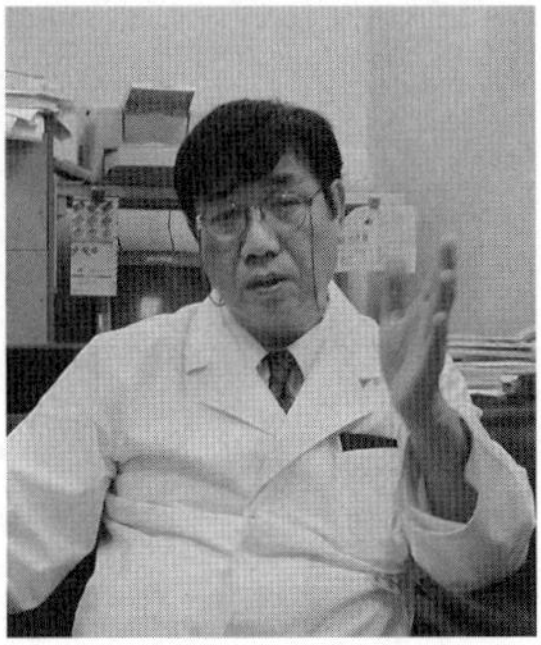
橋本保助教授

骨と脳・神経とは、まったく別の機能を持った臓器に思われているが、実は密接な関係にある。「進化や分子発生学からもそういえます」と橋本保助教授は説明する。カルシウム濃度の高い海中にいた魚類の祖先は、カルシウムを体外に排出し、外敵を防ぐため鎧をまとうように外骨格を使っていたが、運動機能は貧弱だった。しかし、地殻変動によりカルシウム濃度の低い淡水の河川が生じると、これを遡るものが現れる。この時、不足しがちなカルシウムを体内に蓄積、内骨格を発達させて同時に脳・脊髄を保護、高度運動機能を獲得したのだった。

「脳の後方化に伴って、これを保護するため頭蓋骨と椎体骨が発達します。骨は中枢神経と初めから密接な関係にあったわけです。これは仮説ですが、骨粗鬆症と認知症は同じ原因で起きているのではないか、だとすれば、骨と脳の両方に効く治療薬もあり得

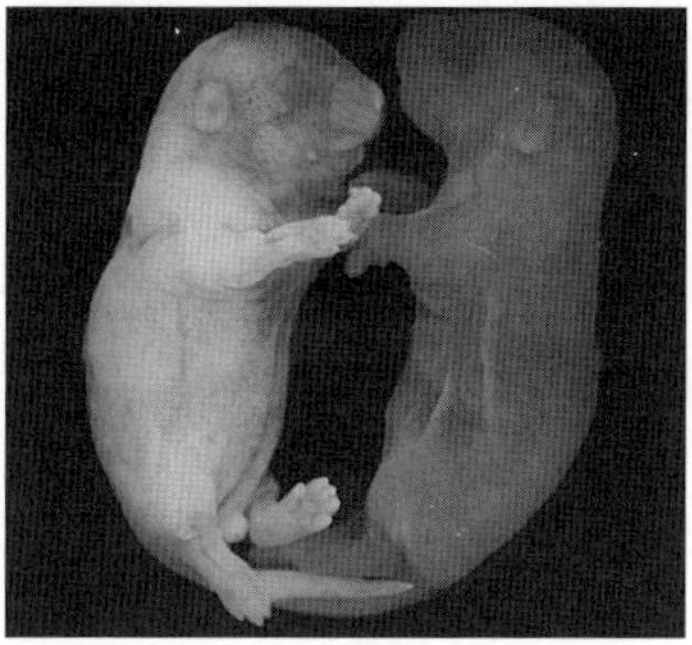

体内の遺伝子発現を肉眼で追跡するため蛍光タンパク質遺伝子を連結したヒトのＯＳＦ１遺伝子を組み込んだ「骨太マウス」（左、白い部分は実際は緑色に発色している）

る。両疾患には接点があるはずで、それを探るのが、われわれの研究戦略です」

ＢＭＰ（骨形成因子）がみつかった時、多くの人が骨粗鬆症の薬になると考えた。が、ならなかった。誤解を生んだのは名前のせいだという。

「ＢＭＰは、骨新生因子、または異所的骨形成因子とでも呼ぶべきもので、骨の無い所に骨を作る因子だった。骨を強くする骨量決定因子または同所的骨形成因子としての活性はない。ですから、われわれは骨密度を高くする因子を探索しました」と橋本助教授。みつけたのがＯＳＦ１（骨芽細胞刺激因子）だった。

ＯＳＦ１の機能を証明するため橋本助教授らは、ヒトのＯＳＦ１遺伝子を組み込んだ遺伝子改変マウスを作り「骨太マウス」と名づけた。このマウスでは骨密度が増加することが判明、この研究で二〇〇〇年度骨粗鬆症学会賞を受賞した。

従来の骨粗鬆症の薬剤は骨を弱くする破骨細胞を抑えるものだったが、ＯＳＦ１は骨を強くする骨芽細胞に働く。「まだ動物実験段階ですが、遺伝子治療を考えています」と橋本助教授。患者の骨髄系細胞を採取して活性化し、細胞を増やして患者に戻せば、骨形成活性が高まるはずだ。

細胞移植の動物実験も始めている。緑色蛍光を発する骨太マウスがすでにできている。このマウスは蛍光を発するため、移植を受けた動物の体内でドナー細胞の挙動を追跡できる。

「骨粗鬆症と認知症の接点をみつけることがわれわれの目標です。骨粗鬆症患者の多くが認知症を発症し、その逆も真です。両者に共通した原因があるはずです。ＯＳＦ１は骨芽細胞と神経細胞の両方で作られますが、他の細胞にはないのです」

現在、骨は整形外科、認知症は精神科や神経内科で診療、研究が行われている。しかし、将来は老年科、老年医学への統合が必要だと橋本助教授は強調する。

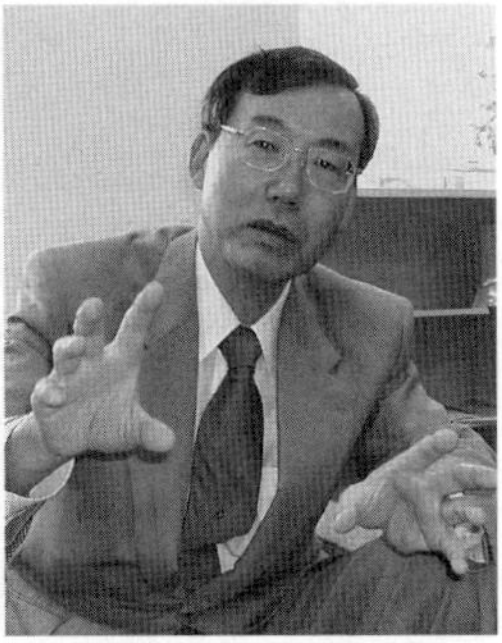
中川正法教授

遺伝子の個人差を追究 ――神経内科学部門

附属脳・血管系老化研究センターでは唯一診療科をもつ研究部門である。「ですから、常に臨床に結びついた研究を志したい」という中川正法教授が鹿児島大学医学部から府立医大に赴任してきたのは二〇〇二年十月。「ベッド（臨床現場）からベンチ（研究室）へ、ベンチからベッドへ」がモットーだという。

神経内科とは、脳・脊髄、末梢神経、筋肉などの神経系の病気を診る部門である。「認知症や脳血管障害、パーキンソン病など加齢に伴う神経疾患を扱ってきた開設以来十年間の実績を踏まえたうえで、新たな技術による新分野の開拓もめざしたい」と中川教授はいう。

血圧が高い、太りやすいなど人間には体質がある。体質の違いは、環境などにも左右

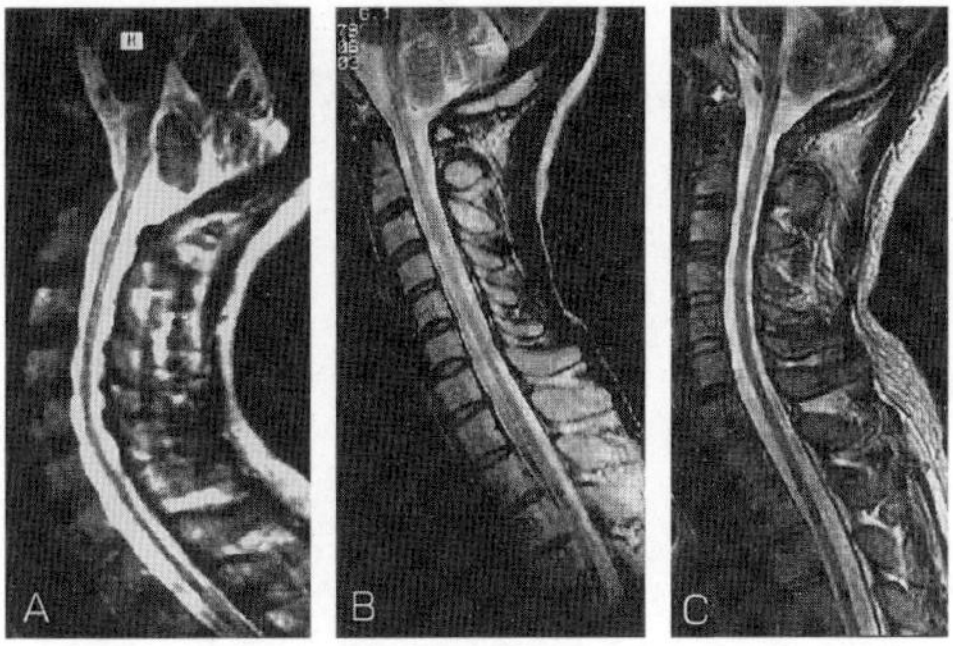

延髄から脊髄にかけて、いずれも神経が非常に細くなり、萎縮した脊髄小脳変性症のＭＲＩ写真（溝状に上下に走る黒い部分が神経）

されるが、最近、ＳＮＰと呼ばれる遺伝子の個人差に規定されていることがわかってきた。この個人差が遺伝子レベルで突き止められれば、体質や健康状態に合わせたテーラー・メード・サポートも可能になる。

体質がわかれば、健康管理によって病気を予防し、発症を遅らせることもできる。例えばアルツハイマー病（ＡＤ）。平均発症を二年遅延させれば数百億円の医療費が節約でき、その間、患者さんも働けるわけで、経済効果は測り知れない。中川教授は、各診療科と協力して遺伝子多型の研究を進めると同時に二〇〇四年春、院内に「遺伝子カウンセリング室」を設けた。

中川教授自身は、遺伝性神経疾患の病態解明を研究テーマにしてきた。新しい病気との関連をみつけた遺伝子の一つがＧＦＡＰ。この遺伝子のアミノ酸配列が一つずれると、特殊な脊髄小脳変性症を引き起こす。

この特殊な脊髄小脳変性症は、成人になって脊髄が萎縮し細くなるなどの変化を起こす病気で、同じＧＦＡＰ遺伝子が小児期に発症して死に至るアレキサンダー病の原因遺伝子にもなっている。今後、その関連を調べたいという。

「テーラー・メード・サポート、神経難病の解明と同時に、もう一つ、めざしたいものがあります」と中川教授。「それは、ターミナル・ケアの充実です」

脳卒中やパーキンソン病などの慢性疾患は、長期療養を強いられるが、大学病院などでは、こうした疾患に対するケア・サポートが不十分だ。高齢社会にあっては、地域の

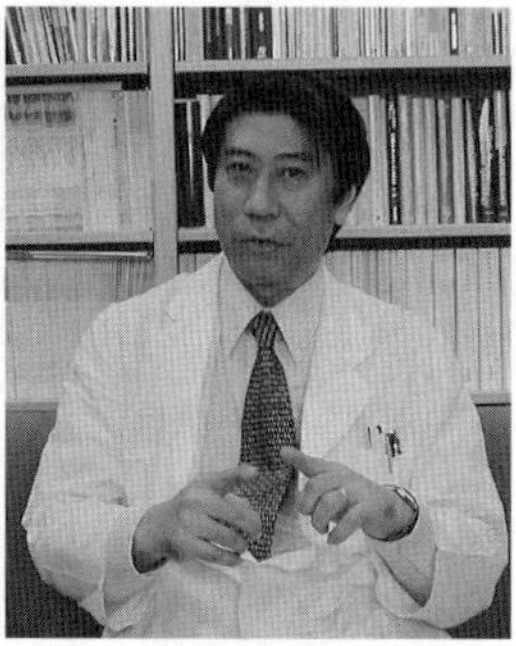
渡邊能行教授

療養施設や保健所、地域社会との連携が不可欠になる。
「ターミナル・ケアはプライマリー・ケアと表裏一体なのです。人は皆いずれ死にますが、病室で寂しく、家で孤独死を迎えるのではなく、家族に看取られながら、満足して死ねるシステムを構築したいですね」

生活習慣病の疫学研究 ―― 社会医学・人文科学部門

附属脳・血管系老化研究センターに社会医学・人文科学部門が設けられたのは一九九八年三月。渡邊能行教授が公衆衛生学から移籍・昇格し、第一歩を踏み出した。「ですから、研究もまだ種まきの段階です」と渡邊教授はいう。

渡邊教授は公衆衛生学在籍時代から疫学研究に携わってきた。疫学とは人間集団を対象として人間の健康およびその異常の原因を人、病因、環境の各面から包括的に考察し、健康増進と疾病予防をはかる学問である。

「京都府でも高齢化が進展しています。われわれは府民を対象とした疫学研究によって脳卒中や老年期認知症などの老化と関連した疾病、つまり生活習慣病の発生要因を明らかにし、成果を府民に還元したいと考えています」

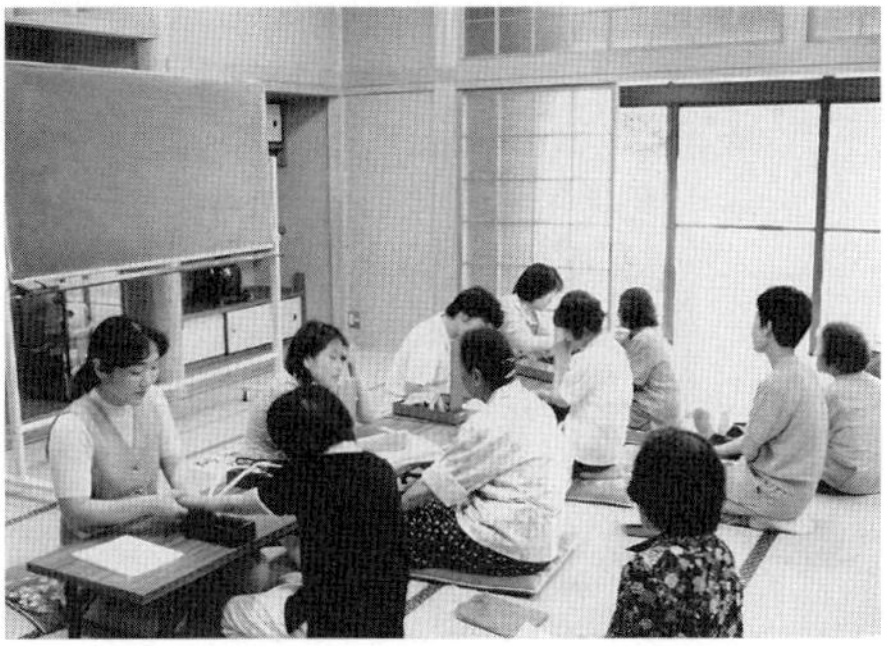

生活習慣病の発生要因に関する多要因コホート研究と連携した住民基本健診（一九九九年、和知町＝現京丹波町）

早速とりかかったのが、和知、瑞穂両町（現京丹波町）住民を対象にした「生活習慣病の発生要因に関する多要因コホート研究」。コホートとは集団のことで一九九九年夏から二〇〇〇年二月にかけて三十歳以上の住民約七千人の七割にあたる四千九百人にアンケート調査を実施した。

調査内容は喫煙・飲酒などのライフスタイル、病歴などで、千七百六十人については健診を実施し、採血して六種類のカロテノイド類（葉緑体のβカロチンなど）と動脈硬化のマーカーであるホモシステインを測定、一部地域では六十五歳以上を対象にした認知症スクリーニングも行った。

「疫学研究は短兵急に成果は出ません。十年、十五年の追跡調査が必要。しかし、得られた研究結果は、その地域に限らず他地域の健康増進、疾病予防にも当然つながるものです。ただ、調査には住民はもちろん地域の医師、看護師、保健師、行政の協力が不可欠です」

渡辺教授は、かつて三年間、園部保健所長を勤めた経験を持つ。この時培った人脈が役立ったこともあるが、両町を調査対象に選んだ理由は他にもある。

二十年前、府内でいち早く大腸がん検診を始めたのが和知町なのだ。瑞穂町がこれに続き、両町の最近の大腸がんによる死亡率は、全国平均の三分の一から半分に減った。一方で両町の老年人口割合（全人口に占める六十五歳以上人口の率）は３０数％と全国平均の倍。いわば超高齢社会を先取りした地域でもある。

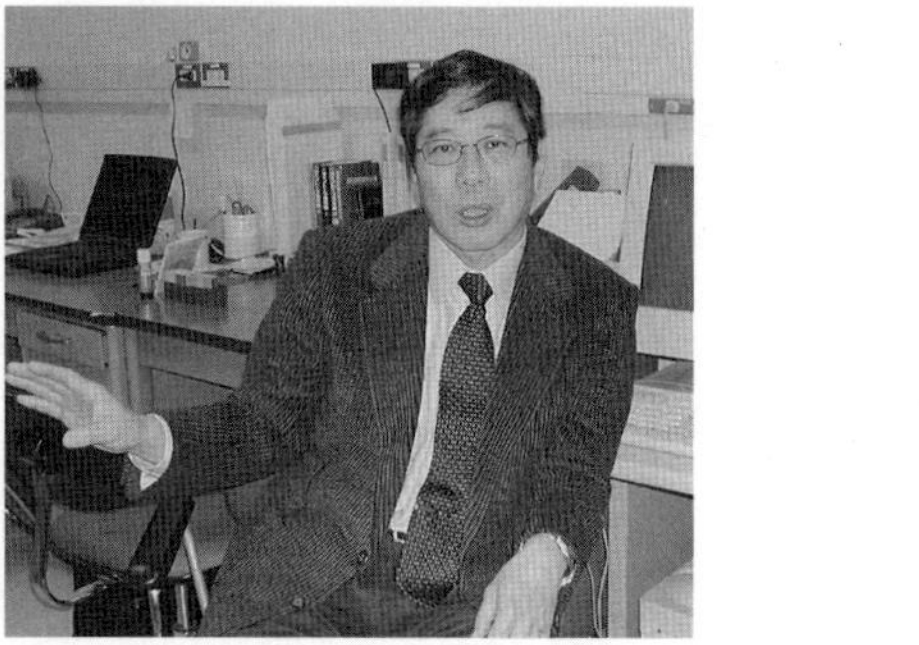
西村洋助教授

コホート研究は、第三次国民健康づくり運動「健康日本21」の京都府版「京都健やか21」を展開するための根拠を提供する目的も持っている。渡邊教授は、その策定委員長を務めた。

「高齢社会における健康増進と保持には、教育的支援と環境的支援が不可欠です。健康以外に安全対策も必要。社会医学の目標は、互いに声を掛け合える安全・安心な地域社会のリバイバルです。農村だけでなく都会の真ん中の目標でもある。現場主義を貫いて実現をめざしたいですね」

新施設、一九九九年から稼働 ―― 同位元素部門

府立医大に同位元素研究会が発足したのは一九五一年。「放射性同位元素等による放射線障害の防止に関する法律」いわゆる障防法の施行より六年も前であった。大学共同利用施設として「臨床同位元素室」が設けられたのが一九六〇年。一九六七年には基礎同位元素室を開設、二人の専任教員も配属された。

「地下二階地上八階の現在の基礎医学学舎新築に伴って同位元素室も新設され、使用を始めたのが一九九九年です」と主任の西村洋助教授。「新設後も障防法改正に伴う手

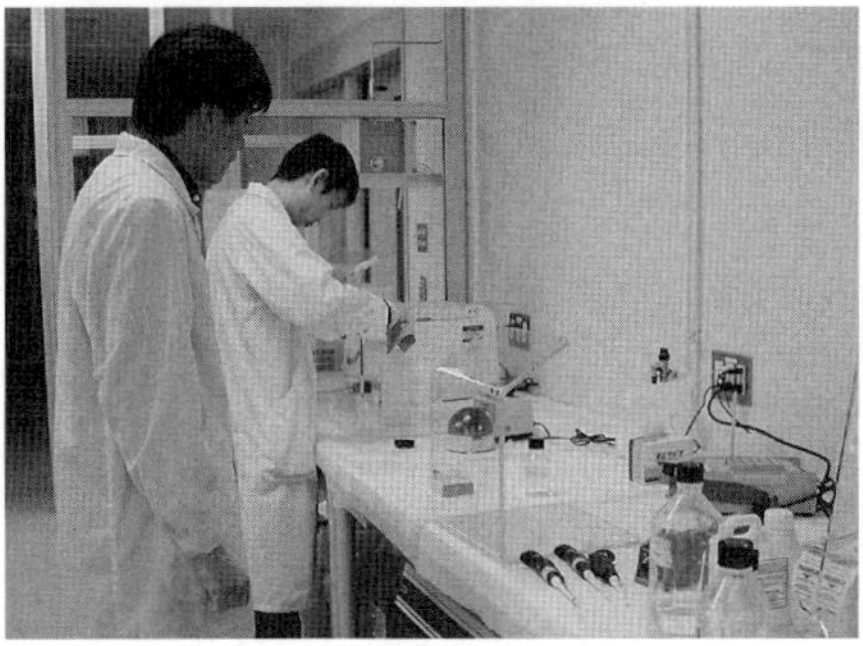
トレーサー実験室

続きや検査に忙殺されましたが、ようやく一段落しました」。西村助教授は、新施設開設準備のため一九九八年に生化学教室から赴任したのだそうだ。

放射性同位元素（ＲＩ）とは原子番号が等しく質量数が異なる核種のうち放射線を出す原子。原子核や電子、電磁波などを放出して安定した核種に変化する。自然界にもあるが、原子炉やサイクロトロンなどで人工的に作り出されたものが研究用に用いられる。

ＲＩの化学的性質は同じ安定核種と変わらない。このため、ＲＩで標識した化合物を生体内へ送り込んでやると、元素や化合物の挙動、遺伝子の発現、タンパク質の合成などが、どこでどれほど行われているかを追跡できる。水素、炭素、ヨウ素など多くの核種が利用されるが、分子生物学の隆盛に伴い、いまリンのＲＩ使用が増えている。

ＲＩには被曝の可能性があるため、取り扱いと使用、廃棄は障防法で厳重に規制されている。新設された同位元素室は、基礎医学学舎四階フロアの大部分約１６００㎡を占め、トレーサー実験室など管理区域への出入りは、ＩＤカードなどでチェックされる。利用は各研究グループごとの登録制。「天然成分の発がん抑制作用」「ストレスによる生体内分子の動態」など二〇〇三年現在、四十九件の研究が登録されている。

西村助教授自身は、ビタミンB_1の研究を手がけている。ヒトなど哺乳類は進化の過程で体内でB_1合成能力を失ったが、酵母菌には、まだその能力がある。西村助教授は、酵母菌を使ってB_1の代謝経路を調べた結果、生合成には二つの調節遺伝子が働いていることがわかり、その遺伝子の決定に成功した。

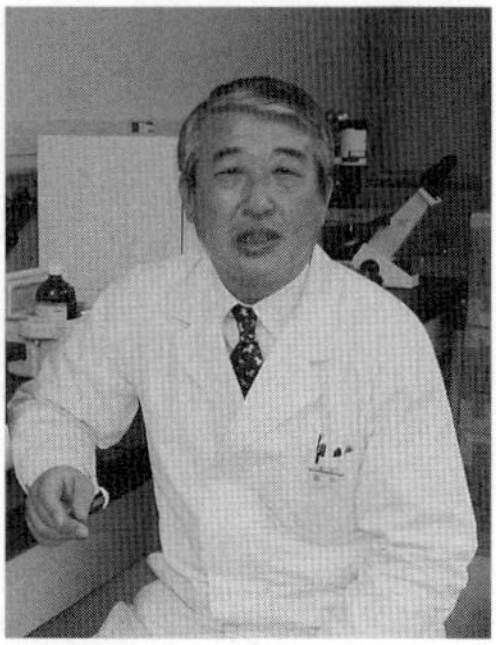
喜多正和助教授

「B_1は代謝によって補酵素型のチアミンピロリン酸（ＴＰＰ）に変化します。B_1が欠乏している酵母に大量にB_1を入れてやると、合成がストップするのです。つまりＴＰＰがB_1合成調節遺伝子にシグナルを送り、生合成を調節していることがわかりました」

脚気のようなB_1欠乏症は見られなくなったが、まだなお潜在性B_1欠乏症については議論されている。B_1はアルコール中毒などの神経症状を改善する。B_1を作りつづける酵母を開発し、B_1を豊富に含む酒、パン、みそ、しょうゆなどの機能食品ができるかもしれない。

研究とともに需要急伸 ―― 実験動物部門

医学研究に実験動物は欠かせない。しかし、人への感染源にもなりかねない。一九八〇年前後に起きた実験用ラットによる腎症候性出血熱がそうだ。全国で百二十六人の感染者と一人の死者を出した苦い経験から「予防指針」が定められ、実験施設は厳しく管理されるようになった。

一九九九年の基礎医学学舎新築に伴って新設された実験動物室（一階、地下一・二階延べ約３６００㎡）は、大学施設ではトップクラスの安全性と機能を持つ。マウスなら

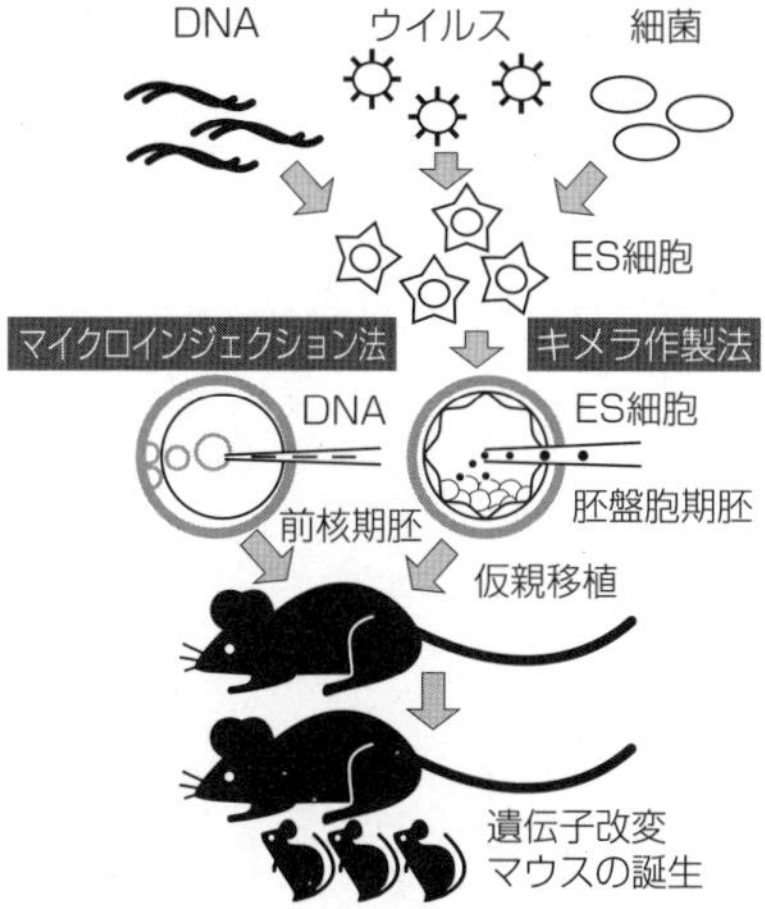

遺伝子改変マウスの作製法

約一万二千匹が飼育可能で、現在、遺伝子改変動物を中心に年間約三百件の実験テーマが提出されている。「ただ、ヒトゲノム研究とともに飼育需要が急激に伸びており、将来的にはスペース不足も懸念される」と主任の喜多正和助教授はいう。

遺伝子は多くの場合、他の遺伝子や細胞と応答しながら機能を発現するため生体内での働きを調べる必要がある。解析法は二つある。一つは自然発症の遺伝的疾患モデル動物から遺伝子をみつける方法。もう一つが人為的に遺伝子改変動物を作製し、生体の機能や病態を調べる方法だ。

改変のやり方も二つある。特定の遺伝子を欠損させるか過剰に発現させるかだ。マウスの場合、遺伝子を欠損させたものをノックアウトマウスといい、過剰に発現させたものをトランスジェニックマウスと呼ぶ。

喜多助教授は、遺伝子改変マウスや感染マウスを使ってヘリコバクターピロリ菌の病原因子を探っている。ピロリ菌は胃炎、消化性潰瘍、胃がんの原因菌として知られているが、感染していても発症しない人が多い。発症や病状進行のスイッチの役割を担う因子があるのだ。

「いろんな因子が報告されていますが、われわれがみつけた因子は、菌外膜成分をつくる遺伝子。この遺伝子を改変した菌をマウスに感染させたところ胃中の菌量が減少します。つまり、この因子は胃の中での定着に関係した因子であることがわかりました。また、これまでにみつかっている因子を二つ以上改変させた実験では、感染しにくくなることも判明しました」

菌側の病原因子とともに宿主側の要因も発症や病態の進行に関係している。インターフェロン（ＩＦＮ）研究を伝統とする府立医大微生物学教室出身の喜多助教授は、ノックアウトマウスを使ってＩＦＮの関与を調べたところＩＦＮγが感染防御に働いていることを突き止めた。また、感染時に防御因子となるＩＦＮγは、炎症に対しては増悪因子に役割を変化させているらしいという。

「マウスモデルを使ってスイッチを人為的にオン、オフ状態にし、詳しく調べれば、胃炎の発症機序の解明や新規治療薬、ワクチンの開発も可能です」と喜多助教授はいう。

5

教育・看護

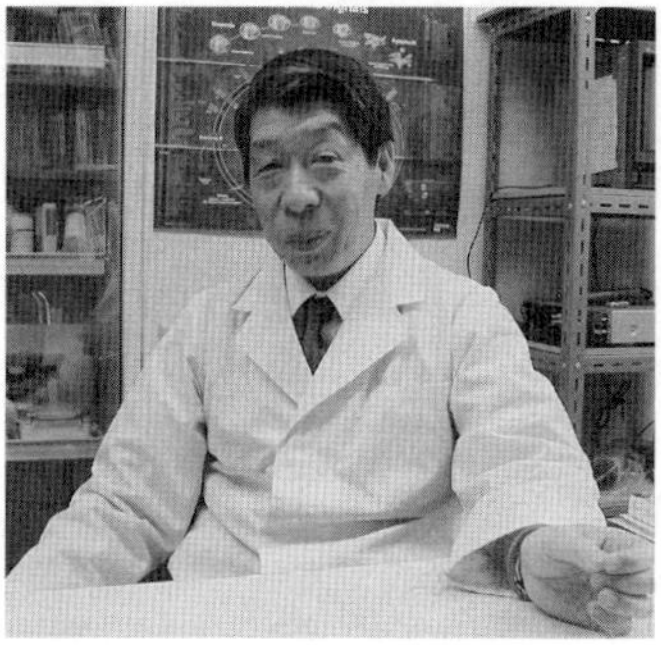
佐野護教授

実習研究で論文書く学生も ―― 教養教育

資質の高い医学者、医師を育てるのは教育である。その教育はいま、過渡期にある。大学院重点化による専門志向もその一つ。「文部科学省が進めるコア・カリキュラムの導入もそうです」と教養教育部長の佐野護教授は説明する。医学準備教育のこと。四、五年生の段階で始まる臨床教育の前に全国共用試験というバリアーを設け、クリアできなければ次のステップに進ませない構想だ。

「私学などでは、なりふり構わず準備教育に専念させる大学もあるようですが、府立医大では、試験にかかわりなくとも教養教育を重視したい」と佐野教授。「医師には基

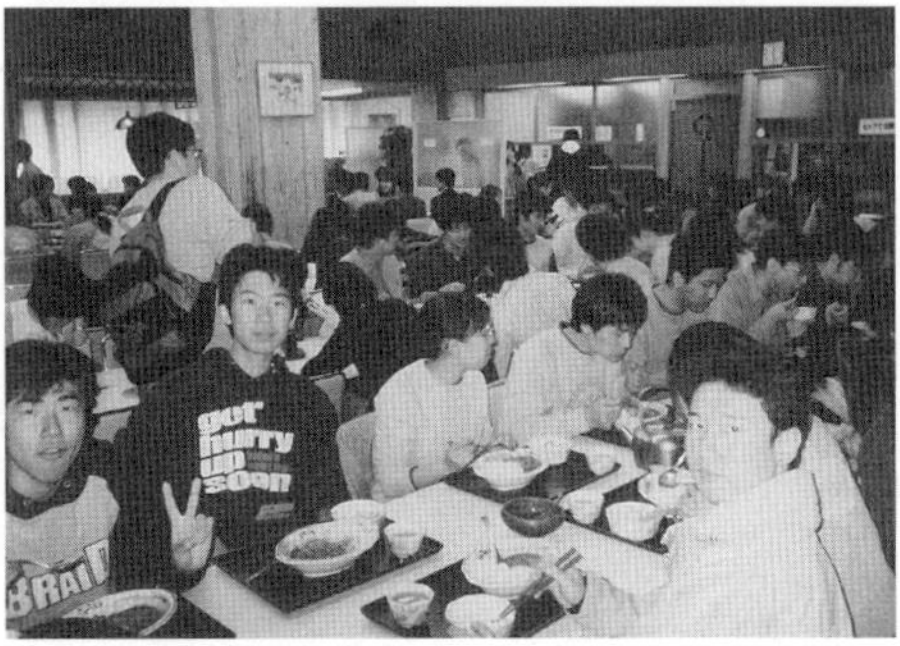

二〇〇二年春、京北町（現京都市）の府立ゼミナールハウスで行われた新入生宿泊研修

本的、専門的知識と技量のほかに幅広い教養と文化的資質も求められるからです」

四月、桜の花吹雪とともに入学した学生たちは、京都市北区大将軍西鷹司町の花園学舎で一年半の間、まず教養教育を受ける。英語とドイツ語あるいはフランス語のほか生物、物理、化学とその実習。数学、哲学、経済、宗教、心理学、国文学、歴史など。それに少人数で課題を発表するゼミ、病院や障害者施設などの体験学習も。

受験勉強から解放されてクラブ活動に熱中する学生や医師以外に自らの適性を見いだしてキャンパスを去る学生もいる。しかし、総合大学の学生に比べ講義への出席率は総じていいそうだ。「入学許可証は人生のパスポートではありません。厳しい環境の中で、まじめに取り組む姿勢を身につけることが大切」と佐野教授は強調する。一、二年生の間に多い年には約一割の学生が留年させられる。

佐野教授は生物学を担当している。しかし、新入学生の半数は、入試の受験科目に生物を選択していない。このため、受講生の知識の差は激しい。「講義終了までには、学生間の温度差はなくなるようですが、医学を志すなら高校でしっかりと生物を学んで来てほしいですね」と佐野教授。

教養教育の教育者たちは同時に研究者でもある。佐野教授も教室運営にあたると同時に研究も続けている。専門は神経を中心とした細胞生物学。神経細胞にある種の抗生物質を加えてやると神経突起の伸展が促進される。この薬物には制がん作用もあることから、いまその分子機構を調べている。

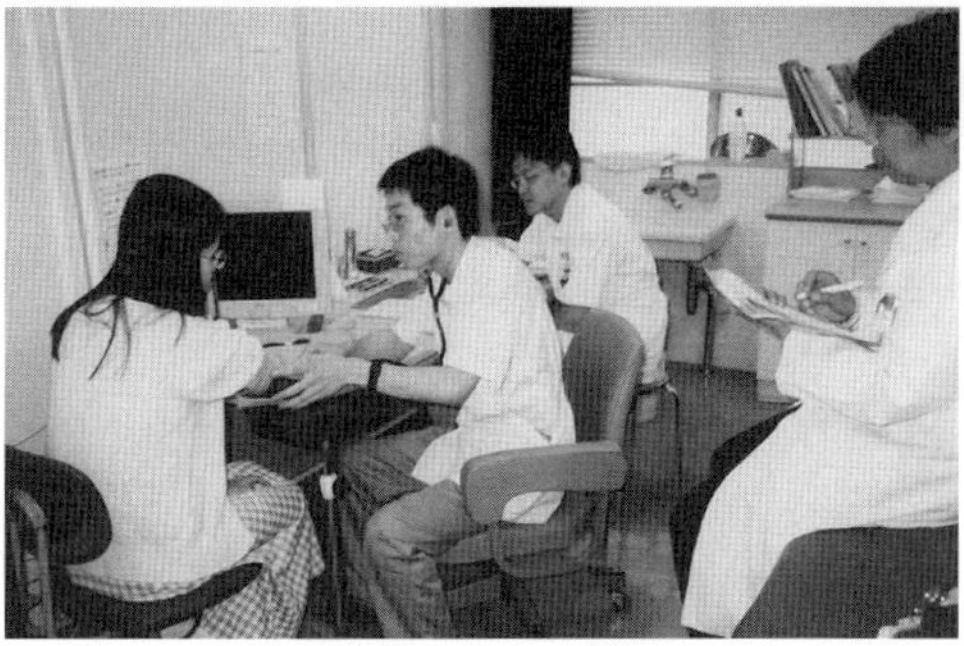
試験的に行われたオスキー（二〇〇二年九月）

「中には研究熱心な学生もいます。夏休みの実習研究で面白い結果が出たので、学会で発表させたのです。すると学会から論文にするように言われ、教養学生が立派な論文を書き上げたのですよ」

総合大学に比べて教師や先輩後輩の絆が強いという。入学二週間後に毎年、京北町（現京都市）で行われる宿泊研修は二年生が企画するのだそうだ。佐野教授は「この時に〝同じ釜の飯遺伝子〟が発現するようです」という。

コア教育に基礎医学も重視 ――学部教育

医学生が患者と初めて接する臨床実習の前に医師としての基本的な知識と技能、態度を評価しようというのが全国共用試験である。「といっても国家試験ではありません。議論の結果、合否判定は各大学に任されることになりました」と学生部長の丸中良典教授は説明する。入試や学部学生の教育全般、カリキュラム編成を所管しているのは学生部である。

共用試験は、全国の大学教官によって共通問題が作られ、ＣＢＴ（コンピューター・ベースド・テスト）によって画面上で行われる。知識のほか聴診や問診など客観的臨床

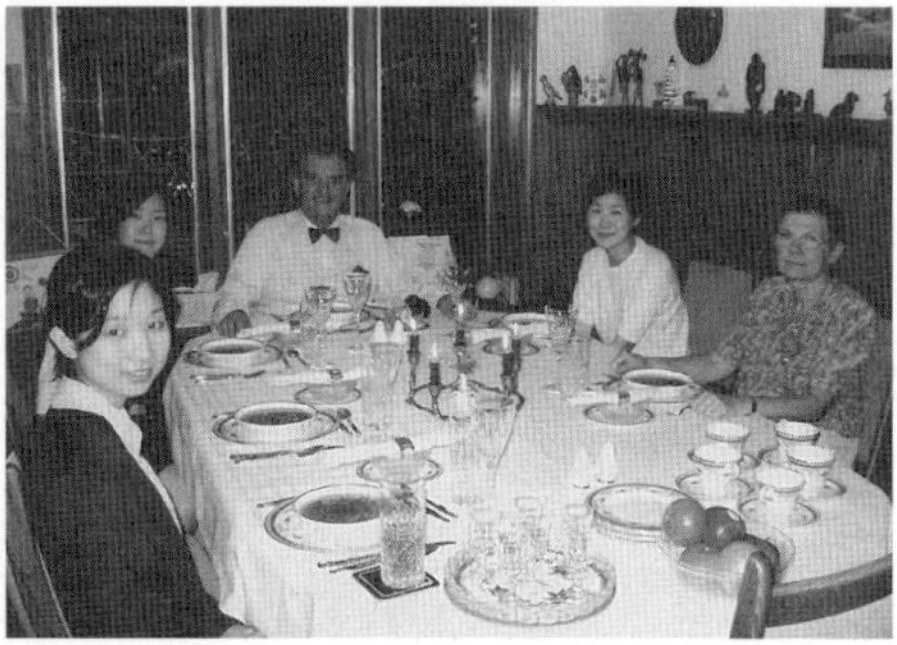

研究配属期間中にトロント大学小児科へ。大学スタッフの家庭に招かれた医学生（左の二人、二〇〇二年六月）

能力を問う試験（OSCE＝オスキー）は、他大学の教官によって相互に行われる。先行している大学もあるが、府立医大では二〇〇四年春に導入した。

共用試験の目的は、臨床能力の標準化と向上である。これを実現するために導入されるのがコア・カリキュラムだ。府立医大では二〇〇三年度入学生が学部教育を受ける二〇〇四年度後期から導入されている。

従来の生理学、解剖学といった体系的学問や概念と違って、コア・カリキュラムは、臓器や細胞の構造、機能を有機的に統合した形の講義内容になっている。このため教官の方も教室の壁を越えてカリキュラム編成をし直さねばならない。

「大変な作業ですが」と、二〇〇三年春に学生部長を引き受けた丸中教授はいう。「私自身は、基礎医学の体系と概念構築は大切にしたいと思っています。なぜなら応用問題に解決の糸口を与えるものだからです。ですから、各教室の協力を得て、いい意味でコア教育に基礎医学の体系をミックスしたカリキュラム編成にしていきたいですね」

教育は、大学の独自性に任されている。丸中教授は、コア教育の比重を全体の六割程度に抑え、残り四割のカリキュラムで府立医大の特徴を出していきたいという。その一つが従来一カ月間だった「研究配属」の期間延長と他大学や外国大学への体験留学である。

基礎科目の勉強を終える四年生の六月、学生たちは各研究室に配属されて研究のノウハウを学ぶ。中には短期間で研究論文を書く学生もおり、教授の個人的人脈をたよりに海外の大学や病院へ研究・ボランティア留学するケースもある。

「これを制度化し、期間も延長して学生の個性と資質をはぐくむ機会にしたいのです。もちろん、資金的裏付けも含めて」。丸中教授の身体には、トロント大学に十年間いた〝体験遺伝子〟が働いているようだ。

「京都、いや日本を飛び出して世界に羽ばたくきっかけが作れれば、うれしいじゃないですか。世界に雄飛して得た果実を再び京の地に持ち帰り、これをシーズに次世代が育てば……。それが教育ではないでしょうか」

専門看護師（CNS）養成も ―― 看護学科

府立医大に医学部看護学科が開設されたのは、二〇〇二年四月である。しかし、その淵源を訪ねると明治時代に遡る。

府立医大は、一八七二年創設の「療病院」を始まりとし、文部省通達によって一八八二年に京都府医学校となった。この医学校に付属して一八八九年に産婆教習所が設けられ、一八九六年には看護婦教習所が付設された。

曲折を経て一九七六年に三年制の府立医大附属看護専門学校（看護学科）、一九九三

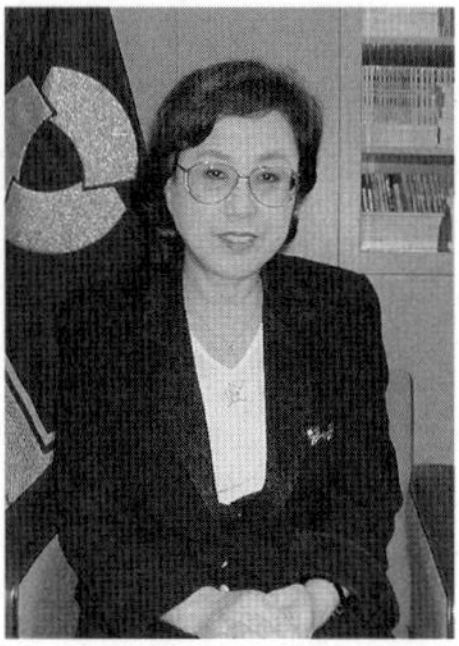
種池礼子教授

年に医療技術短期大学部に。そして二〇〇二年、四年制の医学部看護学科（定員七十五人、三年次編入学定員十五人）に生まれ変わった。

「現在は短大も併存しているのですが」と学科長の種池礼子教授（二〇〇五年退職）は説明する。「四年制の看護学科では、全員が看護師と保健師の両方の資格がとれるようにカリキュラムを組んでいます」

保健学は従来、専攻コースだったが、地域・在宅看護など社会的ニーズも強く、幅広いケアの知識と技量が求められているためだ。助産師資格も選択で取得できる。

「百十余年の歴史と伝統に培われた、われわれの看護教育のめざすものは3Hです。ハート、ハンドそしてヘッド。心と技術と知識の統合です」と種池教授はいう。

調和のとれた3Hを身につけるため、学生たちはまず、基礎・教養科目で生命・人間の尊厳に触れ、人間への理解を深める。さらに環境と文化や医療社会史、外国語や国際情勢の理解によって国際感覚を養う。

人体の構造や機能、栄養学や疾病論といった基礎的専門知識を学ぶのはもちろんだ。そのうえで成人看護、老年看護、リハビリテーション看護など看護学の理論と実践を体得、そして、研究方法論や緩和ケアなど専門領域への探究へと進む。

医学・医療の高度化と多様化、少子・高齢社会の到来、疾病構造の変化によって看護のあり方も専門性、多様性、社会性が求められるようになった。対応するには科学に基づいた人間的な看護の実践が必要だ。

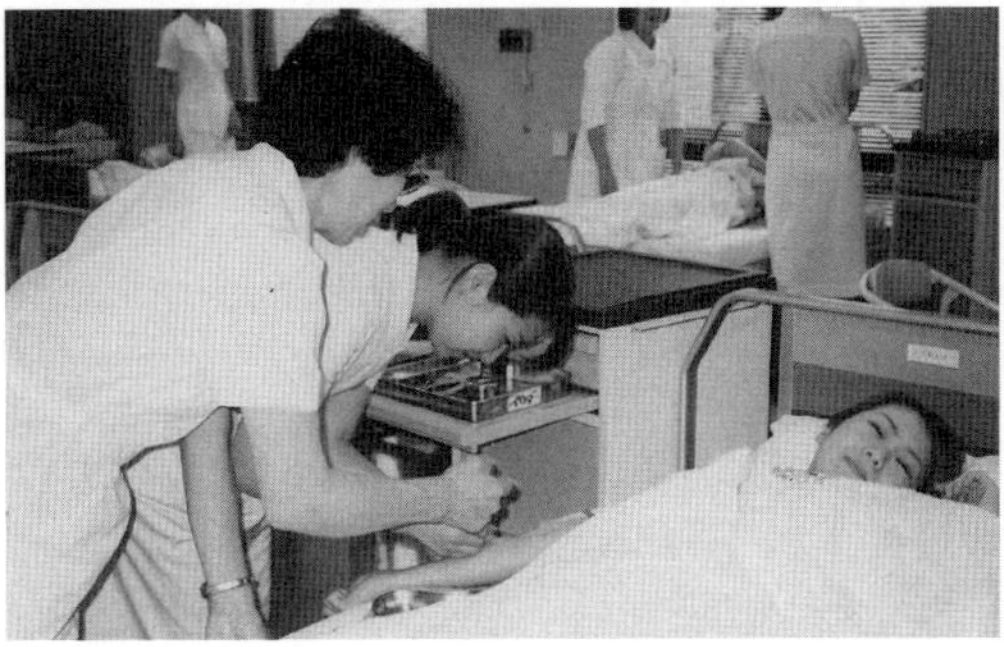
静脈血採取の演習（二〇〇二年七月）

「看護とは、病気のケアをするだけではありません。患者さんの自立、自己実現をも支援できるケアでなければなりません。ですから人々の生活や人間のあり方を広く深く理解したうえで、高度化する医療の中で必要とされる看護の専門性を深めることが重要です。同時に看護の方法論探究も不可欠になります」

精神看護、がん看護、地域看護、老人看護など計六分野に専門看護師（CNS）と呼ばれる人が二〇〇三年現在、全国に四十人いる。CNSは一九九六年に制定された制度で大学院でしか資格が取れない。

種池教授は「社会の変化やニーズに対応できるCNSと教育・研究を志すスペシャリストを育成するためにも将来、大学院の設置をめざしたい」と強調する。

医学・医療情報センターに――附属図書館

学問に欠かせないもの、それは書物であり、図書館だった。ヒポクラテス全集は、プトレマイオス朝の都アレキサンドリアの図書館・ムセイオンで、当時のギリシャ医学の集大成として編纂されたものだ。

府立医大の前身は一八七二（明治五）年、外国人医師・ヨンケルを招いて開設された

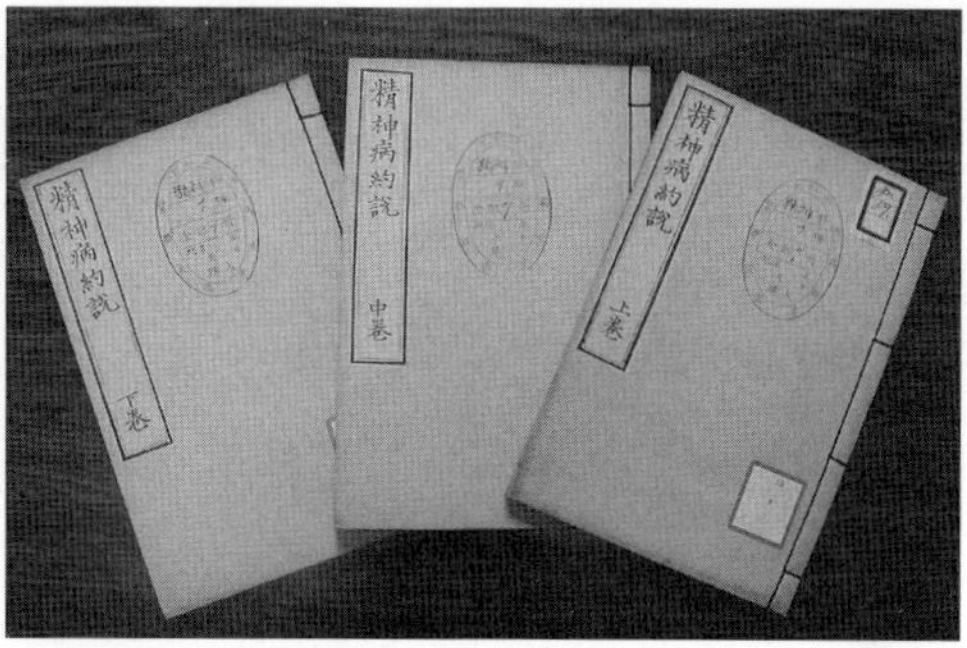

神戸文哉の『精神病約説』（一八七六年）

療病院。附属図書館の淵源も、この時代にまで遡る。「療病院内に京都医学会が設立され、三年後の一八九〇年に医学会の書籍室が設けられました」と宮本小夜子事務長は説明する。「しかし、療病院創設の一八七二年十一月、すでに療病院新聞が刊行され、現在に伝わっています」

　ヨンケルの講義内容を日本人医師たちが筆記した『内臓論　完』や『日講記聞亜那篤美神経論』などは現存する当時の貴重な資料である。とくに管学事・神戸文哉によって著された『精神病約説』（一八七六年）は、わが国最初の西洋精神医学の訳書とされている。

　図書館の名が現れるのは一八九九年のこと。一八九六年に発足した校友会が事業として京都医学図書館の設置を決め、療病院内の図書、雑誌のほか卒業生や市中医師の寄贈や寄付を得て五月に開設した。大正時代には大学に移管されて中央図書館となり、一九二九年には中央図書館棟も完成。尖塔アーチを持つゴシック様式の建物は、いまもシンボルとして残っている。

　現在の附属図書館は一九九二年、広小路キャンパスに新たに建てられた。地下一階・地上二階延べ約5000㎡のモダンな建物で和洋雑誌六千三百七十種のほか二十五万三千冊以上の蔵書などを有する。

　図書館が変貌したのは外観だけではない。新築と同時に導入されたコンピューター・トータルシステムと世界に急速に広がる超高速情報網は、学問と書物、図書館のあり方、

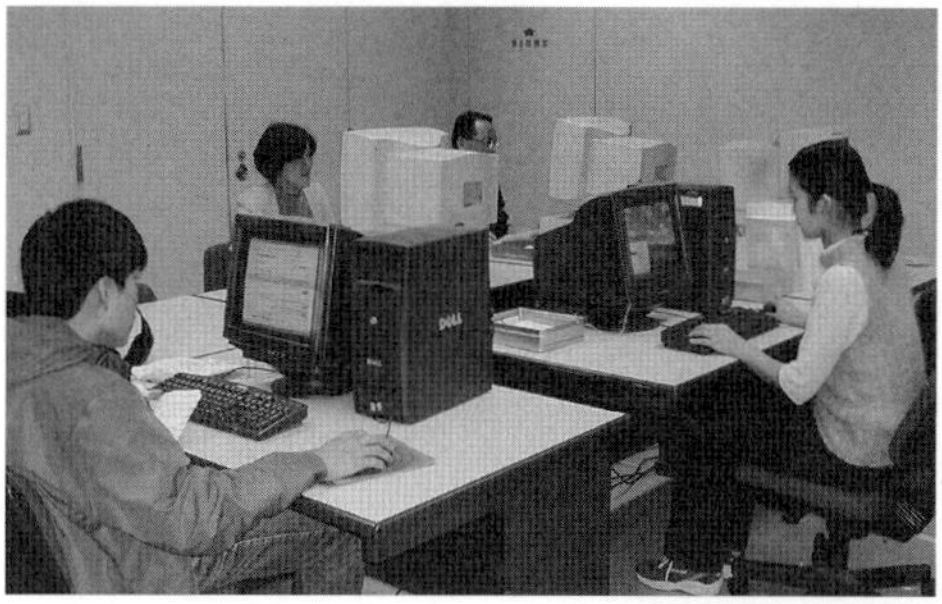
情報検索室

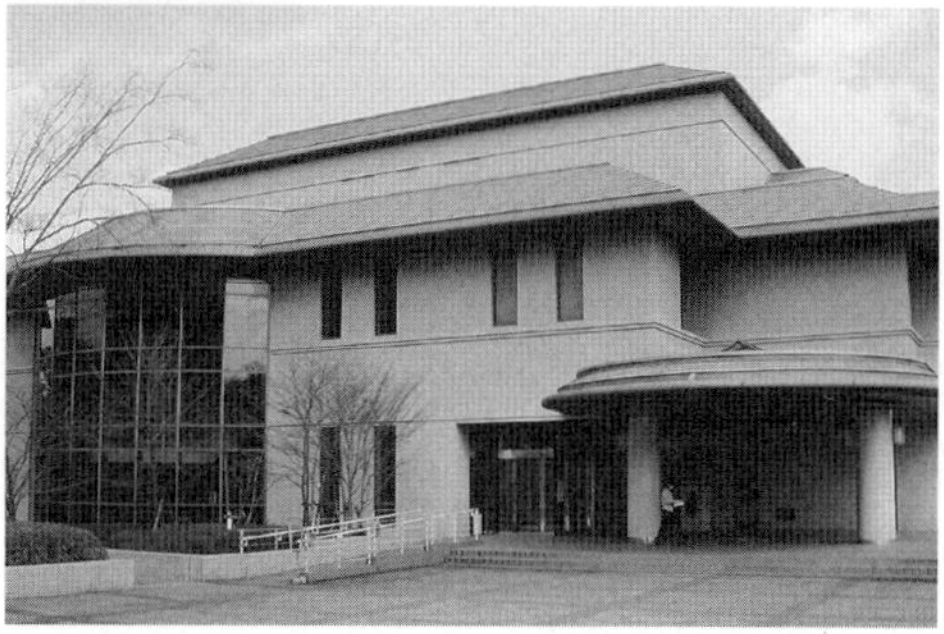
附属図書館

役割そのものを大きく変えようとしている。

「文部科学省の国立情報学研究所や米国国立医学図書館などのデータベースと接続し、学内LANによって世界の文献やオンライン・ジャーナルを検索できるようになったのはもちろんです」と図書館長の西村恒彦教授。「今後は〝図書館〟というよりは医学・医療情報センターとして、教育・研究・診療支援の機能を果たしていきたい」という。

学内だけではなく百近い関連病院の医師はもちろん研修生、看護師、技師ら医療関係者の生涯教育をネットを通じて支援すると同時にリアルタイムの画像・情報交換による遠隔医療、科学的根拠に基づいた治療法のオンライン化による治療支援も試みたいという。

「図書館は昔、情報を求めて人が集まるところでした。しかし、これからは必要な情報を能率良く構築し、瞬時に運ぶ発信基地になるでしょう」と西村教授は強調する。

第II部 地域の中で

地域医療というと、とかく辺地医療と受け取られがちだ。確かに医師不足に悩む過疎地の医療事情は、いつでも、どこでも、だれでも、という医療の平等性を欠く懸念がある。ただ、町中にあっても、どの医療機関でどんな医療が行われているのか、自らが病気にでもならない限り、あまり知る機会がない。過疎地、都会を問わず、地域医療の実際と課題を知ることが自らの危機管理にもつながる。「地域の中で」をキーワードに病院、診療機関を訪ねながら個別、専門別、テーマ別に医療の現状と問題点、未来を探ってみよう。

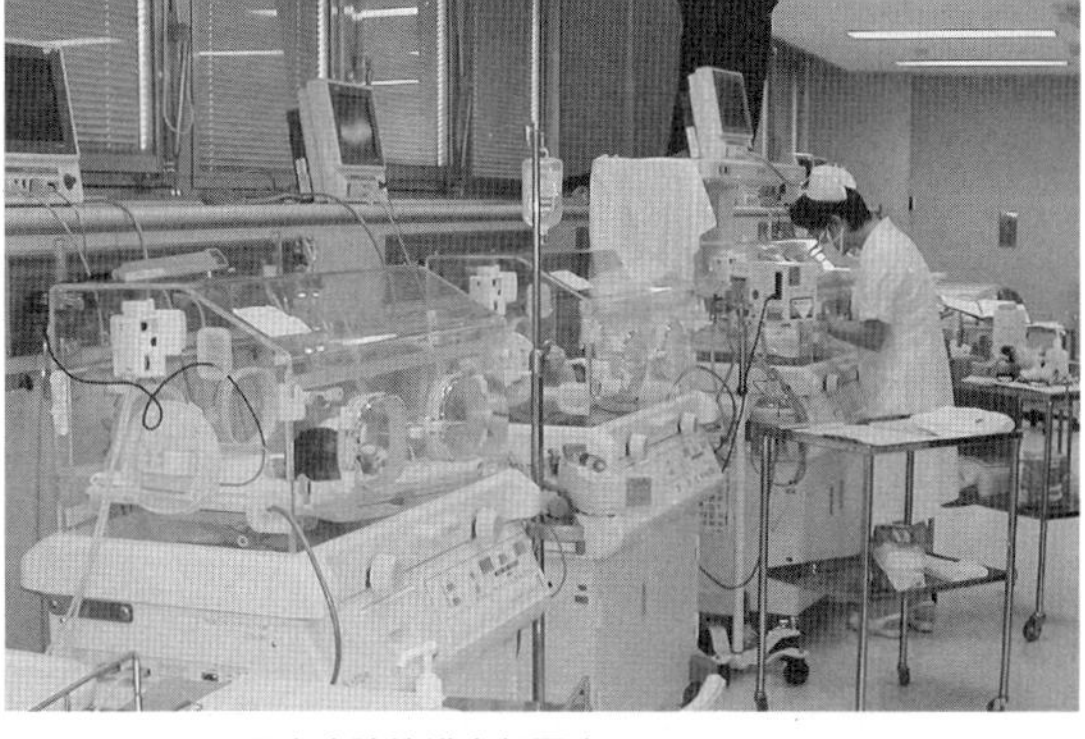

国立病院機構京都医療センター NICU

1

周産期医療

乳児死亡率を改善 ── 周産期母子医療センター

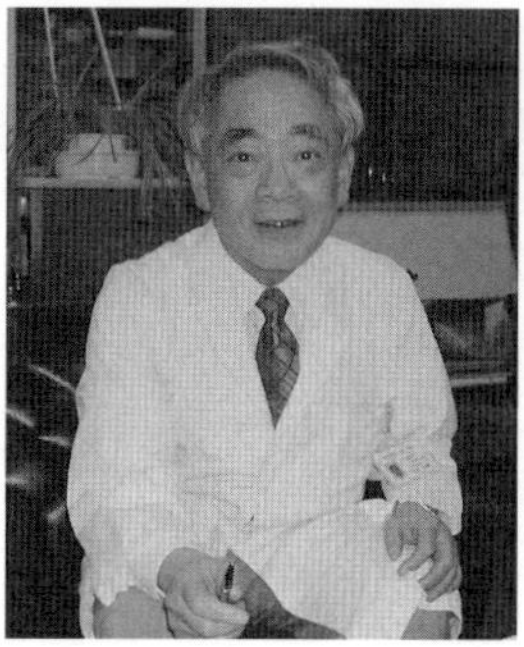
生田治康センター長

一九九三年、京都府は全国二位だった。そして二〇〇一年、四十一位となった。何の順位？　乳児死亡率の都道府県別順位である。

出産千人に対する乳児の死亡率は、一九九三年が5・4（全国平均4・3）、これが二〇〇一年には2・6（同3・1）となった。言い方を変えると、乳児救命率が四十六位から七位に躍進したのである。「やれば出来るという、一つの証ではないでしょうか」と京都第一赤十字病院総合周産期母子医療センターの生田治康センター長はいう。

医療先進地といわれる京都府だが、周産期医療に関しては立ち遅れが目立っていた。

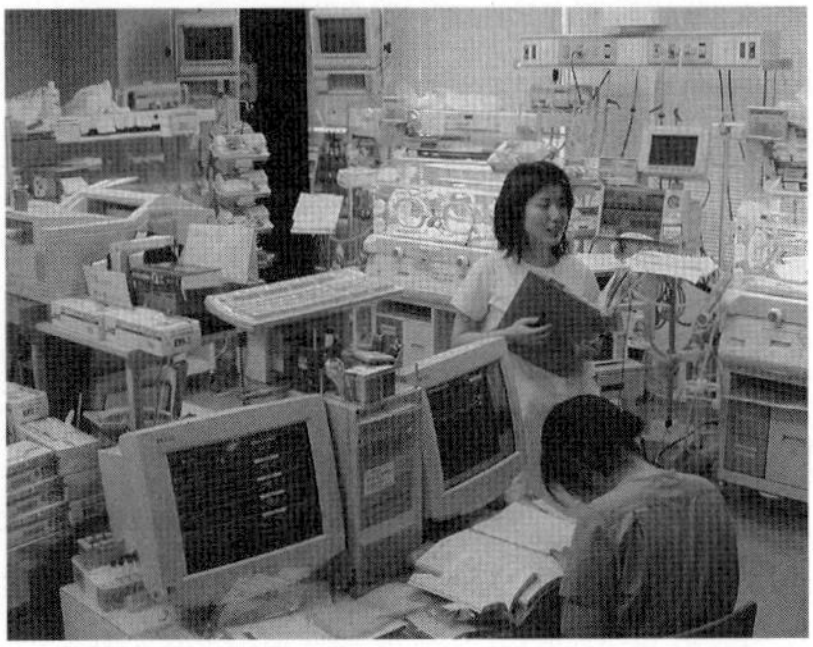
京都第一赤十字病院総合周産期母子医療センターのＮＩＣＵ（新生児集中治療室）

死亡率二位という不名誉な結果に驚いた京都府は、京都府医師会に原因の調査分析を依頼した。医師会では少子化対策特別委員会を発足させ、一九九五年、調査結果を報告した。

「周産期医療は、不採算部門です。京都に限らず全国的傾向ですが、ハイリスク新生児のためのベッドや救命に不可欠なレスピレーター（人工呼吸器）が絶対的に不足していました。稼働させるマンパワーも含めて。空床情報の収集や母子搬送システムの不備も目立ちました。こうした医療には国や自治体のバックアップが欠かせません」と、当時、委員長を務めた京都第二赤十字病院の澤田淳院長（現京都市子ども事故防止センター長）はいう。

出産の安全を守り、少子化傾向に歯止めをかけようと厚生労働省も周産期医療の改善に乗り出す。一九九六年、整備対策事業として打ち出したのが一府県一カ所の総合周産期母子医療センター整備構想である。第一赤十字病院にセンターができたのが一九九七年十一月だった。

「ベッドやレスピレーターの確保はもちろんですが、センターを有効に活用するには空床情報と搬送システムの確立、それに病院間の連携が欠かせません」と生田センター長は強調する。

連携強化のため、北部ブロック（国立病院機構舞鶴医療センター）と南部ブロック（京都府立医科大学附属病院）にサブセンターが設けられた。サブセンターはさらに府

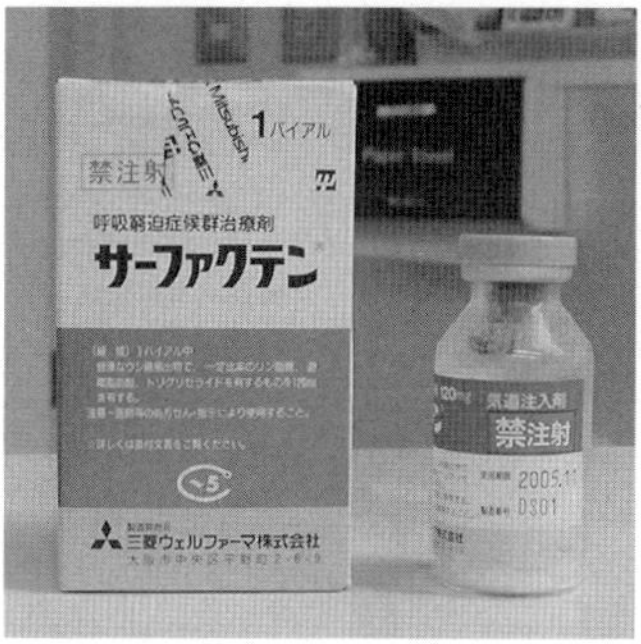

人工サーファクタント

内十六の周産期二次病院と情報網を形成、センターを合わせた計十九病院で専用回線による周産期医療情報システムを形作っている。この情報システムにアクセスすれば、一般産科医療機関は患者をスムーズに搬送、治療できるわけだ。

患者搬送には自治体の消防救急隊の協力を得ているほか、センターにドクターカーを配備して緊急事態に備えている。

センター開設後、乳児死亡率は、一九九九年が4・0（全国十位）、二〇〇〇年3・3（同十九位）、そして二〇〇一年2・6（同四十一位）と着実に改善している。

生存率アップに貢献 ―― 人工サーファクタント

超低出生体重児（体重1000g未満）の出生が増えている。府立医大病院・周産期診療部の項でも紹介したが、もう一度、おさらいしてみよう。原因は周産期医療の進歩にもある。生存可能限界が早まったからだ。従来は流産扱いだった妊娠二十二、三週でも救命可能に。二十四週（体重600g前後）になると生存率は60％近くになる。

小児科学会の調査によると、500g以上の超低出生体重児の死亡率は一九八〇年が55％だったが、九五年20％に。1000g以上だと一九八〇年は死亡率20％だっ

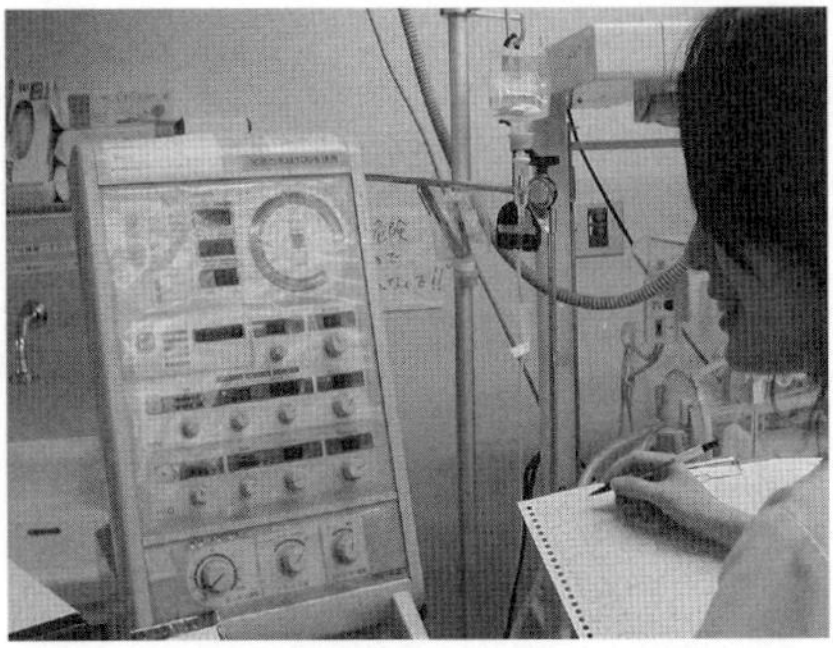
人工呼吸器「ハミングバード」

たが、一九九五年以降は先天性疾患がない限り、まず死亡しないという。救命率アップの最大の功労者は、一九八七年に登場した人工サーファクタントという界面活性剤である。

「液相と気相の間、つまり界面には表面張力が働きます」と京都第一赤十字病院総合周産期母子医療センターの光藤伸人副センター長は説明する。「胎児期の肺胞には肺液が満たされ、界面が形成されている。このため表面張力が働いて肺胞は縮まろうとします。しかし、肺細胞は肺サーファクタントを分泌して表面張力を弱め、肺胞がつぶれるのを防ぎます」

サーファクタントは在胎二十週代から作られ始め、三十四週以降、肺胞全体を覆う。だが、未熟児は十分にサーファクタントを作れず、呼吸困難に陥る。これを克服したのが人工サーファクタントである。

「呼吸管理には、人工呼吸器つまりレスピレーターも重要な役割を果たします。一九九〇年代になって、こちらも画期的な進歩を遂げました」と光藤副センター長。

従来は、間欠的強制換気だったため新生児の呼吸リズムと合わず、肺を損傷したり、血流に影響を与えたりして脳出血の一因にもなった。しかし、現在は、新生児の自発呼吸を感知する呼気同調間欠的強制換気（ＳＩＭＶ）方法が開発されている。

「ハミングバード、つまり蜂鳥と呼ばれるレスピレーターも登場しました。高頻度振動換気（ＨＦＯ）で、極めて少量の酸素を毎分六百回以上の換気回数で肺に送り込む方

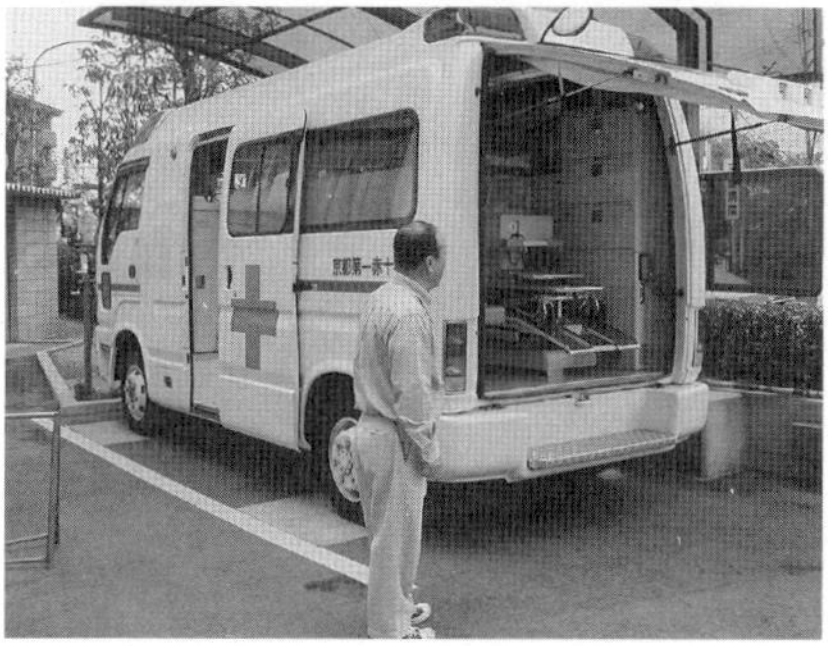
京都第一赤十字病院総合周産期母子医療センターに常設されているドクターカー

法です。肺内の圧変化を小さくできるため肺損傷が生じにくい。患者の病態に合わせ、ＳＩＭＶとＨＦＯを使い分けます」
近年、未熟児が急性期の呼吸障害で死亡することは少なくなった。むしろ慢性期の呼吸障害、慢性肺疾患が問題だという。人工サーファクタントとＳＩＭＶ、ＨＦＯが、その障害克服に大きな力を発揮しているのだ。
「医療機器の開発と薬剤の進歩、それに総合周産期母子医療センターという体制整備が着実に功を奏してきたといえるのではないでしょうか」と光藤副センター長。
センターが開設されたのは一九九七年十一月。この年一月から十二月までに第一赤十字病院で生まれた超低出生体重児の生存率は２９％だったが、翌一九九八年の救命率は５５％、二〇〇一年は全員が助かった。

機器装備、医師同乗で搬送 ——ドクターカー

一九九七年十一月、京都第一赤十字病院に開設された総合周産期母子医療センターを機能させているのは、二つのシステムである。一つは、専用電話回線を利用した情報システム。センターと十八カ所の協力病院の新生児、妊産婦の受け入れ状況を一覧表にし

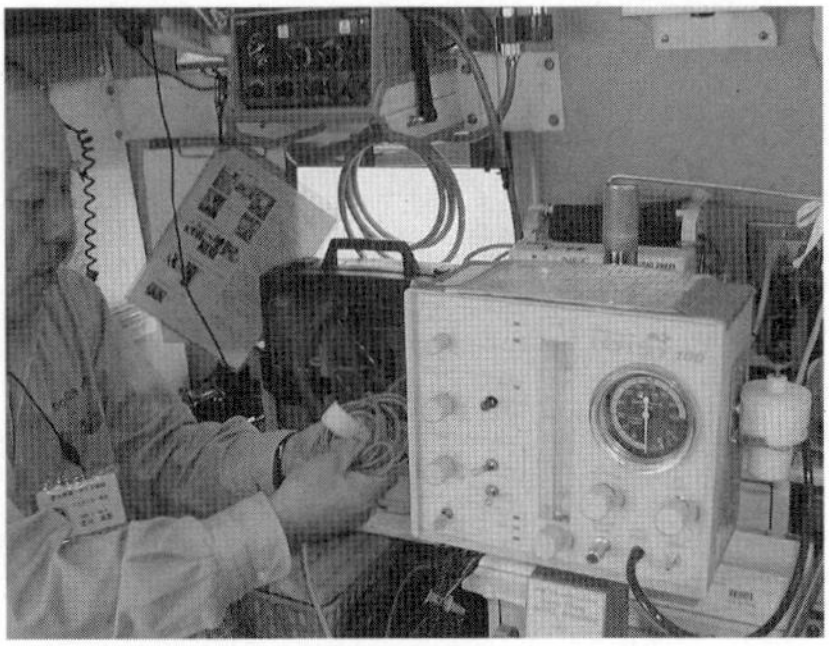
人工呼吸器などを装備したドクターカーの内部

て提示し、開業医や病院が情報を得るシステムである。

もう一つがドクターカーによる搬送システム。新生児の入院依頼があった場合、同センターに常設するドクターカーに新生児専門医が同乗して搬送に向かうシステムだ。

ドクターカーには専用保育器や新生児用呼吸器、点滴用シリンジポンプ、各種モニターなどが装備され、搬送中の緊急事態に備えている。センターの医師が乗り込んでセンターに搬送、あるいは他病院へ搬送するほか貸し出すことも。府内に空床がない場合は大阪や滋賀など他府県へ搬送する場合もある。

「ドクターカー導入によって新生児の救命率が上がったのはもちろんですが、情報システムの整備とセンターの医師たちによる啓蒙活動によって産科医師の母体搬送に対する重要性の認識も高まりました」と、同センターの光藤伸人副センター長はいう。

ドクターカーの年間出動件数は約六十五件。出動地域は京都市内が半数を占め、京都市以南地域が約36％。残りは府北部や他府県で、福知山への出動もあり、この時は目的地に着くのに二時間もかかった。

一九九八年の亀岡市への出動例は在胎二十五週で出生体重574g。到着後すぐに挿管、呼吸を促すために人工サーファクタント（界面活性剤）を注入してセンターに運んだ。三十二日間の人工呼吸管理を行ったが、後遺症もなく元気に育ったという。

センター開設前は、院外出生児が全入院患児の約四割を占めていたが、母体搬送例の増加に伴って一九九九年以降は30％程度になっている。院外出生児のうちドクターカー搬送症例の占める割合は、以前は１０％程度だったが、二〇〇三年は約半数。重症例が多いためドクターカー搬送症例の死亡率は高く１１％（他の症例３％）。しかし、呼吸障害のある患児の予後改善には大きく貢献している。

「問題は舞鶴や福知山、宮津など府北部地域で重篤な症例が発生した場合です」と光藤副センター長。「センターからの出動は、時間的に限界があります。現在は、消防救急隊の協力を得ていますが、将来は、ドクターカーの導入が必要ではないでしょうか」

ドクターカーは、センター以外にも京都バプテスト病院など府内の民間病院に二台あり、互いに連絡を取り合ってはいる。しかし、出動補助金が年間五件（一件四万円）に制限されており、国や自治体のさらなるバックアップも必要だ。

足りないマンパワー —— 滋賀県の場合

厚生労働省は二〇〇四年度中を目標に総合周産期母子医療センターの全国整備を進めてきたが、設置は十九都道府県にとどまった。「最大の理由はマンパワー不足です」と大津赤十字病院産婦人科の宮本紀男部長はいう。滋賀県も大津赤十字病院への設置をめざしているが、(注) ハードルはまだ高い。

（注）大津赤十字病院は、国の認可を受けて二〇〇五年四月、総合周産期母子医療センターを開設した。

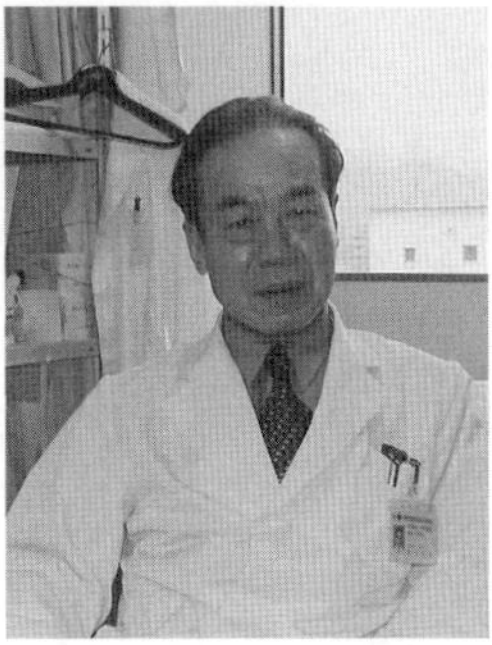

宮本紀男部長

県の周産期医療改善の取り組みは京都よりも先行していた。大津赤十字病院にＮＩＣＵ（新生児集中治療室）とＰＩＣＵ（母体・胎児集中治療室）を併設する新生児救急医療センターが開設されたのは一九九〇年度。一九九一年度からはドクターカーを運行させている。

一九九六年度には地域の周産期医療機関をネットワーク化した空床情報システムを稼働させた。空床の確認はいま、滋賀医科大学の医師らでつくるＮＭＣＧ（滋賀新生児医療相互援助グループ）のインターネットホームページで行われている。

しかし、周産期死亡率は、近年、あまり改善がみられない。二〇〇一年の死亡率（出生千人比）は５・６（全国５・５）で都道府県別順位では二十九位だった。

「ネックになっているのは、ＮＩＣＵのベッド数です」と宮本部長は説明する。県では、総合周産期母子医療センターと県内四カ所の地域母子医療センターを有機的に結ぶ体制づくりを進めているが、ハイリスク児の出生に備えるＮＩＣＵ、つまり狭義のＮＩＣＵベッドが不足しているのだ。

県医師会などで組織する滋賀県周産期医療協議会が二〇〇三年春行った報告によると、地域システムの役割を担う四医療機関のベッド数は五十二床だが、狭義のＮＩＣＵ数は大津赤十字病院の九床を含めて十七床。厚生労働省の地域周産期医療システムの基準に照らすと十一床が不足している。

保育器やレスピレーター（人工呼吸器）だけでベッドは増やせない。これを稼働させ

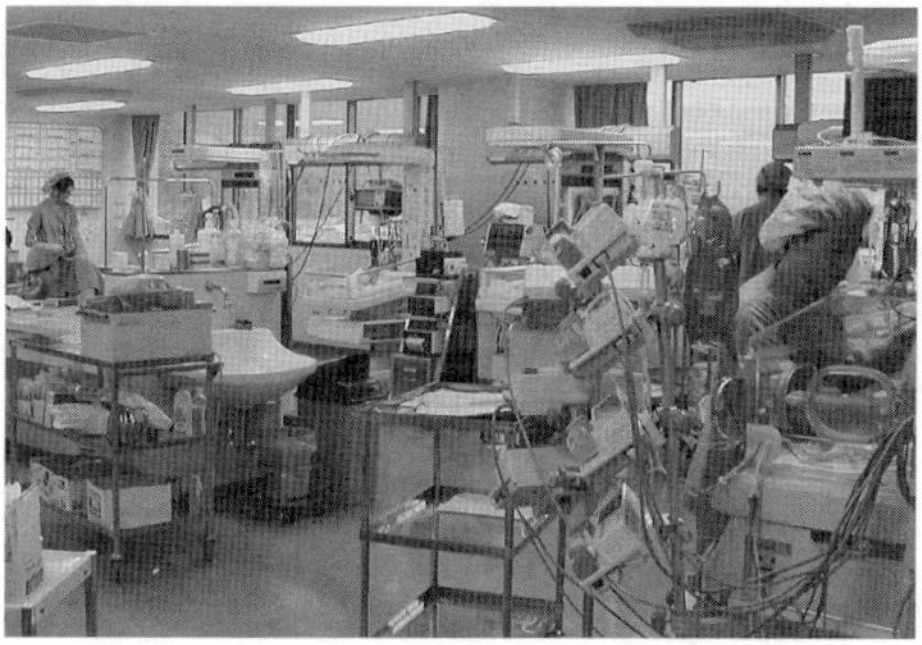

大津赤十字病院のＮＩＣＵ

るマンパワーが伴わねばならない。医師の数だけではない。ベッドを増やすには看護師、助産師と、その当直体制も必要なのだ。

「総合センターの方はベッド数確保はできているもののマンパワーが設置基準をクリアできない」と宮本部長は説明する。総合センター設置基準では、ＮＩＣＵには専門の小児科医二人の当直が必要。また、二〇〇三年三月出された県周産期医療協議会の報告書によると、二十四時間体制で複数の産科医が必要だとしている。

大津赤十字病院の場合、小児科医の数は十人を超える。しかし、産科の医師は二〇〇三年六月から一人増えたものの六人。日勤も含めると、一カ月の勤務体制は組めない。「あと三、四人増えないと。基準などを変えれば可能ですが」と宮本部長は、ハードルの高さも指摘する。

滋賀県の場合、琵琶湖を挟んで南北に長い地形になっている。ドクターカーも大津日赤の一台だけでは不十分だ。

患者としての認知を——胎児治療

ヒトが生物学的にヒトとなるのは胚の着床段階だ。人格のある人として認められるの

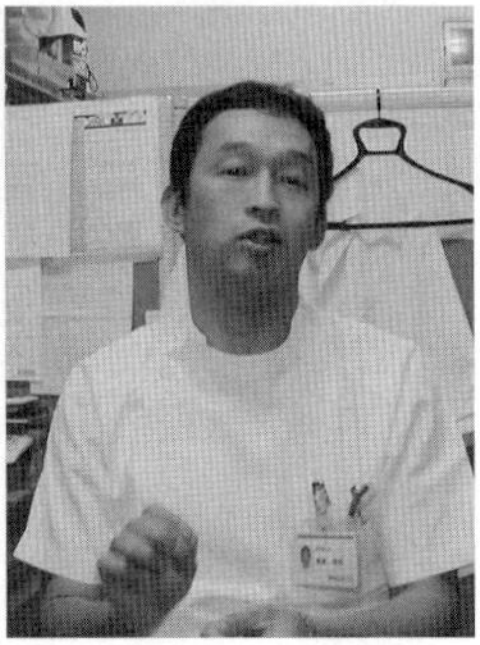

廣瀬雅哉講師

は、妊娠二十二週以降。二十二週未満の胎児が死ぬと流産として扱われ、二十二週以降は周産期死亡となる。

「胎児が医療の対象となったのは、ここ二十年のことです」と滋賀医科大学産科学婦人科学講座の廣瀬雅哉講師はいう。疾患のある胎児を患者として治療するとの考え方は、しかしまだ広く認知されてはいないという。

胎児治療には、母体に薬物を投与して胎児を治療する間接的な方法と直接的治療法がある。治療対象疾患は、先天性疾患、ウイルス性感染症、母体との関係で生ずる疾患など。新生児では手遅れあるいは新生児にまでたどり着けない疾患だ。

直接的胎児治療はまず輸血から始まった。一九六三年、ニュージーランドのライリーがX線で胎児を確認して行った腹腔内輸血が最初だが、死亡率が高かった。胎児輸血が治療法として確立されるのは、一九八〇年代になってから。

「やはり姿形が見える超音波や内視鏡（胎児鏡）が登場してからです」と廣瀬講師は説明する。「胎児貧血などの場合、母体から取り出して未熟児として治療するのは困難です。輸血しながら胎内に留まれれば、障害なども防げます」。滋賀医大では、Ｒｈマイナスなど血液型不適合妊娠による胎児貧血に対して臍帯血管を経由した胎児輸血を行っており、好成績を得ているという。

直接的胎児治療法には、輸血のほか、尿道閉鎖などへのカテーテル留置、胎児鏡下の胎児手術などがあるが、廣瀬講師が最近手がけたのが無心体双胎の血流遮断術。日本で

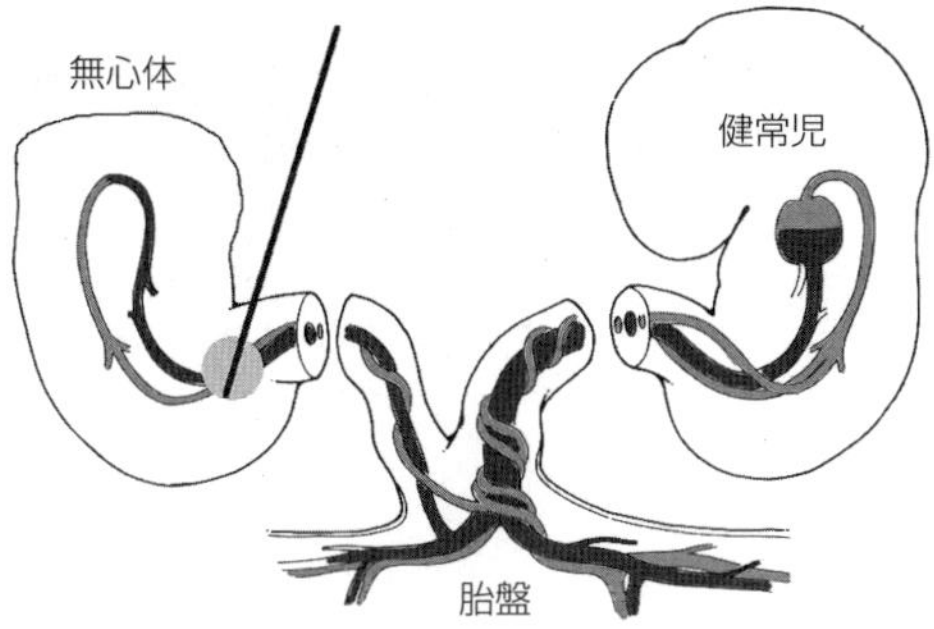

無心体の血管に針を刺し、ラジオ波で血流を止める無心体双胎血流遮断術

はまだ二例しか行われていない（二〇〇三年現在）。

一卵性双胎は、片方が死んで無心体になると、血流が健常児の心臓へ逆流する。しかし、無心体も血液が循環して成長するため心臓に負担がかかり心不全を起こすことがある。無心体に圧迫されて健常児の成長も阻害される。針を挿入して針先からラジオ波を出すと血管がつぶれ、無心体は縮んでしまう。母体の負担も少なくてすむ。

日本ではまだ例がないが、横隔膜ヘルニアの治療や先天性腫瘍を摘出する胎児手術も海外では行われるようになった。将来的には、胎児手術を視野に入れた新生児外科の概念の再構築が必要ではないかという。

「胎児治療は始まったばかりの先進的医療です。治療効果については、疫学的アプローチも必要で、時間をかけた慎重な評価が求められます。課題は、制度上の問題。現行の健康保険制度では、胎児治療は認められておらず、経済的支援が不足しています」

胎児も一人の患者として認知すべきで、そのための社会制度の整備も不可欠だと廣瀬講師は強調する。

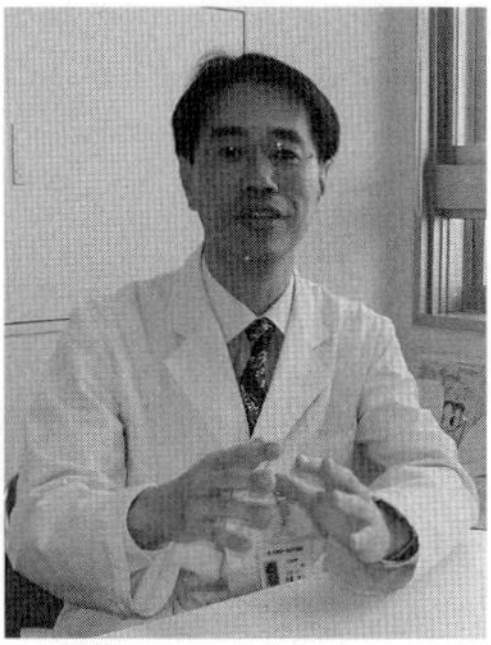
光藤伸人副センター長

社会的支援体制が必要　――インタクト・サーバイバル

「救命できれば、こと足りるわけではありません。あくまでもインタクト・サーバイバル（障害なき救命）が目標です」と京都第二赤十字病院の澤田淳院長は強調する。

超低出生体重児（１０００g未満）については、脳性麻痺、網膜症、難聴といった大きな障害が伴うことがあるほか、学童期に学習障害（ＬＤ）や注意欠陥多動性障害（ＡＤＨＤ）を引き起こす可能性もあり、長期間のフォローアップが必要だという。

このため、厚生労働省厚生科学研究班は、一九九〇年度に生まれた超低出生体重児について、三歳時、六歳時、九歳時における予後の全国調査を行った。調査は、ＮＩＣＵ（新生児集中治療室）を持つ百九十三施設の協力を得て行われ、生存退院例千百十五例中八百五十三人の精神運動発達を把握、六歳児健診では八百五十三例中五百四十八例、九歳児健診では二百五十九例の回答を得た。

調査結果によると、六歳時における就学予定は、五百四十八例中四百五十六例が普通学級（８３・２％）、障害児学級が二十七例（４・９％）、養護学校二十九例（５・３％）、就学猶予児五例（０・９％）未定三十一例（５・７％）。神経学的予後については、脳性麻痺と精神遅滞を合併した症例が四十二例（７・７％）、脳性麻痺三十二例（５・８

超低出生体重児五百四十八例の神経学的予後（六歳時）

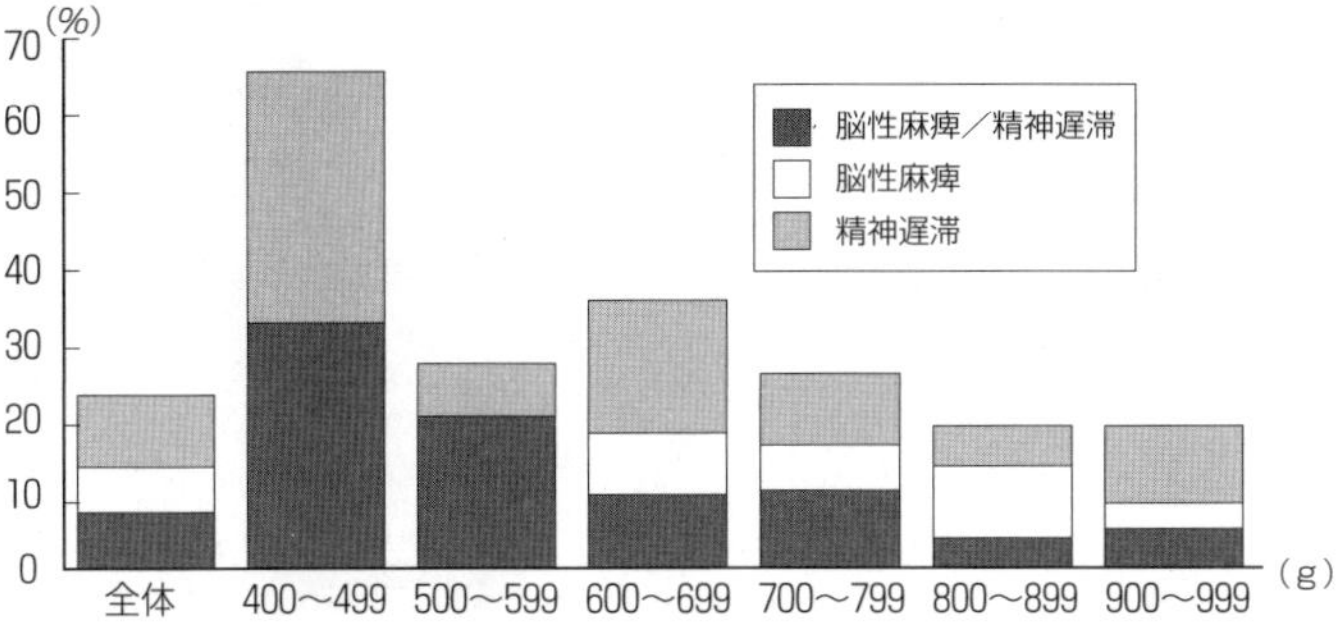

％）、精神遅滞五十三例（９・７％）がおもな障害だった。

調査例数が異なるため単純比較はできないが、六歳時と九歳時の障害比較では、両・片眼失明の視力障害が３・１％から５・３％に、聴力障害はいずれも２・０％と変わらず、ＡＤＨＤは３・３％から４・３％になっている。

六歳時の体重別比較では、５００ｇ以下の超低出生体重児の障害が際立って多く、脳性麻痺、精神遅滞いずれかの症状のある症例が６７％近くにのぼり、５００ｇ以上では、７０％以上が正常。ＡＤＨＤ児は、６００ｇ以上７００ｇが最も多く８・０％で体重が増えるにつれて少なくなる。

「脳性麻痺の平均発生頻度は、千人に二人ですが、成熟児と未熟児に分けて検討すると、未熟児の発生頻度は成熟児の約四十倍という報告もあります」と京都第一赤十字病院総合周産期母子医療センターの光藤伸人副センター長はいう。「全国調査でもわかるように六歳時では、四人のうち一人に脳性麻痺、知能障害、ＡＤＨＤのいずれか、あるいは重複する症状がみられます。インタクト・サーバイバルは、われわれの最大かつ喫緊の課題なのです」

超低出生体重児には、身体的・神経学的異常だけでなく、長期入院による母子分離、社会的経済的要因も含めた愛情遮断症候群や虐待など教育上の問題をはらむ症例も多く、社会的支援体制の確立も急がれる。

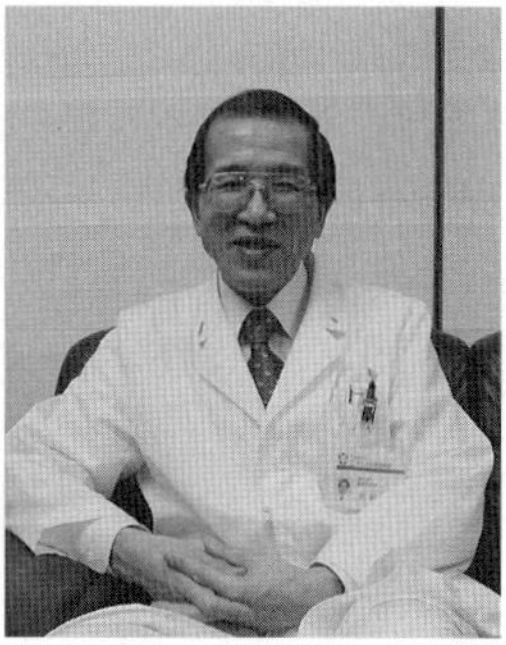
岩﨑武輝副院長

医師は不足、施設は減少　――少子高齢化

少子高齢化が進んでいる。第一次ベビーブームの頂点となった一九四九年の全国の出生数は二百六十九万六千人、合計特殊出生率（一人の女性が一生のうちに産む子どもの数）は4・32だった。第二次ベビーブームの一九七三年が二百九万千人、2・14、そして二〇〇一年は百十七万人、1・33となった。京都市では、二〇〇一年の合計特殊出生率が初めて1・2を割り込んで1・16にまで下がっている。

少子化に伴って産科医、助産師、小児科医の数が減り、産婦人科診療施設と助産所も年々減少している。厚生労働省などの統計によると、一九九九年の病院施設は二千四百九十三施設で一九九三年に比べ六年間で三百四十二施設（12・1％）減少、診療所は七千六百七施設で二百十八施設（2・8％）減少、助産所は八百五施設で二百五十四施設（24・0％）減少した。

一方、有床診療所は五千七百四十四施設で一九九六年に比べ三年間で四百五十三施設（7・3％）減少したのに対し、無床診療所の方は、千八百六十三施設で三年間に百六十六施設（9・8％）増加している。

「周産期医療は、不採算医療という財政的課題のほかに人員不足、施設減少という慢

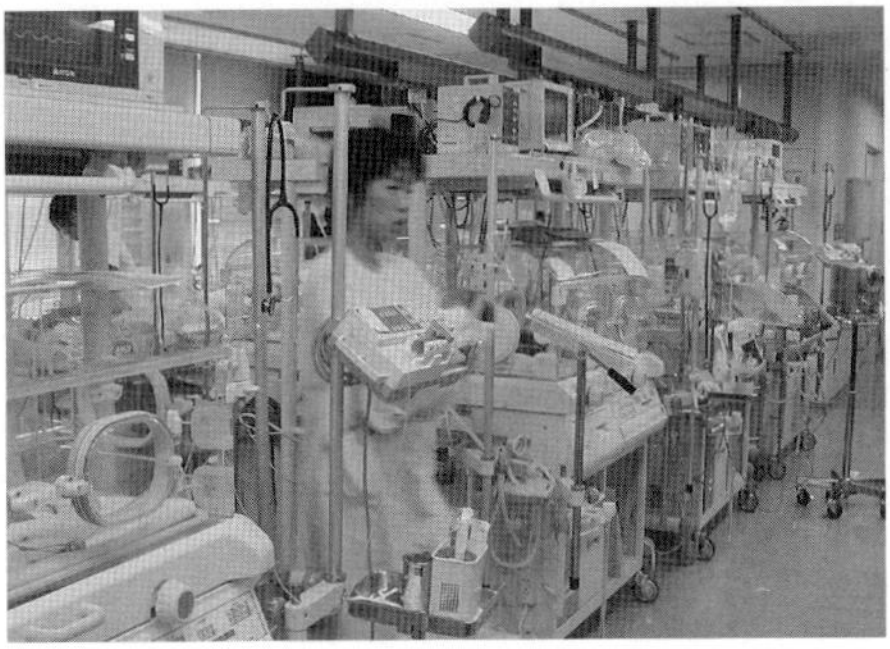

京都第一赤十字病院総合周産期母子医療センターGCU（成育治療室）

性的課題を抱えています」と京都府医師会理事で済生会京都府病院（長岡京市）の岩﨑武輝副院長（産婦人科）は説明する。「そのうえ、分娩を扱う産科医と診療所が減り、その分、病院にしわ寄せが来ているのです」

府の二〇〇一年の総分娩数は二万三千件余りだったが、その約半数を三十三の基幹病院で扱っている。乙訓医療圏に産科診療所は五カ所あるが、分娩を扱っているのは二カ所だけ。近くの診療所で診察してもらい、分娩予定日が近づくと病院に入院する妊産婦も多いのだ。

分娩は、大きなリスクを伴う。医賠責保険で全医事紛争に支払われる保険金の三割を分娩に伴う紛争が占めている。ちなみに産科医の数は全医師数の5%にすぎない。「ハイリスク、夜勤などの理由から若い医師に敬遠され、病院産科医の高齢化も進んでいます。五十歳過ぎての泊まり勤務は、やはりきついですよ」と岩﨑副院長。

小児科医も使命感なしにはできない。京都第一赤十字病院総合周産期母子医療センターの場合、小児科医は六人。ドクターカーとともに当直医が出動すると、非番の医師にオンコールがかかる。「月五、六回の当直とオンコールで、ほとんど休めないのが実情です」と光藤伸人副センター長。「でもね、フォローアップ外来に来て、歩き回っている子どもを見ると、うれしいですね」

岩﨑副院長は「マンパワーの整備は最大の課題ですが、産後以上に手厚い産前対策を国や自治体の少子化対策に求めたい」という。

2

救急医療

急増する時間外診療 ―― コンビニ化

二〇〇二年一年間の京都市の救急車の出動件数が初めて六万件を超え、六万千八百三十件となった。一九九七年が四万八千件余りだったから五年間で一万三千件も増え、市民二十五人に一人が搬送された勘定だ。出動の内訳は、急病が最も多く三万三千件、次いで交通の一万二千件である。

「救急車はタクシーがわり、救命救急センターはコンビニとさえいわれるようになりました」と京都第一赤十字病院救命救急センター長の依田建吾副院長（二〇〇六年、院長）はいう。「とりわけ小児救急の数が急増しています。休日や時間外診療を行う小児

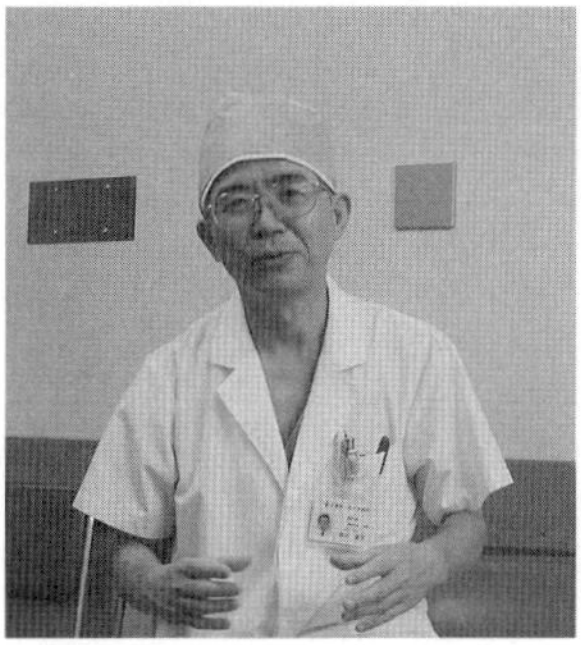
依田建吾副院長

科医が少なくなっているためで、日赤のような第三次救急病院に運ばれてくるケースが増えています」

厚生労働省の定める現行制度では、救急は一次、二次、三次救急に分かれる。入院を必要としない急患を扱うのが一次救急、入院を伴うのが二次救急、高度医療を行うのが三次救急である。

二次救急病院は告示によって都道府県に認可されるため救急告示病院といい、京都市内に五十八病院、京都市以外の府内に三十九病院ある。救命救急センターのある三次救急病院は、京都市、府内合わせて京都第一赤十字病院、京都第二赤十字病院、国立病院機構京都医療センターの三カ所だけである。

第一赤十字病院救命救急センターが二〇〇二年度一年間に扱った患者数は、計二万八千七百二十三人で、うち時間外患者は二万六千五百四十八人。入院患者は三千二百十二人だった。運ばれた患者の九割以上が休日・夜間の時間外患者、入院を必要とした患者は約一割でしかなかった。

診療科別では、小児科が三分の一以上を占めており一万三十九人。ほとんどが時間外で、時間内患者はわずかに百四十一人。入院患者は五百七十三人で5・7%。

「時間外診療は、医師や看護師の当直体制を整えねばなりません。告示病院でも対応に苦慮するところが多く、患者さんの方も大病院指向が強い。働くお母さんたちには時間がなく、仕事が終わった午前二時、三時にお子さんを連れてくるケースもあります」

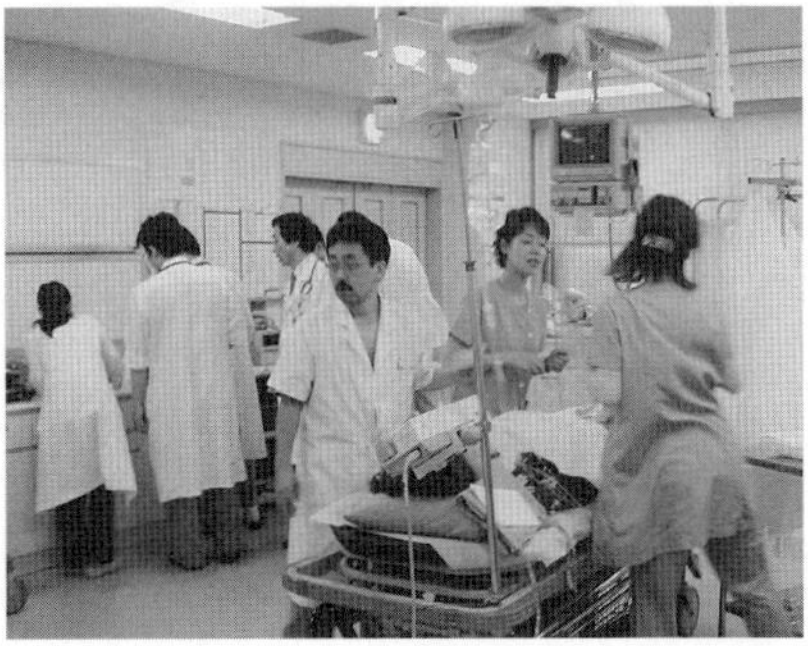
京都第一赤十字病院救命救急センター

と依田副院長。「ですが、三次救急の使命は高度医療による救命なのです。コンビニ感覚で来院されると困ることもあります」

コンビニ化する小児救急とともに近年増加し、問題化してきたのが高齢者救急だ。高齢者の場合、心臓・循環器の重篤な急患が多いため、事態は深刻だ。センター入院患者の約二割、ＩＣＵ（集中治療室）患者の一割以上が八十歳以上の高齢者だという。

「救急医療は、救命と同時に予後のＱＯＬ（生活の質）も大切です。本人の意思を確認しながら、どこまで救命を続けるのか。独居老人の場合、退院後をどうするのか。新たな社会システムの構築には、救急医療からの視点も不可欠です」と依田副院長は強調する。

生死を分けるＢＬＳ――救命の連鎖

救急医療は時間との戦いだ。心筋梗塞、脳卒中、外傷が救急の三大疾患だが、心肺停止患者の場合、三分以内に心肺蘇生術（ＣＰＲ）を施さねば手遅れになる。たとえ蘇生できても脳にダメージを受ける場合が多い。

「重篤な患者さんをいかに助けるかが救命救急センターの本来の使命なのですが、搬

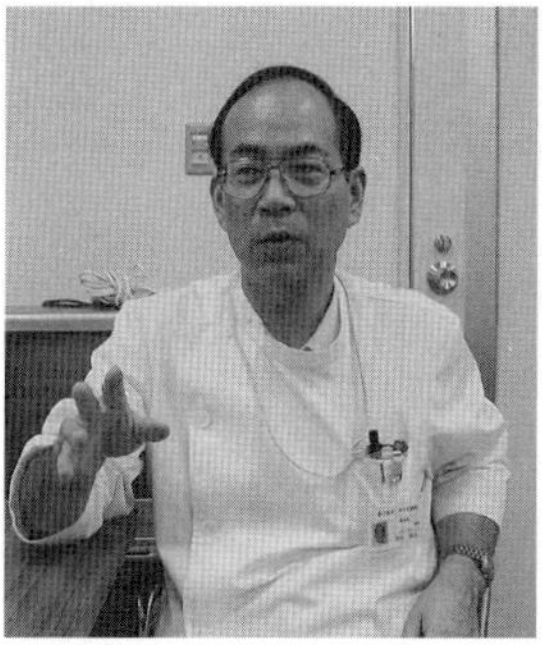
池田栄人部長

送患者の急増とセンターのコンビニ化にみられるように一次、二次、三次救急という現行システムは、すでに破綻している。メディカル・コントロール（ＭＣ）による新たな救命の連鎖の構築が必要です」と京都第一赤十字病院救命救急センターの池田栄人救急部長は指摘する。

迅速な通報と人工呼吸などの一次救命（ＢＬＳ）、除細動器（ＡＥＤ）などによる二次救命（ＡＣＬＳ）、患者搬送、そして専門治療へといたる道を「救命の連鎖」と呼ぶが、心肺停止患者の救命は、この連鎖いかんにかかっている。「とりわけ、生死を分けるのは、患者の近くにいるバイスタンダーによるＢＬＳと最初の医師の判断です」と池田部長はいう。

京都市の場合、通報を受けて救急隊が現場に駆けつけるのに五、六分かかる。救急車には救急救命士が乗り込んでいるが、心肺停止患者に対し医師の指示なしにＡＥＤを使えるようになったのは二〇〇三年四月からである。

京都市消防局の消防指令センターには、二十四時間体制で医師が待機し、京都市、京都府内を問わず、バイスタンダーや救急救命士の求めに応じて指示を与えている。「しかし、無線情報だけではわからないこともあります」と池田部長。「軽症に見えても重篤なケースもあるのです。やはりドクターカーで医師が直接、現場へ赴く必要がある。そして、救急医に限らず、いかなる医師も標準化されたＡＣＬＳを身につけるべきです」

心筋の細動を取り除き、心臓にリズムを取り戻すＡＥＤは、欧米の場合、早くから空

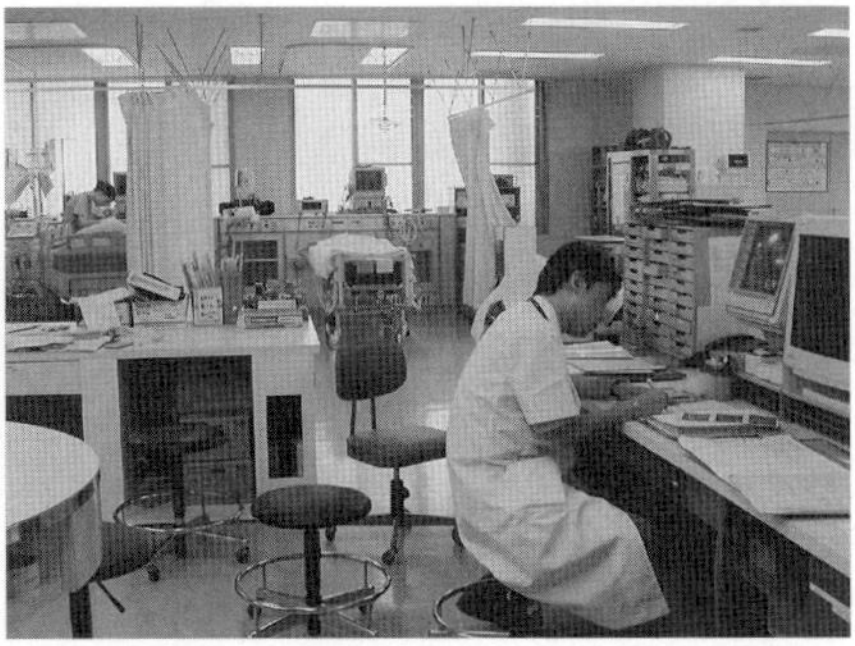
京都第一赤十字病院救命救急センターの高度治療室（ＨＣＵ）

港やホテルに常設され、緊急時には市民がこれを使って救命活動を行ってきた。日本で市民がＡＥＤを扱えるようになったのは二〇〇四年夏から。ただ、訓練を受けた市民はまだ少なく、駅やホテルなどへの普及も進まないため、欧米と日本の救急救命率にはケタ違いの差があるといわれる。

日本国内でも救命率に地域間格差が生じている。早くからドクターカーを導入して先進的な救急システムの整備に取り組んでいる千葉県・船橋市の場合、二〇〇二年の全ＣＰＲ対象者の一カ月後の生存率は１２・４％。全国の生存率は５・１％である。

「医療機関の区別化も必要です。少なくとも心筋梗塞など三大疾患のネットワーク化は不可欠。住民、行政機関、医療機関が密接に連絡し合うメディカル・コントロール（ＭＣ）によって地域完結型の堅固な救命の連鎖を確立せねば、救命率は上がりません」と池田部長はいう。

救命率高いドクターカー　――船橋市・救急ステーション

ドクターカーを導入して十年以上になる千葉県・船橋市の救急システムを紹介しよう。船橋市にいち早く特別救急隊（ドクターカー）の導入を進言したのは、船橋市医療問

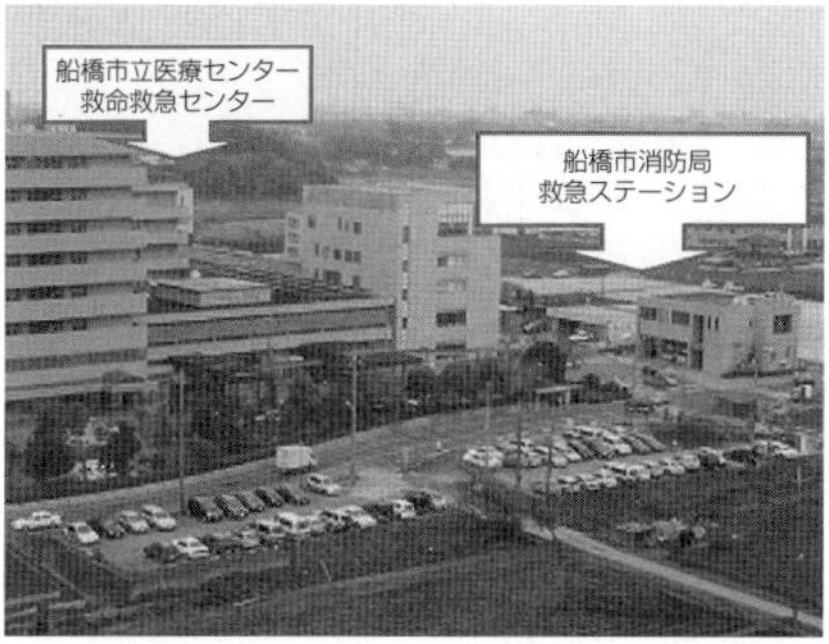

船橋市立医療センター（救命救急センター）と並んで開設された救急ステーション（右）

題懇談会である。高度かつ多様化する保健医療福祉問題に対応しようと、一九七三年に発足した市長の諮問機関で、船橋市医師会、船橋歯科医師会、同薬剤師会と公的医療機関、関係行政機関の代表者で構成されている。

高規格救急車を購入して運用を開始したのが一九九二年四月。七月に特別救急隊を編成。十一月、同救急隊の運用計画に合わせて市立医療センター・救命救急センターの隣に市消防局救急ステーションを開設し、医療センター医師による午前八時半から午後六時までの同乗システムを開始した。医師会との同乗契約によって午後六時から翌朝八時半までの医師同乗システムが確立し、ドクターカーの二十四時間体制が完成したのが一九九三年四月だった。

医師の出動は、市立医療センター医師が平日昼間を担当、夜間、土日祝日は医師会員。心肺蘇生（CPR）を必要とする傷病者、これに準ずる重症傷病者発生の場合など出動基準も定められている。また、二〇〇二年十月からは、三人以上の負傷者が発生してトリアージ（患者選別）が必要な場合は、ドクターカーと直近救急隊が同時に出動することになった。

二十四時間体制による運用を開始した一九九四年の出動件数は七百九十六件だったが、件数は年々増えて二〇〇二年は千五百二十五件に倍増。同年のCPR対象者は百四十二人で心活動が再開した人は八十七人、救急蘇生指標（全CPR対象者のうち一カ月後の生存者が占める割合）は12・4％だった。

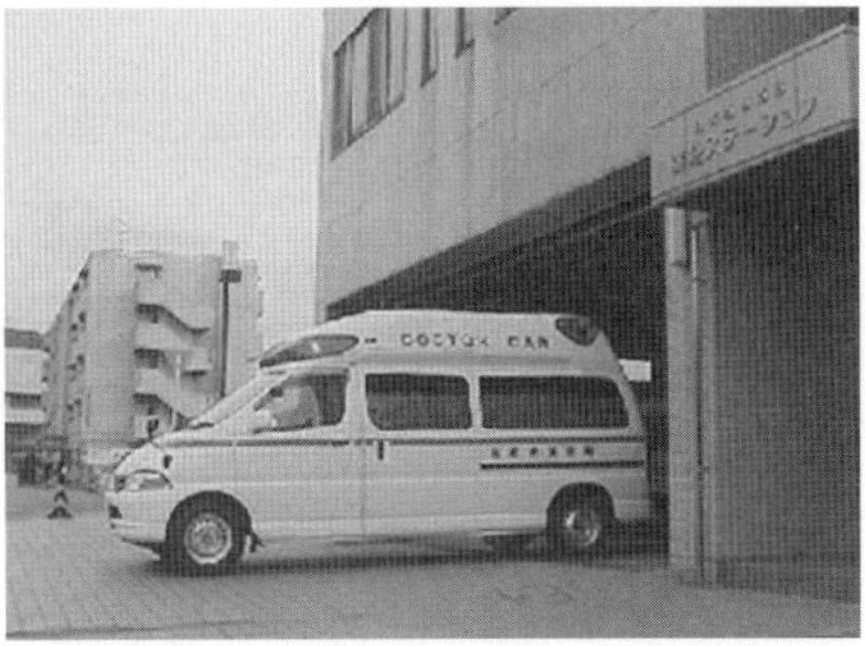
船橋市三代目のドクターカー

船橋市の場合、同乗ドクターが現場で確認した死亡者は病院へ搬送されず、分母が多少異なるため単純に他都市との比較はできないが、全国平均（全搬送者の救命率）２・６％と比べれば、救命率の高さは明白だ。

救急ステーションは、ドクターカー発進基地であると同時に教育研修や市民に対する応急手当て、ＣＰＲの普及啓発の拠点ともなっている。救急救命士は卒後一年間、ドクターカーチームに配属され、百人以上の心肺停止患者を経験しながら同乗医師からの指導を受けているほか、隊員や看護師らを対象に標準化された二次救命法の講習なども行っている。

人口約五十五万人、面積８５㎢という適正規模の医療圏であることも幸いしているが、同市消防局救急課は「医師会と市立医療センター、市内の二次医療機関、消防局で一九九〇年代初めから協議会を結成、会議の中で問題点を探り、改善を重ねてきました。その三位一体の活動がメディカル・コントロール（ＭＣ）を支えているのです」という。

救命のカギはＣＰＲ ―― 救急救命士

自治体が管轄する救急車に医師が乗り込んで現場に赴くという船橋市のドクター

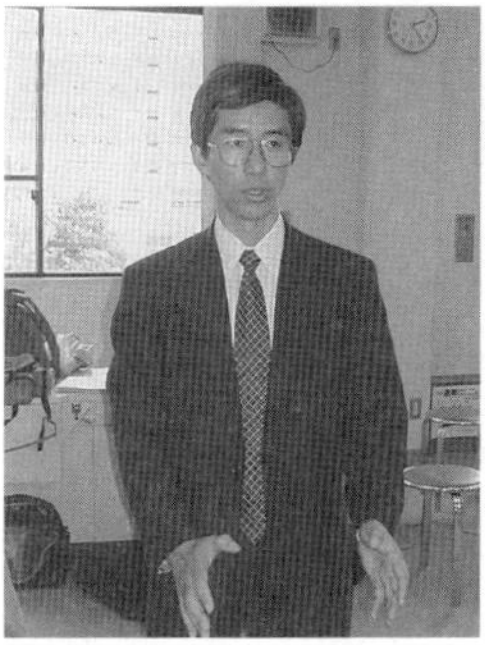

京都市消防局救急業務指導医師もつとめる北村誠部長

カー・システムは京都にはない。現場では、多くの場合、救急救命士が心肺機能停止患者などに最初に救命処置を施している。

救急救命士法ができたのは一九九一年。京都市では一九九三年七月から救急救命士業務を開始し、二〇〇三年現在、百三十二人の救命士が市内二十四の消防署や消防出張所に配置された高規格救急車に乗り込み、二十四時間体制で活動している。

電気ショックで心臓にリズムを取り戻すＡＥＤの使用と気管挿管は二〇〇三年に認められたが、救命士がリンゲル液の使用など特定医療行為を行う場合は医師の指示を仰がねばならない。このため、府医師会の協力で市消防局内の京都救命指示センターには、二十四時間、当番医師が待機し、市内だけでなく府内の救急隊の求めにも応じている。

「心肺停止患者を蘇生させ、脳へのダメージを防ぐには、三、四分以内に的確な心肺蘇生術（ＣＰＲ）を施す必要があります。ですから救命士は、研鑽を積み訓練を重ねる必要がある。もちろん指示を出す医師も。そして、大切なのはバイスタンダー、つまり倒れた患者の家族やそばにいる人による蘇生術です」と京都第二赤十字病院救命救急センターの北村誠部長はいう。

京都市消防局・救急課では、府医師会の協力を得て隊員の訓練や症例検討会を行っているほか、南区にある市民防災センターや各消防署などで市民を対象にした無料救命講習会を実施しており、成果は救命率にも反映している。二〇〇二年度に京都市消防救急隊が搬送した心肺停止患者は千九十九人。うち家族らに心肺停止を目撃されて救命士による処置を受けた患者は三百八十二人で一カ月後の生存者は四十人、救命率は１０・５％（前年度９・９％）。全国平均は６・３％だった。

「救命士の医療行為の拡充は、薬物使用も含めて、より一層図られるべきなのですが、運用にあたってはクリアすべき課題も多い」と北村部長は指摘する。

挿管の場合、一人三十例の訓練が課せられる。訓練できる場所は、年間五百例以上の全身麻酔手術を手がける大病院しかない。しかも、麻酔医に依頼して患者に同意を得ねばならない。三人の救命士を育てるには九十人の同意がいる。現実には不可能に近いという。

「救命士は、患者が心肺停止にならないと点滴もできません。患者に意識があれば、病院に運ぶしかない。欧米のように医療行為の規制緩和を図り、バイスタンダー蘇生術を普及させなければ、一層の救命率アップは望めないでしょう」と北村部長はいう。

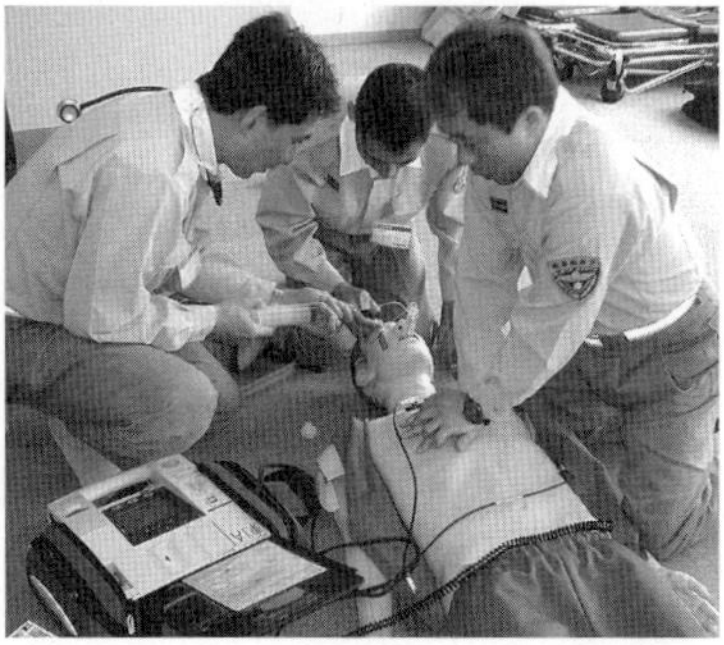

二〇〇三年四月から新しく導入された新型ＡＥＤによる救急救命士の訓練（京都市南区、市民防災センター）

医師も救命法の習得を　――京都救命指示センター

京都市消防局の二階にベッドと机が置かれただけの小さな部屋がある。机には、京都市と府内の消防救急隊と交信する専用電話が二台。委託を受けた京都府医師会の医師が

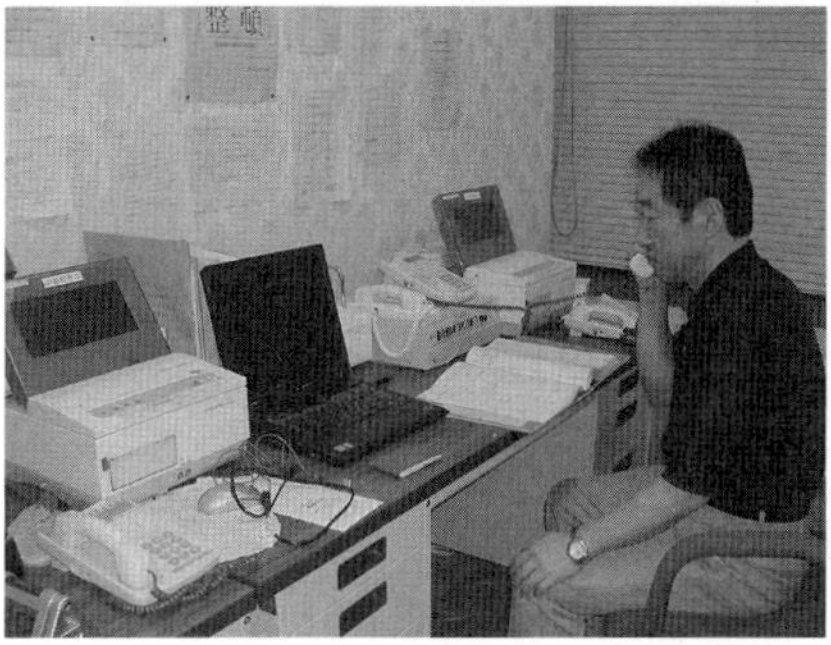

京都救命指示センターで救急救命士の指示要請に応える吉良康男医師（吉良内科医院院長）

二十四時間三百六十五日詰めて、救急救命士に指示を与える京都救命指示センターである。

急に心臓や呼吸が停止した際の救命士の医療行為は、特定の医療行為に限られ、基本的には医師の指示のもとに行われる。センターが開設されたのは一九九五年。救急医療に熱意のある医師会メンバーを中心に約百人の医師が三交替で詰めている。大学や大病院の勤務医が多いが、開業医もいる。

発足当時から指示医をつとめる吉良康男医師は開業医の一人で、二〇〇三年現在、左京医師会の副会長でもある。専門は循環器内科。センターに入る指示要請のすべてが心肺停止状態で、受話器の向こうから生々しい現場の様子が伝わってくるという。その中で吉良医師が最も関心を寄せたのは、風呂の中での突然死。多い時には一日に四～五件相次ぎ、学会でも発表した。

「センター発足当初、実は、医師の指示なんかいらないと思っていました」と吉良医師はいう。「ところが、症例を事後検証すると、医師の具体的な指示がいかに重要であるかを再認識しました。経験の少ない救命士もいて、現場での判断には、ばらつきがあります」

逆に医師のいる現場に救命士が呼ばれることもある。吉良医師は「すべての医師が救急蘇生をできるわけではなく、医師自身の自己啓発も重要な課題です。今後、救命率の向上を図るためにはさらに教育、研修を充実させ、緊密な連携のもとに一刻も早く専門

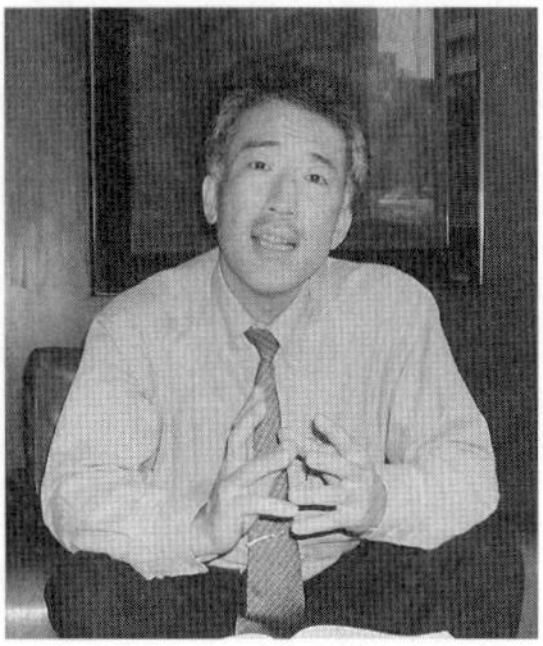
京都府医師会の中野昌彦理事（京都四条病院院長）

医療へ橋渡しすることが必要です」という。

最近は、院内関係者を対象に救急蘇生法講習会を実施する病院も増えている。国立病院機構京都医療センターでは二〇〇三年、指導資格を持つ救急専門医を採用し、ACLS（二次救命法）の普及につとめている。

「従来、多くの大学では系統的な救急医療の講義はありませんでした。救急医療は、全身管理をすることに慣れている外科医や麻酔科医を中心に経験に基づいて行われてきたのです。ですから救急医療を系統だって教えることができる医師は少ない」と府医師会救急委員会の中野昌彦理事はいう。「それに、救急医療はハード。救急医のなり手も少ないのです」

医師会では、京都府が設立したメディカル・コントロール（MC）協議会を通じて救命士の直接指導、再教育、症例の事後検証のほか、医師会員を対象に初期蘇生術の講習会も開いているが、こうした試みもまだ緒についたばかり。

中野理事は「コストや医療圏の規模を考えると、京都ではドクターカーの導入は難しい。厚生労働省もプレホスピタルケア（病院前救護）の担い手を救命士にシフトする方向にあり、指示医の役割も増しています。将来の目標ですが、救命法の習得を医師会員資格にしたいですね」という。

半数を超える小児科　――　休日診療

京都市中京区七本松通丸太町上ルに財団法人京都市休日急病診療所が設立され、診療を開始したのは一九七九年四月である。「休日初期診療が制度化されたのは、これより前の一九七二年。京都市立病院内に開設された休日急病眼科診療所が最初です」と北村和人理事長は説明する。「その後、市民の要望もあって小児科診療を上京保健所に開設、ついで現在地に診療所が新築され、法人として一元化し、小児科、眼科、耳鼻咽喉科の診療を新たにスタートしたのです」

目的は、医療の充足しにくい日祝日や準夜間帯の初療体制の確立。丸太町診療所では、小児科、眼科、耳鼻咽喉科の急患を受け付け、内科診療については、右京保健所敷地内に西診療所、山科区総合庁舎敷地内に東診療所を開設し、東診療所には小児科も併設した。

診療時間は、丸太町診療所の小児科と眼科が日祝日・年末年始・ゴールデンウイーク・お盆が午前十時～午後十時、土曜日が午後六時～午後十時。耳鼻咽喉科が日祝日・年末年始・ゴールデンウイークの午前十時～午後五時。東西両診療所が日祝日・年末年始・ゴールデンウイーク・お盆の午前十時～午後五時。

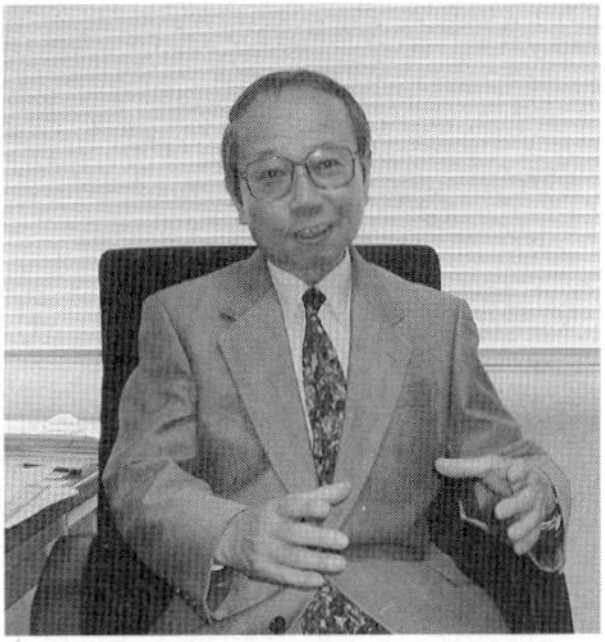
北村和人理事長

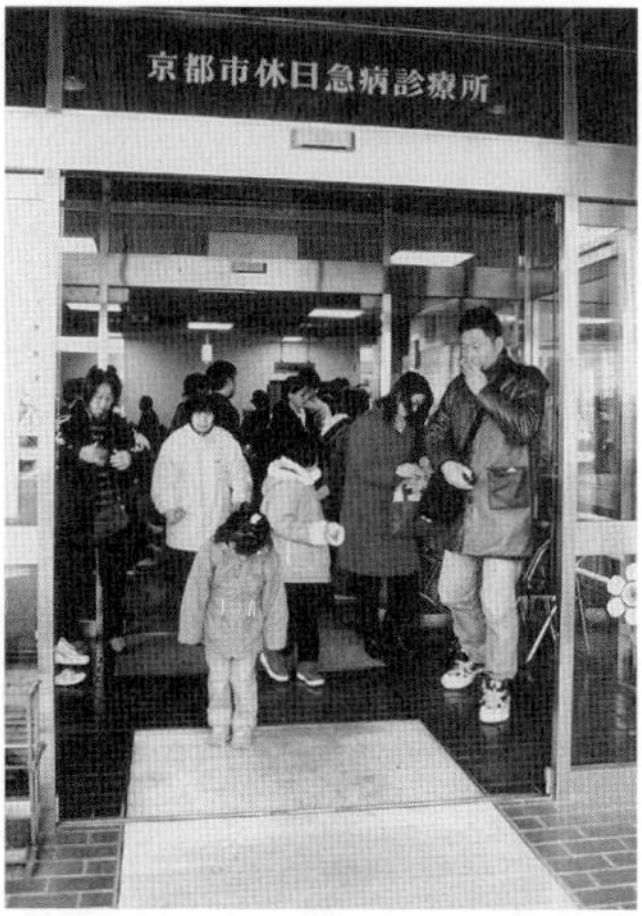

お正月には玄関に列をなすように患者さんが詰めかける（京都市休日急病診療所、二〇〇三年一月二日）

医師の派遣は、基本的に京都府医師会に委託している。しかし、年末年始などは人手不足となるため大学病院にも医師派遣を依頼しているが、毎年、お正月には患者さんが門前に列をなすという。

「初期診療ですから入院の必要のある患者さんは、ベッドを持つ病院へ搬送せねばなりません。このため、小児科当直体制のある市内病院の協力を得て患者を後送しています。また、国立病院機構京都医療センター、二つの赤十字病院と契約、持ち回りで一日二床を確保しています」と北村理事長。

インフルエンザの発生状況などによっても異なるが、受診者数は年々増加の一途だ。二〇〇二年度の丸太町、東西三診療所合わせた受診者数は、昼が一万九千五十一人、夜六千五百十六人の計二万五千五百六十七人。前年度より二千二百人余り増えた。小児科受診者は丸太町、東合わせて一万四千六百四十六人で全体の半数を超える。約８０％が六歳児未満、とくに一歳児未満が約６０％を占めている。

北村理事長は「休日・夜間診療の最大の課題は、小児の急患です。核家族化で若いお母さんの育児不安も増大し、女性の社会進出も影響していると思われます。幸い、京都は医療資源が他府県に比べて充実していますから今後、行政、医師会、病院間で連携を強め、充実した休日・夜間の小児救急体制を実現したいですね」という。

京都市内には中京区と伏見区、西京区の三カ所に京都市休日急病歯科診療所も設けられている。府内各市町村にも地区医師会とタイアップした休日急病診療所や在宅当番医

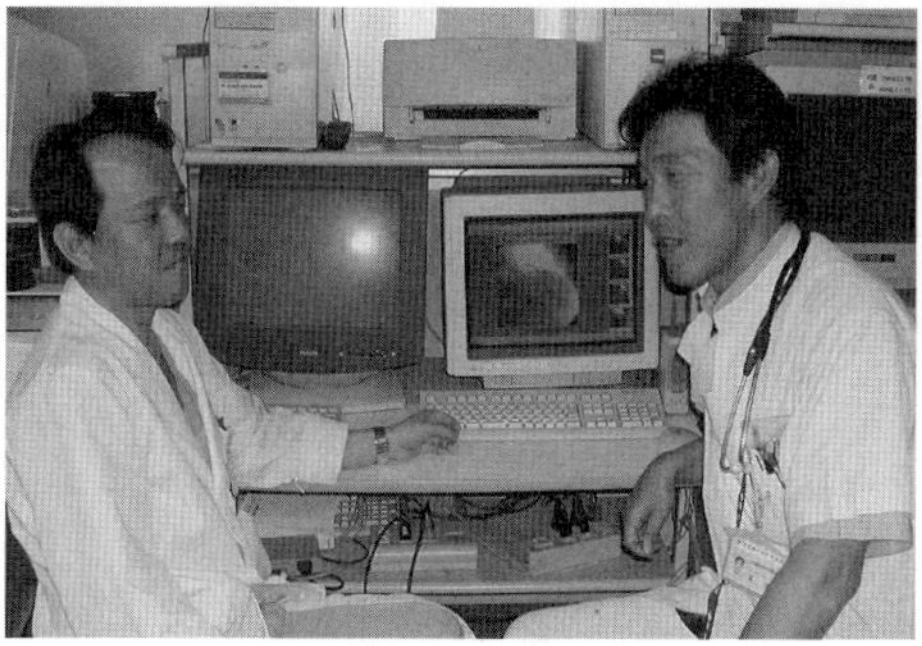

井上直人部長（左）と高英成部長

制度がある。

救命を左右する早期治療 ―― 循環器疾患

救急搬送患者のうち重篤な症例が多く緊急手術を要するのが虚血性心疾患や大動脈瘤、急性心筋梗塞など循環器疾患である。京都第二赤十字病院では、救命救急センターの担当医と循環器内科、心臓血管外科の医師が連携、二十四時間体制で緊急手術に備えている。

「心臓疾患は時間との戦いです。いかに迅速に治療にもっていくかが患者の命を左右します。心臓血管外科医は四人いますが、緊急の場合は携帯電話で全員に招集をかけます」と高英成部長はいう。

二〇〇一年一月から二〇〇二年十二月までの二年間に同科に緊急搬送された患者は七十八例。六十八例が救急車で搬送、丹後地域などから十例がヘリコプターで運ばれた。救急隊による直接搬送が二十一例、他院経由の搬送が五十七例。他院経由搬送のうち京都市内が二十例、府内三十一例、他府県一例（大阪）だった。

疾患の内訳は、虚血性心疾患三十四例、大動脈瘤三十七例、弁膜症七例。七十一例が

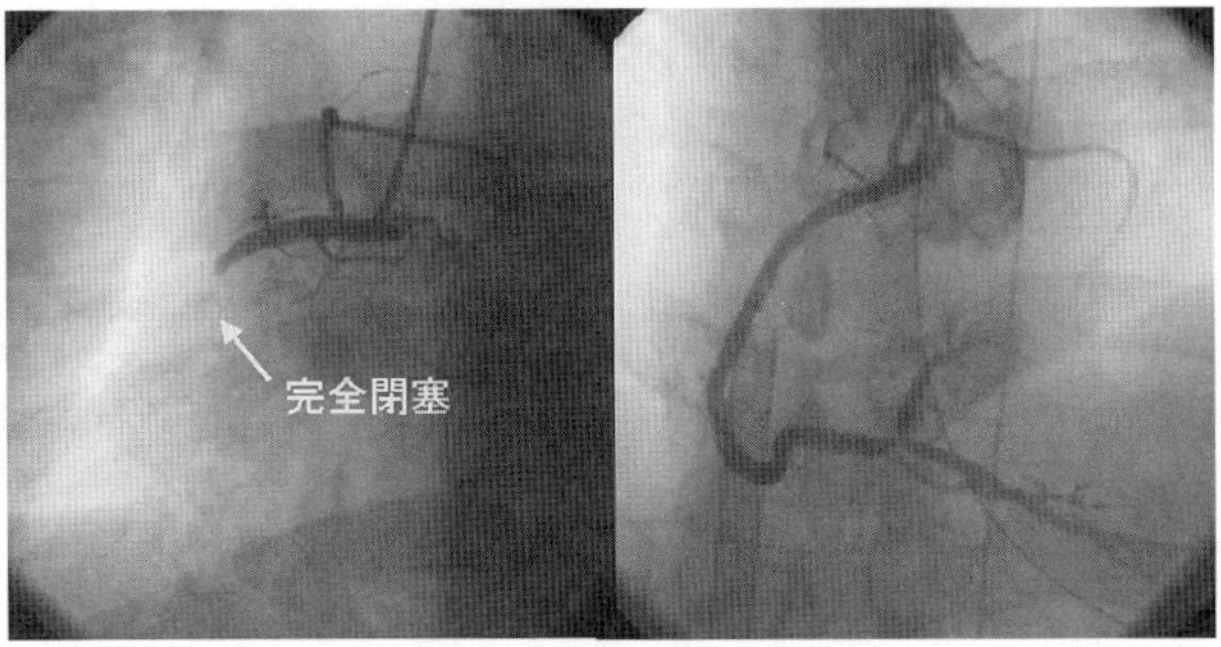

急性心筋梗塞症の緊急ＰＴＣＡ（ＰＴＣＡ前＝左＝とＰＴＣＡ後）

手術を受けて五例が大動脈瘤破裂などで死亡、手術拒否が三例、搬送中あるいは搬送直後に心停止した例が四例だった。

高部長は「過去九年間の腹部大動脈瘤手術は九十七例。破裂する前に手術を行った七十六例に死亡例はないのに対し、破裂して緊急手術した二十一例では六例が死亡しています。破裂する前に手術することが肝要です」という。

急性心筋梗塞の患者が搬送された場合は、二チーム（計七人）のうちどちらかの循環器科チームがオンコールで呼び出される。「心臓に栄養を送る冠状動脈にコレステロールが粥状に蓄積し、その表面に血栓が形成されて血管を塞ぐ病気ですから早急に疎通させなければ心筋が壊死します」と井上直人部長は説明する。第二赤十字病院には、年間八十～九十例が搬入される。

「発症後六時間なら最良、十二時間でも心筋は救済できます。再疎通療法は二つ。薬で血栓を溶かす方法と風船で血栓ごと拡張してしまうＰＴＣＡ（冠動脈形成術）。現在はＰＴＣＡの成績がいいので、これが主流になっています。血栓を吸い取ったり、ステントと呼ばれる筒状の形状記憶合金を留置する場合もあります」と井上部長は説明する。死亡率は年齢によっても異なるが、おおよそ１３％。治療できれば、ほとんどの場合、二週間程度のリハビリで退院できる。

大動脈瘤も急性心筋梗塞も気づかない場合が多い。しかし、肩や胸、背中などが痛むケースもあるため、変だと感じたら空振りでもいいから来院してほしいという。

「早期発見、治療が肝要ですから他院を経由せず直接来てほしい。患者さんもがまんせずに来てほしいのです」と両部長。両科では狭心症・心筋梗塞Q＆Aの小冊子を作って市民にも注意を呼びかけている。

回復期リハへ病院間連携も ―― 急性期脳卒中センター

脳卒中は心筋梗塞、外傷と並ぶ救急三大疾患の一つ。京都第一赤十字病院に急性期脳卒中センターが開設されたのは二〇〇一年六月である。「センターといっても特別の施設があるわけではないのですが」と脳神経外科の垣田清人部長は説明する。「救命救急センターが窓口になって脳神経外科と神経内科の医師計八人で対応しています」

目的は患者の超急性期の病状管理である。開設に伴って救命救急センター内に新たに救急血管撮影室が設けられ、三次元で脳の血管を観察できる最新機器が導入された。

また、救命救急センターの高度治療室（HCU）六床のうち二〜四床が脳卒中治療室（SCU）として運用される。急性期を脱した患者は一般病棟に移されるが、一般病棟には脳内出血、クモ膜下出血、脳梗塞患者のゾーンが設けられ、平均約二十人の患者がケアを受けている。

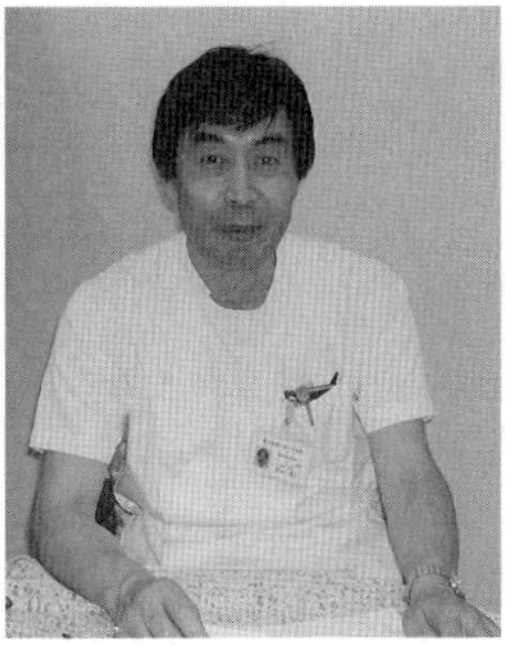
垣田清人部長

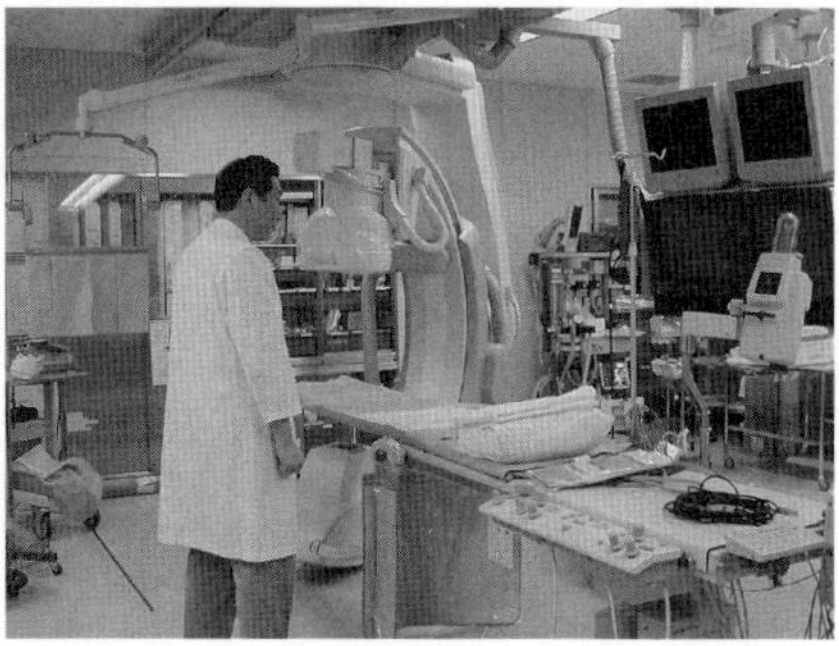

京都第一赤十字病院救命救急センターの救急血管撮影室

二〇〇二年度に救命救急センターで取り扱った患者は脳神経外科九百八十八人、神経内科八百七十人で、入院患者は脳神経外科二百三十七人、神経内科二百十四人。そのうち脳卒中患者は年間三百人ほど。歩いて外来へ来る患者もおり、救命救急センターに搬入される患者は約百八十人。早い人で五日、重症の場合、三週間で一般病棟に移る。

「脳卒中の場合、リハビリテーションが不可欠です」と垣田部長。「急性期脳卒中センターは、あくまでも急性期の管理を目的にしたもので、理学療法士はいても作業療法士はいません。ですから回復期リハビリテーションの役割を担う病院とも連携を図り、治療の中心がリハビリに移行すると、より適切な施設に転院してもらいます」

センターでは、患者の入院から退院、転院、リハを含めた治療計画（クリティカル・パス）を作り、患者や家族に説明している。

ただ、急性期リハから回復期リハへといたる患者の流れはまだ滞りがちだ。このため二〇〇三年六月、第一赤十字病院を含めた京都市内の七病院が集まって回復期リハビリテーション連絡協議会を発足させた。協議会では今後、脳卒中センター開設計画をもつ京都第二赤十字病院(注)や他の急性期病院も含めて連絡を取り合い、患者受け入れ態勢やサポートシステムの確立をめざしたいという。

システムの充実にはマンパワーが欠かせない。医師だけでなく看護師や介護士、ＭＲＩ（核磁気共鳴装置）などの技師も必要。センターでは当面、院内ネットワークを使って画像を医師宅に転送するなどして早期診断・治療の道を探りたいとしているが、垣田

（注）二〇〇四年開設。

部長は「マンパワーがあれば当直体制なども整備でき、救命率ももっと上げられるのですが」と強調する。

脳神経細胞死の連鎖を防ぐ ―― 脳低温療法

「ダメージを受けた脳神経細胞は回復しません。しかし、クマが冬眠の際、体温を下げて体内の代謝やエネルギー消費を抑えているように、低体温にすると神経伝達物質などの活性を抑制して脳神経細胞死の連鎖を防ぐことができます」と滋賀医科大学附属病院集中治療部の江口豊副部長は脳低温療法について説明する。

局所表面を冷却する治療法は、すでにギリシャ時代から行われていたそうだ。全身低体温療法を最初に行ったのは米国のフェイといわれる。一九三八年、末期がん患者の除痛に成果をあげた。

低体温の脳保護作用が注目されたのは偶然の事故からだった。スウェーデンで厳冬の川に落ちた子どもが心停止後に後遺症なく脳蘇生したのだ。一九七〇年代のこと。治療法として世界に広く知られるきっかけをつくったのは、一九八七年、マイアミグループの報告である。

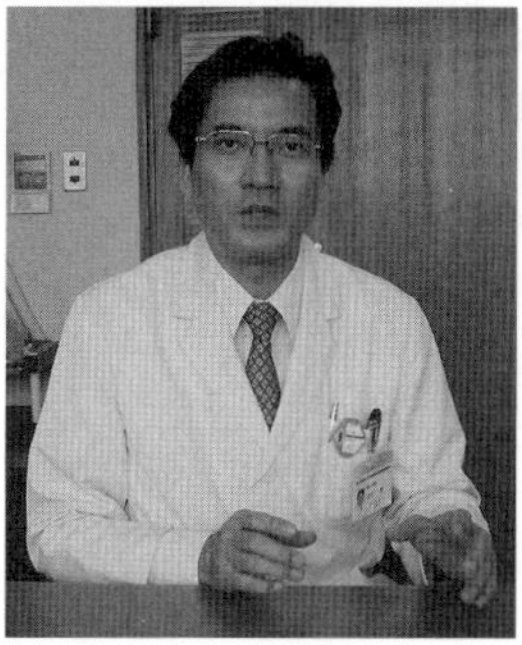

江口豊副部長

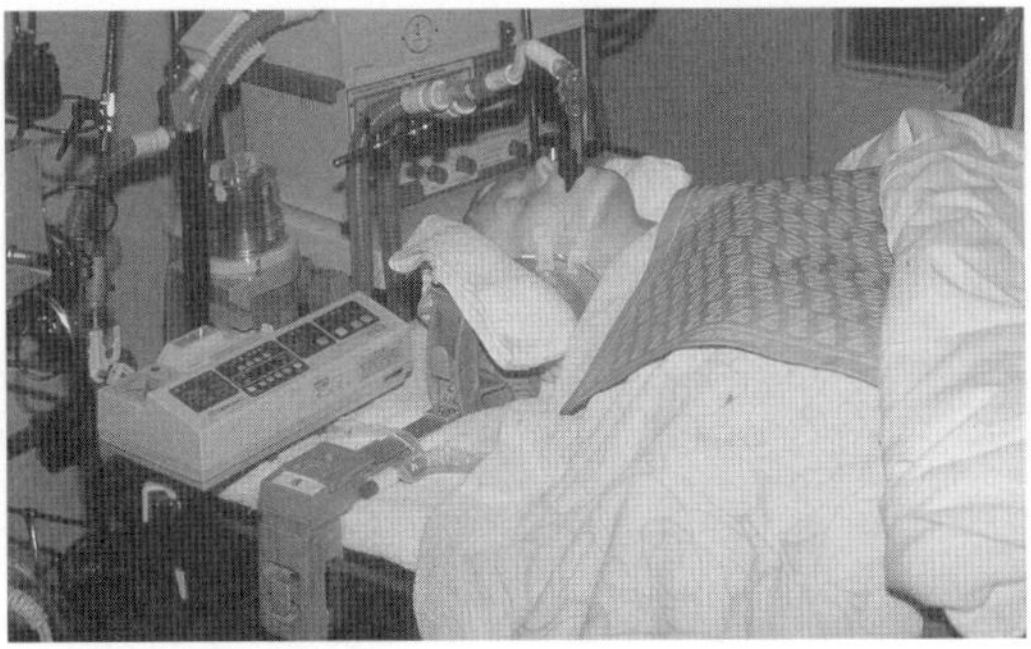
水冷ブランケットで体表面から全身を冷やす脳低温療法（人形を使った模擬テスト）

「日本では、一九九三年ごろから当時の日本大学板橋病院・林成之部長によって着手されました」と江口副部長。江口副部長は、看護師らとともに林部長の門を叩き、滋賀医大で最初に成功したのが一九九八年三月。心臓発作で心停止状態に陥った男性に適用したところ、意識を取り戻して回復し、社会復帰を果たした。

心筋梗塞などで心停止した患者は、たとえ蘇生しても脳にダメージを受け、社会復帰できないことが多い。脳低温療法は、こうした患者の脳を保護する療法である。冷水ブランケットで全身を覆い、体表面から冷やして三日間、体温を３２度から３４度に保つ。適用するのは、心停止に伴う低酸素脳症、頭部外傷、脳梗塞の三つである。

江口副部長は「ダメージを受けた脳細胞の影響で細胞死の連鎖反応が起き始めるのが心停止後三時間から六時間。ですから六時間以内に低体温にもっていかねばなりません。冷やしすぎると不整脈や肺炎を起こし、血液も凝固しにくくなる。現在は３４度に近づけるようにしています」という。これまで十五例に適用し、五例が社会復帰を果たしている。

一九九八年には、林部長や山口大学医学部生体侵襲医学の前川剛志教授を中心に日本脳低温療法研究会も発足したが、救急医療現場で同療法を取り入れるところは、まだ少ない。頭部外傷に関しては、米国医学雑誌に効果がないとの論文が発表されたこともある。このため厚生労働省は二〇〇三年、前川教授を中心とする研究班に頭部外傷に対する無作為、多施設による疫学研究をスタートさせた。

「冷却法や病態に合わせた集中治療法によっても治療結果は異なります。低酸素脳症と脳梗塞については、すでに顕著な好成績が示されています。厚生労働省は、寝たきりを防ぐ費用効果面でも注目しており、われわれは、可能性がある限り患者の社会復帰をめざしたい」と江口副部長はいう。

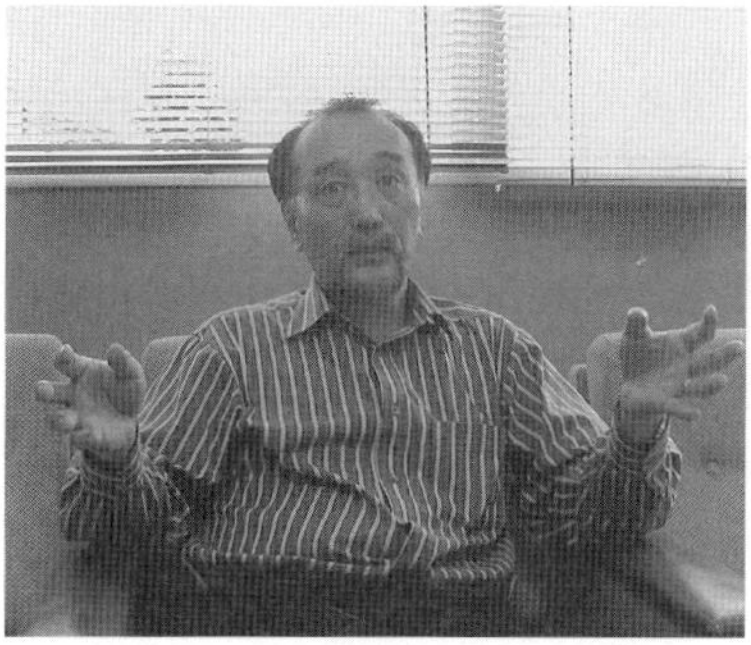

岡江晃院長

課題山積の治療現場 ―― 精神科救急

「京都の精神科救急システムは二〇〇二年にできたばかりです。他府県に比べ、立ち上げは最も遅れましたが、仕組みはよくできている。ただ、課題は山積しています」と京都府立洛南病院の岡江晃院長はいう。

一般救急に比べ、精神科救急への取り組みは遅れた。二十年前にシステムをつくった東京都でも、二〇〇二年までは対象者を警察に保護された者にほぼ限っていた。厚生労働省の指導のもとに各府県がシステム化に乗り出したのが一九九〇年代初め。しかし、実質的に稼働していない自治体も多い。

京都府南部精神科医療システムは、京都府と京都市の協調事業として二〇〇二年七月二十二日にスタートした。システムの中核となるのが京都市中京区の京都市こころの健

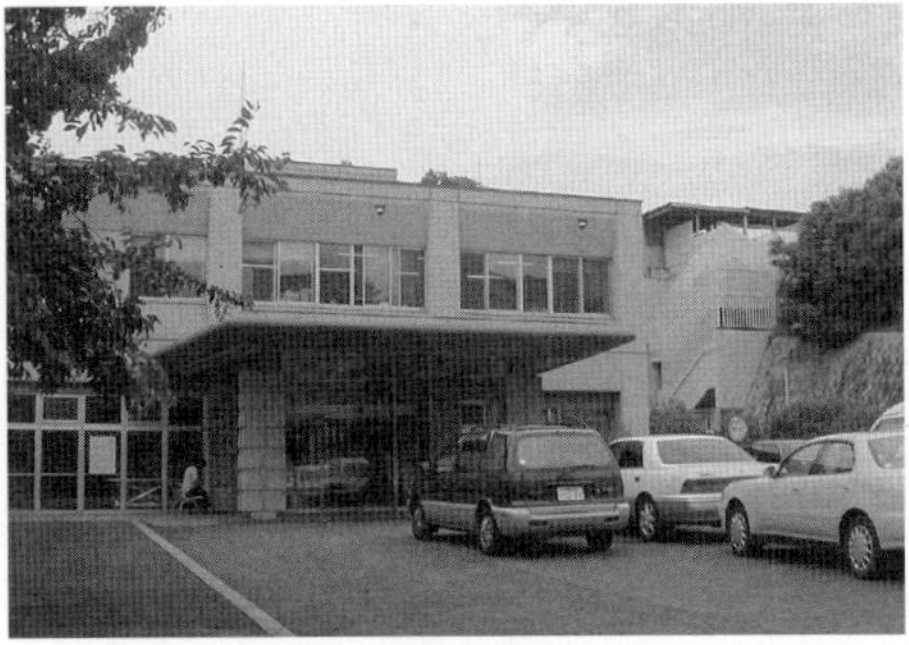
京都府立洛南病院（宇治市五ケ庄岡谷）

康増進センター内に設置された精神科救急情報センターである。センターでは休日と平日の夜間、精神科救急医療に関する電話相談と病院紹介、関係機関との連絡にあたる。平日は各保健所や医療機関で対応している。

基幹病院に指定されたのが洛南病院（ベッド数二百六十六床、うち救急・急性期用ベッド八十二床）で、センターから連絡を受けた同病院の当直医が搬送の必要があると判断した患者は、すべて同病院に搬送される。対象地域は園部町（現南丹市）以南地域で、府北部地域の基幹病院は国立病院機構舞鶴医療センター。

開設以来、センターには月平均百三十件の連絡が入る。一方、二〇〇二年七月二十二日から二〇〇三年七月二十一日の一年間に洛南病院を訪れた初診者は二百七十七人。うちセンター経由が二百十八人（入院百五十六人）、直接来院が五十九人（同四十三人）。入院百九十九人のうち百三十一人が統合失調症。全初診者のうち四割が警察で保護された患者だった。

「覚醒剤などの薬物中毒やアルコール依存症、老人認知症それに身体的治療が優先されるケースなどは対象外になっています。なぜなら入院より環境を整えながら病状改善を図ることが肝要だからです。一般救急病院側の不満もありますが」と岡江院長は説明する。

課題の第一は、管轄下にある府内の人口二百三十万地域にベッドを持つ精神科は十八あるが、精神科救急病院はわずか一カ所だということ。一般救急は、救急告示病院が九

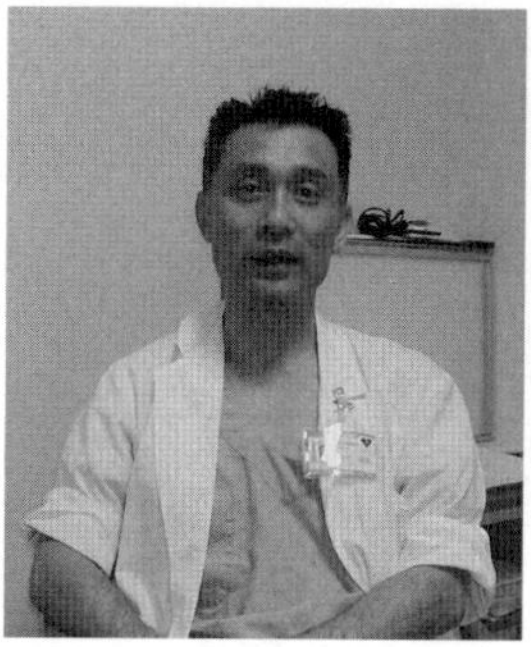

福井道彦部長

十七（京都市内五十八、府内三十九）ある。

「課題の第二は、身体的問題を併発している場合です」と岡江院長。「自殺企図や薬のまとめ飲みなど。生命確保が先決なのですが、治療後に搬送されても精神的症状はすでに収まっているケースが多く、入院の対象になりません」

合併症のあるケースも問題だ。腎障害などでは透析も必要になる。岡江院長は「これは医療システム全体の問題です。国の支援の受けられる公的病院で精神科と身体を総合的に治療できる救急病院が必要ではないでしょうか」という。

精神科救急情報センターは電話075（323）5280。

北米型救命救急室をめざして ―― ERおおつ

一九九八年に診療棟を一新した大津市民病院は、二〇〇三年五月、救急診療科「ERおおつ」をスタートさせた。めざすのは北米型ER（エマージェンシー・ルーム＝救命救急室）だという。

「一次（入院不要）、二次（入院）、三次（高度医療）という現行の救急医療体制は、救急車のたらい回しを防止することには成果をあげました。しかし、収容病院が必要な

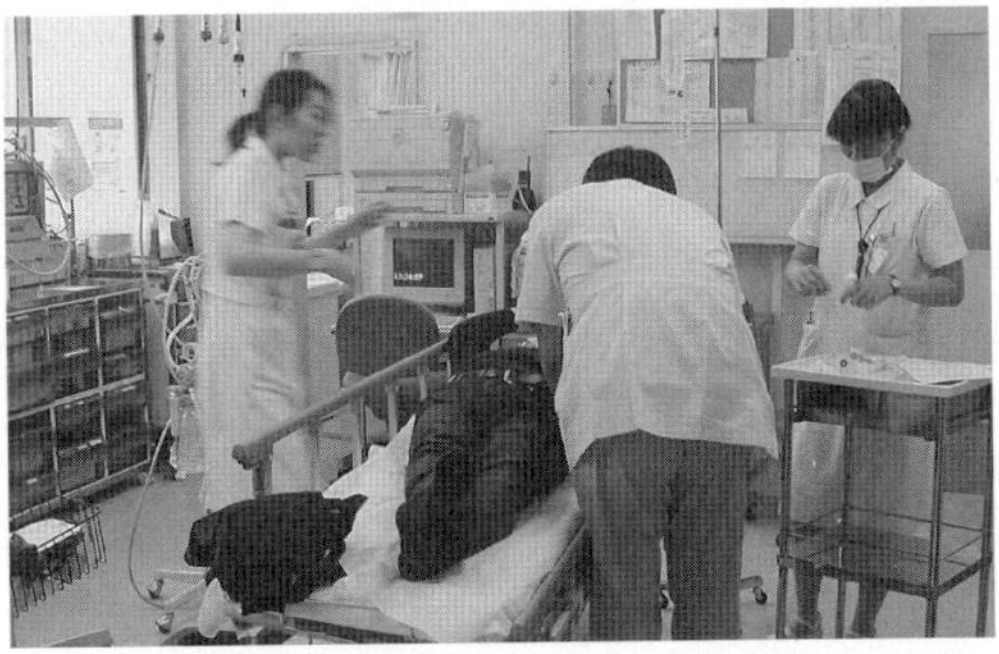

「ＥＲおおつ」の処置室

治療を行えない場合などで、患者が病院間をたらい回しにされる問題が新たに発生しています。北米型ＥＲは最終的な治療に最短で到達するための一つの方法だと考えています」と福井道彦部長はいう。

米国やカナダの救急システムは、救急車や自力で来た急患は、すべてＥＲで受け付ける。ＥＲには専属医師がいて初期診療を行う。初期診療とは、診断、初期治療、患者の振り分け（トリアージ）である。

入院しない一次患者は初期治療だけで帰宅し、二次急患は救急病棟に入院、三次急患はＩＣＵに入院する。救急ベッドは一泊二日が原則で、経過をみて翌日にトリアージすることも多い。ＥＲ専属医は専門医に患者をバトンタッチした後は入院患者や手術に関与しない。

開設にあたっては、東京都など先行する多くのＥＲ型救急を研究した。最終的に範をとったのは、トリアージを院内で完結させている福岡徳洲会病院と熊本赤十字病院だった。

福井部長は「地域社会と地域医療機関それにＥＲと各診療科が密接に連絡を取り合わねば、ＥＲは機能しません。地域社会との連携に不可欠なのがメディカル・コントロール（ＭＣ）、そして、院内では各診療科あげての救急支援体制です」

「ＥＲおおつ」の特色は、地域医療課の事務職員が救急医療に深く関与していることだ。消防や大津市医師会と連絡を密にし、搬送の可否や空床情報、ＭＲＩ（核磁気共鳴装置）などの予約状況を互いに把握し合うシステムを確立している。「病診連携のほか、院内では事務職の夜勤体制を整備し、万一に備えて蘇生術の訓練も続けています」と地域医療課の小幡義男課長はいう。

救急医療には、とかく患者との間にトラブルも生じやすい。地域医療課では、こうしたトラブルの内容を分析して原因を究明、医師と患者に説明して改善にも努めている。事務の関与によって初めて見えてくるシステムの不備もあるという。

ＥＲのフロアに現在、総合診療科の診察室が併設されている。将来は、ＥＲと総合診療科を融合させ、急患に限らず、あらゆる初診患者をここで診察し、トリアージする構想を進めている。福井部長は「医師、事務職を問わず、われわれのＥＲ発想の源は、医療資源の有効活用なのです」という。

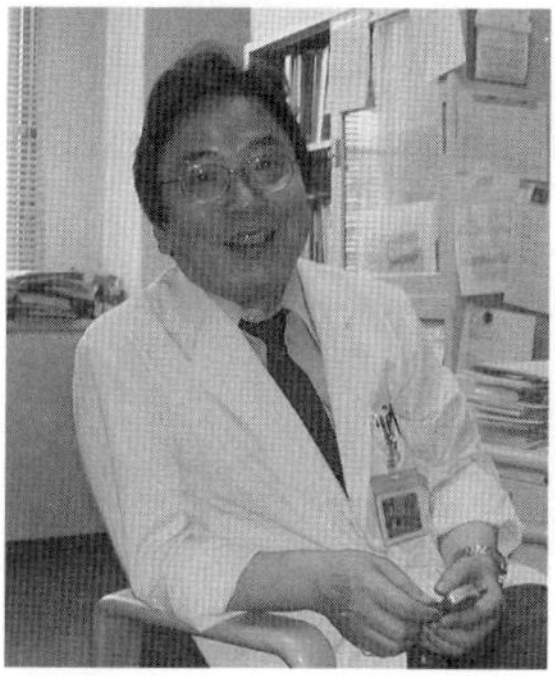

定光大海救命救急センター長

阪神・淡路大震災を機に拠点整備――災害救護

災害救護医療がクローズアップされたのは、一九九五年一月十七日、六千四百三十人の犠牲者を出した阪神・淡路大震災である。災害医療体制整備の必要性を痛感した国は同年十二月、全国十ブロックごとに一つの国立病院を選んで「防災拠点国立病院」に指

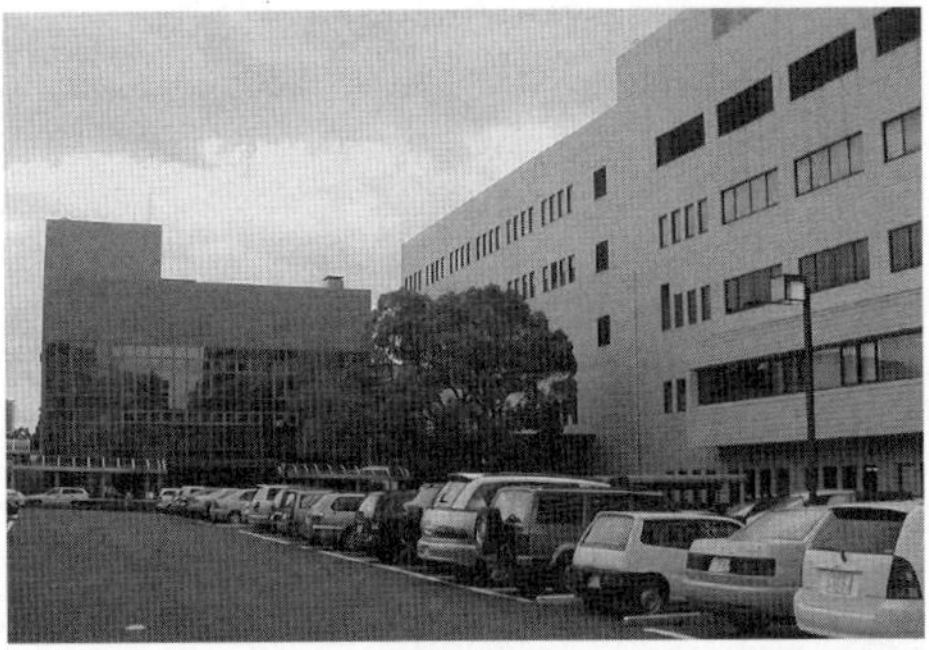
国立病院機構大阪医療センター（右）の緊急災害医療棟（正面）

定、また、一九九七年一月、都道府県に一カ所ずつ、中核的役割を担っている病院を「基幹災害医療センター」に指定して、有事に備えることになった。

近畿ブロックの防災拠点国立病院となったのが大阪市中央区の国立病院機構大阪医療センター。同センターは、国立病院機構東京災害医療センター（立川市）が東日本の拠点となっているのに対して「西日本の災害医療センター」と位置づけられ、二〇〇〇年には五百人収容可能な緊急災害医療棟を新設した。

災害は、地震や洪水、火砕流など自然災害だけではない。火災、爆発、列車・航空機事故、有毒ガス輸送事故などの人災、伝染病や紛争も含まれる。とくに最近は、国際紛争やテロ事件によるＡＢＣ汚染が懸念される。Ａは核、Ｂは生物、Ｃは化学物質である。

「西日本のセンターですから、物資を備蓄し、技術を磨いて、あらゆる事態に備えねばなりません」と定光大海救命救急センター長はいう。「五人一組の派遣医療班を常時二班組織し、連絡があり次第、全国どこへでも出動できる態勢にあります。ただ、外傷部門を加えた総合救急部は発足してまだ日が浅い。使命を果たせるよう医師、看護師、事務職とともに教育、訓練を重ねることが当面の課題です」

基幹災害医療センターに指定された京都市東山区の京都第一赤十字病院にも耐震設計が施された地下一階地上二階の災害センター棟が設けられている。同センターの災害時受け入れ傷病者の予測最大数は三千五百人。日ごろは、三日分の非常食、水２００ｔ、百床の簡易ベッド、薬剤、衣類、除染装置などの備蓄倉庫だが、有事には二階研修セン

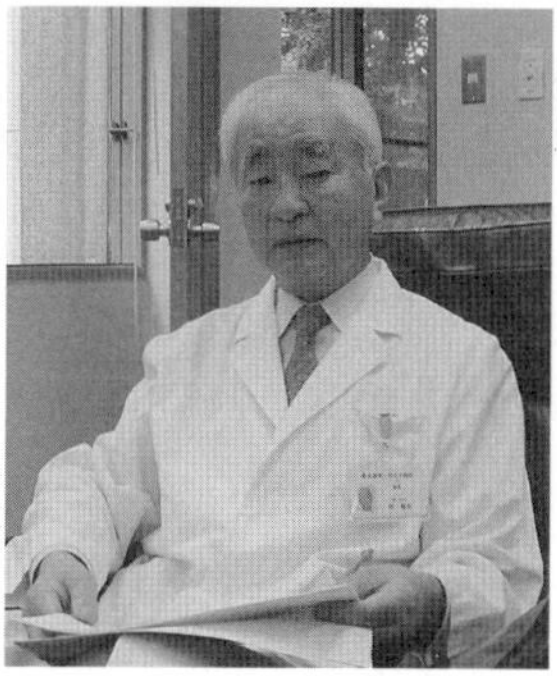

京都第一赤十字病院・岡隆宏院長

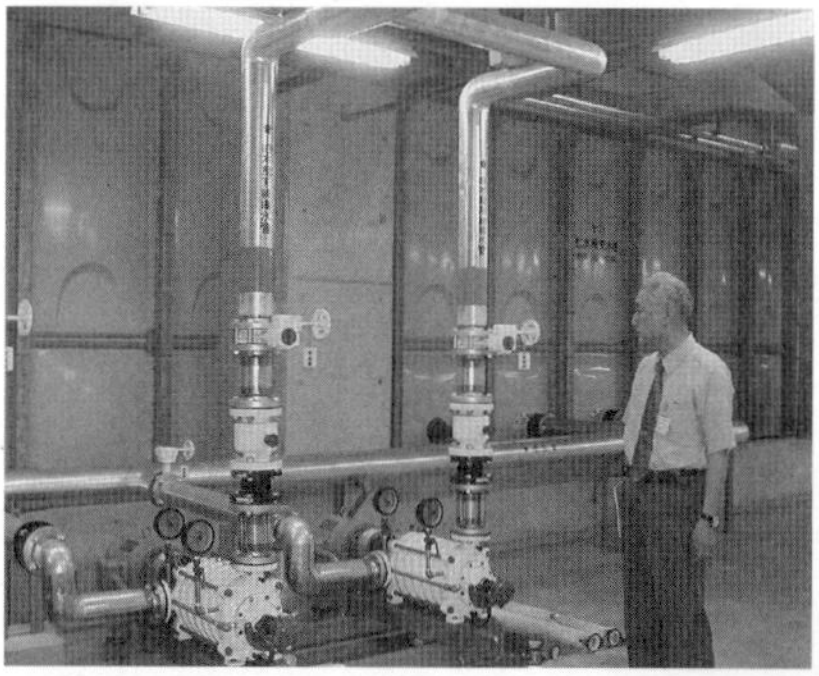

200tの水を備蓄している京都第一赤十字病院災害センター棟地下にある貯水槽

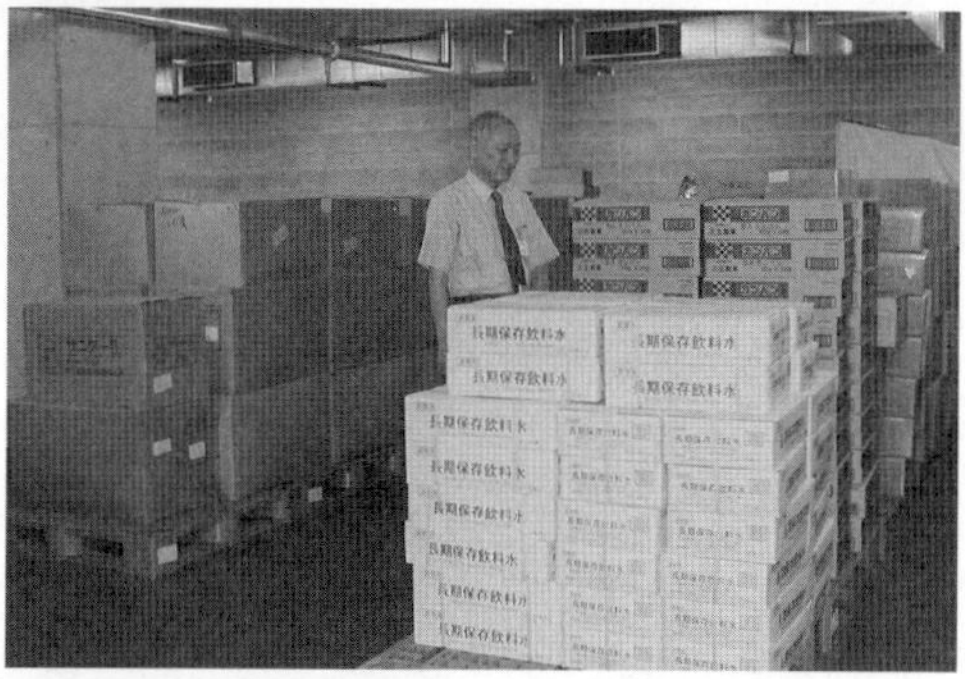

備蓄食糧

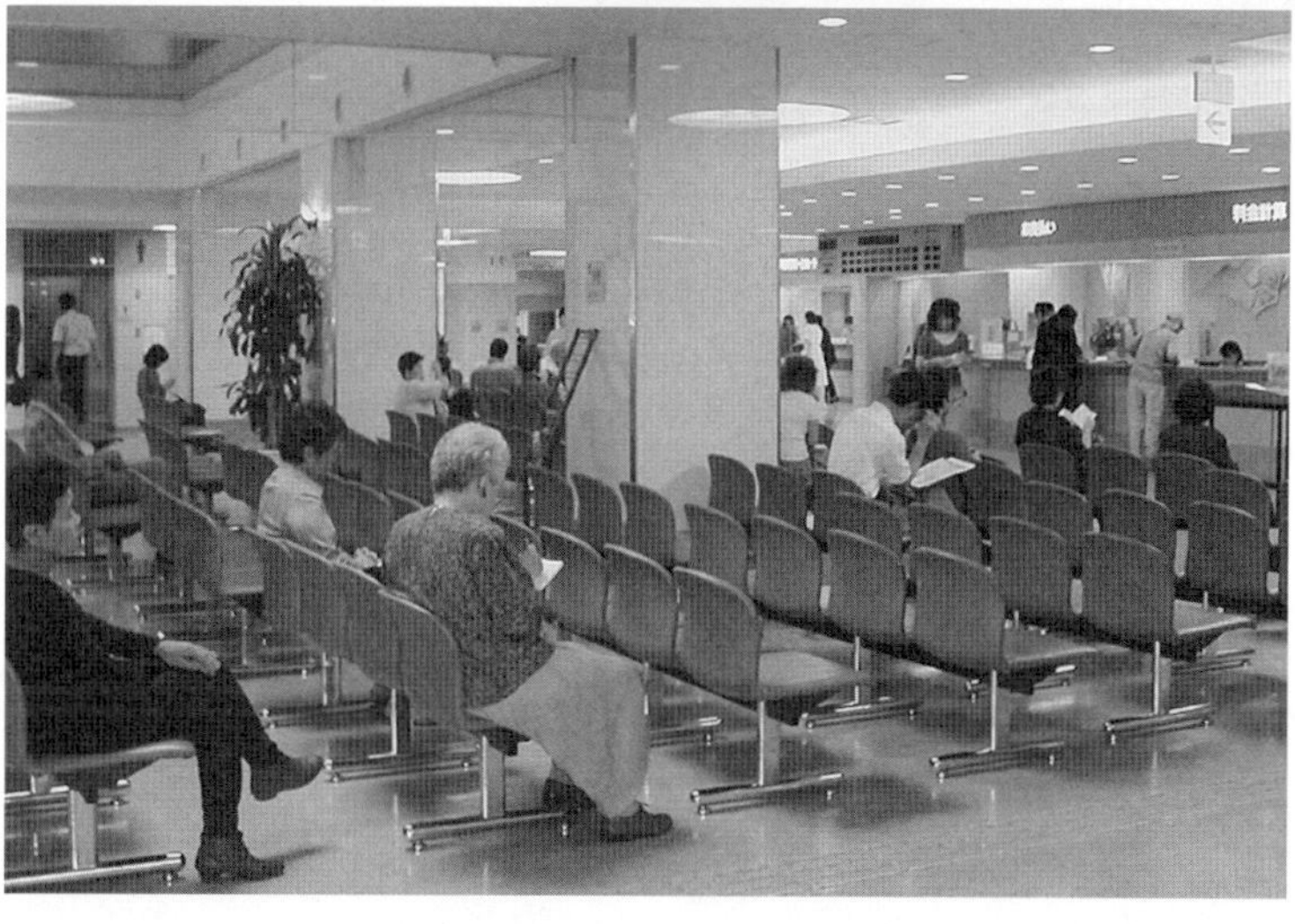

有事には傷病者の収容所となる京都第一赤十字病院玄関の外来待合室（イスは簡単に移動でき、柱には酸素吸入装置が埋め込まれている）

ターが災害本部となる。

病院自体も災害に備えた設計が施されている。玄関の外来待合室は、有事には傷病者の収容所になるよう想定されており、柱には酸素吸入装置が埋め込まれている。

府立与謝の海病院、公立南丹病院、京都市立病院、公立山城病院など府内では九施設が地域災害医療センターに指定されており、基幹災害医療センターは有事の際、これら地域センターや京都府、京都市、医師会との情報交換センターともなる。

京都第一赤十字病院の岡隆宏院長（二〇〇六年退職）は「有事に大切なのは、情報とトリアージ、つまり患者を重症度によって振り分けることです。それにはマンパワーが欠かせません。有事の際に人がどれだけ駆けつけられるか。そのために訓練を重ねているのですが、備蓄物資も訓練も、できればムダに終わることを願わずにはいられません」という。

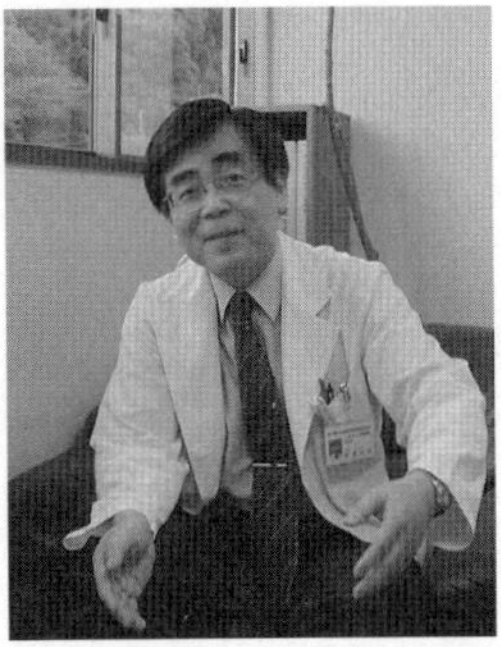
廣瀬邦彦副院長

信楽高原鉄道事故を教訓に　――滋賀県基幹災害医療センター

大津赤十字病院の災害医療への取り組みは早かった。一九九一年五月、四十三人の犠牲者を出した信楽高原鉄道事故を体験したからである。当時、院長を先頭にマイカーを

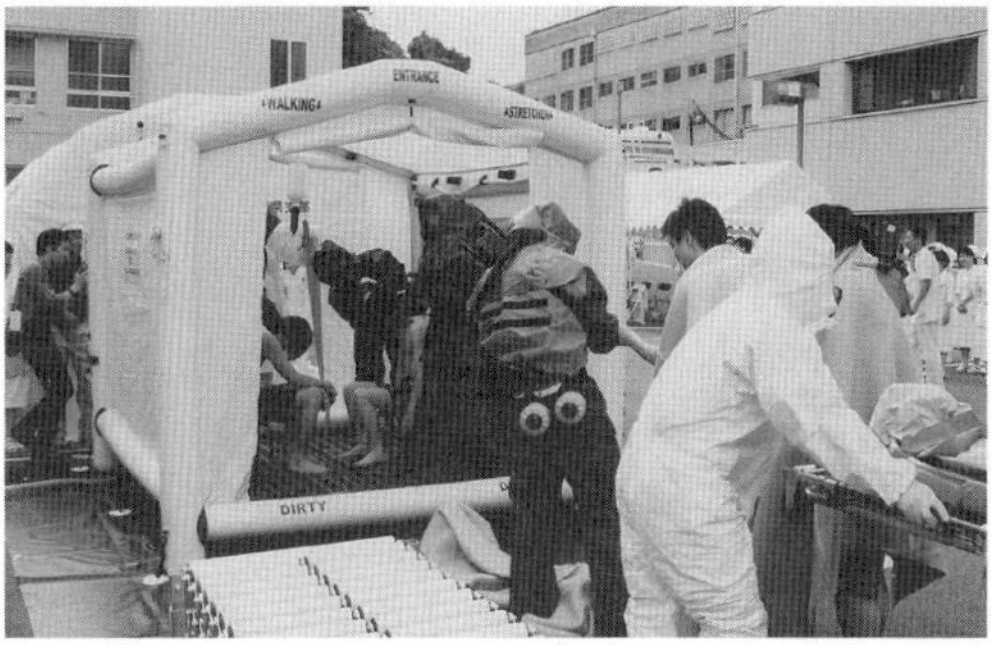

二〇〇二年七月に行われた除染訓練（トリアージエリア）

駆って現地に赴き、救助活動を行った。一九九五年一月の阪神・淡路大震災の時も二カ月間にわたって救護班を送り続け、透析患者を受け入れた。

「基幹災害医療センターの指定を受けたタイミングもよかったのです」と同病院防災対策委員会委員長の廣瀬邦彦副院長はいう。「一九九七年一月に指定を受けたのですが、この時、外来棟の立て替え工事中で、急拠、地下に備蓄倉庫をつくることができました」

585m^2の備蓄倉庫は全国でも有数の規模を誇る。規模だけではない。災害時、同病院では最大三千七百人の収容者を想定し、パンの缶詰を中心にした三日分の食糧、救護班用の衣服や患者用肌着類、医療用具はもちろん歯ブラシやシャンプーなど生活消耗品まで用意されている。400tの水は常に流れ、井戸もある。

滋賀県は福井県の原発銀座から至近距離にある。このため防護服も含めた除染装置を五セットそろえているが、廣瀬副院長は「機材や備蓄品を稼働させるのはマンパワーです。災害時に何人駆けつけて、どのような救護活動が行えるのか、やはり日ごろからの訓練が肝心です」と強調する。

同病院では、災害時第一次招集メンバーを半径3km以内に居住している職員を対象にしているが、二〇〇三年五月の招集訓練では、百七十五人が集まった。二〇〇一年六月に行った訓練は、西日本では初めての除染訓練で、二〇〇二年七月にも県内の災害拠点病院や県医師会、大津市消防局と合同で化学物質災害対応訓練を実施している。

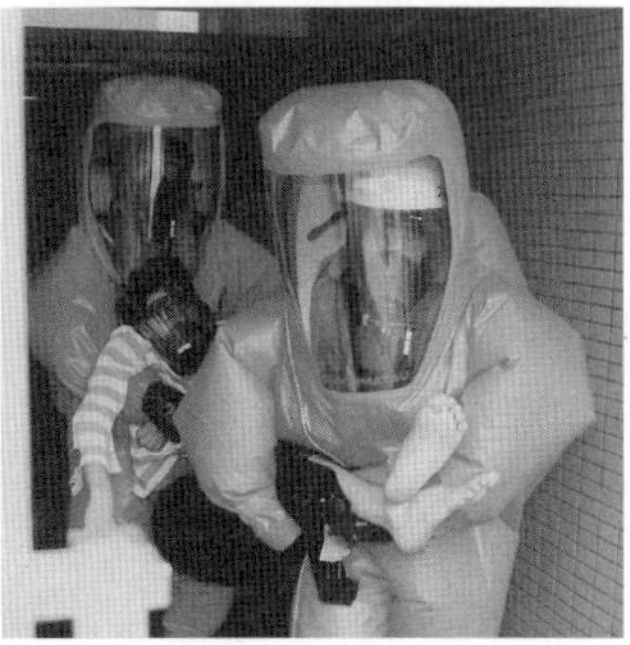

消防救急隊員による患者搬送

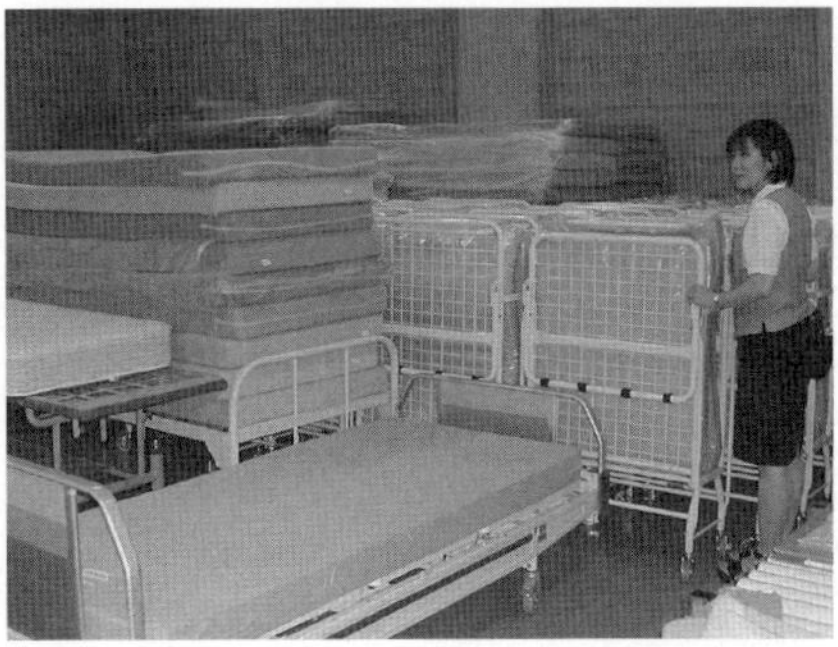

備蓄倉庫

災害時には初期救急と重症度によるトリアージ（患者の振り分け）が重要になるが、内科系医師に外傷治療の訓練をしてもらい、有事の際は軽傷者の治療にあたることになっている。患者は重症度に応じて色分けされた三つのゾーンに振り分けられ、ゾーンごとに治療が行われる。

ところで、政府の地震調査委員会は二〇〇三年六月、琵琶湖西岸断層帯でマグニチュード７・８程度の地震が三十年以内に発生する可能性が最大９％と発表した。国内四番目の高い確率だ。

「切羽詰まった気がして、頭を悩ませています」と廣瀬副院長。「県内には名神高速道路も貫通しており、化学汚染事故も懸念されます。新型肺炎（重症急性呼吸器症候群＝ＳＡＲＳ）の再発も予想されますから除染セットをあと五セット増やしたいと思っています」

ただ、機材の調達や備蓄物資の更新には、国や自治体からの補助金はない。日本赤十字本部の援助を仰ぐか、自己調達しなければならない。

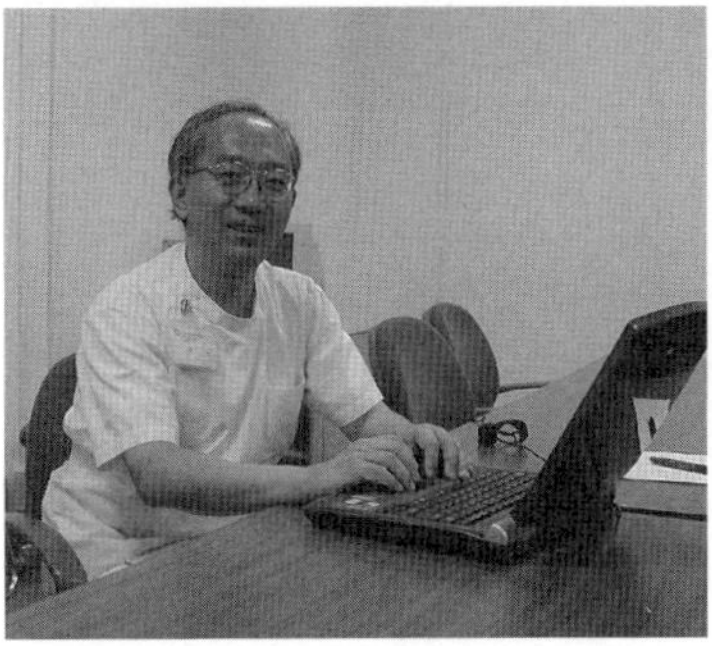

清水恒広部長

京都市立病院にＳＡＲＳ専用診察室を整備 —— 感染症対策

二〇〇三年春の新型肺炎（重症急性呼吸器症候群＝ＳＡＲＳ）騒動は、日本の感染症対策に一石を投じた。ＳＡＲＳウイルスは冬にかけて感染力を増す可能性が高い。日本で、京滋で患者が集団発生したら……。新型肺炎対策を検証してみよう。

二〇〇三年秋、改正感染症法が国会に提出され、成立した。改正のおもな目的は動物由来の感染症対策で、危険度や感染力別の分類も五つに分類し直され、エボラ出血熱やペストなどとともに、最も危険とされる一類にＳＡＲＳと天然痘が新たに加えられた。

医療機関は、従来通り対応能力別に三種に分けられており、一類感染症の入院患者を扱う第一種病院は、近畿地方では大津市民病院、大阪が市立泉佐野病院など三病院、それに神戸市立病院の計五病院で、京都にはない。第二種病院は、京都五病院、滋賀七病院が指定されている。

「新型肺炎問題が起きたとき、まず対策を迫られたのが第一種、第二種病院です」と京都市内で唯一第二種病院に指定されている京都市立病院感染症科の清水恒広部長はいう。「患者が出た場合、二次感染、院内感染を防がねばなりませんから陰圧室を設けると同時にマスクやゴーグルなど医療従事者の防護体制を整備しました」

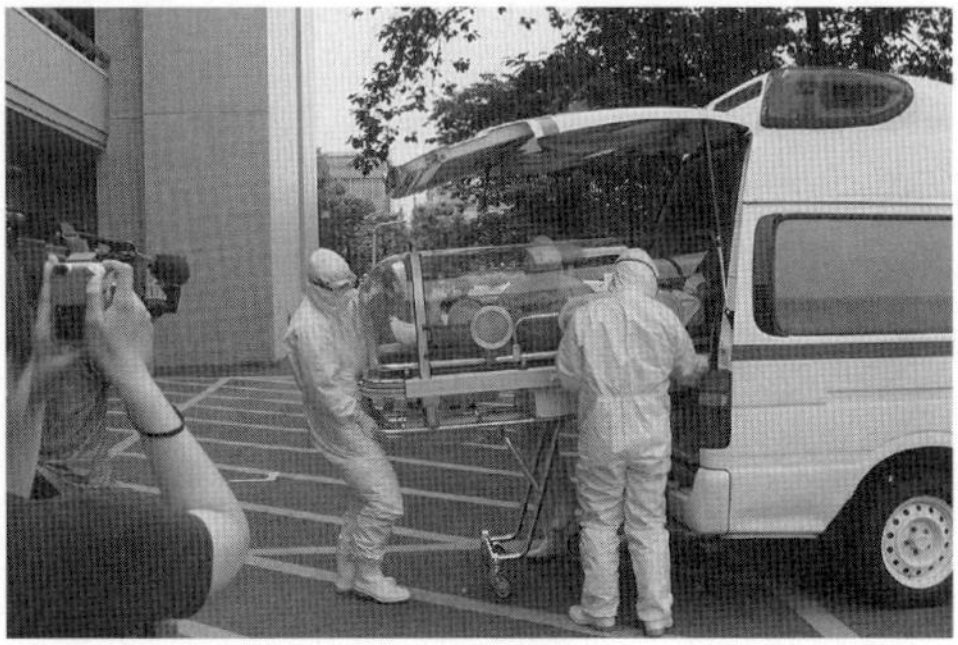

二〇〇三年六月に行われた京都市立病院の防護服による新型肺炎患者搬送訓練

新型肺炎の感染経路は、飛沫、接触感染とされるが、空気（飛沫核）感染も完全には否定されていない。飛沫は水分を含んでいるため落下するが、飛沫核は乾燥していて浮遊しやすいという。

このため陰圧室のなかった市立病院では、陽圧室の空気の流れを逆にして二室（二床）を確保、陰圧装置による簡易陰圧室一室（二床）を設け、一般診察室とは別棟に専用診察室をつくり、開設した。

感染予防には、早期診断、隔離、治療が不可欠だが、これが難しいと清水部長は指摘する。CDC（米国疾病管理予防センター）による診断マニュアルもあるが、確定するにはPCR法（遺伝子増幅法）による同定が必要。しかし、SARSウイルスでは、調べる材料により発症一～二週間後でないと判定できない場合がある。

二〇〇三年春の騒動で市立病院が受けた電話相談は約二百五十件。不安例、疑い例、可能性例として診察したのが五十件。他の診療機関からの紹介例がうち三分の一を占めた。

騒動を受けて京都府では、二種病院のほかに十一病院を初期診療機関に選定し、京都府立医科大学に五室五床の陰圧室をつくることになった。滋賀県も二十一カ所の協力病院を選定した。しかし、京都で確定例が出た場合は、高度安全病室（二床）を備えた市立泉佐野病院へ搬送するしかないのが現状だ。

清水部長は「集団発生したら？　そんなことがないように祈るばかりですが、ベトナムでの鎮圧成功例を見てもわかるように、せめて隔絶された専用病棟の設立が必要です。もちろん医療従事者のトレーニングと補償も含めて」という。

「予防し得た死」を減らす ——ドクターヘリ

事故などで外傷を受けた場合、患者が死亡する時間帯は三つに分かれる。受傷直後、数時間後、数日後から数週間後である。このうち二つのケースは死を防げないことが多いが、受傷数時間後の場合は「予防し得た死」が多い。中でも受傷後一時間までの処置が大切で、「ザ・ゴールデン・アワー」と呼ばれる。

滋賀医科大学救急集中治療学講座の長谷貴將助教授（二〇〇五年退職、済生会滋賀病院救急部長）は「欧米に比べ日本では予防し得た死の割合が多く、38・6%にものぼる。救急医の使命は、これを減らすことだといっても過言ではありません」という。

予防し得た死を減らすには、国際標準の外傷初期医療教育を受けた救急救命士、救急医ができるだけ早く患者に接し、適切な処置をすることだ。搬送手段はいくつかあるが、日本の道路事情や地形を勘案した結果、最適なのがドクターヘリの活用だと長谷助教授は強調する。

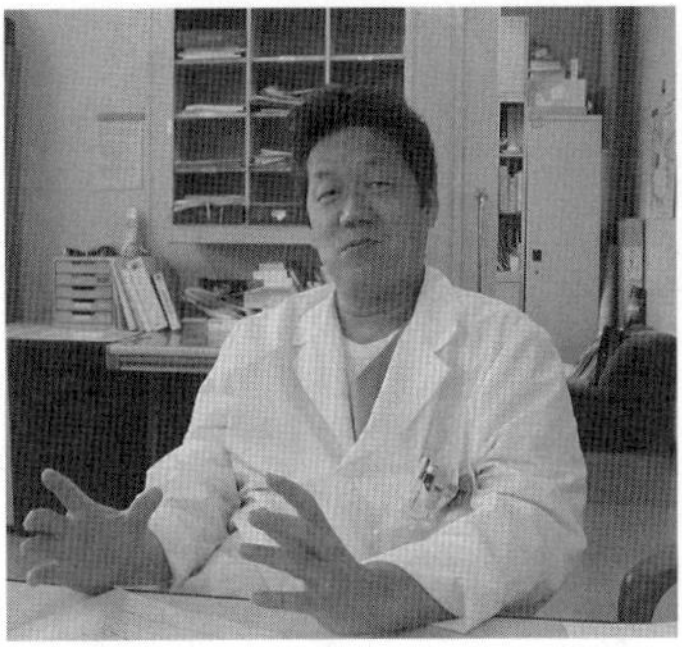
長谷貴將助教授

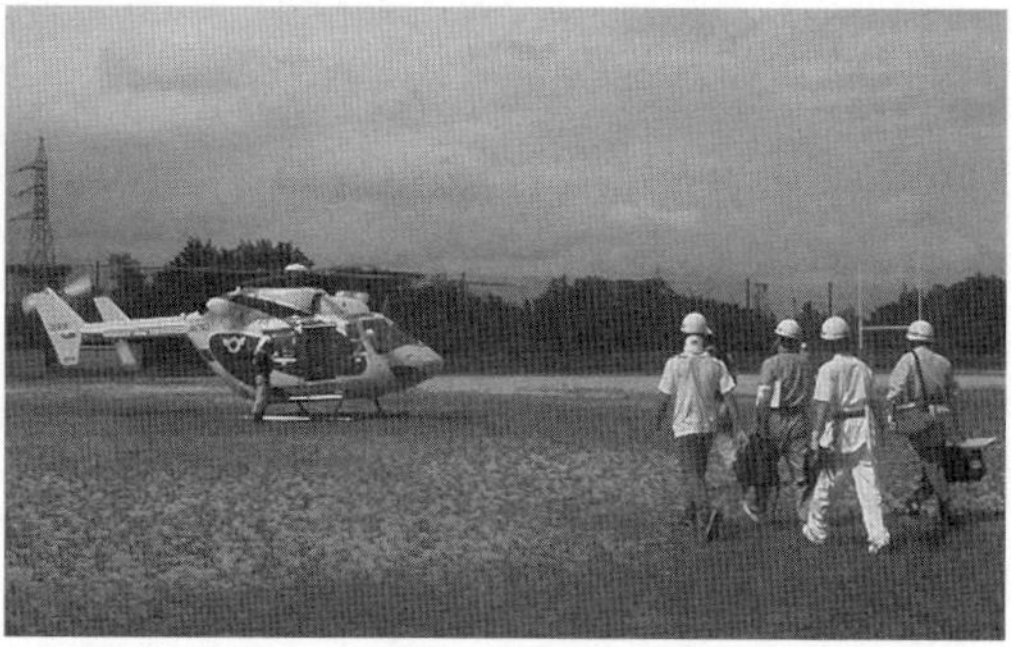

滋賀県の防災ヘリ「淡海」を使って行われたドクターヘリ訓練（二〇〇二年八月二十九日、滋賀医科大学グラウンド内ヘリポート）

医師の搭乗したヘリコプターを救急現場に派遣、患者を治療しながら医療機関に運ぶシステムは、一九七〇年からドイツで始まった。日本では、一九八七年から岡山県の川崎医科大学が実用化研究に乗り出し、厚生労働省の補助事業として二〇〇一年度から運用を開始した。同年度の出動件数は二百四件。現在、千葉県や神奈川県、和歌山県など七県で運航されている。

運航は民間会社に委託、費用は一県あたり約一億七千万円で、負担額は国と都道府県が二分の一ずつ。搬送費用の患者負担はないが、提供された医療行為については、保険診療の範囲内で医療機関から患者に費用請求される。厚生労働省は、運航を三十都道府県程度に増やす方針だという。

ヘリを救急活動に活用する自治体は多い。京都府の場合、京都第一赤十字病院と京都府立与謝の海病院にヘリポートが設けられ、京都消防ヘリが要請に基づいて出動しており、二〇〇二年の出動件数は四十二件。滋賀県では、蒲生郡日野町のヘリポートから県防災航空隊のヘリが二〇〇二年に計二十一件出動している。

「消防防災ヘリには、除細動器（ＡＥＤ）や人工呼吸器などの医療用機器が搭載されていません。新たに専用ヘリを導入する必要がありますが、滋賀医大にヘリ基地を置いて三十分医療圏を考えてみると、滋賀県全体はもちろん、京都、福井県嶺南地方、三重県北部地域をカバーできます」と長谷助教授はいう。

長谷助教授は二〇〇一年、欧米の救急システムを視察した。ＥＵ型救急はドクター

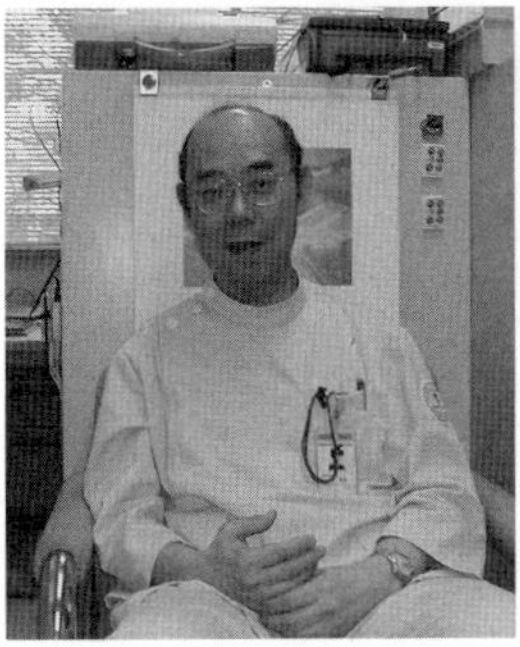
中谷壽男教授

カーである。これに対し米国は、パイロットが警官、救急救命士を兼ねる場合も多く、初期対応を救急救命士に委嘱したヘリ搬送が主流だという。「日本で安心医療をどこでもだれもが享受できるシステムを確立するには、ドクターヘリが欠かせない。滋賀医科大学は、質と広域化に特化した医療提供で地域貢献すべきだと思うのです」という。

不採算でも不可欠な医療 ——高度救命救急センター

「高度救命と名がついてはいますが、私はワイド救命だと思っています」と大阪・守口市にある関西医科大学救急医学科の中谷壽男教授はいう。

関西医大病院の救命救急センターが日本医科大学病院とともに厚生労働省から高度救命救急センターに認定されたのは一九九三年。現在、全国十一カ所のセンターが『高度』センターに認定されている。全国百六十カ所の救命救急センターと異なる点は、急性中毒、広範囲熱傷、切断肢指の再接着を重点的に扱うことだ。

「いずれも手間ひまがかかり不採算部門だったため、厚生労働省の指導のもとに『高度』の名を冠して扱えるセンターを設けたわけです。肢指の切断などは本来の救命活動とは異なるのですが、扱える技術と医師は必要。不採算でも不可欠な医療もあります」

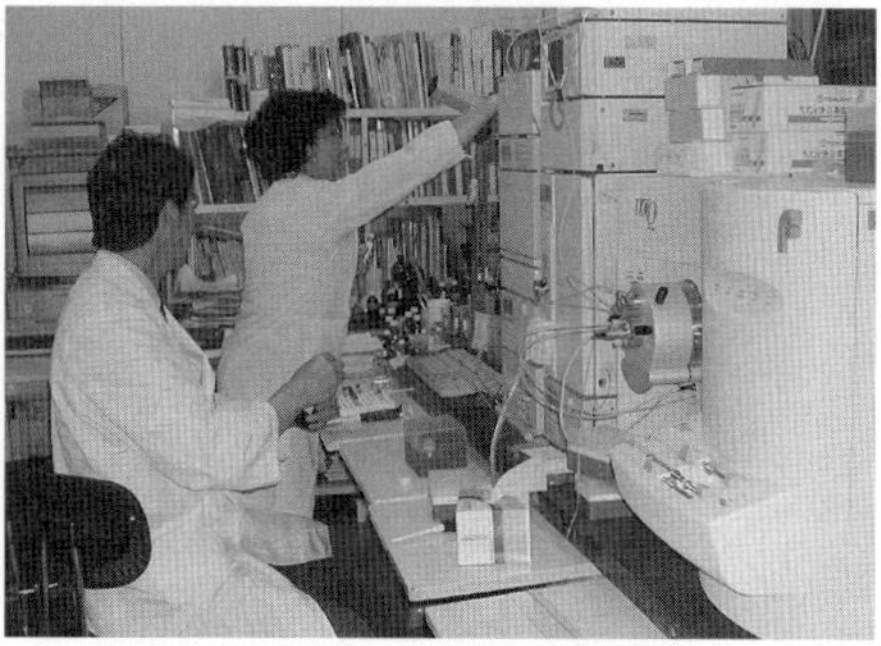

和歌山の毒入りカレー事件後、配備された毒物検査機器（関西医科大学病院中央検査部毒物検査室）

と中谷教授。

急性中毒に関しては、各センターでも従来から治療はできたが薬物の分析体制に不備があった。分析機器は、これまで警察の科学捜査研究所や自治体の公衆衛生研究所などにはあったが、病院にはなかった。

急性中毒がクローズアップされたのは、一九九五年の地下鉄サリン事件だ。事件発生時、東京消防庁に居合わせた中谷教授は、松本事件の症状などから毒物がサリンであることを直感したという。

一九九八年には和歌山の毒入りカレー事件も起きた。発生当初、毒物は青酸とみられていたが、警察庁科学警察研究所の分析によってヒ素だと判明したのは一週間以上も経ってからだった。金属毒物であることが早くから判明していれば、的確な解毒剤の使用も可能だったかもしれない。厚生労働省は事件後、高度救命救急センターと一府県一カ所の病院に急拠、分析機器を配備した。

広範囲熱傷は、面積が体表面積の１５％以上になると場合によっては命にかかわる。中谷教授は「感染と、これに伴う敗血症と闘わねばならず、植皮技術も必要。スキンバンクからの提供皮膚を使ったり、病院によっては自己皮膚を培養し増殖させたうえで移植する場合もあります」という。

この分野だけは高度救命救急の名にふさわしいが、植皮は数回に分けて行わねばならず、最もマンパワーを必要とする分野でもある。京滋でも一部の病院で肢指接着や広範囲熱傷を扱う病院はあるが、将来的には一府県に一カ所の高度救命救急センターは必要だ。

ところで、交通環境の改善などで最近は外傷救急の件数も減ってきた。「歓迎すべきことなのですが」と中谷教授。「半面、機会が少ないため外傷治療に不慣れな医師も増え、救命できないケースも出ています。日本外傷学会と日本救急医学会では、研修コースを設けて外傷初期治療の教育に力を注いでいますが、例えば医師たちが集中的に修練を積める高度外傷センターを設けることも必要ではないでしょうか」と強調する。

3

小児医療

診療体制の再構築を ―― 急増する救急

小児救急が近年、急増傾向にあることは、「救急医療」でも紹介したが、その実態を京都市立病院を例にみてみよう。同病院は、二十四時間体制による小児救急外来を一九八九年から開始、二年後の一九九一年と二〇〇〇年の小児救急外来患者数などを調査、比較し、二〇〇二年発表した。

同病院の主要受診地域は、右京、西京、下京、中京、南の五区。五地域の十五歳以下小児人口は、九年間で一万人減少したが、一年間の受診患者数は、三千六百十人から六千七百四十五人へと倍増、二〇〇三年は年間約九千人が来院している。

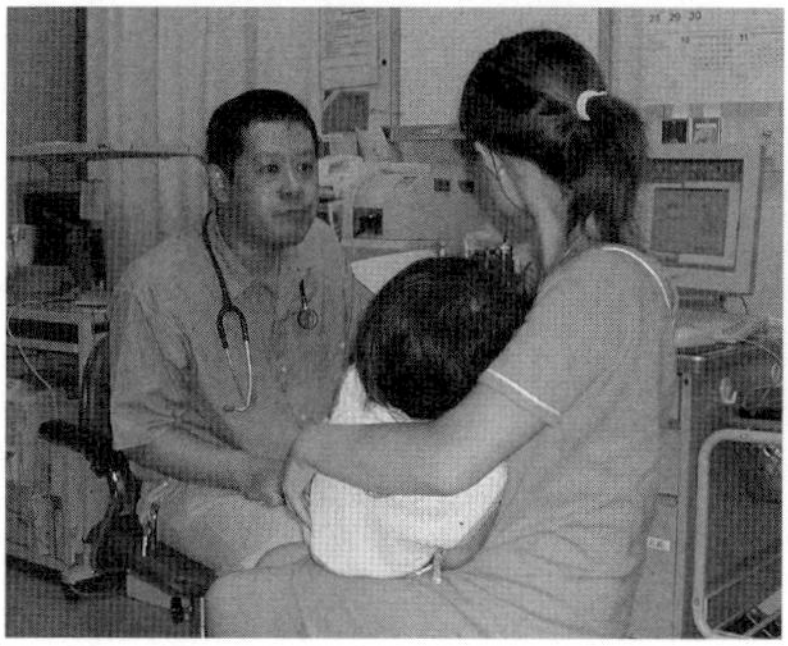

小児救急外来で時間外診療をする岡野創造医長（京都市立病院）

受診患者のうち入院した患者の割合は、7％前後と横ばいだったが、処置を要した患者の割合は、一九九一年32・6％から二〇〇〇年16・3％に半減。疾患別受診者をみると、大半が風邪と胃腸炎で疾患に分類できない「その他」が百四十四人から八百七十七人に急増している。

調査にあたった岡野創造医長は「軽症例が増加したことを示唆しています。つまり、できるだけ早く小児科専門医に診てもらいたいという親のニーズを反映した結果です。それに、ミルクを飲まない、泣きやまないなどという育児不安も募っている。核家族化の影響でしょうか」という。

時間帯別の来院患者数は、深夜帯（午前〇時～午前八時半）が一・五倍に増え、日勤帯（午前八時半～午後五時）と準夜帯（午後五時～午前〇時）が二倍に増加した。これに対し、診療にあたる小児科医は、常勤医五人、感染症科部長（小児科医）一人、保健所兼務医三人、研修医一～三人の最大十二人。土日祝日を合わせると当直勤務は一人平均月四～五回、当直明けは、もちろん平常勤務だ。

「患者数が増え続けると、増加した軽症患者のために重症患者や緊急を要する患者への対応が遅れる可能性があります」と岡野医長はいう。つまり、初期救急患者の集中化による病院機能の低下が喫緊の課題なのだ。

京都市内では、京都市休日急病診療所のほか医仁会武田総合病院、日本バプテスト病院、京都第一、第二赤十字病院などが市立病院と同規模の小児救急患者を受け入れてい

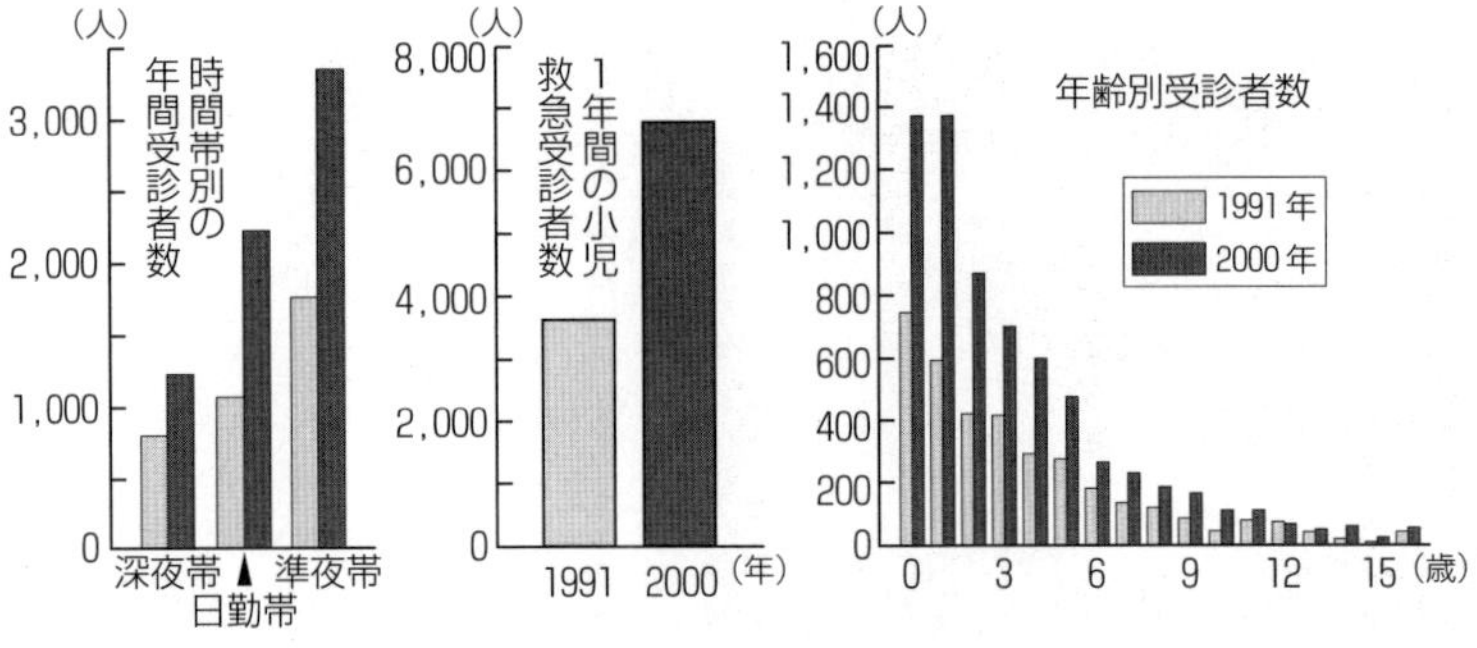

京都市立病院小児科救急受診者数の推移

るが、悩みは同じ。マンパワー不足は否めず、過酷な勤務実態を知るためか、小児科医をめざす若い医師も少なくなっているのが実情だ。

不要不急の時間外診療を少なくするために患者教育が必要だとの意見もある。しかし、岡野医長は「もはや消極策は通用しない。少子化社会にあっては、小児救急医療も子育て支援策の一つです。ニーズに合わせ、積極的に診療体制を再構築すべきです。それが若い医師のやりがいにもつながるはず」と指摘する。

小児救急医療が、ある意味で将来への投資であるならば、小児医療の不採算性をも含めて抜本的な見直しが必要だ。

維持できない当直体制 ―― 減少する病院

小児科を看板に掲げる病院が減っている。京都府保険医協会の調べによると、府内で小児科を標榜する一般病院は、一九九一年から二〇〇〇年の十年間で百二施設から八十二施設へと約二割減少した。全国でも同様傾向にあり、四千百二十施設から三千四百三十三施設へ。六百八十七施設減少している。

ところで、府が認定する救急告示病院のうち小児科を標榜するのは五十五施設あるが、

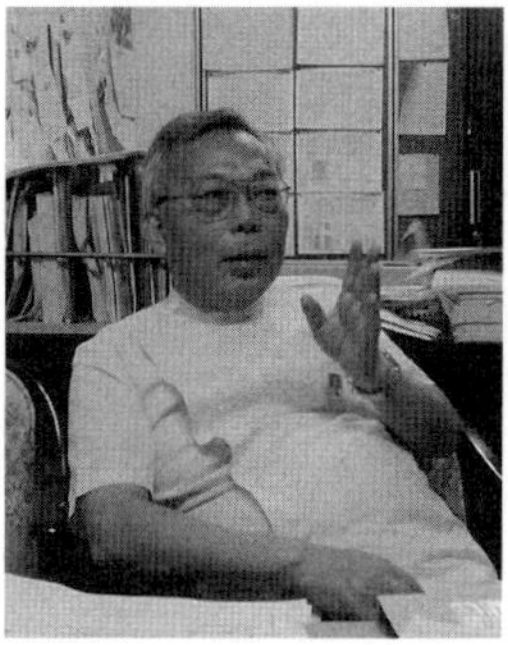

増田道彦院長

小児科専門医が毎晩当直している施設は、わずか十一施設。同協会副理事長で宇治徳洲会病院の増田道彦院長は「施設減少は、小児医療、小児救急が不採算部門であることに起因している。一方で、育児不安などから小児科受診のニーズは急増の一途。このため、辛うじて小児救急当直体制を維持している病院は、集中する患者の対応に疲弊しきっているのが実情です」という。

宇治徳洲会病院の二〇〇二年度小児外来患者数は四万九千四百七十五人。うち時間外患者が半数近くの二万二千四百五十人。日祝日（午前八時～午後八時）に七千百三十五人、午後八時から午前八時までに七千六百三十九人が受診している。

二〇〇二年九月、岩手県一関市で、生後八カ月の男児が救急病院など四病院で診療を断られ、死亡する事件が起きた。「不幸な事件だが、現在の小児救急医療の実態がかいま見える」と増田院長は指摘する。多くの病院の当直体制は、各診療科の医師が交替で勤めている。小児科医が当直するケースは少なく、大学病院などの若いアルバイト医が当直する場合も多い。

「もちろん、われわれ病院勤務医も与えられた条件下で最大の努力を払う必要があります。内科医はもちろん、すべての医師が初期救急や小児救急を学ぶ必要があり、そのためにも初期研修でのローテーション研修が必要です。開業医と勤務医も協力すべきです。しかし、やはり、システム化された小児救急体制が不可欠。実現するには、小児医療や休日、夜間救急への手厚い診療報酬制度の見直しから始めるべきではないか」とい

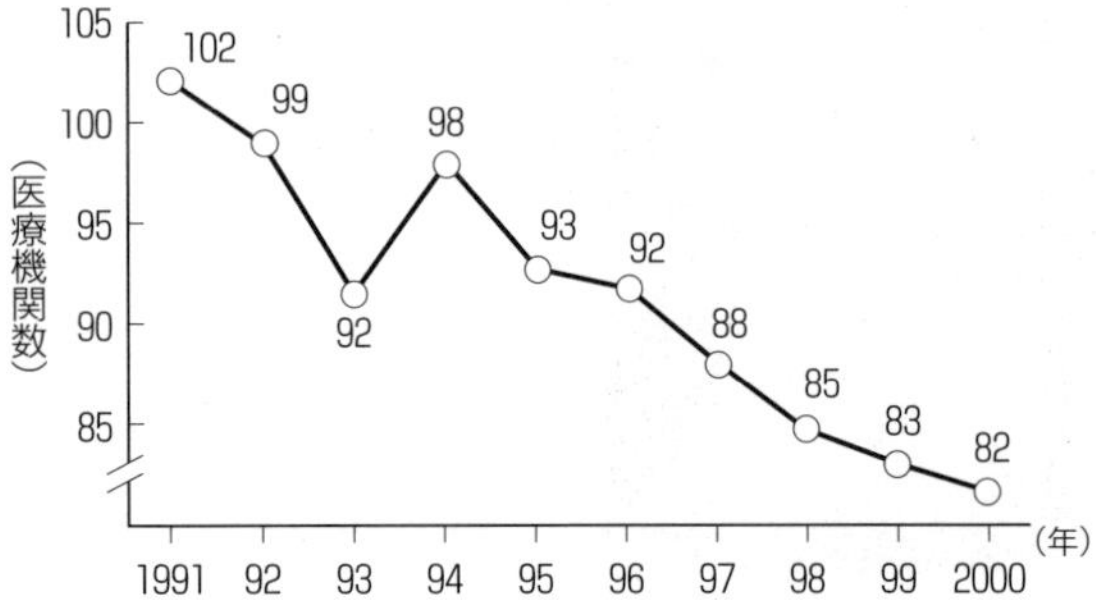

京都府内の小児科を標榜する病院数（各年十月一日現在。京都府保健福祉部二〇〇二年発行『保健福祉統計年報』から）

う。

国も小児救急医療体制の不備に気づいていないわけではない。小児救急支援事業や小児救急医療拠点病院事業などの国庫補助制度でバックアップしようとしているが、医療現場の実態にそぐわないケースもあって、あまり利用されていない。

広島県では「小児救急電話相談」が効果を上げている。携帯電話に転送される電話に五十人のベテラン医師が交代で相談にあたる制度で、七割が時間外受診を見送った実績がある。厚生労働省は、これを受けて二〇〇四年度から実施希望の都道府県に補助金を出すことになった。このほか開業医も参加する形で地域ごとに開設する小児救急医療センター構想もあるが、導入には地域事情や病院間の思惑もからんでいる。

開業医の協力が必要 ―― 小児救急実態調査

京都府医師会小児救急対策特別委員会は二〇〇三年、京都府の委託を受けて府内二次医療圏ごとの病院における小児救急診療実態調査を行った。医師会では近く、これをもとに新たな小児救急診療体制の構築を提言し、スタートさせたいとしている。

二次医療圏は、患者が受診、入院する基本的な圏域で、京都府の場合、地理的・社会

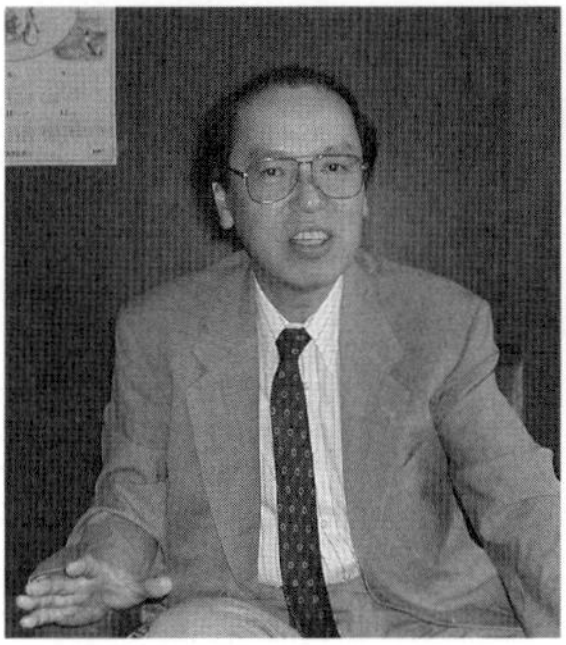

京都府医師会・森洋一副会長

的条件から丹後、中丹、中部、京都乙訓、南山城、相楽の六地域に分かれている。

調査は、計五十七病院を対象に行われた。調査結果によると、小児科医の数は京都乙訓医療圏に一極集中、常勤医については、相楽二人、丹後、中部が各五人、京都乙訓は百三十五人と医師の偏在が目立つ。夜間診療体制では、小児科医の連日当直がある病院は中丹と中部が各一、京都乙訓が九病院。当直のない病院も十五病院あった。

相楽には近い将来、私立病院進出計画があり、中部も二〇〇四年六月、亀岡市立病院が開設された。府医師会の森洋一副会長（二〇〇六年、会長）は「相楽、中部は少し結論を待ちたいが、丹後の場合、地理的条件などから三つの病院が交代で時間外診療にあたる輪番制は無理。小児科開業医も一人だけで、応援も頼めない。各病院の従来通りの努力に頼るしかないでしょう」という。

中丹の場合、舞鶴市には大病院が比較的多いが、福知山市、綾部市から市域を越えて受診することは考えられない。このため輪番制あるいは開業医の応援を得るにも市域内で完結させる方が望ましく、近く話し合いを持ちたいという。

宇治市、城陽市、京田辺市を含む南山城医療圏は病院数、医師数ともに比較的多く、各市町ごとのまとまりもいい。問題は、京都乙訓医療圏だ。小児救急患者数は年々急増、今回の調査では、二〇〇二年一年間の患者数は二十七病院合わせて七万千三百人余、入院三千二百人余。二〇〇三年七月二十一日から一週間の週間患者数調査では、二十一日の祝日が六百人、うち準夜帯（午後五時～午前〇時）が百五十二人だった。

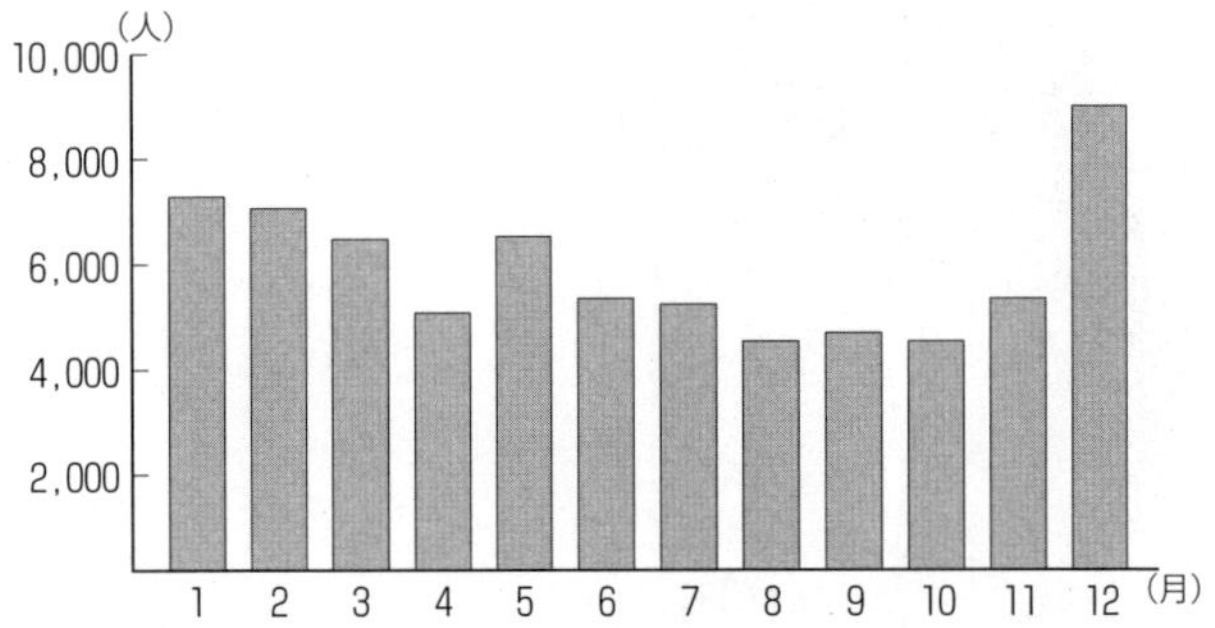

二〇〇二年の京都乙訓医療圏小児救急患者数

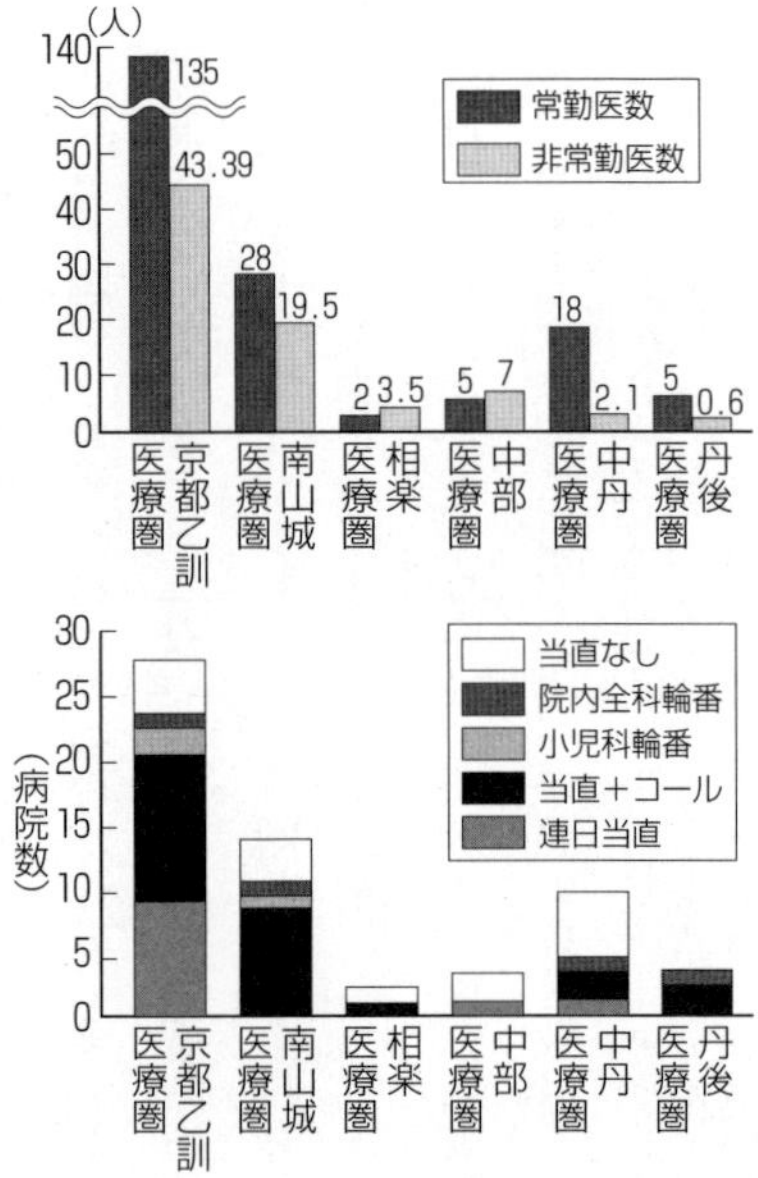

二次医療圏ごとの小児科医数と夜間診療体制

京都乙訓では現在、六十九病院（うち十二病院が小児に限定）が四ブロックに分かれ、輪番制で時間外救急を受け入れている。しかし、この輪番制は、救急車搬送用の当番制度で一般市民には知らされていない。

森副会長は「患者の急増状態、病院の窮状を考えると、まず開業医の協力を得る形の準夜帯の一次救急体制を早急に確立する必要がある。入院患者を受け入れる二次病院は複数病院の輪番制が望ましく、利便性を考えると患者にもオープンにすべきだと思う」と強調する。

一次救急を数カ所に拠点化するのか、それとも、京都市内に三カ所ある休日急病診療所を充実させるのか、今後、京都市や各自治体とも話し合いながら結論を得たいという。

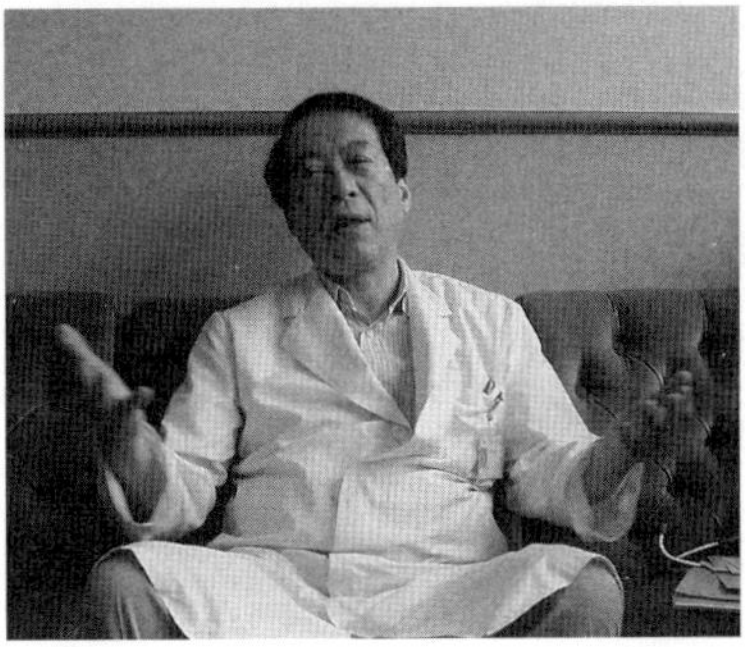
西岡研哉部長

医療圏ごとに拠点化構想 ―― 滋賀県の場合

病院や診療形態、救急システムのあり方は、地域事情にも左右される。大都市と中規模医療圏、農村地域で、そのあり方は変わってくる。滋賀県では二次医療圏ごとの小児救急診療拠点化構想を進めようとしており、大津市・志賀町地域（二〇〇六年、合併して大津市に）から着手したいという。

小児救急医療で課題となっているのは、休日を含めた時間外診療、とくに準夜帯（午後五時～午前〇時）と深夜帯（午前〇時～午前八時半）の診療体制である。ビル診療も増え、準夜帯、深夜帯の時間外診療に対応できる開業医は少ない。このため地域の中核病院に患者が集中する。

大津赤十字病院には、二〇〇三年現在十二人の小児科医が勤務しているが、新生児救急部を併設しており、新生児ドクター（五人）と一般小児ドクター（七人）の二グループで時間外の当直勤務を回している。

「重症患者が入ると、時間外に二人の小児科医で対応できるため利点はあるのですが、両グループともに当直回数が多く、月八回に及ぶ小児科医もいます」と西岡研哉部長はいう。「土日祝日は二十四時間勤務、当直明けも通常勤務同然ですから酷い労働過重で

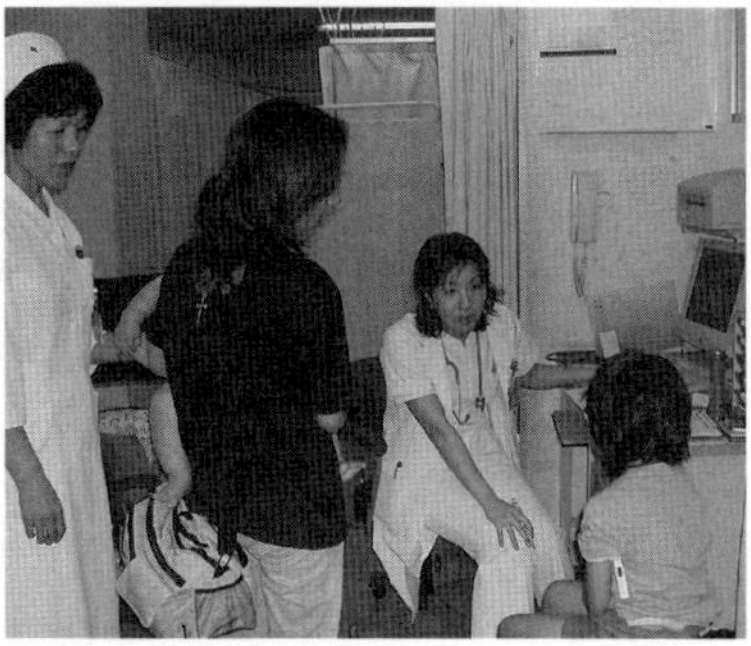
大津赤十字病院小児救急外来の時間外診療

（注）大津地域（大津市、志賀町＝現大津市）では、かかりつけ病院・診療所、救急病院のほか土日祝日

す」

同病院が二〇〇三年一月にまとめた一般小児救急（時間外）統計によると、平日は平均十三・五人（最大二十人）が来院し一・八人（最大六人）が入院、土日祝日は平均四十八人が来院し平均三・六人（最大六人）が入院した。時間外に入院した患児の処置中に救急外来に呼ばれることも多い。

「欧米では、一次救急は救急医や総合診療医が小児救急外来を担当しており、病院小児科医は病棟業務、二次救急に専念しています。日本では望むべくもないが、せめて土日祝日に開業医の協力を仰ぐことができれば」と西岡部長はいう。

滋賀県医師会では、こうした実態を踏まえ、小児救急診療拠点化構想を進めている。同医師会小児救急担当の福井淳博理事は「国のすすめる電話相談は重症度の判断に課題を残す。現在、県内十カ所に休日急病診療所があるが、平日と深夜帯診療がなく設備などの点で十分な診療体制にない。診療所間の輪番制は患者サービスに欠け、現実的ではない。やはり拠点化で対応するしかない」と強調する。

福井理事によると、大津市・志賀町（現大津市）の場合、大津日赤を小児救急診療拠点病院とし、地域内の小児科標榜医や大学の医師が協力、交代で準夜帯の診療にあたるシステムを構想している。実施するには、滋賀県はじめ行政側の予算的裏付けが必要となる。県の了解が得られ次第スタートさせたいという(注)。

ただ、湖西地域など拠点化診療が不可能な地域もある。病院も含めて医師の絶対数がの時間外診療については、大津市急病診療所（大津市役所内）で大津市医師会小児科標榜医が交代で診療を続けてきたが、二〇〇五年四月、大津市の小児救急医療支援事業が新たにスタートした。これによって急病診療所は廃止され、拠点病院となる大津赤十字病院に大津地域小児急病診察室が設けられ、大学病院の応援も得て医師会小児科標榜医が時間外診療にあたることになった。拠点病院となる大津赤十字病院の小児科医は、二十四時間三百六十五日の宿直体制でシステムをバックアップし、入院や緊急手術に備えている。

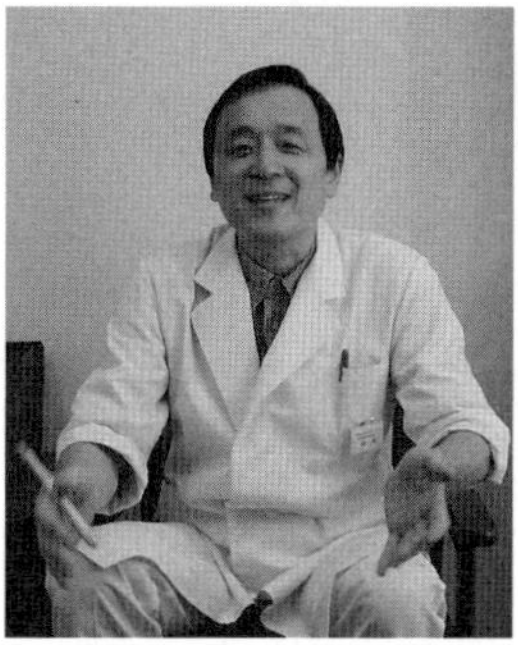
越智雅晴所長

足りないからだ。地域によらない公平な受診体制の実現も医療行政に課せられた大きな宿題である。

障害児の診断数が増加 —— 総合療育所

京都市上京区竹屋町通千本東入ルの京都市児童福祉センター総合療育所は、身体や心に障害のある子どもの診療と療育部門を備えた関西では数少ない施設である。

児童福祉センターは、総合療育所のほか児童相談所、小中学生の福祉施設「青葉寮」、知的障害者の療育相談室それに京都市南部地域の児童を対象にした児童療育センター（京都市伏見区深草西浦町）からなり、それぞれが密接に連携し合っている。

総合療育所の診療部門には、小児科、精神科（予約制）、眼科・耳鼻咽喉科・整形外科（予約制）があり、医師は小児科医三人、児童精神科医五人。眼科などは非常勤の医師が診療にあたる。療育部門は、発達の遅れや言葉、聞こえに問題のある子どもを対象にした通園施設と教室による療育事業を行っている。

「障害のある子どもの早期発見と治療、療育を目的に一九八二年に開設されたのが診療部門ですが、重症心身障害児、広汎性発達障害（自閉症）と診断される件数が年々増

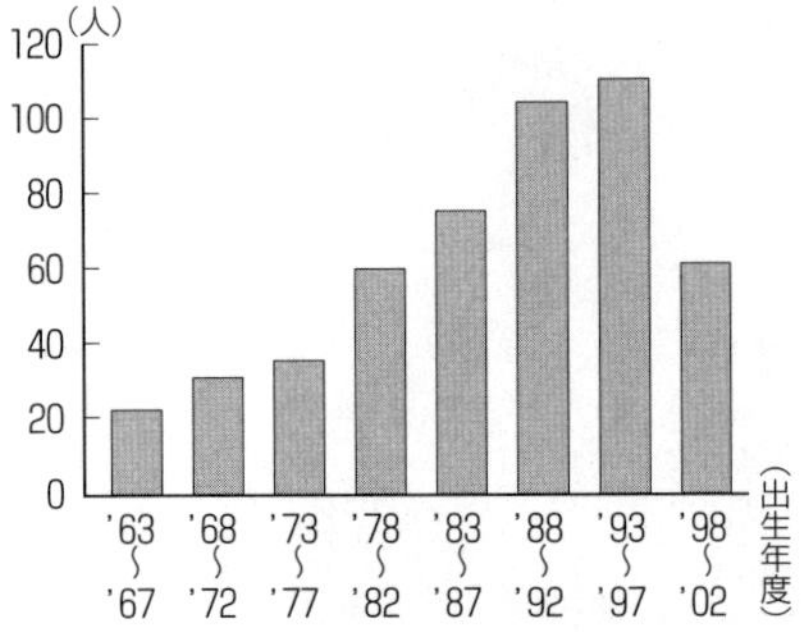

総合療育所診療部門で診断書を作成した在宅重症心身障害児数（一九九八〜二〇〇二年は未判定ケースあり）

加傾向にあります」と越智雅晴所長はいう。

京都市には、市在住の在宅重症心身障害児を六歳になるまでに認定し助成金を支給する制度がある。越智所長らの調査によると、制度ができた一九六九年から二〇〇三年三月までの認定児は計四百九十一人で出生年度別の五年ごとの比較（図）によると顕著な増加傾向にある。障害別では、周産期障害と先天異常が三割ずつ、難治性癲癇と後天性障害が一割ずつ、原因不明が二割だった。

増加の一因は、医療の進歩にもある。生命の危機を脱する乳幼児が増えたわけだが、その一方で、人工呼吸器をつけたりチューブ栄養をせねばならない在宅障害児が増加したのも現実だ。

越智所長は「重心施設は満床のことが多いうえ医療機関ほど濃厚なケアはできません。通園施設や学校に通わせるケースが増えているのですが、医療設備やスタッフ、保護者の負担、緊急事態への対処法などに問題がある。日常生活も含めて医療、療育への社会的サポートが問われています」という。

保健所からの精密検査依頼も年々増加、とくに「発達性言語障害」と診断される児童が十年前に比べると三倍増に。また、精神科受診児で増加しているのが広汎性発達障害（自閉症）。一九九六年の百七十一件から二〇〇〇年五百二十三件に増加。虐待相談も一九九六年九十七件から二〇〇二年三百四十六件になっている。

「診断基準や精度の変化によって増えたとも考えられるのですが、いずれにせよ、早期診断と治療・療育が課題」と越智所長はいう。児童と保護者の多様化するニーズに応えるには、社会システムの確立と同時に、まだ少ない児童精神科医や療育スタッフの養成も急がれるという。

概念変わり診断件数が増加 ――自閉症

すべての子どもは、可能性と個性を持って生まれる。広汎性発達障害も、こうした可能性と個性のあり方の一つである。生まれつき脳の働き具合が偏って発達する障害で、育て方や環境によって起こるものではない。

「脳機能つまり情報処理方法が異なり、ものごとの理解の仕方、感じ方が違うのです」と京都市児童福祉センターの門眞一郎副院長は説明する。

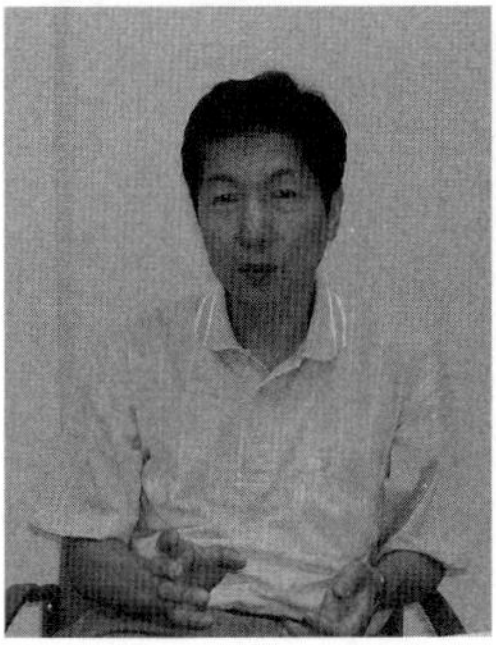

門眞一郎副院長

発達障害には、知的障害、広汎性発達障害（自閉症）、高機能広汎性発達障害（アスペルガー症候群）、注意欠陥多動性障害（ＡＤＨＤ）、学習障害（ＬＤ）などがあるが、少子化傾向とは裏腹に近年、自閉症の診断件数が増えている。

「発症が増えたわけではありません。診断の概念が変わったのです。従来は典型例だけを診ていたのですが、自閉症には一見、見分けのつかない軽症まで広がりがある。つ

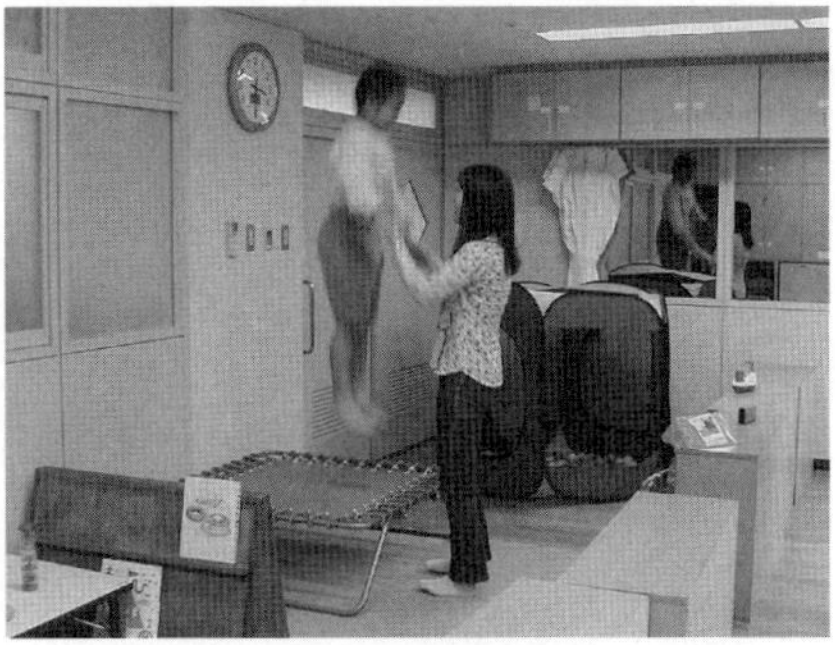
視覚を重視し、場所を区切るなど構造化を明確にした療育プログラム（児童療育センター）

まり、自閉症スペクトラム（連続体）として幅広くとらえ、援助の方法を考えるようになったのです。少なくとも、かつての二十倍は増えました」と門副院長はいう。

「対人社会性」、「コミュニケーション」、「こだわり、想像力の乏しさ」、この三領域の特徴を併せ持つ場合に「自閉症スペクトラム障害」と診断される。知的障害つまり精神遅滞を伴うものから知的発達に遅れのないアスペルガー症候群まで、その知的発達レベルはさまざまだ。比較的典型例の発症頻度は五百人から千人に一人、軽症を含めると百人に一人といわれる。

「言葉を聞いて理解することは苦手だが、視覚的な理解は得意、抽象的であいまいなことは苦手で具体的、はっきりしたことはよく理解できるのが彼らの特性です」と門副院長。「想像は不得手だが経験したことは覚えている。ですから、目で見えるように、絵や文字、物で具体的にコミュニケーションを図ることが肝要。療育プログラムも視覚化、構造化を柱に組んでいます」

センターには、他府県からも受診者が訪れるようになり、年間受診者は一九九七年の二百四十九人から二〇〇二年八百九十一人に。一九九九年に開設された京都市伏見区深草の児童療育センターでも診療、療育を行っているが、療育直接指導プログラムの受講には長期間待たねばならない状態だという。

「児童精神科医はじめ心理治療員、保育士も含めマンパワー不足はもちろんですが、日本にはまだ、自閉症スペクトラム障害を支えるトータルな社会システムがない」と門副院長は指摘する。

米国ノースカロライナ州などでは、早期診断から早期療育、学校教育、就労を通じて、州レベルの行政施策システム（TEACCH）が確立しており、特性に応じたプログラムを家族とともに選択できるという。

子ども専用のベッドを ―― 児童精神科

「児童精神科の現在の問題点は、子どもの専用ベッドがないこと、つまり入院施設がない。これに尽きます」と京都桂病院精神科の石坂好樹部長はいう。「高齢者医療は、国を挙げての取り組みがみられますが、児童精神科は、まだ社会的認知度が低いのです」

京都市も含めて京都府内に精神科を標榜する病院は四十三施設あり、二〇〇一年十月現在の精神科病床数は六千八百四十一床だが、子ども専用ベッドはない。近畿地域で専用ベッドを持つのは、大阪府立松心園（二十床）と大阪市立総合医療センター（二十八床）だけだ。

統合失調症などの精神疾患、強迫性障害などの神経症、広汎性発達障害（自閉症）や

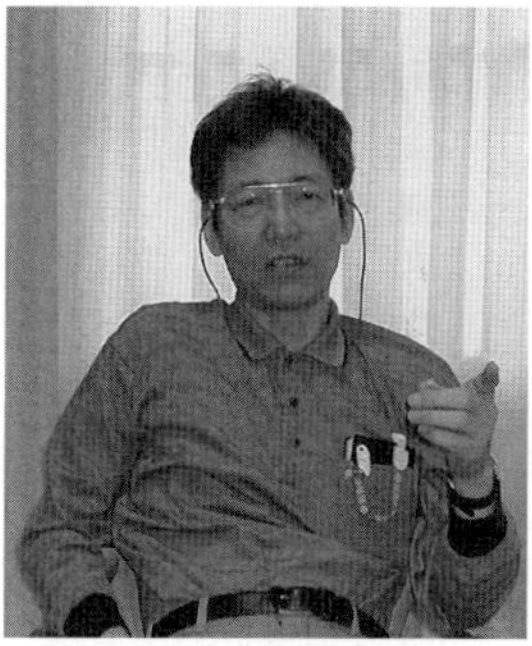
石坂好樹部長

	児童精神医学講座のある大学	児童精神科医数	専門医1人あたりの20歳未満人口
フランス	33	2,000人	7,500人
ドイツ	26	781	22,000
イタリア	24	1,200	9,400
オランダ	7	257	14,800
ロシア	0	1,300	31,000
スイス	5	315	5,300
イギリス	16	547	27,500
日本	0	100（認定医）	268,660
		1,200（学会員）	22,388

ヨーロッパ主要国の児童精神科医療の状況（『精神科治療学』二〇〇一年十六巻二号から）

多動性障害（ＡＤＨＤ）などの発達障害、不登校、摂食障害、情緒障害など、児童精神科分野は多岐にわたるが、疾患そのものが入院の対象になるわけではない。興奮や激しい行動を伴う場合に問題が生じることがあり、生命にもかかわるため一時的に入院してもらって治療する必要があるという。

統合失調症の発症頻度は１％、神経症０・１％、自閉症０・６％、ＡＤＨＤ５％、登校拒否の出現率１～２％。見過ごされているケースも多いが、児童の五十人に一人は何らかの精神・神経症状を抱えている。統合失調症や摂食障害の発症年齢も十歳前後と低年齢化しており、治療を嫌ったり、自傷行為に及ぶケースもある。

「小学生の患児に、やむを得ず大人の病院へ入ってもらうこともありますが、無理があります。実際には、大阪の松心園などへ入院を依頼しているわけですが、京都でも大学病院や公立病院にベッドを設けるべきではないでしょうか。子どもの治療は、時間がかかります。臨床心理士や保育士とも協力した継続性のある治療、療育プログラムが必要なのです」

体制の不備は、ベッドだけではない。日本児童青年精神医学会が認定する国内の児童精神科医は、二〇〇三年現在わずかに百二人。学会の会員は約二千人だが、児童精神科医として診療にあたっている医師は、およそ千人。府内では二十人に満たない。児童精神科医と療育スタッフの養成も課題なのだ。

「実は、児童精神科は、標榜科として国に認められていないのです。大学にも講座が

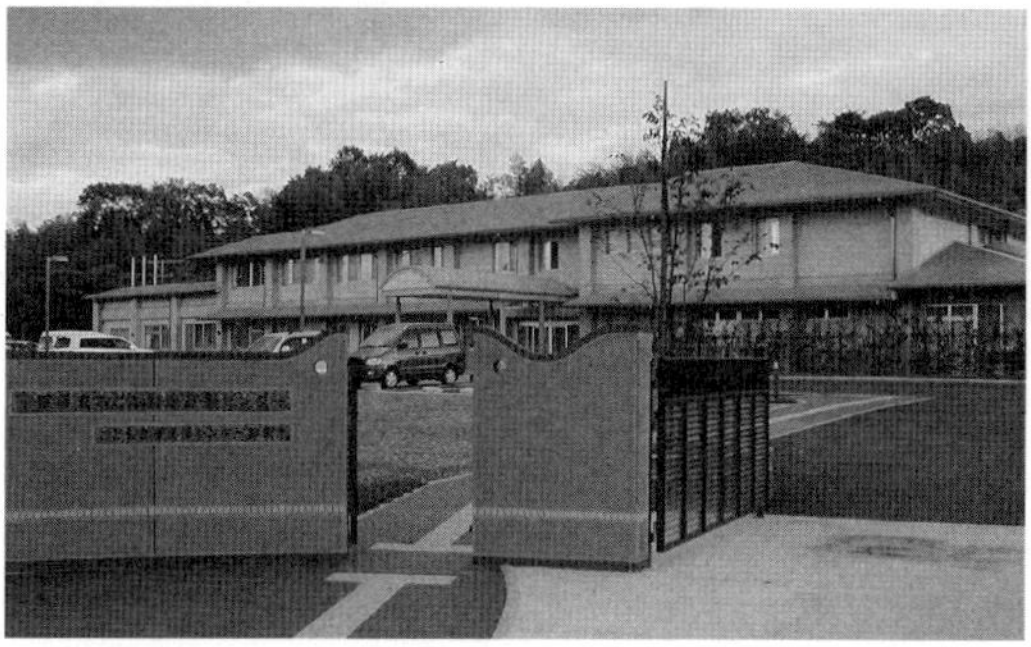

二〇〇三年十月にオープンした京都府立こども発達支援センター

ありません」と石坂部長。「つまり、看板を掲げられないわけです。学会では三十年来、厚生労働省に標榜科として認めるよう要請し、文部科学省にも講座の設置を申し入れているのですが」

小児は、大人の小型ではない。小児は、臓器の成長段階にあるため小児科、小児外科の専門医、専門診療科が不可欠なのだ。同じように、いや、特に小児は、精神の大きな発達段階にある。児童精神科の専門医でなければ診断、治療が難しいケースがあると、石坂部長は強調する。

障害と向き合える環境を ——こども発達支援センター

京田辺市に二〇〇三年十月、京都府立こども発達支援センターがオープンした。長岡京市にあった府立向日が丘療育園の老朽化・廃止に伴い、新たに開設した府南部の障害児療育拠点である。通園部門（知的障害児、肢体不自由児、重症心身障害児）と診療部門（小児科、精神科、整形外科）などからなるが、精神科の発達障害受診申し込みが相次ぎ、すでに半年先まで予約でいっぱいだ。

府内における発達障害の診療の歴史はまだ浅いが、京都市内同様に受診者が急増して

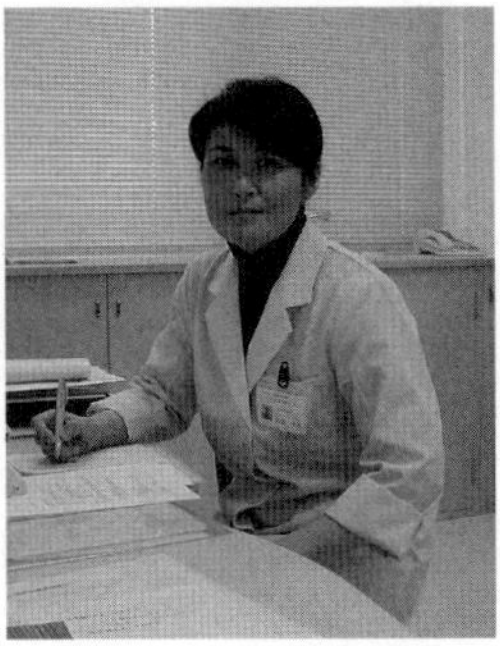

山田千冬医師

いる。亀岡市にある民間の重症心身障害児（者）施設・花ノ木医療福祉センターが住民の要望に応える形で発達障害外来を始めたのが一九九二年。この年、同福祉センターに赴任したのが、新設支援センターで精神科を担当する山田千冬医師だった。

山田医師は、一九九二年度から一九九九年度までの精神科外来受診状況をまとめ、専門誌に発表した。それによると、初診患者数は年間二十人から三十人で推移してきたが、一九九九年度は学齢児の増加が目立った。調査は、その後も続けられ、二〇〇〇年度五十七人、二〇〇一年度百人、二〇〇二年度六十七人。二〇〇三年度は四月から十二月まででで九十七人を数え、十年前に比べ、ここ数年は倍ないし三倍増の勢いだ。

「軽度発達障害で学齢期になってから紹介される事例が増えてきたのです」と山田医師。「障害児が増えたという積極的な証拠はありません。軽度に障害のある子は昔からいたのでしょうが、社会の変化に自分のスキルでは適応できない子が顕在化してきたのかもしれません」

社会の何が変わったのか。分析するのは簡単ではない。ただ、昔の大家族、時間の流れが緩やかだった農村社会には、互いに足りないものを補い、助け合う包容力があったのは確かだ。

発達障害は脳の器質的障害であり、その特性は生涯を通じて持続すると考えられる。しかし、それは発達障害児が社会に適応できないことを意味しない。個体は環境と相互に作用し合いながら変化し、発達するというのが最近の児童精神医学の考え方だ。

「子も変わり得るし、親も環境も変わらねばなりません」と山田医師はいう。「たとえ障害があっても、年齢と発達段階に合った課題を積み重ね、周りの人たちから必要な支援を受けることで充実した人生を送ることが可能なのです」

障害児が学校、社会、人生のあらゆるステージで生きるスキルを伸ばすには、保育士、教師、医療関係者など専門家、養育者の連携プレーはもちろん、周囲の人々の協力が不可欠なのだ。

「発達障害を本当の意味で理解し、受け入れ、向き合えるような社会になってほしいですね。そのために、ささやかなお手伝いができれば」と山田医師はいう。

教育と連携した治療 ―― 病弱教育

小児の疾病も時代とともに移り変わる。戦後間もなく、小児結核保養所としてスタートした京都市伏見区深草大亀谷の京都市桃陽病院はいま、肥満症を中心にした小児生活習慣病、アレルギー疾患（喘息、アトピー性皮膚炎）、不登校を含む心身症、神経性食思不振症（拒食症）それに肝臓・心臓・腎疾患など小児慢性疾患に対応した専門病院へと変貌を遂げた。

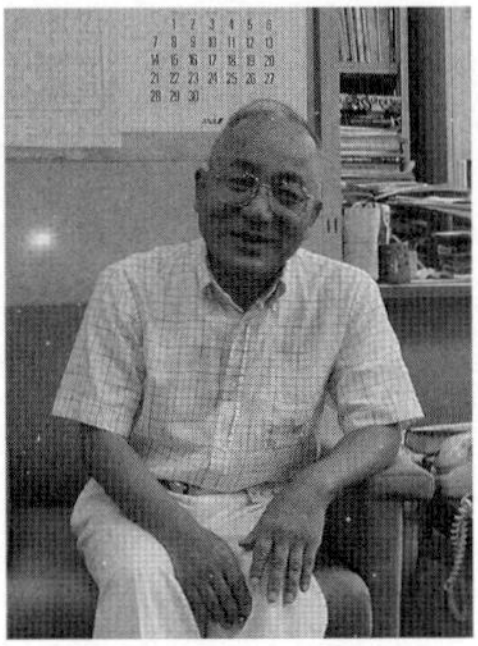
中尾安次院長

「病弱児には、どうしても学習空白が生じ、不登校に陥りやすくなります。ここは、桃陽養護学校が隣接していて、小中学生は学習しながら長期療養が可能です。卒業・退院後も多くが社会復帰しています」と中尾安次病院長はいう。「病弱児にとって教育は治療法の一つです。みんな学校へは行きたいのですよ」

中学卒業後の進路調査がある。対象は、一九九二年度から一九九六年度の五年間に退院・卒業した計六十人。退院時の主病名は、肥満症十六人、喘息十五人、アトピー性皮膚炎、自律神経失調症各五人、拒食、糖尿病各四人など。ネフローゼや膠原病の患児もいた。

中学卒業後の就職はなく、進路は公立高校二十七人、私立高校十四人、定時制八人、専門学校五人、通信教育二人、養護学校高校部四人。高校時代の動向調査では、中退五人、留年一人、休学一人、結婚一人、転校一人。一九九二、一九九三年度の卒業生二十二人のうち六人は大学に進学した。

「肥満症の子の多くは、家庭生活が不規則です。親が仕事でいない場合もあり、食事もファースト・フードやスナック菓子に頼りがち。太ると学校でいじめられ、不登校になる。アレルギー性疾患も不規則な生活が症状を悪化させています」と中尾院長はいう。

入院生活はまず、規則的な生活習慣を取り戻すことから始まる。必要な場合は除去食や食事制限も行うが、基本は、適切な運動を行い、身や環境を清潔に保ち、規則正しくバランスのいい食事をとることだという。学校生活にも「自立活動」の時間が週五時間

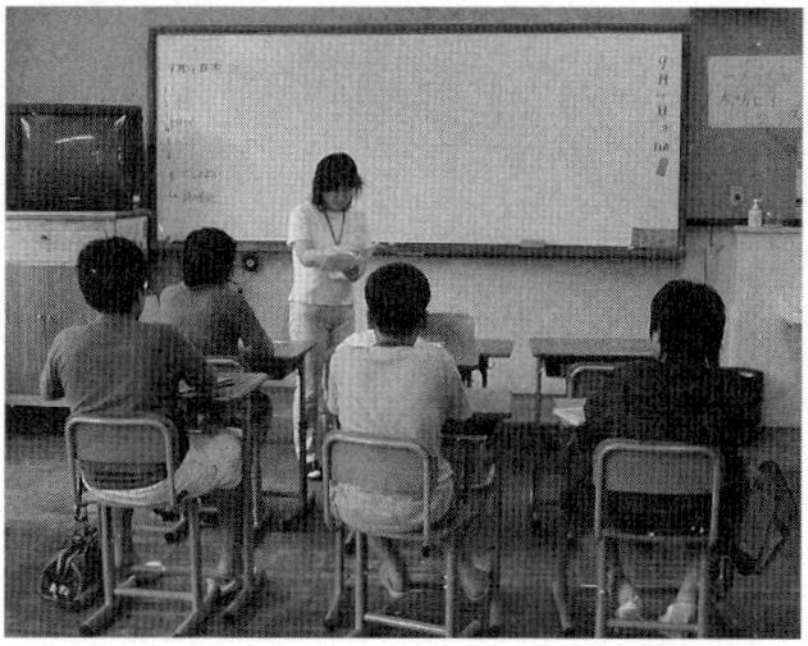
病院に隣接する桃陽養護学校での少人数授業（二〇〇三年九月）

設けられ、授業にも病識学習が取り入れられている。

入院当初は、かたくなに心を閉ざし、教室に入らない子もいる。家庭に戻ると生活のリズムを失って入退院を繰り返す子も。しかし、中尾院長は「心にも自然治癒力があります」と強調する。

幸い、桃陽病院と養護学校は、明治時代に建てられた別荘跡地の風光明媚なロケーションに恵まれている。跡地の庭園を利用してつくられた広大な「まなびの森」の森林浴は、心を自然に和ませる力があるという。

桃陽養護学校は、国立病院機構京都医療センターと京都大学病院に分教室を設け、白血病や生体肝移植など長期療養児の教育を受け持つほか、他の病院にも要請に応じて訪問教育に出かけている。中尾院長は「小児医療の一つのあり方として、今後も教育と医療の連携を深めていきたい」という。

進歩めざましい呼吸管理 ―― 神経・筋疾患

国を挙げて取り組まねばならない医療を「政策医療」といい、全国の国立病院機構医療センターはじめ公的病院は、分担して「政策医療」を担当している。京都市右京区鳴

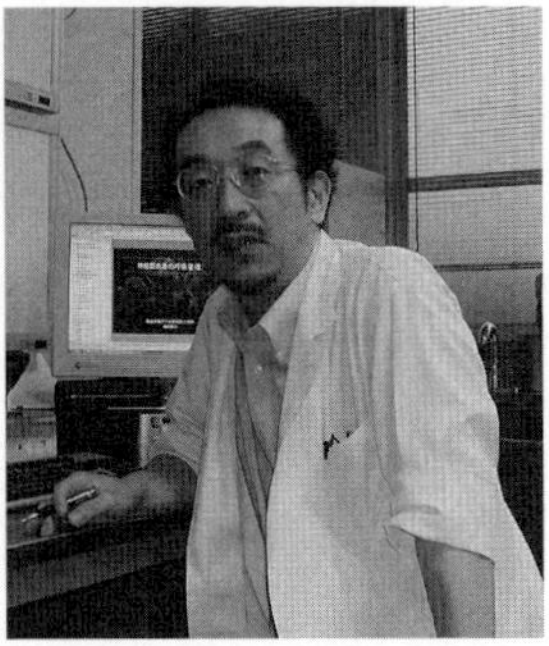
樋口嘉久医長

滝、国立病院機構宇多野病院は、神経・筋疾患と膠原病を受け持ち、小児科では筋ジストロフィーと小児癲癇を中心とした専門診療を行っている。

筋ジスは、筋繊維が壊れてしまう病気である。多少壊れても、ふつうは再生するが、筋ジスの場合、再生が破壊に追いつかない。男児だけに症状が出る型（デュシェンヌ型）や大人になって男女ともに発症する型など多くのタイプがある。

タイプによって原因はまだ不明な点が多いが、デュシェンヌ型では、筋繊維の細胞膜を内側から支えているジストロフィンというタンパク質がないため膜が破れやすく、筋繊維が壊れることが知られている。

「呼吸筋や心筋で筋繊維が壊れると呼吸困難や心不全を起こし、死亡の原因になります」と樋口嘉久医長。「以前は小児科だけで診療していたのですが、現在は寿命が延びたので神経内科と協力して大人の患者も診ています。ここ十年間の医療の進歩の一つではないでしょうか」

精巧な人工呼吸器が開発され、呼吸管理が進歩したため若くして亡くなる患者が減ったのである。同病院の筋ジス専門病棟（七十四床）には五歳から七十歳台の患者七十人が入院している。

「心不全による死亡のほか、現在の大きな課題は、障害の介助とＱＯＬ（生活の質）です」と樋口医長はいう。同病院には養護学校が隣接しており、入院通学が可能だが、学校や在宅を含めて、とりわけ呼吸管理に注意が必要だ。旅行などにはボランティアやヘルパーのサポートも不可欠だという。

小児癲癇の新規患者は年間約百例。全身痙攣などの大発作や転倒発作のほか、強直発作、脱力発作、欠伸発作、部分的な発作など症状はさまざまで、セカンドオピニオンを求めて来る例が半数近くある。入院は十例弱、手術も数例。問題となるのが難治性癲癇だ。

原因の一つは、発生段階の皮質形成異常。脳神経細胞は、電気信号で情報交換しているが、神経細胞の並び方がおかしいと信号伝達が異常になる。癲癇波という雑音信号に常時さらされて発達障害を起こすこともあるという。

「成人を担当する精神科、脳外科と合同で治療方針を立てていますが、最近では画像診断が進み、雑音の発生部位を特定できるようになりました。海馬という部分に異常のある難治性癲癇では、手術で取り除くと約八割、発作が治ります」と樋口医長は説明する。

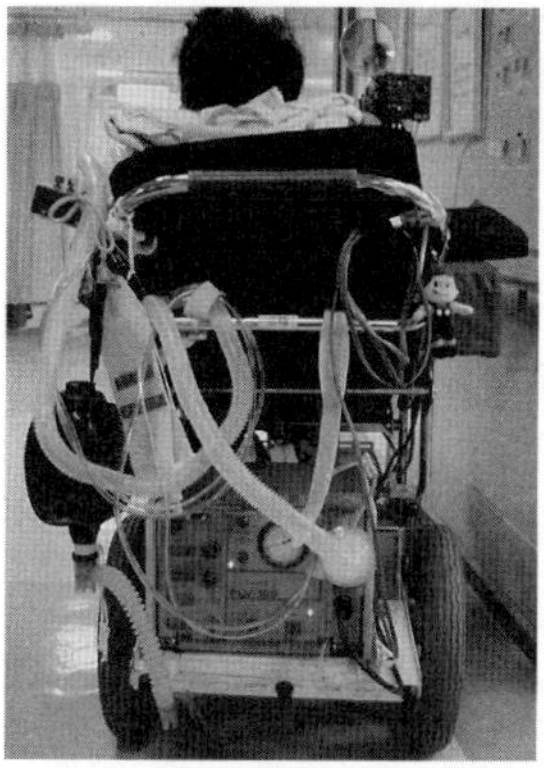

電動車イスに人工呼吸器を搭載して散歩する患者

同病院には最近、脳内代謝産物を映し出すＭＲＳという新鋭磁気共鳴診断装置が導入され、威力を発揮しているという。

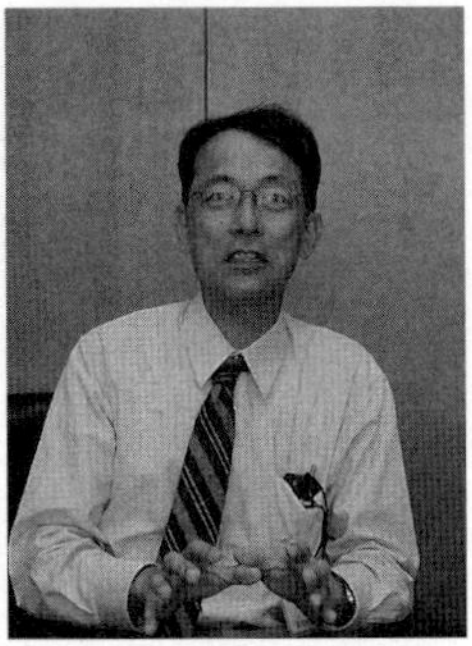
宮野前健副院長

ベッドサイドで訪問教育 ——重度心身障害

先天性疾患あるいは出生時、出生後の事故などで心身に重い障害を負う人は一万人に三人。現在、全国に約四万人の重症心身障害児（者）がいるといわれる。このうち病院や施設に入院（入所）している人は四割弱、残り六割以上の人が在宅療養している。

京都府内の重症心身障害児（者）入院（入所）ベッド数は、国立病院機構南京都病院（城陽市中芦原）百二十床、花ノ木医療福祉センター（亀岡市大井町）百五十床、聖ヨゼフ整肢園（京都市北区）九十床の計三百六十床。花ノ木と聖ヨゼフは社会福祉施設である。

故糸賀一雄氏の「びわこ学園」が代表するように戦後の障害者福祉は、民間施設に負うところが大きかった。国が政策医療として全国八十の国立病院に計八千床の重心ベッドを設けたのは一九七七年。結核患者の減少で空床ができたこともあるが、民間運動が国を動かしたからでもあった。

南京都病院の重心病棟入院患者の入院時平均年齢は十・二歳、現平均年齢三十四歳で平均入院期間は二十三・二年。学齢前の幼児は六人で学齢期児童生徒は九人。「どうしても濃厚なケアを必要とする重症児が多いため、在宅復帰は現実的には困難です」と宮

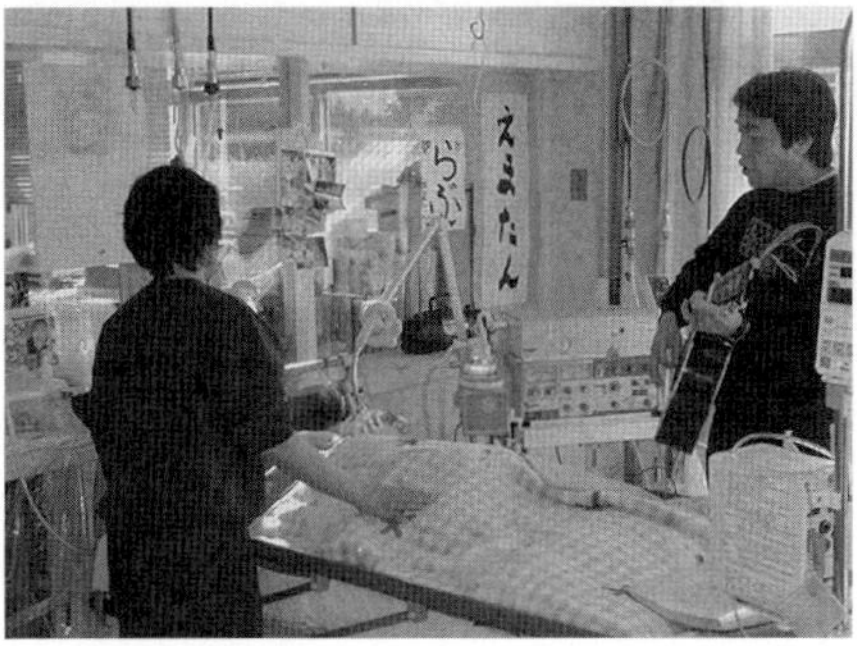

ベッドサイドでの訪問教育でギターを演奏する養護学校の先生（重症心身障害児の入院病棟）

野前健副院長は説明する。

呼吸管理が必要な超重症児が多いのだ。隣接する京都府立城陽養護学校と二人三脚で医療と教育を提供しているが、学校在籍九人のうち四人はベッドサイドで訪問教育を受けている。宮野前副院長は「コミュニケーションが成立しているか否かにかかわらず、教育によってわずかな反応の芽が伸びることを願わざるを得ません」という。

病棟は、運動機能、知的・感覚機能、医療ケアの三つの機能開発別に配置され、外部環境との触れ合いを図りながらＱＯＬ（生活の質）向上に努めている。ただ、重症化した場合、どこまで医療を継続するのかも課題だ。二〇〇三年秋、横浜で開かれた日本重症心身障害学会でも「看取りの医療」シンポジウムが設けられ、神父らも交えてディスカッションが行われた。

宮野前副院長は「重症児医療は、施設でのケアにとどまらず、在宅重症児への積極的な支援が求められています。重症児の専門外来、短期入所など在宅支援についても他の施設と協調しながら積極的に行っていきたい」という。

重症児医療のほか南京都病院は、結核や肺がん、睡眠時無呼吸症候群などの呼吸器疾患、パーキンソン病などの神経難病、喘息など小児慢性疾患、消化器がん、慢性肝疾患などの専門医療を行っており、一般病床は百五十床。結核療養所として広く知られていた関係から現在も結核の基幹病院に選定されており、百床の専門病床のほか陰圧室なども整備されている。京都府では、いまも毎年五人前後の小児結核患者が発生している。

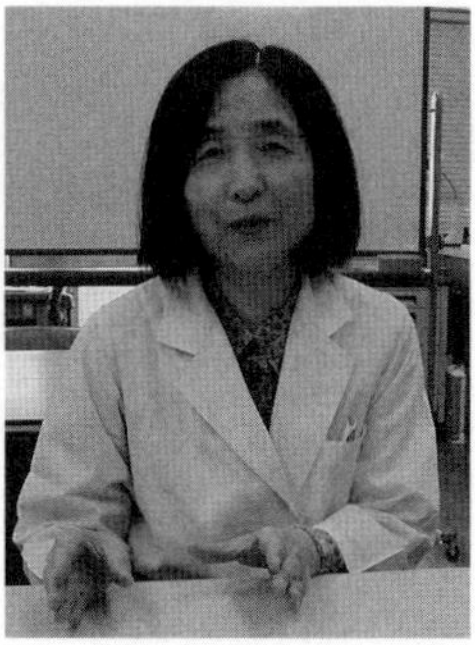

伊藤節子教授

乳児期の食事指導が大切 ── アレルギー

二〇〇三年度の学校保健統計調査によると、喘息の子どもの割合は、幼稚園1・5%、小学校2・9%、中学校2・3%と過去最悪となり、十年前の調査に比べると倍増した。「増えてはいますが、いい薬が開発され、ガイドラインによって治療法が標準化されました。ですからいま、小児科アレルギー外来の治療主眼は、アトピー性皮膚炎や食物アレルギーに移ってきています」と、同志社女子大学生活科学部の伊藤節子教授はいう。

伊藤教授が大学で教鞭をとるようになったのは二〇〇〇年。病院で小児アレルギー外来を担当し始めた二十年余り前は、小児喘息患者の治療に忙殺されたが、治療法の確立とともに伊藤教授の診療・研究対象もアトピー性皮膚炎へと変わった。

ステロイド使用による症状のリバウンド現象や食物アレルギーがマスコミを賑わした時期があった。世の母親たちも過剰な食品除去をするようになり、育児不安が広がった。このため旧厚生省が実態調査に乗り出し、研究班の一員だった伊藤教授は一九九三年、京都市保育園児の給食における食品除去調査を行った。

調査結果によると、百二十五の保育園に在籍していた園児一万四千四百二人の3・4%で食品除去が行われていた。この割合は、成長に伴って少なくなり、三歳以降になる

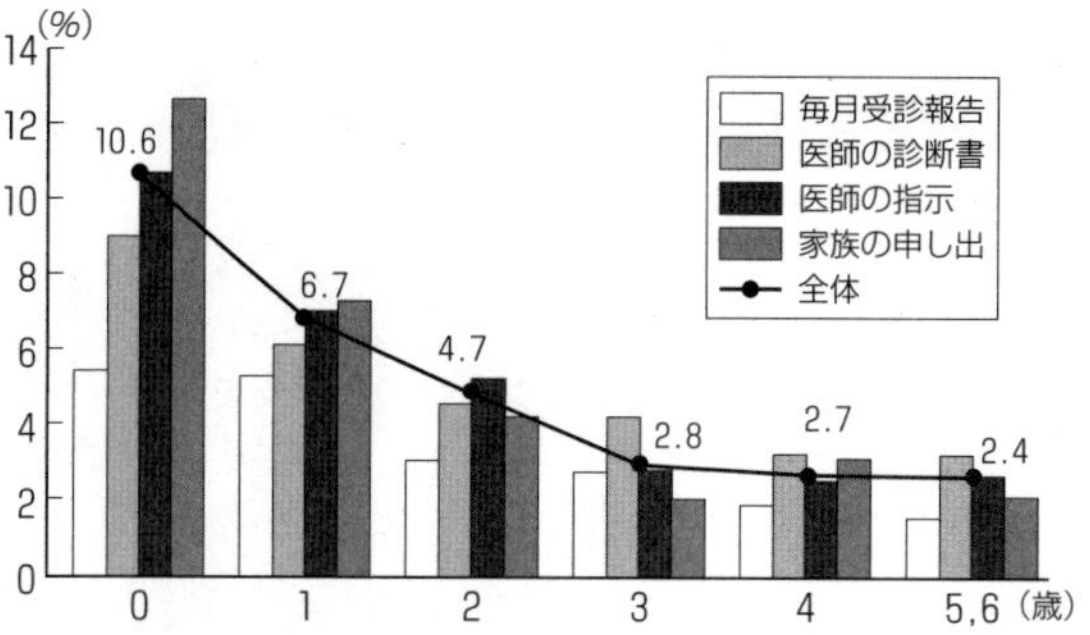

保育園における食品除去の割合（京都市内百二十五園一万四千四百二十二人における調査）

と２％台になることもわかった。

「乳幼児には食物アレルギーが多く、母乳中に分泌される食物アレルゲンもアトピー性皮膚炎などのアレルギー性疾患発症の原因になります。しかし、成長するにつれて症状が出にくくなり、やがて大半は治ります。消化力が強まり、腸管バリアーがしっかりしてきてアレルゲン性をもったままでは吸収されなくなるのです」と伊藤教授。

アレルゲンが特定され、即時型反応（アナフィラキシー反応）によるショックなど生命に危険が及ぶ場合を除き、必要以上に食品除去はしない方がいいと伊藤教授は強調する。除去食は一歳まで。その後は規則正しく、バランスのよい食事をとると症状が改善する。皮膚を清潔に保つこと、リズムのある生活習慣も大切。ステロイドも症状に応じて正しく使うことを勧めたいという。

アレルギーは、成長に伴い、原因抗原や症状発現臓器を次々に変える。喘息に移行する場合や特定食物の摂取後に運動すると呼吸困難を起こす例などさまざまなケースがある。だが、多くの場合、成長とともに対処するすべを獲得する。

伊藤教授は「治療上の課題は、やはり即時型と喘息を起こさないこと。食物アレルギーの最初の症状であるアトピー性皮膚炎を発症した乳児期に適切な食事指導と住環境整備を開始できるかどうかがカギを握っています。食品除去の目的は『食べること』であることを忘れてはなりません」という。

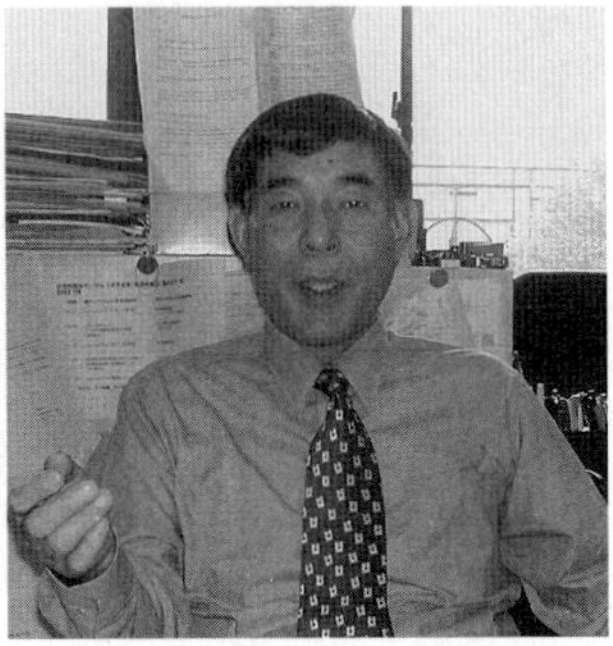

中畑龍俊教授

造血幹細胞移植が進歩 ── 白血病

白血病は、急性型と慢性型に大別され、小児の白血病の多くは急性白血病である。小児急性白血病は、小児人口十万人に三〜四人が発症し、小児がんの約四割を占める。日本では毎年約千人の小児急性白血病が発症している。

小児白血病の治療法の進歩はめざましい。正確な診断法の確立とともに新しい化学療法剤（抗がん剤）が開発され、骨髄移植を中心とした造血幹細胞移植が進歩したためで、最近はとくに臍帯血移植が注目されている。

造血幹細胞とは、白血球などさまざまな血液成分に分化可能な元になる細胞のことで、多くは骨髄にあるが、末梢血にも含まれ、お産の時の赤ちゃんの臍帯血にもある。移植する場合は、血液型は違ってもＨＬＡ（組織適合抗原）の合致が必要で、かつては血縁者間の移植が多かったが、骨髄バンク、臍帯血バンクの整備とともに非血縁者間移植も増加している。

臍帯血バンクをつくり、非血縁者間移植を世界に広めたのは米国のルビンシュタイン博士たちだが、そのヒントとなる研究を行ったのが京都大学大学院医学研究科発達小児科学の中畑龍俊教授だった。中畑教授は一九八〇年代初め、米国留学中に造血幹細胞が

造血管細胞移植

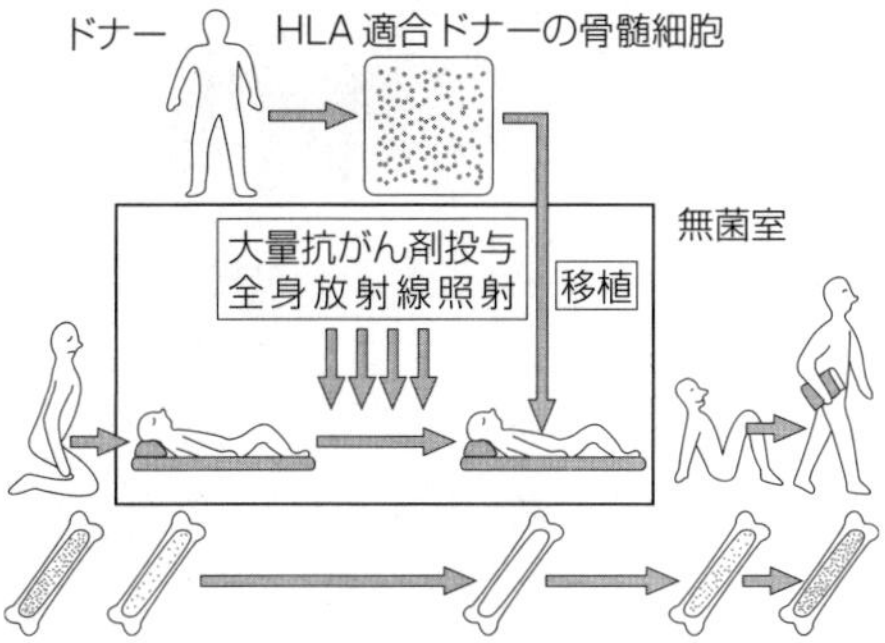

臍帯血の中にたくさん存在していることを発見したのである。

「他の臓器移植に比べ造血幹細胞移植の困難な点は、患者の白血球を抗がん剤と放射線でたたいてゼロにせねばならないことです。移植した細胞が働くようになるまで無菌室で無菌服をまとい、無菌食を摂るなど感染症にかからないようにコントロールせねばならないのです」と中畑教授はいう。

GVHD（移植片対宿主病）という特殊な免疫反応も起きる。移植して成長した白血球が患者の組織を敵と認識して攻撃を加える反応だ。軽いGVHDは、残存している白血病細胞やがん細胞を退治してくれるためメリットもあるが、重症化すると命にもかかわる。

京都大学病院では、年間約五十例の造血幹細胞移植を手がけるが、患者は全国から集まり、どうしても困難なケースが多い。世界初の手術例もある。原因不明の激症肝炎となった男児が生体肝移植を受けた。手術後、肝炎に伴う再生不良性貧血となったため造血幹細胞移植も行った。男児の体内には、他人の肝臓と血液が同居しているわけだが、複雑な免疫反応もクリアできたという。

「課題は、GVHDの克服、それに造血幹細胞の体外における人工増殖法の確立です」と中畑教授。骨髄の採取は現在、リスクを伴う全身麻酔で行われているが、増殖が可能になれば採取量も少なくてすみ、臍帯血からも増やせる。バンクでの管理も簡便になる。すでに四倍にまで増やす実験に成功しており、近く臨床試験にこぎつけたいという。

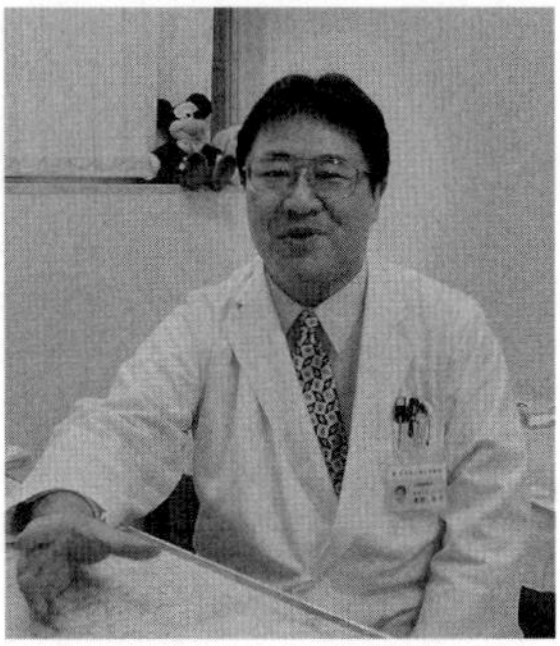
長村敏生副部長

死因一位は不慮の事故 ── 事故対策

「子どもの死因の第一位は何か、ご存じですか」──。京都第二赤十字病院小児科の長村敏生副部長は「一歳から十四歳までに死亡する子どもの約三割が不慮の事故で亡くなっています」という。

一〜十四歳の原因別年間死亡数上位三位（二〇〇〇年）は、不慮の事故七百十六人、がん三百八十五人、先天性異常三百四十七人。事故が死因第一位という状況は、一九六〇年以来変わらない。事故死の二大原因は、交通事故と溺死で、全体の約八割を占める。先進十五カ国の十年前の比較では、日本は〇歳、一〜四歳の死亡率が高く、それぞれ二位、四位となっている。

「事故は、たまたま起きるのではなく、起こるべくして起きているのです。原因を科学的に追究し、子どもの健康を障害する事故を防ぐ手だてを構築すべきです。少子化社会の言を待つまでもなく、子どもを大切にしない国は滅びます」と長村副部長は強調する。

幼い子の乗車中の交通死亡事故防止は、チャイルドシートの正しい着用に尽きるという。一九九九年、道路交通法で着用が義務づけられたが、現在、着用率は五割程度。着

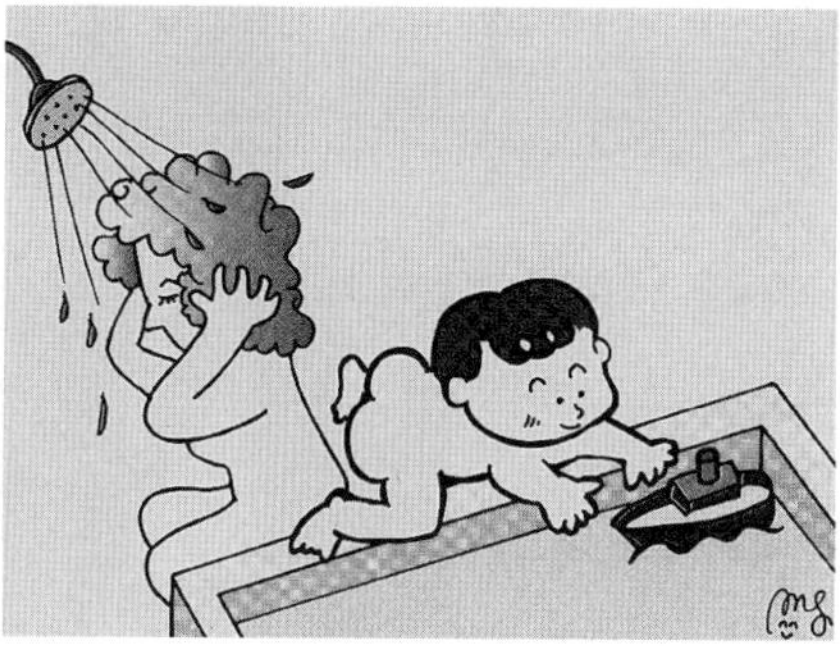
（京都第二赤十字病院提供）

用していても、しっかり固定されていないケースが九割にものぼる。

溺死で多いのが、家庭の風呂場での事故。入口にカギをかける、残し湯をしない、入浴中は目を離さないなど、防ぐ方法はあるのに母親たちのセーフティー・マインドは希薄だ。万一の場合、五分以内に心肺蘇生術を施せば助かるケースが多いが、出産直後のアンケートでは七割以上の母親が蘇生法を知らない。

米国でチャイルドシートの着用が法で定められたのは一九七〇年代。ただ、誤着用のケースが八割もあり、いまでも全米で実地講習会が開かれている。誤飲を防ぐため一九七〇年には毒性容器防止法が施行され、小児用安全容器の使用も義務づけられている。自転車のヘルメット着用を法制化した州では自転車死亡事故が45％減ったという。

「米国には国立事故防止センターがあって、子どもの立場から法律を見直し、科学的根拠に基づいて事故防止法を立案し、ボランティア団体もいっしょになって防止の具体策を戦略的に普及させ、実際に死亡事故を減らしているのです」と長村副部長は説明する。

日本でも国立成育医療センターなど数カ所にキッズ・セーフティー・コーナーがあるが、ほとんどが見学者用の展示施設にとどまっている。

京都市は二〇〇四年夏、京都第二赤十字病院の新病棟建設に伴い旧梅屋小学校跡地に子ども事故防止センターを開設した。長村副部長は「事故は抽象的な呼びかけだけでは防げません。新センターは、事故のサーベイランス（調査監視）を行い、具体的防止策

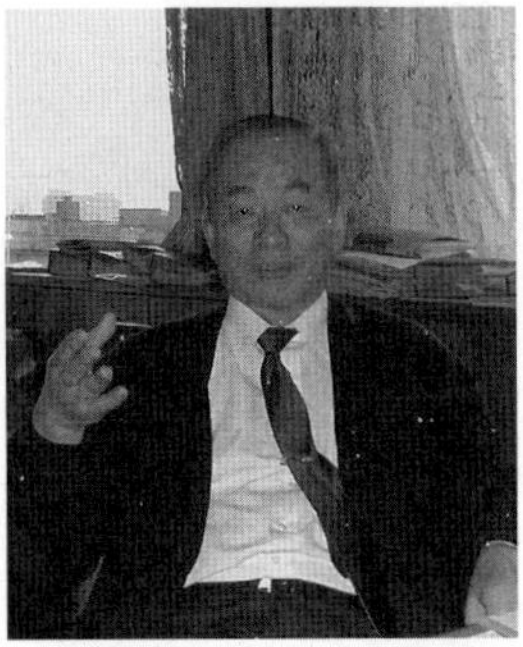
澤田淳院長

を立案、普及し、その有効性を評価する情報発信基地にしたい。社会全体で子どもを事故から守る意識を持つことが必要です」という。

社会構造の変化で顕在化　――虐待

二〇〇三年十二月、全国の福祉、保健、医療、行政関係者やボランティアが京都に集まり、日本子どもの虐待防止研究会第9回学術集会が開かれた。国立京都国際会館のメーンホールで催された全体会議は、座れない人が大勢出るほど参加者で埋めつくされたが、実行委員長を務めた京都第二赤十字病院の澤田淳院長（二〇〇六年、京都市子ども事故防止センター長）は「盛会は憂うべきこと。いつの日か、研究会が自然消滅する日を願いたい」とあいさつした。

被虐待児症候群が米国で話題になったのは一九六〇年代初めだった。論文が雑誌に掲載され、日本にも紹介されたが、当時、小児科医としてのスタートを切ったばかりだった澤田院長は「日本ではあり得ない」と思ったそうだ。

都市化の進行、核家族化など社会構造の変化に伴って日本でも虐待が顕在化、社会問題化してきたのは一九九〇年代になってから。とくにバブル崩壊後、深刻な経済不況と

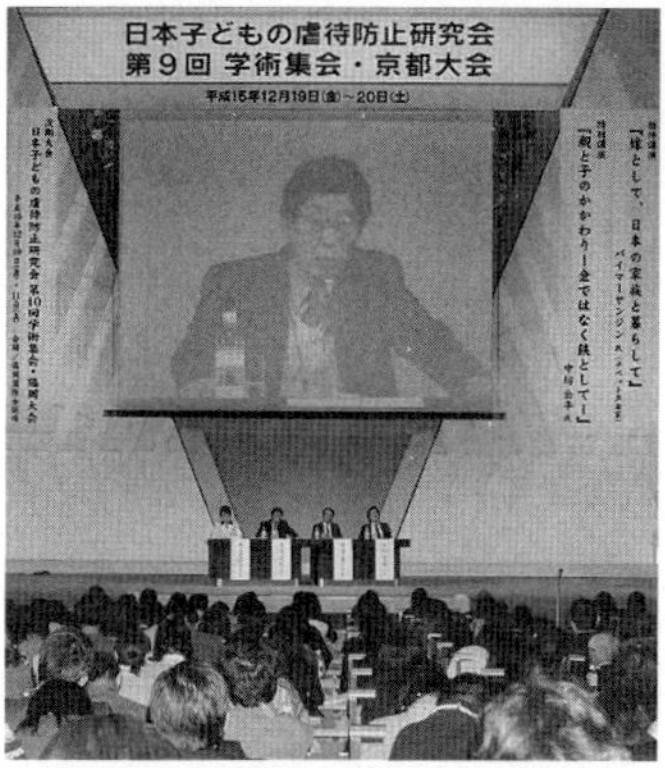

二〇〇三年十二月、国立京都国際会館で開かれた日本子どもの虐待防止研究会第9回学術集会・京都大会

失業率の増加とともに実母による身体的虐待と養育を放棄するネグレクトの増加が目立つようになった。

国も対策に乗り出し、子どもの権利を擁護しようと児童虐待防止法を制定、厚生労働省に対策室を設けたのが二〇〇〇年。全国実態調査によると、二〇〇〇年度の児童相談所への虐待相談件数は、二万三千七百三十八件。被虐待児の六割が乳幼児で加害者の六割が実母。推計によると、社会的介入を要する児童虐待の年間発生数は、三万五千件、百八十例が死亡しているとみられる。

京都には、京都府の児童相談所が宇治市、京都市、福知山市の三カ所と京都市児童相談所がある。四児童相談所の調査によると、一九九五年度わずかに五十六件（うち京都市四十九件）だった虐待相談受理件数が二〇〇二年は五百三十三件（うち京都市二百九十五件）に。二〇〇二年の虐待の種類では、身体的暴行二百六十一件、性的暴力十八件、ネグレクト二百二件、加害者は実父百十件、実母三百六十二件となっている。

深刻なのが、精神的ダメージの大きい性的暴力。京都での学術集会で初めてテーマとして取り上げられ、全虐待例の4％にのぼるとみられる。密室での事件、被虐待児も含めて関係者が露顕を恐れることもあって把握しにくいのが実情だが、「見過ごすわけにはいきません」と澤田院長。「子の人権を守り、悲惨な結果を防ぐためにも実態把握の努力とノウハウ開発が不可欠です」という。

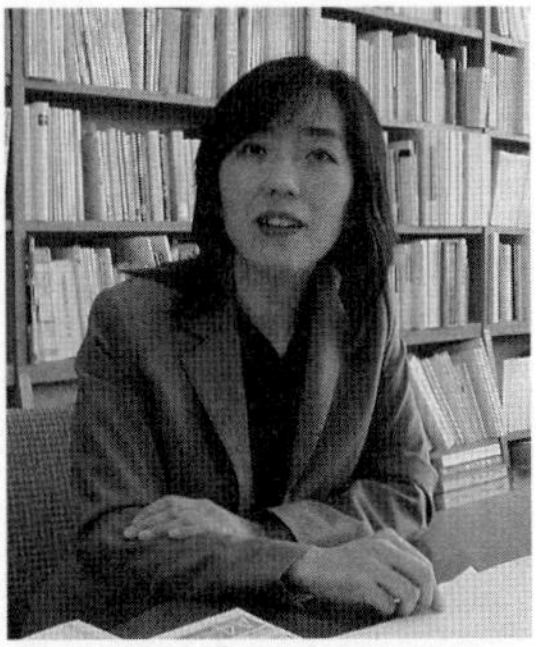
有本晃子主任医師

新たな事態に行政、司法の関与を強めた虐待防止法、児童福祉法の改正案が国会で審議され、二〇〇四年春に施行されたが、虐待は学校や近隣住民によって発見される場合も多い。澤田院長は「医師、福祉関係者、行政それぞれの努力も必要だが、住民、ボランティアも含めて、横の広がりを持ち、互いに橋を架け合うことが大切。協力し合って子ども、親に笑顔を取り戻したいですね」という。

心身の発達障害をチェック ―― 乳幼児健診

地域保健法、母子保健法の改正によって現在、乳幼児健診は、政令指定都市を含めた市町村の手に委ねられ、府県型保健所は、二次健診、つまりフォローが必要な乳幼児と母親を対象としている。医療圏によって多少異なるが、宇治市、城陽市、久御山町を管轄する京都府宇治保健所（現山城北保健所）の乳幼児健診と母子保健事業を紹介してみよう。

一次健診は乳児前期（三～五カ月）、同後期（八～十一カ月）、一歳半（一歳八～九カ月）、三歳（三歳五～七カ月）に行われ、病院に委託する自治体もある。いずれも受診率は九割前後。二次健診精検率約5％。二〇〇二年度の三カ月健診一次受診者千五百八

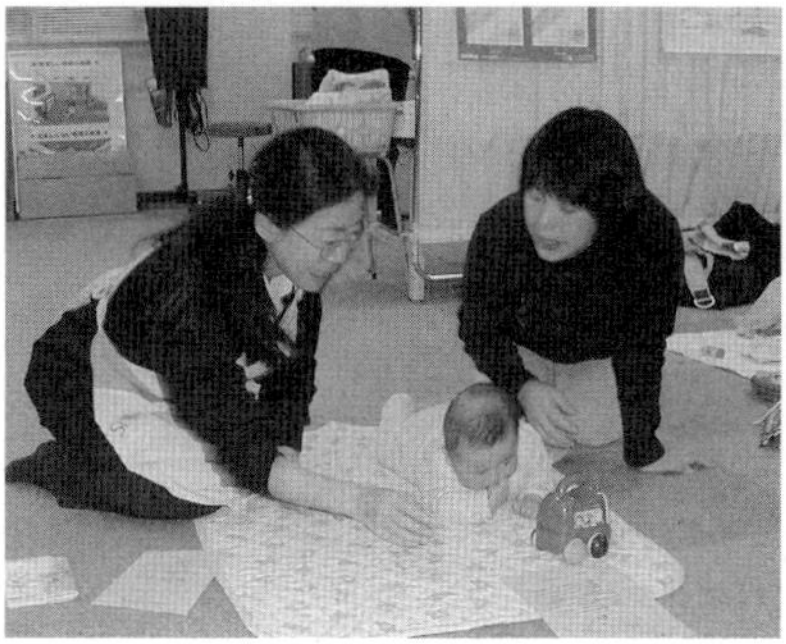
未熟児クリニックでの赤ちゃん体操の指導（宇治保健所＝現山城北保健所）

十二人だった宇治市の場合、七十五人が二次健診に宇治保健所を訪れている。

「二次健診には、身体の発達クリニックと心理発達相談があり、小児神経科医、児童相談所の心理判定員、児童福祉司の応援を得て行います」と有本晃子主任医師は説明する。発達クリニックを担当する有本医師には、最近気になることがある。運動能力の低下だ。

「動き回れるスペースが減ったためでしょうか。訓練の必要がないレベルですが、歩行異常や不器用な子が増えています。昔は遊びの中などで自然に矯正されたのでしょうが。今は、仲間外れの原因になることもあるようです」

保健所では、低出生体重児の健診とフォローにも力を入れている。対象になるのは、出生時の体重２５００ｇ未満。運動機能、精神発達に問題が起きる場合が多いからで、新生児期に保健師が訪問ケアをする。将来はＮＩＣＵ（新生児集中治療室）に出かけ、病院医師とコンタクトを持ち、退院後のサポートを考えたいという。

「心身の異常など健診の当初の目的であるスクリーニングについては、一定レベルにあると思います。今後は、子育て支援と虐待の早期予防へシフトを移す必要があるのではないでしょうか」と有本医師。

核家族下に生まれ育った現在の母親たちは、子育てに大きな不安を抱いている。早寝早起きなど、当たり前だった昔の生活習慣も忘れ去られてしまった。まず、「親業」を学ぶ場が必要だ。乳児健診は育児のスタンダードを知ってもらういい機会だという。

虐待も育児不安と無縁ではない。心身の診療はもちろん、子育てに不安を持つ親を支援し、問題を抱える家庭の孤立化を防いで虐待を防止するには、健診に携わる医師や保健師の意識と技量も標準化する必要がある。宇治市では、一次健診医、市の保健師それに保健所の医師と保健師の三者で連絡会議を設け、ミニ研修会を開いている。

「ただ、未受診者は把握しにくい。問題をはらむ家庭は転居や流動化も激しく、今後は、府県間の壁を越えた協力体制も必要ではないでしょうか」と有本医師はいう。

健診から健康教育へ ―― 学校保健

日本学校医制度が創設されたのは明治時代、一八九八年である。府県知事が任命する学校医は、環境衛生の視察や傷病者の治療指示、伝染病対策などにあたったが、多分に名誉職的色彩が強かった。

学校における児童、生徒、職員の健康保持増進を図り、教育の円滑な実施と成果の確保を目的に学校保健法が定められたのは一九五八年。学校医は、市町村教育委員会によって任命され、健康診断や検診など主として「保健管理」に携わることになった。

「制定から半世紀近くも経過すると、法の目標も学校医の役割も変わります」と京都

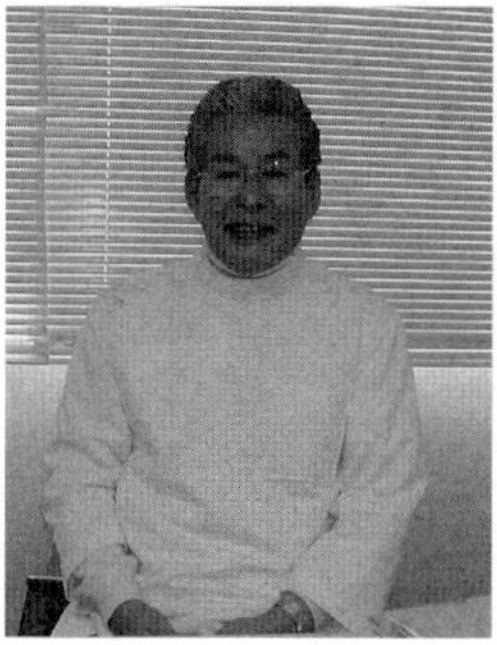

羽場重尤会長

市学校保健会の羽場重尤会長はいう。医学の進歩、環境衛生の整備、栄養改善によって児童、生徒の体位、体力は向上し、保健管理の目標も伝染病から心臓・腎臓疾患など慢性疾患へと移り、肥満など小児生活習慣病やアレルギー疾患への対応を迫られるようになった。

そして、学校保健の概念、考え方を変えたのが一九九七年の文部省保健体育審議会答申だった。答申には二十一世紀に向けた心身の健康基礎づくり指針が示され、学校医の役割も従来の健診、検診を中心とした保健管理から「健康教育」への転換、とくに心の健康問題解決への積極的な対応を求めている。

「保健管理の重要性に変わりはありません」と羽場会長。「しかし、社会や生活環境の変化などから学校現場では、いじめ、不登校、性の逸脱行動、薬物乱用など新たな課題が顕在化しています。学校保健や学校医も、こうした心身の問題に対応し、児童、生徒が『生きる力』を獲得できる健康教育に力を注がねばなりません」。自らの心身を大切にすることは、相手の心身を尊ぶことになり、生涯教育にもつながるという。

健康教育の実践は、学校医や教師、養護教諭だけでなく、家庭はもちろん地域社会全体での取り組みが欠かせない。京都市教委では、学校単位別の健康教室やPTA対象の健康講座を開いている。答申によって特別非常勤講師も制度化され、羽場会長も年に何回か講師を務めている。

連携を深めて問題に対処するには情報の開示も不可欠だ。不登校問題などでは、とかくプライバシーの保護が優先されてきたが、問題を解決するには検証が必要。学校保健会では、九つの部会を設けて事例検証にあたっているという。

「知育同様に心身の教育が必要になってきているわけですが、学校には養護教諭が一人しかいません。彼らは日々、不登校や心の問題を抱える児童、生徒の対応に追われています。学校全体、地域全体の連携プレーはもちろんですが、社会の変化、時代の流れを検証するならば、心身のケアができる教師をもっと増やしたいですね」と羽場会長はいう。

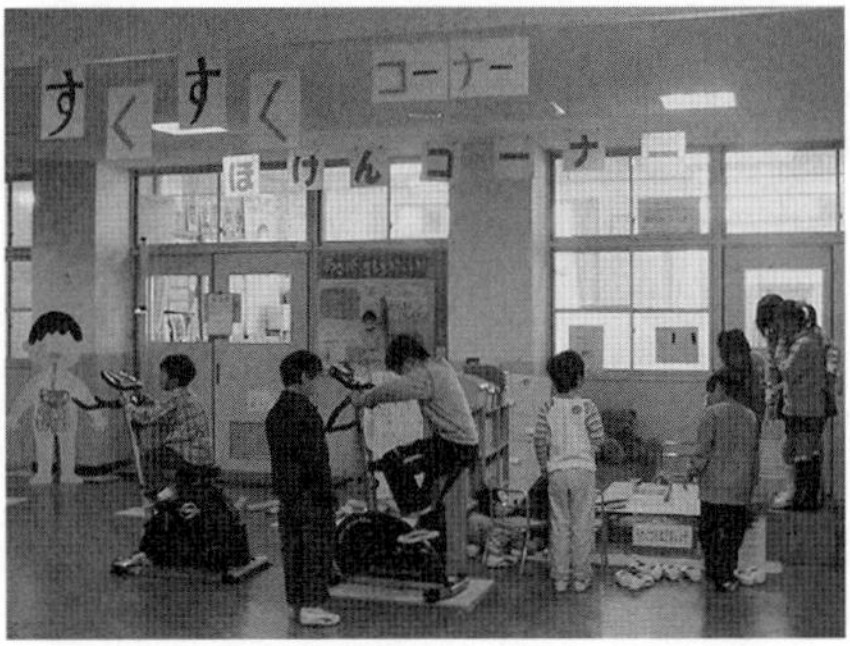

学校はいま、健康教育に力を注いでいる。廊下も学びのスペースに（京都市立仁和小学校）

治療、生活管理を標準化 ——心臓・腎臓検診

学校保健の目的の一つは、病気の発見、治療と同時に病弱児の生活管理を適切に行い、ＱＯＬ（生活の質）を高めることにある。とくに突然死や透析など生命、生活に影響の大きい心臓病、腎臓病については、一九七三年の改正学校保健法によって検診が必須化され、管理指導表に基づいた生活指導が行われている。

「心臓検診、学校尿検査ともに京都は全国にさきがけて行ってきた歴史があります」と京都市学校保健会会長で京都府医師会学校医部会心臓検診委員会の羽場重尤委員長は

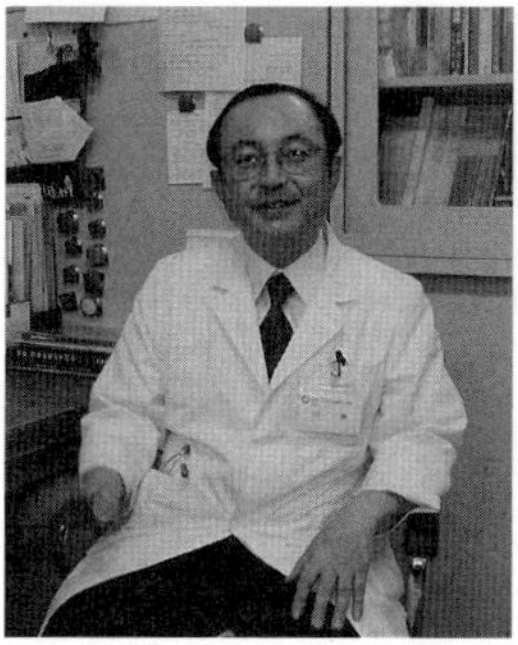

川勝秀一委員長

説明する。「心臓検診は、経緯があって京都市内、府内別々の方式で行われていたのですが、精度の向上と心電図による統一方式をめざして発足したのが心臓検診委員会です」

検診事業は、市町村が医師会と委託契約を結んで行われるが、統一方式によって府医師会学童心臓検診事業部が包括的に心臓検診を始めたのは一九八一年から。一九九七年には全市町村が参加し、「京都方式」として知られるようになった。

検診内容は、定期健診による心電図の判読、専門医が学校を訪問して行う二次検診、医療機関で行われる三次検診（精密検査）で、三次検診の受診率は約3％。検診で心筋症や不整脈などの診断が下されると、医師会、学校に報告が入り、治療とともに病状に応じた生活管理が行われる。

「尿検査も始めたのは早いのですが、検尿後の二次、三次検診の標準化と追跡調査はできていませんでした」と京都市立病院小児科部長で学校検尿事業委員会の川勝秀一委員長。小児腎臓病患者の実態、治療、管理については、治療を受けた病院施設でしか把握されていないのが現状だという。

川勝委員長の調査によると、一九九一年から二〇〇〇年の十年間に検尿異常が新たにみつかり同小児科と京都府立医科大学附属病院小児科を受診した小児は計八百七十二例。集団検尿での発見が五百八十例、医療機関が二百九十二例。集団検尿の内訳は、三歳児健診時二百九十四例、就学前二十四例、小学校百六十例、中学校九十五例、高校七例。

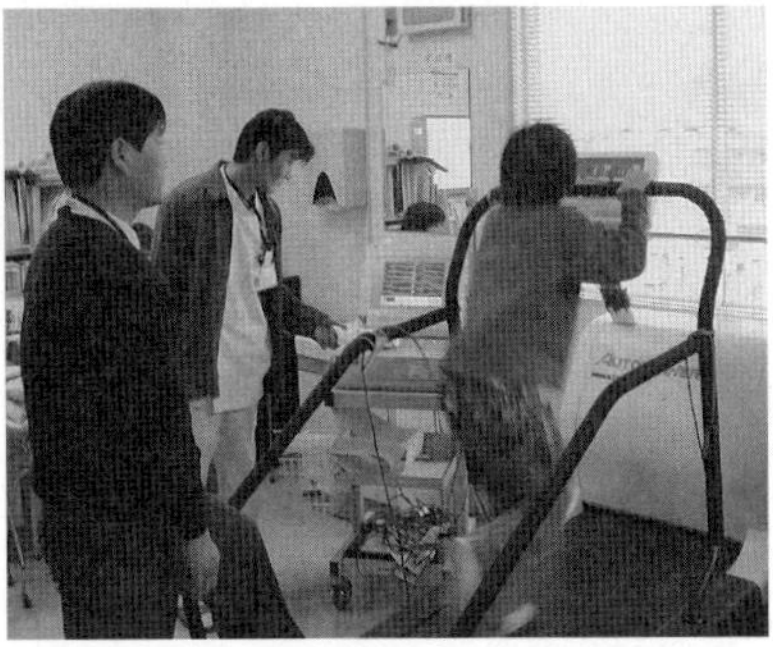
心臓病の精密検査

学校検尿で腎炎が疑われたのは五十九例（21％）、うち慢性腎炎が二十六例だった。

近年、急性腎炎やネフローゼ症候群は減少傾向にあり、小児腎臓病の治療管理の重点は、慢性腎疾患に移りつつある。小児期から成人同様の生活習慣病が発症することも多くなり、尿糖検査も新たに加えられることになった。こうした背景を受けて府医師会は、学校検尿事業委員会（川勝秀一委員長）を新たに発足させ、二〇〇四年度から京都市学校検尿事業をスタートさせた。

川勝委員長は「まだ京都市内だけですが、事業によって検査、治療、生活管理の標準化が図れ、疫学調査も可能になります。小児糖尿病も含めて、より密な対策を講じていきたいですね」という。

個性に応じたプランを ―― 子育て支援

未曾有の少子高齢社会が到来しようとしている。二〇〇四年に生まれた赤ちゃんは百十一万人と前年より一万一千人減って戦後最低となった。女性が一生に産む子どもの平均数（合計特殊出生率）も年々低下し、二〇〇五年は1・25。このまま推移すると、五十年後には日本の人口は一億人を割る。

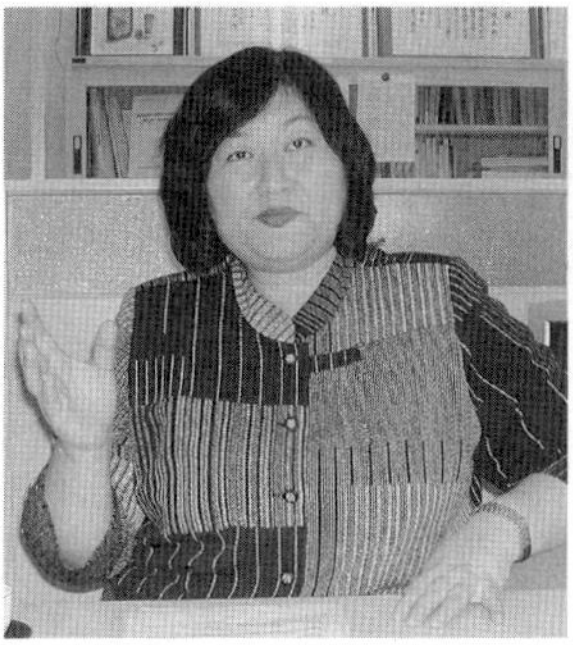
京都市・浅野明美子育て支援政策監

国は二〇〇三年九月、少子化社会対策基本法を施行、子育て支援策を打ち出す一方、「次世代育成支援対策推進法（二〇〇五年度から十年間の時限立法）」で、仕事と子育ての両立を図るための行動計画策定を自治体と事業主に求めることになった。

「子育て支援の起源は一九六五年の母子保健法です」と、医師として長年、保健所長を務めた京都市の浅野明美子育て支援政策監はいう。当時、法の主眼は、乳幼児健診における疾病や発達異常のチェック、そして母子の健康管理だった。その後、クローズアップされたのが社会や家族、就労構造の変化によって顕在化してきた育児不安や虐待問題である。

「子育て支援という概念が生まれ、行政や地域で子どもの人権に焦点を当てた取り組みが具体化したのは、国連で『児童の権利に関する条約』が採択され、発効した一九九四年からです」と浅野政策監は説明する。

京都市では、条約の理念に基づき、審議会答申や子育て実態調査の結果をもとに基本指針「京（みやこ）・子どもいきいきプラン」を策定、一九九七年から十年計画で支援事業に取り組んできた。プランの柱となったのが既存の保育所、児童館と「子ども支援センター」、それに「こどもみらい館」など中核センターを結ぶ子育て支援のネットワークだった。

国の推進法を受けて市では、新いきいきプランに置き換え、二年間前倒しして支援事業に取り組む方針で、浅野政策監は「母親が孤立して子育てをする社会は有史以来初め

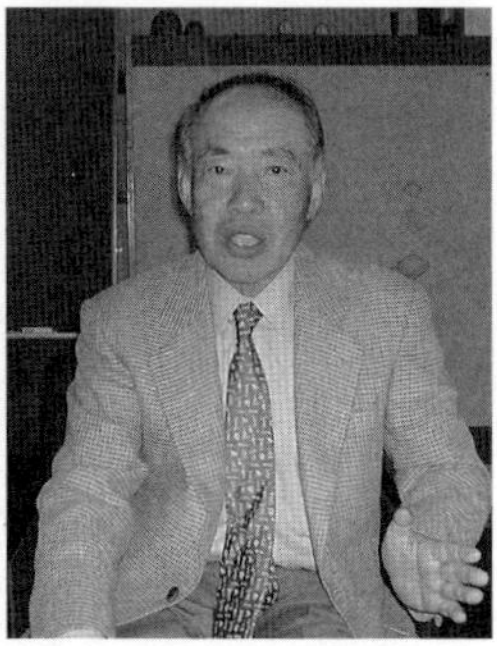
京都小児科医会・清益英雄会長

て。いまや、子育てをともに支え合う『家庭』『職場』『地域』づくりのために行政、ボランティア、関係機関が手を差し伸べて支援の必要な人に必要な情報を伝えねばならない時代です」と強調。二〇〇四年度からは新たな取り組みも含め事業の充実を図りたいという。

子育て支援には医師の協力も不可欠だ。全国の小児科医でつくる小児科連絡協議会では、プロジェクトチームを立ち上げ、地域における育児力強化を打ち出している。

京都府医師会でも自治体事業への講師派遣などを行っており、二〇〇三年秋には小児科医会とともに京都市内で一般市民を対象にした「子育て支援シンポジウム」を催した。京都小児科医会の清益英雄会長は「子どもの成長発達には個性があり、医療面では個性に応じた支援策を模索するほか、子育てグループなどにも積極的にコミットし、地域の中で支援の輪を活性化していきたい」という。

相談外来と母親支援事業　――子育てクリニック

京都市左京区で小児科医院を開業する有井悦子医師は、子どものこころ相談医でもある。午前中に診療を終えた後、午後はすべて予約による相談外来にあてている。相談件

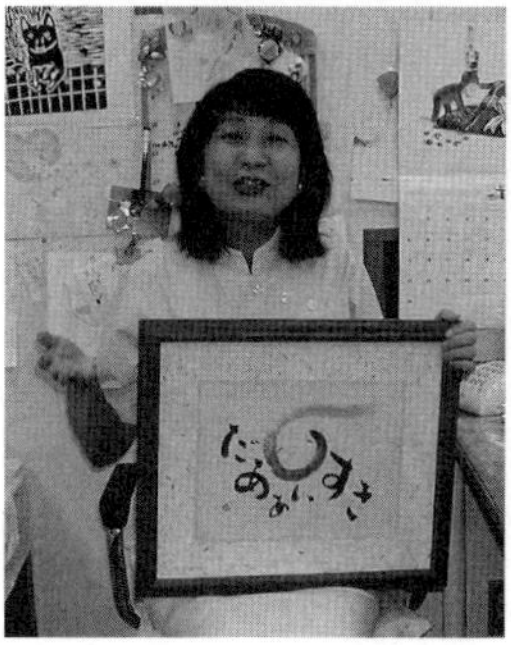
有井悦子医師

数が多く内容も深刻なため、有井医師は、一般診療をやめて相談クリニックに専念することを考えたが、一般診療あってこその相談だとの先輩医師の助言もあり、両方続けている。

「今のお母さんたちは、子育てに大きな不安を抱え、子どもの育てにくさにも悩んでいます。親子と接することが仕事である小児科医は、身体を診るだけでなく、心にも耳を傾けることができます」。有井医師が心を動かされたのは、不登校児との出会いだった。

親が何に不安を抱き、どう手助けすればよいのか。有井医師ら四人の女医が集まって研究会をつくったのが一九九〇年代初め。これを母体に一九九五年には京都府保険医協会に小児問題検討会が発足し、京都小児科医会の協力を得て一九九七年、「就学前児童を持つ両親へのアンケート調査」を行った。

「多くの興味深い調査結果が得られましたが、とくに関心を集めたのが看病休暇制度でした」と有井医師。子どもが病気になった場合、働く親は病児保育制度よりも看病休暇制度を望んだのだ。「67%の親が子を預けるよりも自分の手で看病したいと答えたのです」

この結果と日本小児科医会が実施した全国調査を受けて二〇〇二年春、看病休暇制度は、看護休暇として育児休業制度の努力義務となった。もちろん父親の休暇取得も含めてである。

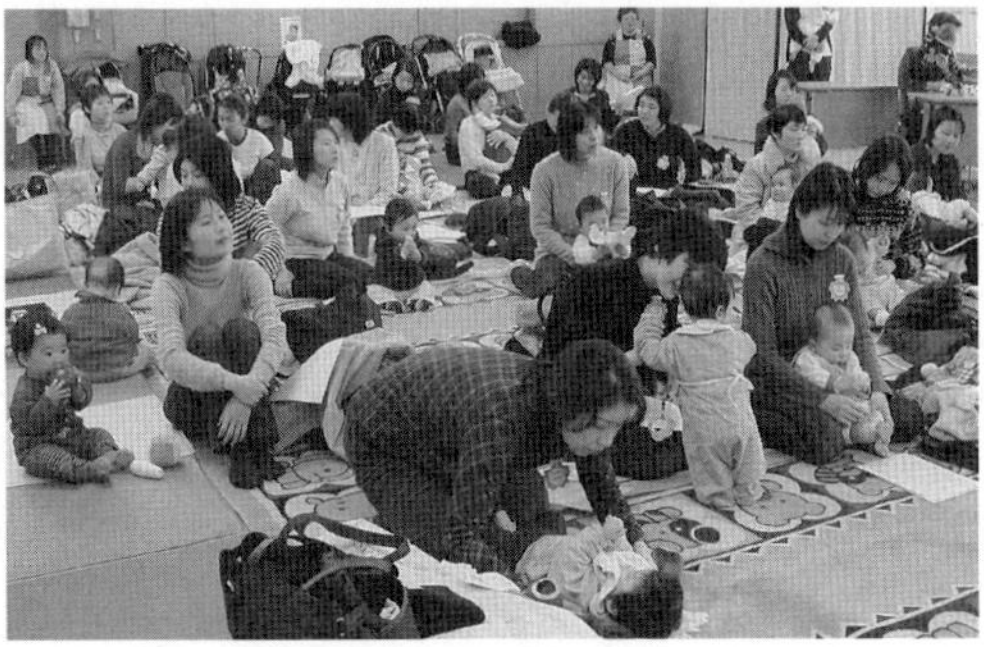
子どもをあやしながら有井悦子医師の講演に耳を傾けるお母さんたち（二〇〇三年二月、こどもみらい館の「こどもみらいすくすく教室」）

小児問題検討会は、その後、京都小児科医会の子育て支援委員会に発展。男性医師や保健所長らも参加して医会、行政一体となった発信コアとなり、二〇〇一年には医会会員を対象にした子育て支援アンケートを実施。二〇〇三年からは京都市子育て支援総合センターこどもみらい館で「すくすく教室」も展開している。若いお母さんたちの研修・交流事業で、有井医師や医会会員が講師を務める。

「今の子育てには父親の役割もたいへん重要なのですが、男性の育児休業制度は、まだまだ活用しきれていないのが現実です」と有井医師。社会の構造改革と同時に医師の意識改革も求められている。子どもの心の瑕疵に気づき、心身ともに対応できる小児科医の仲間を増やしたいというのが有井医師の願いだ。

虐待の防止には、産科医とも協力し合い、出産前から母親をケアすることも必要だ。学校教育で将来の親たちに子を持つ喜びや子育ての方法を教えることもできるはずだという。

有井医師は、相談や講演の時、いつも創作詩画家西島任優美さんの絵を示しながら語りかけることにしている。「子どもはみんな、お母さんのことが『だああいすき』なのですよ」と。

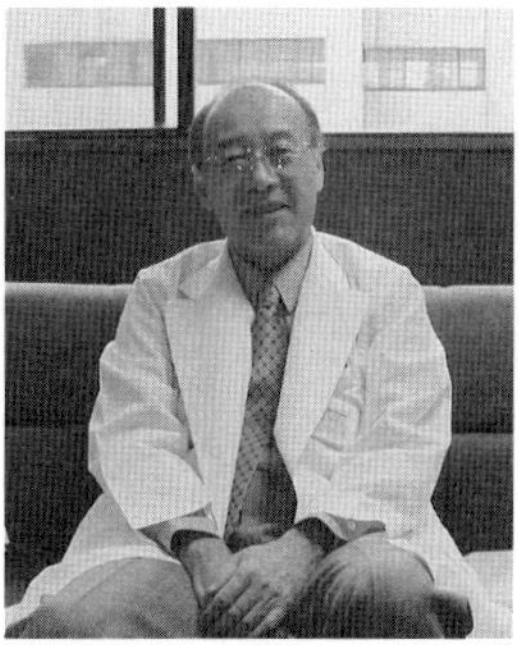
杉並洋副院長

（注）二〇〇四年四月開設。

周産期部門を充実 ―― 成育医療

東京・世田谷区に二〇〇二年三月、国立成育医療センターが誕生した。従来の枠にとらわれず、胎児治療も含めた幅広い母子医療、小児期・思春期・青年期医療を包括すると同時に次世代の子ども、家庭をも視野に入れた未来志向型医療のナショナルセンターだ。

センターと連携して成育医療を全国展開するため北海道、東北などブロックごとに基幹医療施設、専門医療施設も定められた。近畿ブロックの基幹医療施設が国立病院機構京都医療センターで、杉並洋副院長は「まだ準備段階ですが、足りない分野は今後補い、得意分野はさらに特化させ、少子化社会に向けた政策医療の一翼を担いたい」という。

国立病院機構京都医療センターがまず充実を図ったのが周産期部門だ。不採算部門だが、母子医療の中でも対応が遅れると重篤な結果を招く。二〇〇〇年三月にＮＩＣＵ（新生児集中治療室）を設けて未熟児治療にあたってきたが、ベッド数を現状の六床から九床に増やし、ＰＩＣＵ（母体・胎児集中治療室）を新設して周産期母子医療センター[注]を開設する計画だ。

新生児部門の基本スタンスは「抱っこと母乳育児」を中心にしたスキンシップ。同病

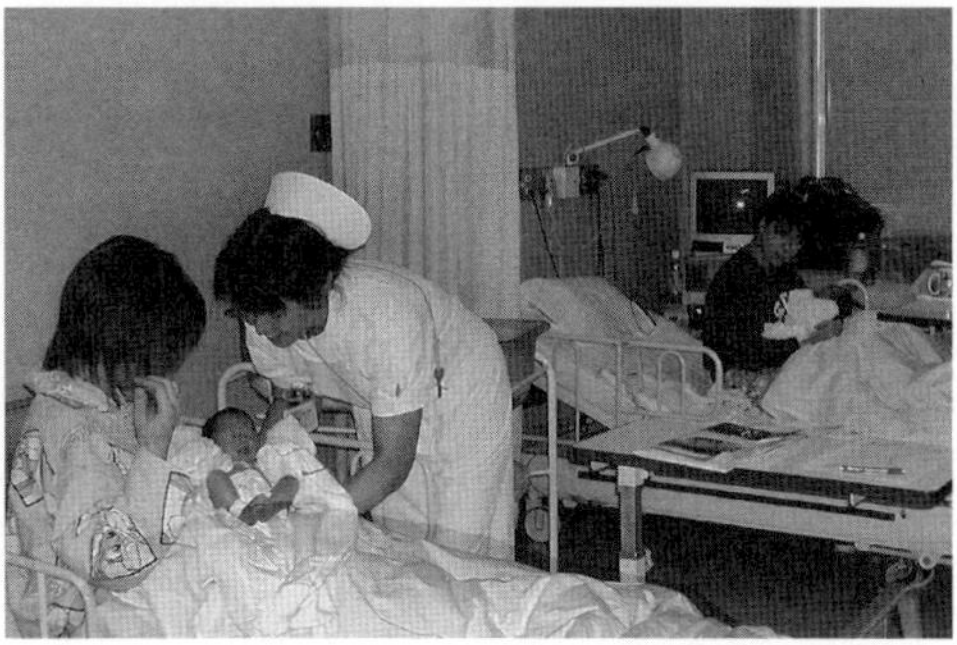
スキンシップを大切にする母児同室

院には新生児室はなく、母児同室になっている。母乳育児支援のためWHO（世界保健機関）が推進するBFH（Baby Friendly Hospital）の認定も近く受ける予定で、秋山祐一医長は「親子関係を早くから築くことが肝要です。母乳を飲ませることで母体回復も早まり、赤ちゃんの免疫力も増します」という。

同病院の診療科別年間累積外来患者数を見ると、ここ数年は産科約一万人、小児科約一万二千人で推移しているが、婦人科は毎年五百人ずつ増えて二〇〇二年度は一万三千六百七十五人。増加の一因は、杉並副院長が手がける子宮内膜症に対する腹腔鏡下手術。本やインターネットで知った患者が全国から集まるようになったという。

子宮内膜とは、受精卵が着床する場所で月経によって、はがれ落ちる膜。月経血の逆流などで膜が子宮周囲や卵巣などに発生し、これらが腸などと癒着すると疼痛や性交痛を伴う。患者数は全国で二百万人といわれ、患者の半数が不妊に悩む。

同病院では、一九九〇年代初めから腹腔鏡を使った手術を手がけており、二〇〇三年度の手術例は百九十例。手術で患部を完全に取り除けた場合、八割の患者に妊娠が期待できる。女性特有の病を治し、妊娠を手助けするのも成育医療の重要な役割だ。

「残る課題は、発達障害とこころのケアです」と杉並副院長はいう。「児童精神科医を募集しているのですが、来てくれる専門医がなかなかみつかりません。将来的には、やはり心身両面から成育医療を支えることのできる基幹医療施設にしていきたいですね」

性教育・性感染症が問題に　——思春期医療

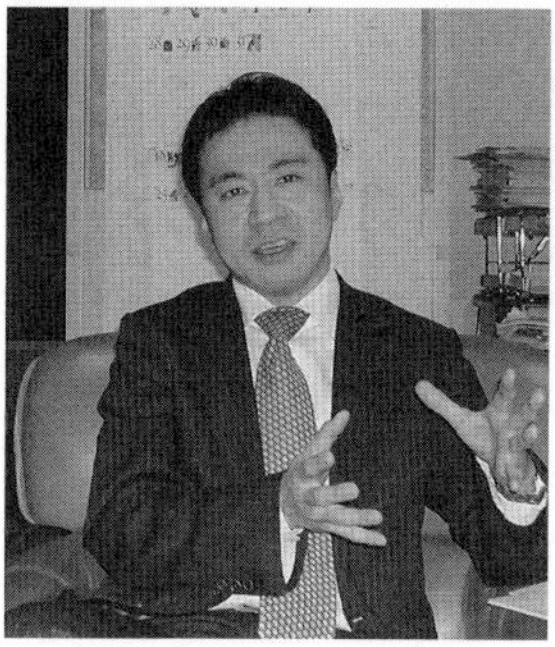
野田広保健政策監

一九〇一（明治三十四）年、日本で生まれた子どもは百五十万千五百九十一人だった。二〇〇〇（平成十二）年の出生数は百十九万五百四十七人。二割以上も減ったが、一歳未満で亡くなった乳児数は六十分の一、お産で亡くなった母親の数は八十六分の一になった。

二十世紀を振り返り、二十一世紀初頭における母子保健の新たな課題を掲げて二〇〇一年からスタートした国民運動計画が「健やか親子21」である。不慮の事故対策など小児保健医療水準の向上、虐待防止や子どもの心身発達支援と育児不安の軽減、少子化に伴う不妊治療支援と周産期医療の整備などが主な課題だが、小児科医でもある京都市の野田広保健政策監は「思春期医療と健康教育も重要な課題の一つです」と説明する。

京都市では、こころの健康増進センターと保健所で電話相談や医師による思春期相談、ひきこもり教室、薬物問題講座など思春期保健事業に取り組んでいるが、とくに性教育と性感染症問題は喫緊の課題となっている。

高校生の性交経験率が急増したのは一九九六年。一九九九年の性行動全国調査によると、高校三年生の男子３７・８％、同女子３９・０％が経験している。中学一年生でも

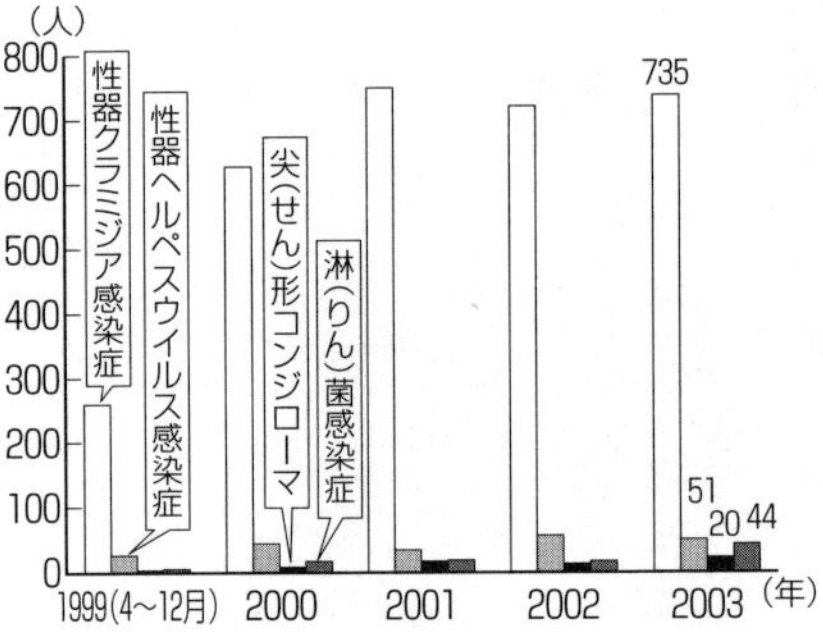

十～二十歳の性感染症発生動向（京都市）

男子5・2%、女子2・0%。性感染症の高校生全体の認識度では、HIV感染症は男子92・5%、女子96・1%と高いが、クラミジア感染症は男子11・3%、女子16・5%だった。

国内で報告されたHIV患者・感染者は二〇〇三年九月現在、八千三百四十九人。実数は報告の四倍にのぼるといわれ、二〇一〇年には五万人に達するという。京都府でも

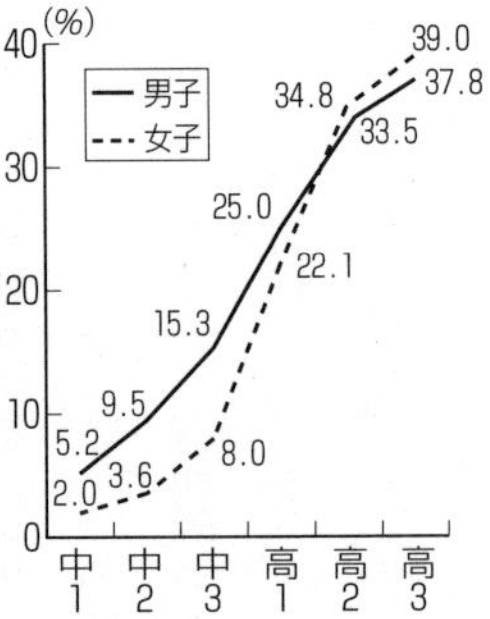

一九九九年、高三の性交経験率の累積（全国）

二〇〇三年、初めて年間新規患者・感染者が十人を超えた。京都市の定点観測によると、性器クラミジア感染者報告数は、二〇〇三年千二百六十六人と一九九五年の六十四人から二十倍も増えている。

「性感染症は、増加とともに低年齢化が進んでいます」と野田政策監。「コンドームの使用率は年々下がり、高校生の調査でも避妊意識は低い。教育委員会とも連携せねばなりませんが、性教育はもっと早めに取り組む必要があります」

思春期は、こころと行動が乖離する時期だ。成長に伴って性行動のほか喫煙、肥満、摂食障害、薬物濫用、自殺といったさまざまな問題が噴出する。十五～十九歳の死因は、男女とも一位が不慮の事故、二位自殺、三位がんである。

社会構造の変化も、こころの動きや行動に大きな影響を及ぼしている。野田政策監は「健全な心身の発達支援には、児童精神心理面での専門的な対応が不可欠です。今後、

こころの健康増進センター、桃陽病院での対応充実や将来的には二〇〇四年秋に設置した母子医療相談センターの活用も視野に入れ、『医療』を窓口とする市の持つさまざまな施設機能と福祉、学校、地域の連携を強化し、健康教育の充実を図りたい」という。

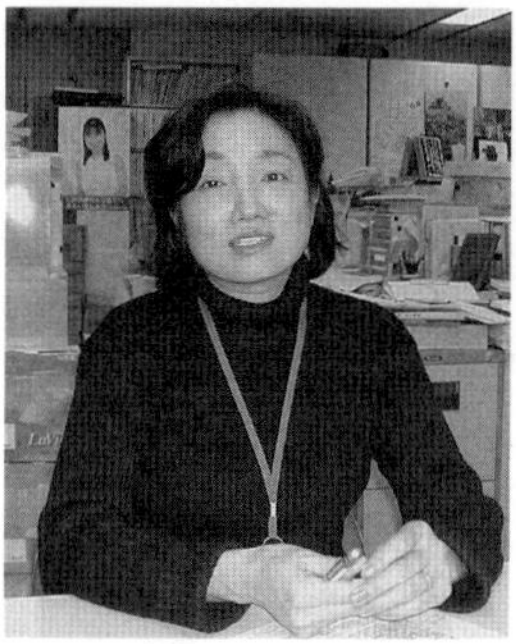

松村淳子課長

母親の〝気づき〟を誘発 ――ネットワーク

「行政だけで、すべてができる時代ではありません」と京都府保健福祉部児童保健福祉課の松村淳子課長はいう。松村課長は、病院で小児科医を務めた後、保健所勤務を経て一九九四年から行政に携わってきた。「行政が行う施策の隙間を満たすシステム作りがいま、求められているのではないでしょうか」

もちろん、母子保健行政の重要性に変わりはない。日本の乳幼児健診や学校健診は世界に誇れるシステムだ。しかし、中学三年生が衰弱死寸前まで追い詰められた大阪・岸和田市の不幸な事件が象徴する虐待問題や家庭の中で子育てに悩む孤独な母親の姿を思い浮かべるまでもなく、行政システムではすくい切れない課題もある。

臨床医時代のこと。水疱瘡の子を抱えた若い母親が深夜、塗り薬がないといって救急外来によく飛び込んできた。朝まで待てないのだ。昔のように〝おばあちゃんの知恵

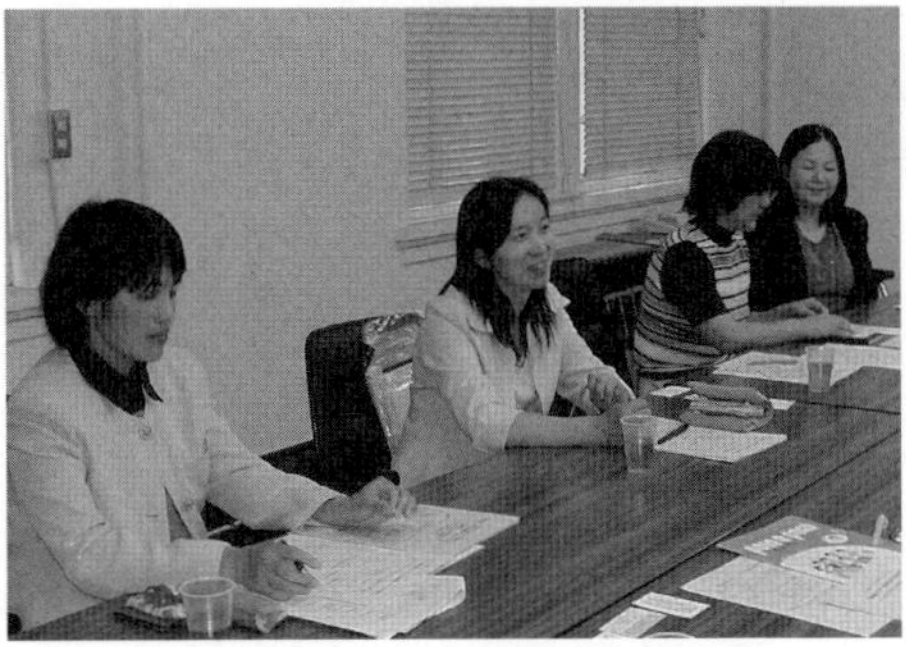

「宇治子育てを楽しむ会」「やましろ子育てネットワーク」など府南部四子育てグループ代表者が集まり、初めて広域ネットワークについて話し合った意見交換会（二〇〇四年四月二十二日）

袋〟があれば安心なのだが、相談相手がいない。面倒見が子育てだと思っている母親が多いため、いつまでも自立できない子が目立つ。「いま最も必要なことは、わずかなアドバイスで母親の〝気づき〟を誘発できるシステムづくりです」と松村課長は強調する。

行政システムの隙間を埋め、〝気づき〟を誘発する子育て支援の有力候補がNPOの地域ネットワークだという。松村課長は「行政も医療もそうですが、専門性と同じくらいに入口部分も重要です」という。

子どもの病気とどう付き合うかという問題でいえば、医師の見方だけでなく、親の視点に立った医療、医師や病院にかかる前の医療システムも必要だ。ベテランお母さんも参加する地域ネットワークは、家庭で孤独にひきこもる若い母親たちの多様な子育てニーズをすくい上げるシステムになるはずだという。

幸い、京都府南部には、市町村の垣根を越えた広域ネットワークがすでに形成されている。「京都子育てネットワーク」や宇治を中心にした「働きたい女たちのネットワーク」だ。こうしたNPOを活性化し、計画性を持った子育てネットワークへの育成を図るのが、行政の役割の一つなのだ。

「地域によって温度差があり、ネットワークの規模も違いますが、まず南部から始め、府全体に広げていきたい。NPOが地域子育て支援センターや保育所、保健所、児童相談所などと一体になって子育ての社会化が図れたら、虐待防止、子育て不安解消に大きな力となるはずです」

小児医療は、地域に根ざしたものでなければならない。しかし、臨床医の経験も含めて言わせてもらえれば、と松村課長。「いま、地域と専門領域の間をつなぐ医師とシステムが少な過ぎます。大学教育も含めて、もっと地域医療への視点が必要ではないでしょうか」

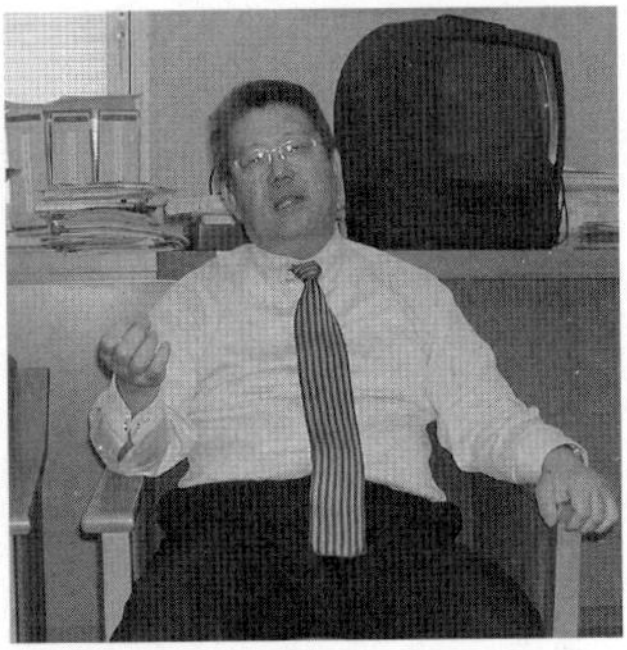
松澤佑次院長

4

生活習慣病

諸悪の根元は内臓肥満 ―― 死の四重奏

「成人病」に代わって「生活習慣病」という概念が導入されたのは一九九六年。国の成人病対策は従来、健康診査による早期発見・早期治療という二次予防に力を注いでいた。だが、食事や飲酒・喫煙、運動など生活習慣と深く関係した疾患群は、その改善によって発症、悪化が防げる。生活習慣への国民の認識を醸成し、一次予防へシフトし直すことで医療費増大にも歯止めをかけたかったからだ。

「死の四重奏と表現されるように糖尿病、高血圧症、高脂血症、肥満症は、疾患が重なり合うことで脳梗塞、心筋梗塞など動脈硬化性疾患のリスクが増します」と大阪大学

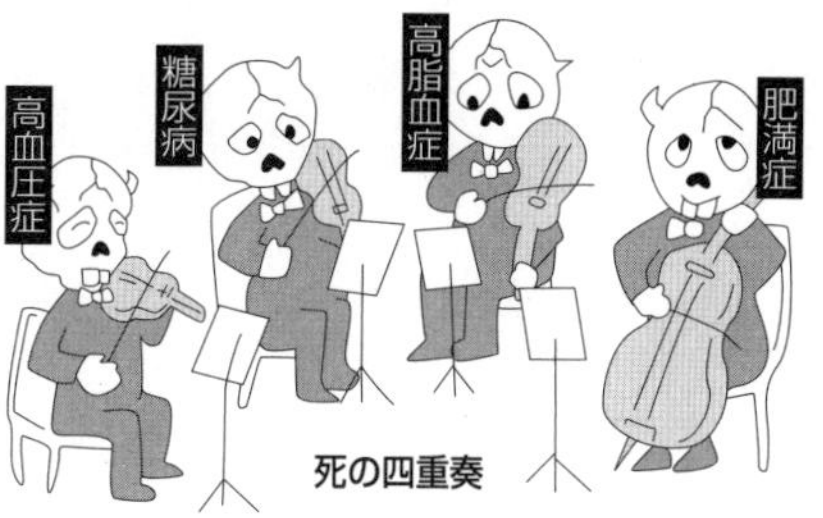

死の四重奏

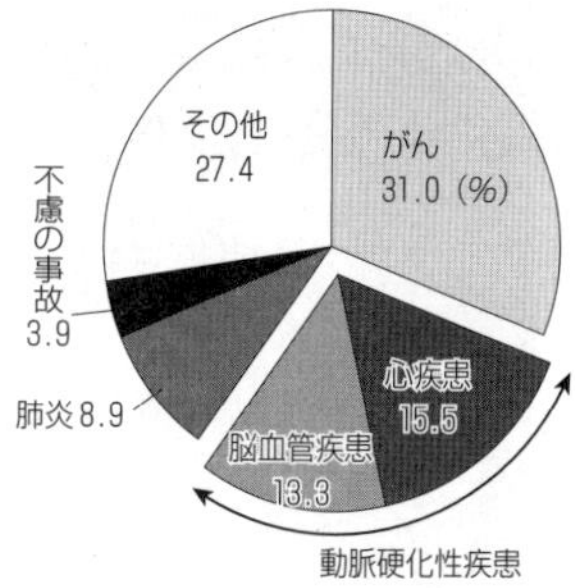

日本人の死因別死亡割合（二〇〇二年、旧厚生省の人口動態統計から）

名誉教授で日本肥満学会理事長の松澤佑次住友病院院長はいう。「こうした疾患群の上流にあって四重奏のタクトを振っているのが脂肪細胞だと考えられています」

肥満と脂肪が悪の主役として医学のテーマに上ってきたのは、わずかここ五十年来のことだ。二百五十万年という人類の大半の歴史は常に飢餓との戦いだった。飢餓に打ち克ち、人類を現在へと導いたのは、この脂肪細胞というエネルギーの貯金箱だったのである。

「肥満も脂肪も初手から敵視してはいけません。お相撲さんは、太っているけど病気持ちではありません」という松澤院長は、阪大時代、ＣＴスキャンを使った肥満の分析を試みた。わかったことは、内臓脂肪が悪の主役だったことだ。

「肥満のおもなものは従来、皮下脂肪の蓄積だと考えられていたのですが、肥満症の患者の場合、腸の周りにたまった内臓肥満が病気の原因に関係していたのです。皮下脂肪の多い、ただの肥満は治療の必要はありません」と松澤院長。

内臓肥満は、いわば普通預金。出し入れが簡単なため、たまりやすく消費しやすい。一方、引き出しにくい定期預金型が皮下脂肪。飢餓時代の貯金箱は、この皮下脂肪で、女性が耐久力に優れている由縁でもある。

脂肪細胞は、脂肪を蓄積すると一万倍にも膨らむ。燃えてエネルギーになる場合には、脂肪酸やグリセロールを分泌する。内臓の脂肪細胞は肝臓に直結しているため、分泌物は肝臓に運ばれて中性脂肪やコレステロールになり、インスリンの作用を阻害して糖尿

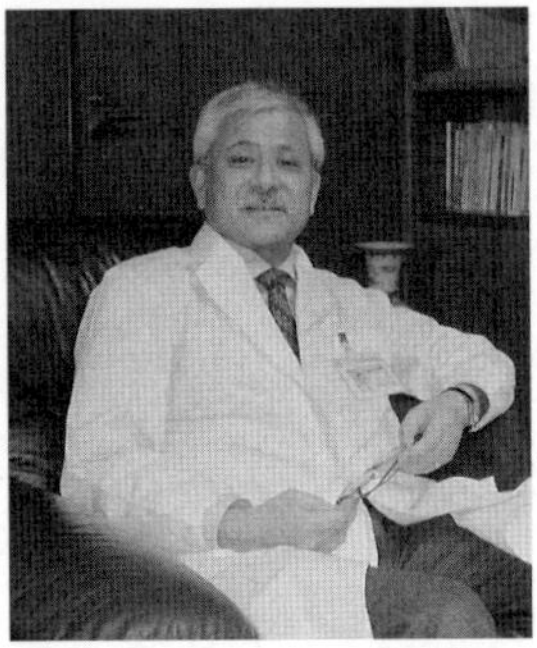

葛谷英嗣院長

病の原因にもなるという。

脂肪細胞は単なる貯金箱ではなく、さまざまな生理活性物質を作る生産工場でもある。悪玉は内臓脂肪から、善玉は皮下脂肪から作られるケースが多いのだそうだ。

松澤院長ら阪大グループがみつけたアジポネクチンはインスリン活性化に働く善玉の一つ。皮下脂肪が少なくアジポネクチンが出ないと糖尿病になることも最近わかってきた。松澤院長は「脂肪細胞はタクトを振ると同時に自ら演奏もしている。タクトや四重奏の力を削ぐためにも運動など生活習慣の改善によって内臓肥満を減らさねばなりません」という。

体重微減で発症防ぐ　――WHO糖尿病協力センター

二〇〇三年に発表された厚生労働省の実態調査によると、日本の糖尿病患者数は、可能性を否定できない予備群を含めると二十歳以上で推定約千六百二十万人にのぼり、前回調査の一九九七年から二百五十万人増えた。実に二十歳以上の六・三人に一人が糖尿病の危険にさらされているという。

世界に目を転ずると、二〇〇〇年に一億五千百万人だった糖尿病患者数は、二〇一〇

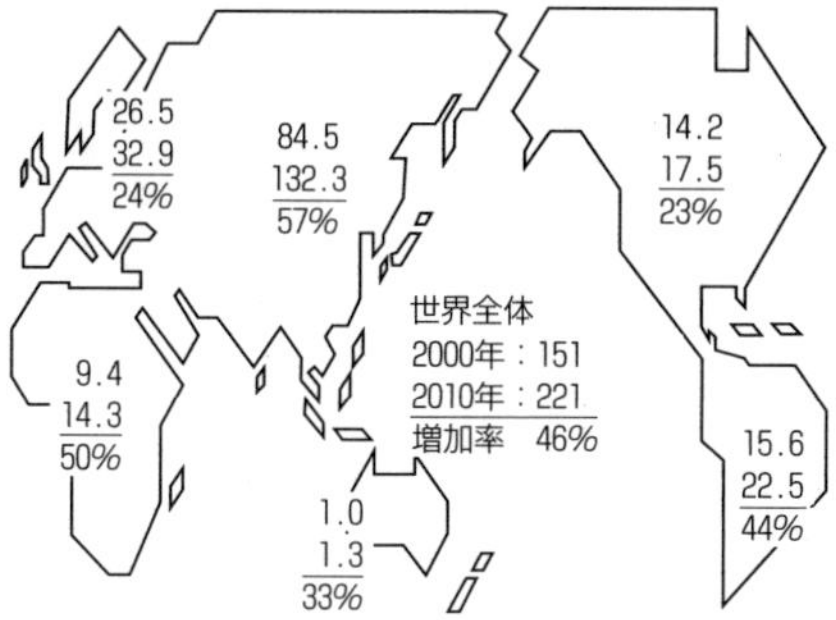

世界の糖尿病患者数（二〇〇〇年と二〇一〇年推計数の比較、『nature』二〇〇一年十二月号から。単位＝百万人）

年には推計で五割近く増え、二億二千百万人になる。中でもアジアでの増加率が５７％と高く、一億三千二百三十万人を数えることが予想されている。

「いまやアジア病とまで表現されるようになりました。日本同様、やはり食生活の欧米化が大きな原因です」と国立病院機構京都医療センターの葛谷英嗣院長はいう。

京都医療センターは、一九八八年、ＷＨＯ糖尿病協力センターの指定を受けた。西太平洋地域ではメルボルンのセンターに次ぐ二つ目のセンター。激増する糖尿病予防対策のプログラム開発が目的で、これまで三回の国際会議を京都で開催、二〇〇一年にはアジアにおける糖尿病の実態調査のための研究班を立ち上げた。

糖尿病の予防は、一次、二次、三次予防に分かれる。一次予防は、糖尿病になる前の段階で食事や運動によって未然に防ぐこと、二次予防は、健診などによる早期発見と治療、三次予防とは、脳卒中や心筋梗塞、網膜症、腎症など身体機能の低下を招き、重篤な場合は死に至る合併症を防ぐこと。

「現在は、三次予防が中心で、治療も合併症が主な対象になっています。しかし、失われた機能や臓器は回復させられません。再生医療も進歩は遂げていますが、限界があります。ですから、いま必要なことは、予防の重点を一次予防へシフトすることです」と葛谷院長はいう。

糖尿病（注）は遺伝要素、環境因子、食生活などの生活習慣が複雑に絡み合って発症するが、フィンランドや米国が二〇〇一年、二〇〇二年に相次いで行った生活習慣介入によ

（注）**糖尿病**　膵臓のランゲルハンス島β細胞から分泌されるインスリンは、細胞内に取り込まれ、血中のブドウ糖を取り込んで分解、エネルギーを産み出したり、脂肪やグリコーゲンに変えたりして貯蔵する。β細胞が破壊され、インスリンをまったく出せなくなって発症する糖尿病が1型。肥満やストレスが原因でβ細胞の働きが落ち、インスリン分泌量が減少あるいはインスリン抵抗性作用しなくなるインスリン抵抗性糖尿病が2型。日本人の糖尿病の95％は2型糖尿病。

る2型糖尿病の予防研究が注目を集めている。ハイリスクグループを二つに分けて、片方に生活習慣介入を行って比較したところ、体重を4～5％減らすだけで発症を50～60％防げたのだ。

「遺伝要素や環境条件が異なるため欧米人での結果を日本人、アジア人にそのままあてはめることはできません。ですから、われわれも厚生科学研究事業として全国の保健所など施設の協力を得て同様の研究を進めています。まだ中間報告段階ですが、介入の効果は明らかに出てきているようです」

葛谷院長は、最終結果を待って一次予防プログラムを全国に広めたいという。

透析導入の原因一位　――糖尿病合併症

糖尿病は、インスリンの量が減ったり作用が低下したりして、血中ブドウ糖濃度の高い状態が持続する病気である。一方、脂肪を蓄積する脂肪細胞からはインスリンの作用妨害物質が分泌されるため、肥満を伴うと、高血糖状態がさらに維持される。

血糖値が高いと血管内は、いわば〝砂糖漬け状態〟となり、血管壁は委縮し、全身の細い血管が侵されて糖尿病特有の網膜症、腎障害、神経障害が現れる。血小板や血球成

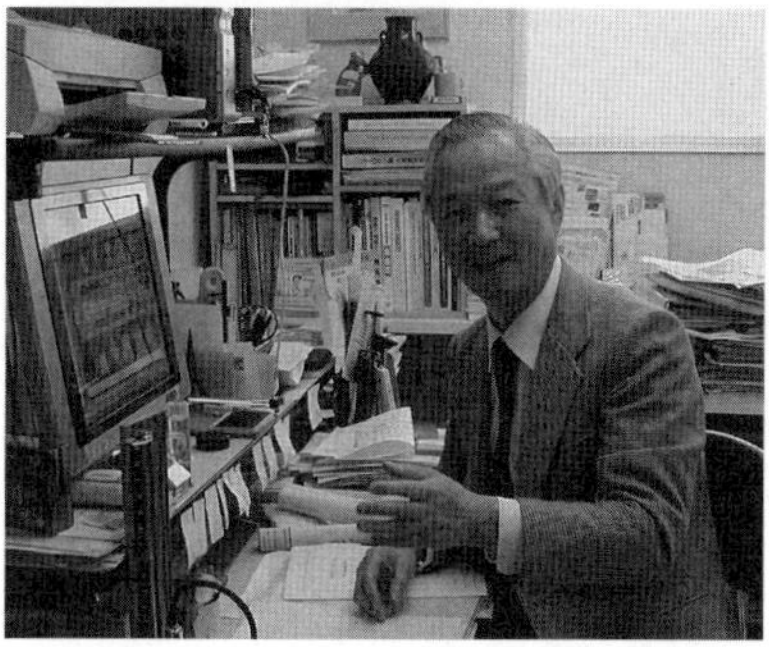

土井邦紘会長

分も固まりやすくなり、血管が傷つくとコレステロールがたまって動脈硬化に至り、心筋梗塞や脳梗塞なども起こしやすくなる。

厚生労働省などの実態調査によると、全糖尿病患者の３６・３％に網膜症が、２０・１％に腎症が認められている。透析導入の原因一位も糖尿病患者で、二〇〇〇年の導入は３６・６％増えて一万千六百八十五人。糖尿病網膜症による失明者も年間三千人を数え、後天性失明者原因の第一位である。

網膜症、腎症、神経障害が糖尿病の三大合併症といわれる。最近は脳卒中、心筋梗塞の最大原因にもなっている。また、糖尿病患者は、高血糖のためレンズが濁る白内障や歯茎がぐらつく歯槽膿漏のほか、足の神経が麻痺して変形や壊疽を起こすこともある。

「がんで亡くなる率も高くなります」と、全国糖尿病医会会長で京都糖尿病医会の土井邦紘会長はいう。一九八〇年から一九九〇年の日本人一般と糖尿病患者の死因を比較した調査によると、がん死が一般２５・９％に対し糖尿病患者は２９・２％だった。

糖尿病は、発症に至るまでに長い期間と過程をたどる。この間、肥満や高脂血症、高血圧症、喫煙、加齢など、さまざまな危険因子が絡み合う。マルチプルリスクファクター症候群と呼ばれる由縁である。

「増えているのは、大人にみられる２型糖尿病です。発症に至るまでの血糖値を振り返ってみると、すでに発症十年前ごろから空腹時血糖値は１００㎎／dℓを超え、その後次第に上昇することがわかっています。血糖値を１０％低下させるだけで、糖尿病に関連した死亡を２５％、細小血管合併症の進展を３５％低下させることが可能なのです」

糖尿病発症に至る軌跡には、現在、二つの病態がミックスしている。一つは、乳児期から発育過剰で飽食を続け、成人に至って発症する欧米タイプ。もう一つが日本やアジアに多く見られるケースで、乳児期、青年期を通じて発育不良、栄養不足だったのが、成人に至って飽食三昧に浸り発症するタイプ。日本は最近、欧米タイプに移行しつつあるのだそうだ。

「糖尿病の予防は一朝一夕には成りません。規則正しくバランスのいい食事と適度な有酸素運動が肝要。肥満と血糖値、ライフスタイルには日ごろから気をつけてほしい」と土井会長は訴える。

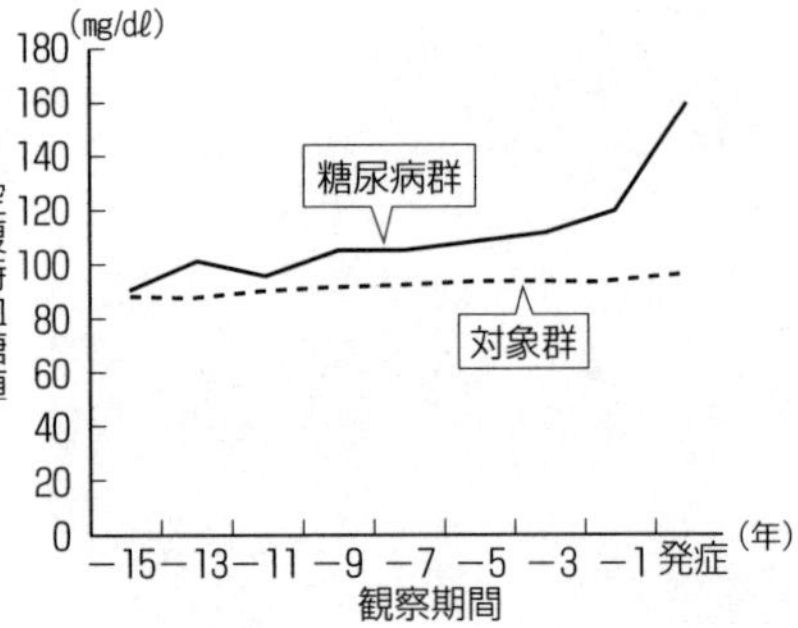

糖尿病への移行群と対象群の血糖値の推移

毎年一万人ずつ増加 —— 透析

日本透析医学会の「慢性透析療法の現況」によると、わが国の二〇〇二年十二月現在の透析患者数は、二十二万九千五百三十八人。京都府四千六百六十八人、滋賀県二千八十三人。二〇〇二年の新規透析導入患者数は三万三千七百十人、死亡者二万六百十四人だった。透析患者は、一年間に約一万三千人増えたわけで、過去十年間、毎年一万人ず

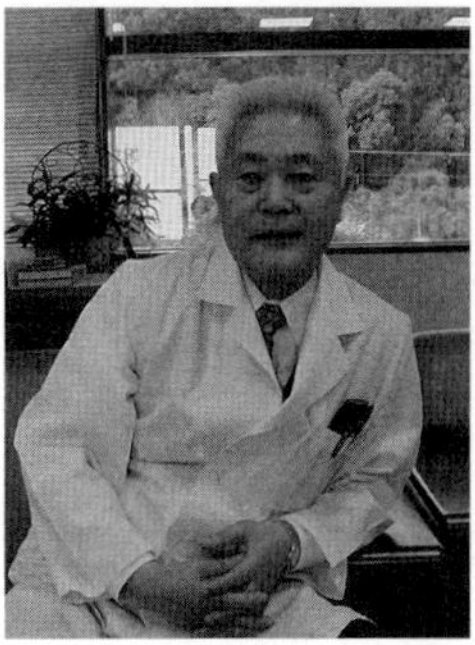

小野利彦院長

つ増え続けている。

透析導入原因疾患の推移を見てみると、一九八三年、慢性糸球体腎炎６０％、糖尿病性腎症１５％が一九九八年に逆転し、二〇〇二年は、糖尿病性腎症３９％、慢性糸球体腎炎３２％になった。また、生活習慣病の一種で高血圧症に起因する腎硬化症も年々増えて９％にのぼっている。

「糖尿病が一九九八年以来、透析の原因疾患第一位になったわけですが、増加傾向は今後さらに激しくなり、六割に達することが予想されます」と桃仁会病院の小野利彦院長はいう。同病院は、宿泊施設や老健施設を付属し、入院・入所百六十一床、人工透析機器百六十九台を備えた京都には他にない透析専門病院である。

「導入患者の平均年齢は六十五歳。過去十年間で五歳程度高齢化しています。糖尿病は合併症を伴うため腎炎に比べ死亡率も高い。透析開始後十年以内に患者さんの半数は亡くなっています」と小野院長。

透析患者の三大死因は、心不全（２５％）、感染症（２１％）、脳血管障害（７％）である。治療法などの進歩で心不全や脳血管障害による死亡率は減少傾向にあるが、インフルエンザなど感染症による死亡率が近年増え続けている。高齢化がその一因ともなっているのだ。

毒素を濾過する透過膜や水中に含まれるエンドトキシンを取り除いた透析液の開発など近年の透析技術の進歩は著しく、生存率のアップに貢献しているが、高齢化は、介護

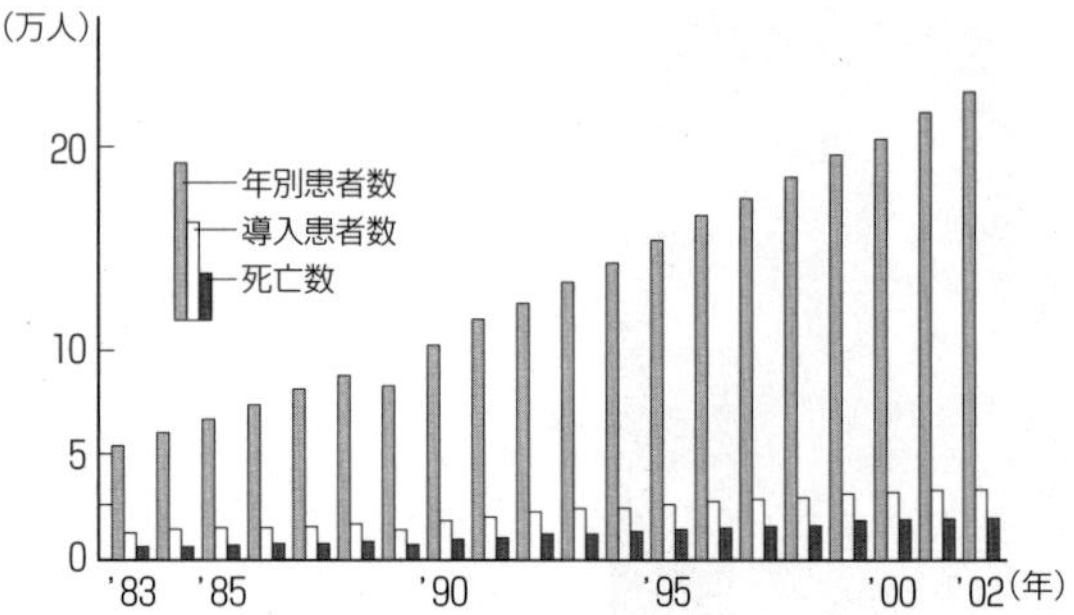

年別透析患者数、導入患者数、死亡患者数の推移（日本透析医学会の調査）

問題も含めて患者の生活、ＱＯＬに暗い影を落としつつあるという。

桃仁会病院でも患者の約半数が六十五歳以上の高齢者。うち七十五歳から八十四歳が３６％、八十五歳以上が１１％を占める。独居老人は１０％、夫婦の二人暮らしが３０％。通院に苦労する人も多く、高齢者の三割が介護認定を受けている。

「透析治療の医学的な最大の課題は合併症ですが、介護と生活支援が大きな社会的課題になっています」と小野院長は強調する。「介護者がいないため退院できない患者も多いのです。無理して退院した患者さんの多くが過酷な通院生活を強いられています。高齢社会の縮図を見る思いですが、生活を含めて社会のバックアップが必要ではないでしょうか」

突出する伸び率 ―― 糖尿病の医療費

厚生労働省の二〇〇一年度国民医療費の概況によると、医療費総額は三十一兆三千二百三十四億円。歯科診療医療費を除いた一般診療医療費総額は二十四兆四千百三十三億円で、うち六十五歳未満医療費が十一兆九千四百二十七億円、六十五歳以上医療費が十二兆四千七百六億円となっている。

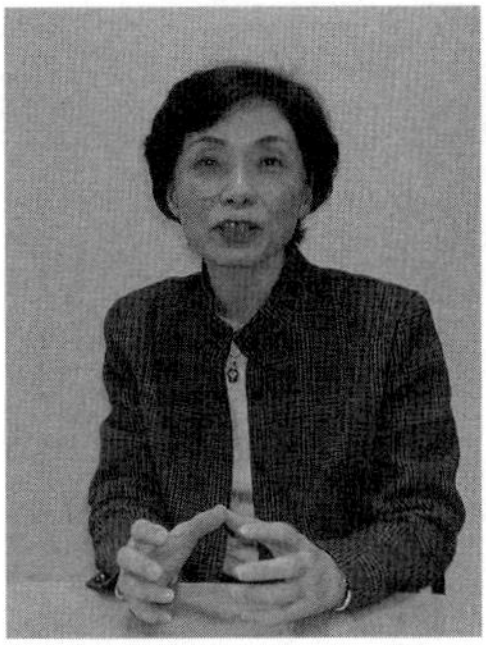

大石まり子医師

疾患別医療費を見ると、がん二兆二千五十八億円、高血圧性疾患一兆八千七百五十八億円、脳血管障害一兆七千八百七十四億円、糖尿病一兆千七百四十三億円などだが、一九九五年度と比較した医療費の伸び率は、糖尿病が3４・３％増と突出している。

「統計は、主病名の治療に対する医療費です。糖尿病患者が脳血管障害や心筋梗塞、網膜症などの合併症を起こしたり、腎症による透析治療などを受けたりした場合は、それぞれの疾患に分類されるため実際の医療費は、約二倍になります」と大石まり子医師はいう。近年、急性疾患に比べ慢性疾患が急激に増えつつあり、生活習慣病全体の総医療費は、すでに十兆円を超しているといわれる。

国立病院機構京都医療センターの糖尿病センターに勤務していた大石医師は、一九九六年度のセンター患者の医療費を調べたことがある。2型糖尿病患者の場合、六十五歳以上糖尿病患者の年平均額は四十一万九千円で国民平均額の一・三倍だった。六十五歳以下では三十四万三千円。合併症がない場合、センターでの医療費は一人年間二十二万八千円だが、合併症が一つ加わるごとに約九万円増えていた。

「疾患ごとの疾病費用を知り、社会にとっての負担度を知ることも必要ですが、重要なのは、費用効果分析です」と大石医師はいう。つまり、治療法が二つ以上ある場合、どの治療法の費用効率がよいか、同じ効果ならば、どの方法が安いか、費用に見合った効果を得るにはどうすればよいかを探ることだという。

費用効果を分析した日米二つの研究がある。ともに従来療法（一日一～二回インスリ

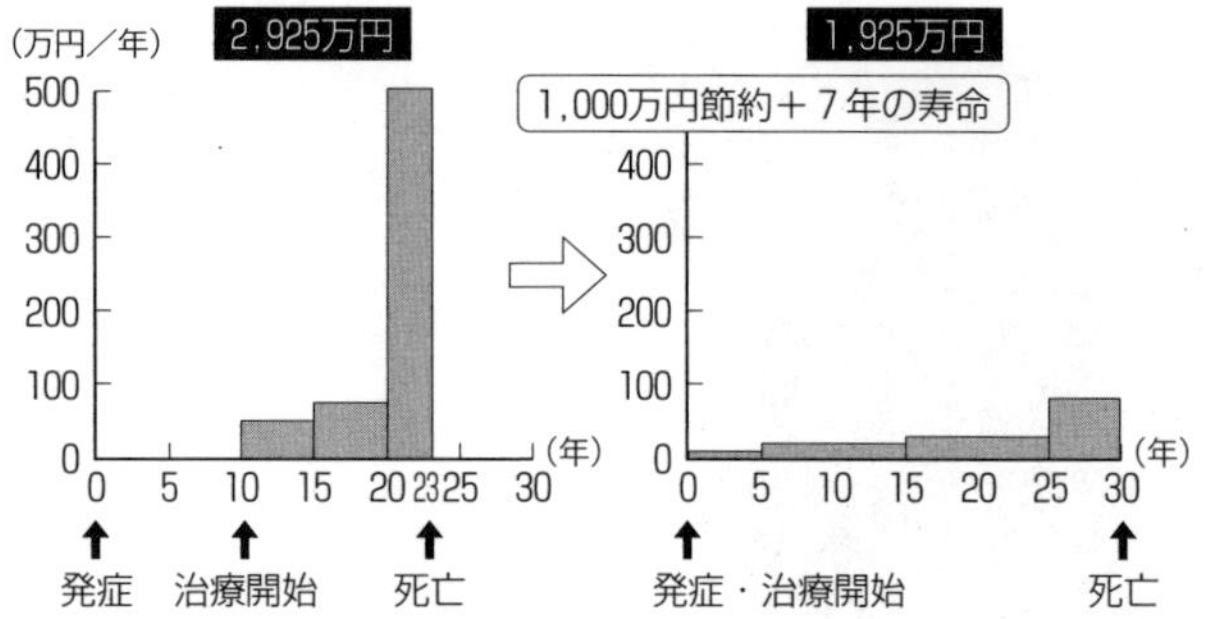

医療経済的にみた糖尿病管理モデル
（四十五歳発症、三十年間の経過）

疾患分類医療費と伸び率（二〇〇一年度、単位＝億円）

疾患名	医療費推計額	対95年度比伸び率
がん	22,058	18.4%
高血圧性疾患	18,758	14.7%
脳血管障害	17,847	−1.0%
糖尿病	11,743	34.3%
腎炎・ネフローゼ・腎不全	10,076	8.4%
虚血性心疾患	7,571	10.3%
胃および十二指腸潰瘍	4,417	−23.7%
肝疾患	3,710	−39.7%

ン投与）とインスリン強化療法（一日三～四回投与）を比較した研究で、強化療法の治療費は高額となるが、いずれの研究ともに強化療法は従来法よりグリコヘモグロビンを２％下げることができ、合併症を約半分に抑制できた。

「強化療法では、カウンセリングや食事療法の指導も強化され、行き届いた血糖管理も行われます。両研究をもとにＱＡＬＹ（健康生存年）を加味して経済的な糖尿病管理モデル（四十五歳発症、三十年間の経過）を考えてみますと、発症初期に十分な治療と教育を行うと、放置して、重篤な合併症を併発した場合に比べて一千万円の医療費節約と七年間の寿命の延長が得られます」

大石医師は、国の医療費抑制政策も目前の医療費よりも費用効果を考えた長期戦略が不可欠だと指摘する。

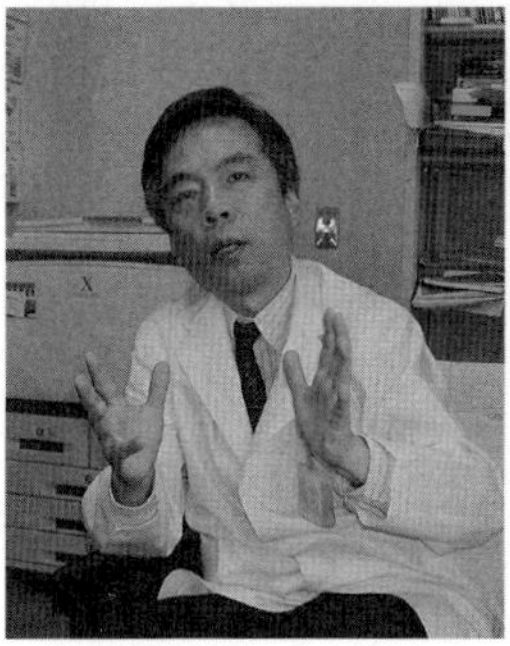
河野茂夫医長

複数診療科でチーム医療 ―― 糖尿病フットケア

糖尿病の合併症に足病変がある。患者が気づかずに悪化することが多く、壊疽などを起こすと足を切断せねばならない。国立病院機構京都医療センターでは二〇〇三年九月に糖尿病センターの河野茂夫医長を中心に皮膚科、整形外科、循環器内科、血管外科、放射線科の医師、看護師、足病医、義肢装具士、整形外科靴マイスターらが集まり、チーム医療によるフットセンター外来を開設した。

「一九九九年に国立病院・療養所再編計画が持ち上がり、がんなど十九の政策分野ごとにネットワークシステムが構築されました。内分泌代謝疾患もその一つで京都医療センターがネットワークの中核を担うことになり、臨床課題としてフットケアに着目したのです」と河野医長は開設の経緯を語る。

二〇〇〇年一月の糖尿病フットケア外来開設をめざして、河野医長は、チーム医療の先進地、ボストンのジョスリン糖尿病センターへ研修に出かけた。ここで出会ったのが足病医学校に学びに来ていた泉有紀さんだった。足病医とは、日本の資格にはないが、米国ではスポーツチームや病院などに属し、選手や患者のフットケアを任務としている。

「二〇〇〇年一月に糖尿病フットケア外来、二〇〇二年六月にフットウェア（靴、装

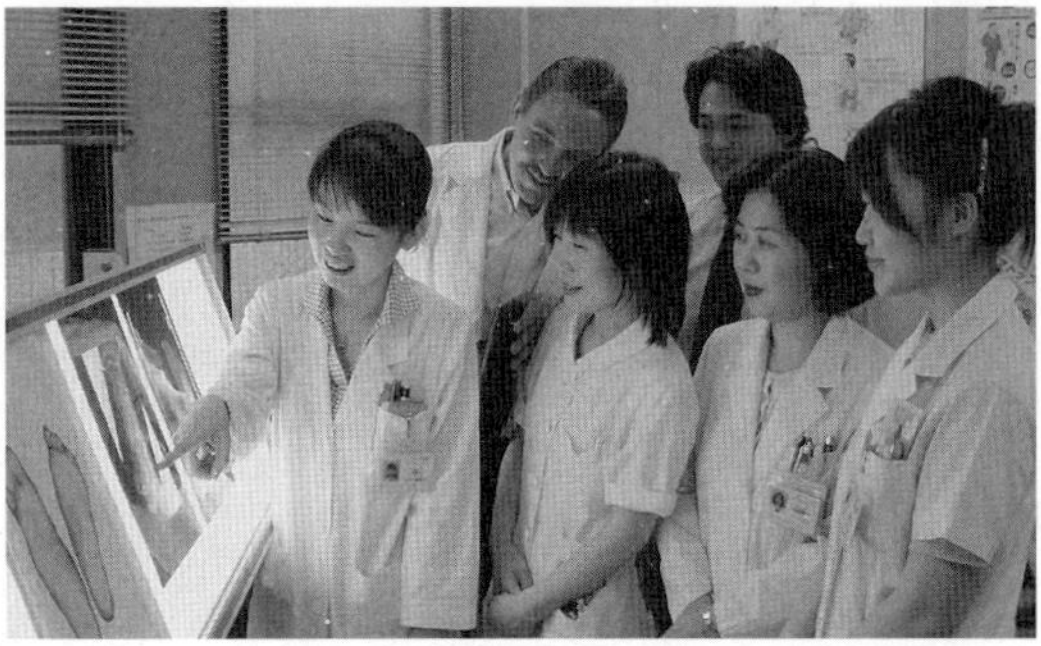
フットケア外来で患者の足に適合した靴・装具について話し合う皮膚科医、義肢装具士、整形外科靴マイスターたち

具）外来、二〇〇三年九月にフットセンター外来を開設しました。重症足病変患者は複数診療科からなるフットセンター外来で診療します。患者さんのフットケア指導は泉先生が二〇〇〇年六月から担当しています。靴外来は義肢装具士やドイツ・オーストリアの整形外科靴マイスターの資格を持つヘルプスト先生たちに協力してもらっています」

糖尿病足病変の三大要因は、神経障害、閉塞性動脈硬化症、感染症である。神経が侵されるため靴ずれなど軽微な傷に気づかない場合が多く、感染症によって潰瘍、壊疽を起こすことが少なくない。糖尿病患者の足病変有病率は１・６％。米国の１０％に比べると、まだ少ないが、急速に増えつつある。重症患者の来院が多い全国の国立病院機構各病院の最近の調査では、足病変患者二百四例中、足切断例が約四割、再発率は三割にのぼる。

「靴は大事な装具です。足の変形や特徴に合わせ、専門家によって調整された靴は、足を保護して傷や感染を防ぎ、切断を予防するのです。ファッション性と機能性を備えた靴で楽しく歩くことができ、血糖値の管理にも役立ちます」と河野医長はいう。

患者の利便性を考えて複数診療科による同時診療を実現したのがフットセンター外来だ。河野医長は「機動的、機能的なチーム診療によって患者さんの意識啓発を促し、発症率、切断率を抑えたい。近い将来には血管や皮膚、骨の再生医療も導入したい」という。

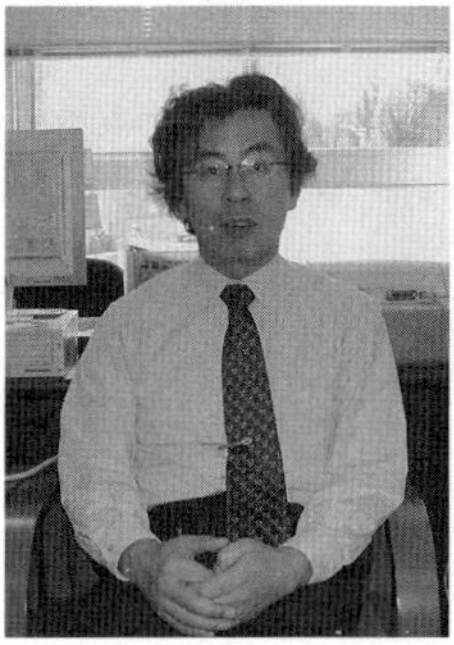

坂根直樹室長

介入、指導で大きな効果 —— 日本糖尿病予防研究

欧米で肥満を伴う糖尿病予備群に対する生活習慣介入が糖尿病への移行を顕著に防止した研究結果を受け、日本でも日本糖尿病予防研究（ＪＤＰＰ、主任研究者・国立病院機構京都医療センター葛谷英嗣院長）がスタートした。準備期間を経て二〇〇一年度からは、全国三十二施設の三百二人を対象に生活習慣介入研究を続行している。

「欧米人と日本人では、体格も遺伝子も違います。ですから、日本では正常体重者も含めて介入研究をすることになりました」と京都医療センター臨床研究センターの坂根直樹室長は説明する。

同研究センターは、政策医療の再編に伴い、内分泌糖尿病代謝疾患研究施設として二〇〇三年十月に開設された。代謝研究部など五研究部十五室からなり、坂根室長は、予防医学研究室長として糖尿病の予防と教育システムの開発研究を担当している。

空腹時血糖値が１２６㎎／dℓを超えていると糖尿病とされるが、ブドウ糖負荷試験（７５ｇ）後二時間値も重要な指標として使われる。負荷試験二時間後の値が１４０㎎／dℓ以上２００㎎／dℓ未満が境界型といわれるハイリスク者。ＪＤＰＰでは、保健所や事業所の健診などでみつかった三十歳から六十歳のハイリスク者を普通介入、強力介

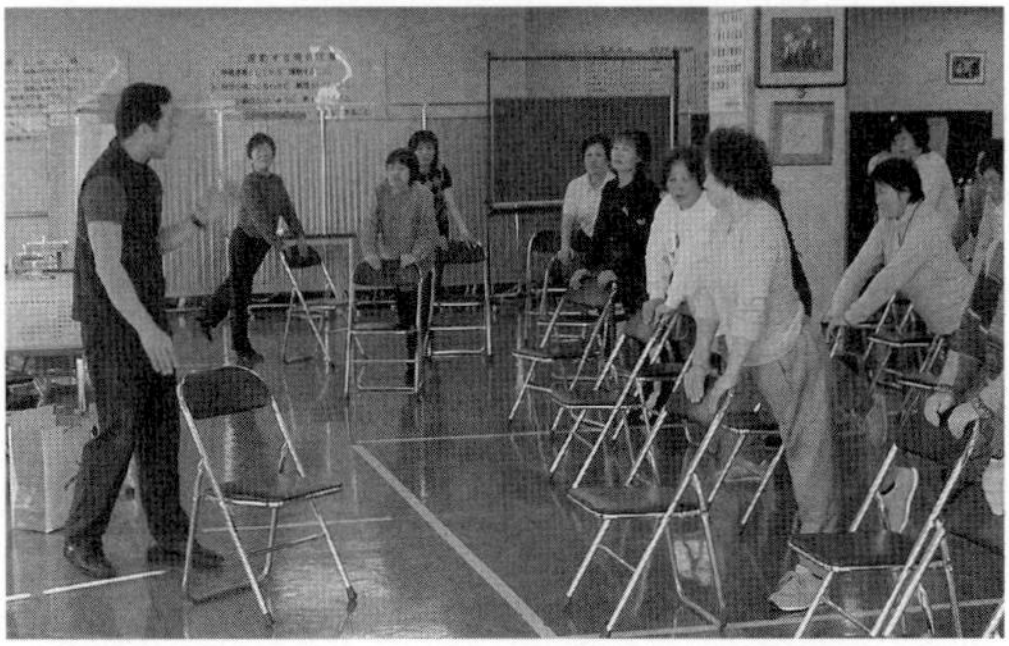

糖尿病予防のための運動指導（二〇〇四年三月、豊岡市保健センター）

入の二グループに分けて経過を追跡し、三～六年後に糖尿病の予防効果を判定して結論を得たいという。

普通介入は、負荷試験結果を説明し、六カ月後と、その後は一年ごとに検査を行う。強力介入は、最初の六カ月間は一カ月ごとに検査して保健師、栄養士による食事、運動、アルコール摂取に関する指導を受け、その後は三カ月に一回の指導とアドバイスを受ける生活習慣への介入方法。

「脱落者もあって二年後の中間解析は、百八十二人が対象となりましたが、普通介入でも効果があり、平均体重が０・８kg減りました。強力介入は１・６kg減。普通介入でもある程度生活習慣改善への意識は高まる結果が得られています」

このほか負荷血糖値なども両グループで減少、強力介入だけで低下がみられたのは、総摂取エネルギー、体脂肪率など。総消費エネルギーは、強力介入だけで増加し、糖尿病への移行率は、統計学的に有意差はまだ出ていないが、普通介入９・４％、強力介入３・５％だった。

適正体重（ＢＭＩ２２kg／m²）の達成と肥満者は５％以上の減量、運動習慣、それにこれらの継続が介入の目標だが、坂根室長は、強力介入の効果が明白になった時点で研究を打ち切り、教育システムとプログラムの標準化に関する臨床研究に移行すると同時に糖尿病の教育療養指導法、教育資材の開発にとりかかりたいという。

欧米、日本の研究ともに、わずかな生活習慣改善への意識、体重の減少が糖尿病への大きな堰になっていることは確かなようだ。

肥満が引き起こす合併症 ―― メタボリックシンドローム

肥満度は体容量指数〈ＢＭＩ＝体重（kg）／身長（m）の二乗〉で表されるが、日本人の場合、２５以上を肥満と定義している。しかし、滋賀医科大学内分泌代謝内科の柏木厚典教授は「最近、悪い肥満（内臓肥満）と、それほど悪くない肥満（皮下脂肪）が区別されるようになったため腹囲を測ります。男性８５㎝、女性９０㎝を超えると要注意です」という。

肥満で治療対象となるのは、高血圧症になったり、糖の代謝能力が弱くなったりして糖尿病を起こすなど代謝障害のある肥満症で、代謝障害が複合した症状をメタボリックシンドローム(注)と呼ぶ。

米国ＮＣＥＰ（国立コレステロール教育プログラム）の診断基準によると、内臓肥満、高血圧、高中性脂肪、善玉コレステロール（ＨＤＬ）低値、耐糖能異常の五つの危険因子のうち三つ以上が異常を示す場合をメタボリックシンドロームとしている。「危険因子の異常が重なるほど冠動脈疾患が指数関数的に増加します。生活習慣病でメタボリッ

（注）　日本高血圧学会、日本肥満学会など八つの学会が合同で二〇〇五年四月、「メタボリックシンドローム」という新たな概念による診断基準を定めた。それによると、男性で８５㎝、女性で９０㎝以上のウエストサイズに加え①最高血圧が１３０以上か最低血圧が８５以上②空腹時の血糖値が１１０以上③中性脂肪が１５０以上か善玉コレステロールが４０未満――の三項目のうち二つ以上が該当する場合をメタボリックシンドロームとすることになった。国内では一千万人以上が当てはまると推定される。

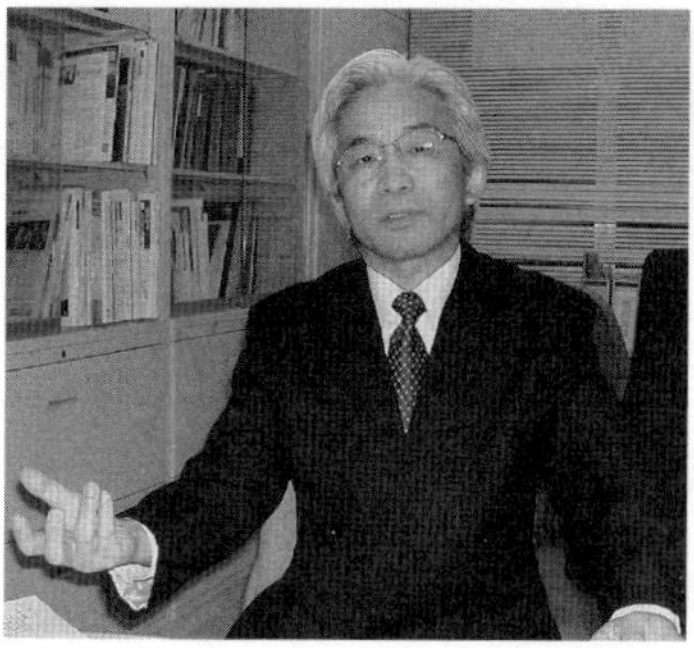

柏木厚典教授

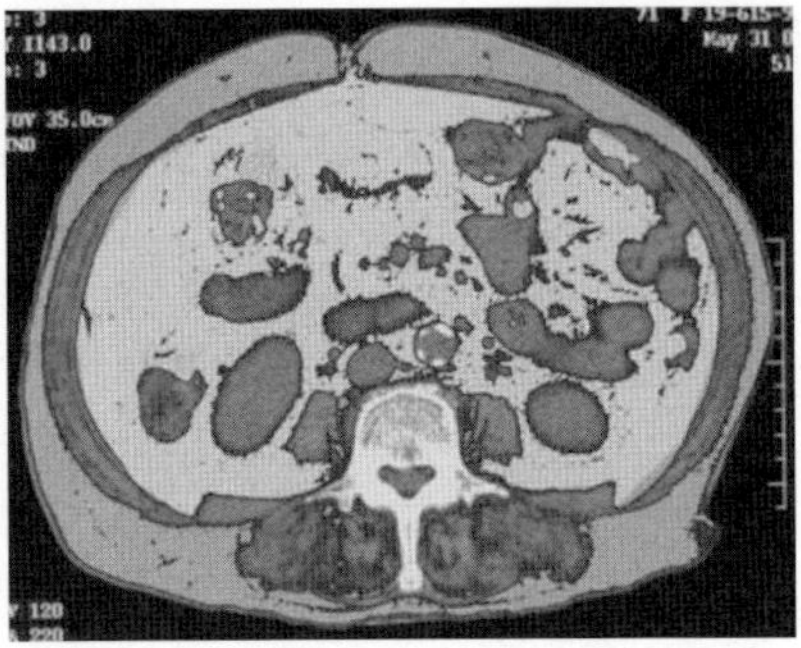

高中性脂肪、高血圧症、糖尿病などを合併した女性患者の内臓肥満ＭＲＩ断層写真（腸間が内臓脂肪で埋められている。ＢＭＩ２７・６、腹囲９２㎝）

クシンドロームがクローズアップされる由縁でもあります」と柏木教授は説明する。

三つ以上の異常因子を持つ人は、持たない人に比べて糖尿病になる率は百三十倍、冠動脈疾患を発症する率は三十倍にものぼる。危険因子のない人に比べ、ある人がこれら疾患を発症する率は、欧米人に比べ日本人の方が高い。なぜなのか。遺伝子が関与しているようだという。

脂肪肝を起こすモデルマウスを調べると、肝臓には糖に誘導されて脂肪を合成する酵素（ＳＲＥＢＰ‐１）が働いている。また、皮下脂肪がたまらないマウスを作ると、簡単に糖尿病になる。

脂肪細胞が分泌する生理活性物質をアジポサイトカインというが、肝臓の遺伝的背景と脂肪細胞が作り出す善玉、悪玉のアジポサイトカインが複雑に絡み合ってメタボリックシンドロームを引き起こしているのだ。

「肥満になっても、あるいはメタボリック症状が集積しても、冠動脈疾患など重篤な合併症を起こさなければよいわけですが、アジポサイトカインは血管を収縮させたり、血管壁に炎症を起こして粥状動脈硬化症の原因を作ります。ですから悪い肥満は放置できないのです」と柏木教授。

肥満外来では、炎症のマーカーともなる高感度ＣＲＰ（炭素反応タンパク質）テストや血中コレステロール値を目安に急性期の治療をしているが、柏木教授は「要は原因を断つこと。つまり、食事管理と運動で内臓脂肪を減らし、肥満を防ぐことです」と強調

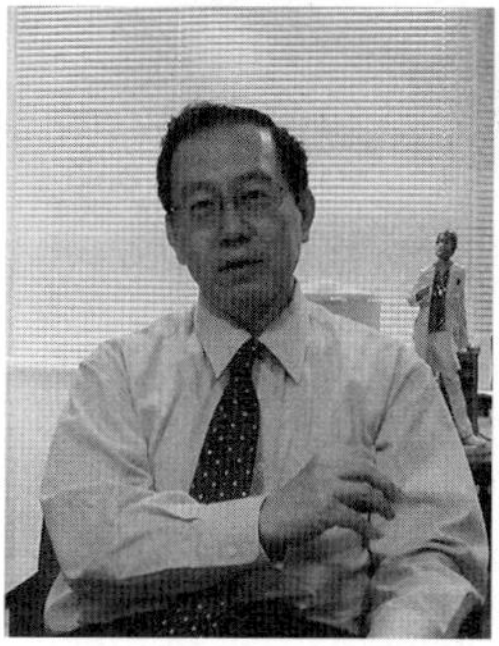
成瀬光栄部長

する。

胃がんの人が手術で胃を切り取った後、体重減によって糖尿病が治った例もある。これにならって、米国では、胃の一部を切除して肥満症を治療することが日常化しているが、柏木教授は「重篤な例では、日本でも治療の選択肢に入れるべきだ」という。

患者は約二千万人 —— 高血圧症

血圧の正常範囲の定義は時代とともに低くなっており、日本高血圧学会のガイドラインは現在、収縮期血圧130mmHg未満、拡張期血圧85mmHg未満としている。「お年寄りの場合はやや高く、拡張期は90、収縮期は年齢に90を加えた数値を超えると、治療を考えます」と国立病院機構京都医療センター臨床研究センターの成瀬光栄部長は説明する。

高血圧が長く続くと動脈硬化が起きる。動脈硬化は、脳や心臓、腎臓にダメージを与え、脳出血や脳梗塞、狭心症や心筋梗塞、腎不全などの合併症を起こす。

日本の高血圧症患者数は約二千万人。このうち原因不明とされる本態性高血圧症が90〜95%、原因の明らかな内分泌性高血圧症が5〜10%といわれている。

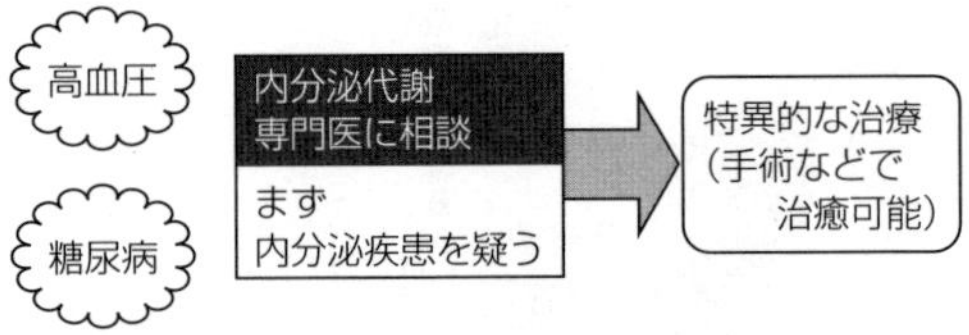

高血圧や糖尿病を見たら

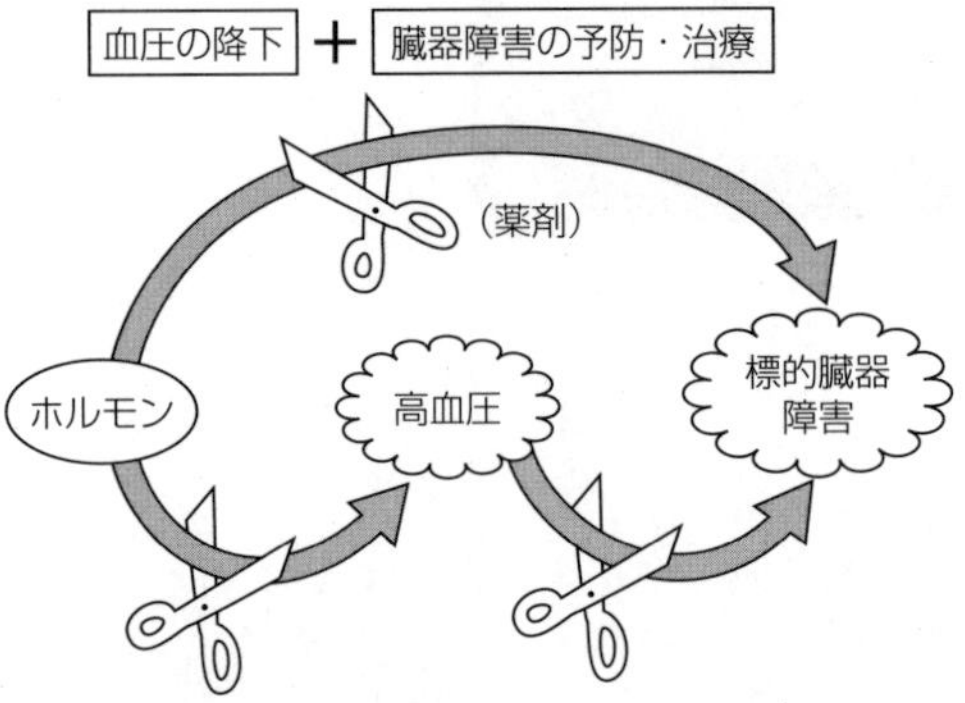

本態性高血圧治療の目標

「大事なことは、まずホルモンの異常が関係している内分泌性高血圧を診断することです」と成瀬部長。「下垂体、副腎、甲状腺などの疾患で、見逃される場合も多い。治療は原因によって異なるが、原因がわかれば、治癒も可能です。高血圧や糖尿病といわれたら一度、内分泌代謝専門医に相談し、血液・尿検査を受けてほしいのです」

本態性高血圧症には、遺伝的要因と生活習慣（運動不足、肥満、喫煙、飲酒、食塩摂取）が大きく関係している。減塩運動が功を奏し、ひところ一日の平均摂取量が約１１gになったこともあるが、外食など食生活の変化で現在は１３g。成瀬部長は、一日７g以下にしたいという。

ライフスタイルの改善とともに治療には降圧剤が使用される。降圧度と脳卒中発症の関係を調べた研究結果でも、降圧度が大きいほど脳卒中のリスクが少ないことがわかっている。

薬剤は大きく分けて五種類。うちレニン・アンギオテンシン・アルドステロン系（ＲＡＡ系）の拮抗薬とカルシウム拮抗薬が主流で、最近は、アンギオテンシン受容体拮抗薬（ＡＲＢ）が多く使われている。副作用が少ないためだ。

「ナトリウム再吸収・貯留に働く副腎ホルモンであるアルドステロンを妨げる新しいタイプの薬剤も開発され、効果が期待されます。アンギオテンシン、アルドステロンはホルモンの一種で血圧調節に働くほか直接、臓器に障害を与えていることも最近、判明してきました。こうしたホルモンは実は、生物の進化、人類の起源と深い関係があるのです」と成瀬部長。

海で誕生した動物は、上陸しても体内を海の環境に保つため水とナトリウムの貯留システムを確立した。アフリカ内陸部に起源を持つ人類も水とナトリウム不足に悩み、RAA系を進化させたが、その後、数十万年を経て海辺に定着する。ナトリウム不足は解消したが、RAA系の暴走や破綻が目立つようになり、現代に至って高血圧の原因となってしまったのだ。

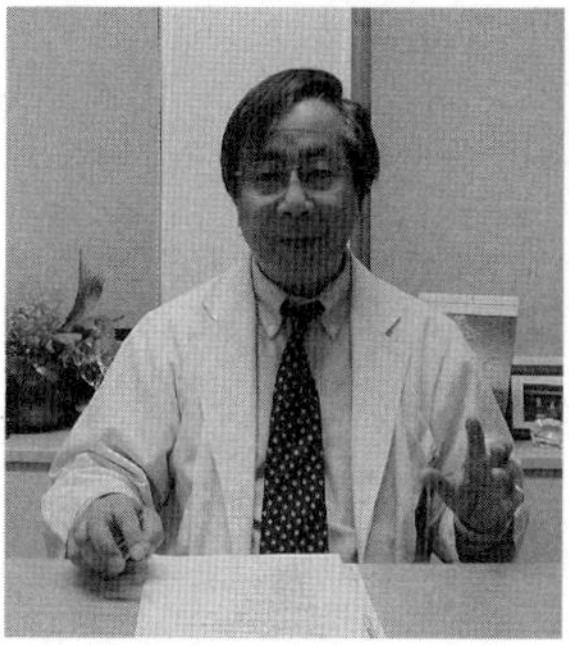

横出正之教授

異常粒子をチェック ——高脂血症

血液中の脂質が異常に多い状態を高脂血症という。脂質が多いと、なぜいけないのか。「動脈硬化性疾患の危険因子だからです。ですから治療の目的は、動脈硬化、とくに心筋梗塞など冠動脈疾患を防ぐことです」と京都大学医学部探索医療センター探索医療臨床部の横出正之教授はいう。

血中の脂質には、コレステロール、中性脂肪（トリグリセリド）、リン脂質、脂肪酸

患者カテゴリー別管理目標値（日本動脈硬化学会ガイドライン二〇〇二年版）

患者カテゴリー			脂質管理目標値(mg/dℓ)			
	冠動脈疾患*	LDL-C 以外の主要冠危険因子**	TC	LDL-C	HDL-C	TG
A	なし	0	<240	<160	≧40	<150
B1	なし	1	<220	<140		
B2		2				
B3		3	<200	<120		
B4		≧4				
C	あり		<180	<100		

（TC：総コレステロール，LDL-C：LDL コレステロール，HDL-C：HDL コレステロール，TG：トリグリセリド）

＊　冠動脈疾患とは，確定診断された心筋梗塞，狭心症

＊＊　LDL-C 以外の主要冠危険因子

加齢（男性≧45歳，女性≧55歳），高血圧，糖尿病（耐糖能異常を含む），喫煙，冠動脈疾患の家族歴，低HDL-C血症（<40mg/dℓ）

などがある。とくに動脈硬化と関連するのがコレステロールと中性脂肪である。

血中では、脂質はタンパク質と結合したリポタンパクの形で運ばれる。LDL（低比重リポタンパク＝悪玉コレステロール）とレムナント（残存物）と呼ばれるリポタンパクが動脈硬化を促進し、防御的に働くのがHDL（高比重リポタンパク＝善玉コレステロール）だ。

日本動脈硬化学会の高脂血症診断基準（二〇〇二年版、空腹時採血）は、総コレステロール220mg／dℓ以上、LDL140mg／dℓ以上、HDL40mg／dℓ未満、中性脂肪150mg／dℓ以上。二〇〇〇年の国民栄養調査によると、総コレステロール220mg／dℓ以上の人は、男性25・1％、女性32・9％。実に日本人の三〜四人に一人は高脂血症なのだ。管理目標値は、患者の持つ危険因子の数によって異なるが、とくにLDL値が重視される。

「最近の研究でわかってきたことなのですが」と横出教授。「LDLの性質が変わるのです。動脈硬化を起こす人には小型粒子が見られる。今後は、こうした異常なリポタンパクやレムナントの出現をチェックする必要があります」

コレステロールは、細胞膜の材料として生体には不可欠なものだ。食事からも摂取さ

れるが、多くは肝臓で新たに作られ、体内に分配されている。細胞や肝臓には、リポタンパクを認識するリセプター（受容体）があって取り込んでいるのだ。

なぜだか、まだよく解明されてはいないが、中性脂肪が増えると小型ＬＤＬが増加する。小型ＬＤＬは酸化変性を受けやすいことも知られ、マクロファージという白血球細胞に取り込まれて動脈硬化の原因になる。

「治療法は三つあります。リポタンパクの総量を減らすこと、酸化変性を防ぐこと、炎症・免疫応答をブロックすること。それぞれによい薬剤も開発されています」という横出教授は、京都工芸繊維大学の亀井加恵子助教授らのグループと桑の葉が持つ強い抗酸化作用に関する研究を進めている。

食生活の欧米化とともに一九八〇年代に急激に増えた高脂血症の多くは二次性疾患だが、原発性高脂血症も数百人に一人の割合で存在する。横出教授は「学校健診などでの早期発見、治療が必要。閉経後の女性もリスクが増大する。いずれにせよ、まず食事・運動療法による総カロリーの抑制が肝要です」という。

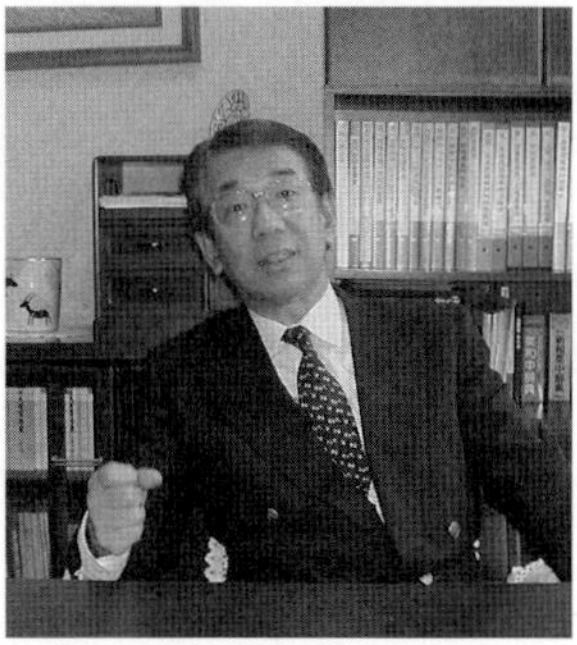

笹田昌孝学科長

プリン体摂取に要注意 ―― 痛風

五十年前の日本には数十例しかなかった痛風は、一九七〇年代から増えはじめ、現在、患者数は五十万人を超える。

「脂肪摂取量の増加と患者数が相関関係にあります。遺伝素因、精神生活を含む環境要因もありますが、過食、過飲、肥満が発症に大きく関与しています。食事指導による肥満の軽減だけで多くの高尿酸血症が軽快します。まず食事療法が第一歩です」と京都大学医学部保健学科の笹田昌孝学科長は強調する。

痛風は、働き盛りの男性に特有の病気とされるが、最近は若い男性にもみられる。症状の中心は関節炎で、下肢、とくに足の親指の付け根を中心にした足関節に多い。痛みの原因は、尿酸が関節にたまるため。尿酸は、遺伝子を形作る核酸からできた廃棄物である。

「核酸の主要な材料の一つがプリン体。プリン体の最終代謝産物が尿酸です」と笹田学科長。「食事から摂取したプリン体は、細胞を作る材料に使われます。壊れた細胞から放出されるプリン体も再利用されます。余ったプリン体を尿酸に変えて尿中へ出しているのですが、作りすぎたり、排泄が悪くなると、たまってしまうのです」

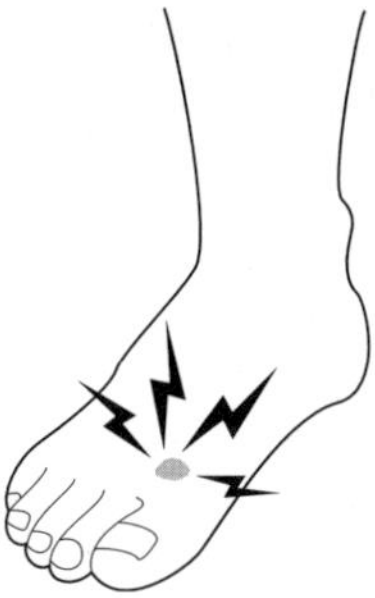

プリン体含有量の多い食品

野菜・豆類	………大豆
魚　介　類	………エビ，カツオ（節），イワシ，スルメ，干物
肉　　　類	………レバーなどモツ，肉汁

アルコールの種類と
プリン体含有量（㎎/dℓ）

ビール	5	ウイスキー	0.1
日本酒	1	焼　酎	0.1以下

血中の尿酸値7㎎／dℓが境界値。これを超えると高尿酸血症とされ、痛みの発作を伴うものが痛風と診断される。尿酸が血中で飽和状態を超えると尿酸ナトリウム塩が析出する。これを排除する免疫細胞がやって来て活性酸素などが放出されるため炎症が起きるのが発症のメカニズムだ。

痛みがないからといって安心はできない。高尿酸血症が続くと、血管に障害が起こり、糖尿病や高脂血症、高血圧症などの合併によって、動脈硬化、腎障害、虚血性心疾患、脳血管障害の原因になるからだ。また、尿酸は、その多くが腎臓を経て尿に汲み出されるため、尿が酸性化すると溶解限度を超え、尿路結石の原因になる。

尿酸の作りすぎか、排泄不良かによって治療法、治療薬が変わる。適した治療薬を選び、尿の酸性度をコントロールすることも大切。発作が収まれば病気を忘れがちだが、怖いのは物言わぬ高尿酸血症の人。生活習慣を含めて専門医と相談しながら尿酸値を常に5～7㎎／dℓに保ち、十分に水分をとって尿の量を増やすことが肝要だという。

笹田学科長は「まず、臓物は避けること。次にプリン体の多い食品、肉や魚など尿を酸性にする食品の摂りすぎに気をつけ、尿をアルカリ性に傾ける食品の摂取を心がけること。しかし、何といっても質よりも量。ビールをやめて焼酎をがぶ飲みしては何にもなりません。アルコール自体が肝臓で尿酸作りに手を貸し、腎臓での汲み出しを妨げるのです」という。

痛風は、多くが日常生活の中で自らによって作り出された疾患だ。発作は神の啓示。

患者は、その背景を理解し、改善を心がけるべきだという。

全国初の睡眠学講座 ―― 睡眠呼吸障害

わが国初の「睡眠学講座」（寄付講座）が二〇〇四年春、滋賀医科大学に開設された。新設に伴って赴任したのが秋田大学耳鼻咽喉科で長年、睡眠呼吸障害（いびき・睡眠時無呼吸症候群）を診療してきた宮崎総一郎教授だ。

「一九九八年の全国疫学調査によると、二十歳以上の五人に一人は、睡眠にかかわる問題を抱えていることがわかりました。二〇〇三年の新幹線居眠り事故では睡眠時無呼吸症候群がクローズアップされましたが、睡眠の多角的な研究は、覚醒時の病気の研究と同じように重要なテーマなのです」と宮崎教授は説明する。

講座では、睡眠障害の健康上の問題（睡眠医学）、社会経済的問題（睡眠社会学）、脳科学としての睡眠（睡眠科学）を柱に研究を展開したいとしているが、研究と診療を全国規模でネットワーク化するために患者はもちろん大学や病院、医師をも対象に含めた対外的な啓発活動に力を注ぎたいという。

「従来、不眠は精神科で診ていましたが、睡眠呼吸障害は、いびきや高血圧、頻尿・

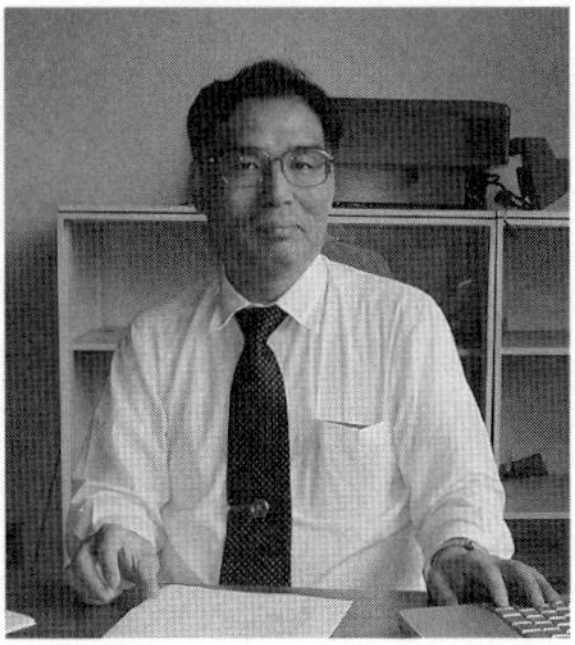
宮崎総一郎教授

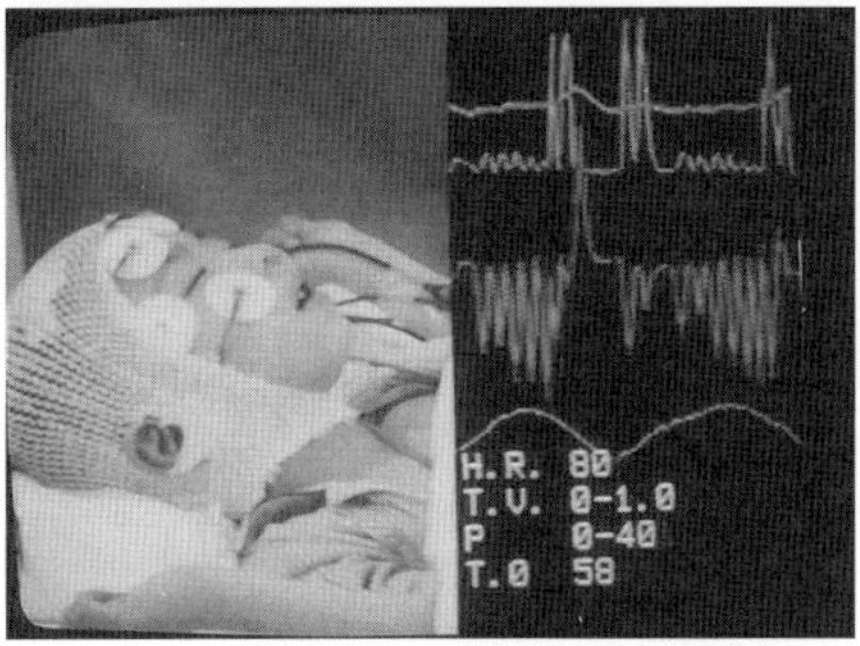

いびき、睡眠時無呼吸に苦しむ子どもの検査（右の波形は、上から心拍数、胸の動き、呼吸努力、血液中の酸素濃度。20～40秒の無呼吸が記録され、酸素濃度が増減している）

おもらし、肩こり、頭痛など、さまざまな症状を呈します。このため、耳鼻咽喉科だけでなく循環器内科、泌尿器科、整形外科、脳外科などを訪ねる患者さんもいます。ですから、患者さん、各科の医師双方に正しい知識と適切な治療法を知ってほしいのです」

睡眠時無呼吸症候群は、睡眠中に呼吸が１０秒間以上止まることが繰り返し起き、一晩七時間の睡眠で三十回以上、あるいは一時間あたり五回以上の無呼吸が起こることをいう。患者は全人口の２％いるといわれる。ひどいいびきが、その大きなサインだ。

無呼吸が繰り返し起きると、血中酸素のレベルが下がり、心臓や血管に大きな負担がかかって心筋梗塞、脳梗塞の原因になる。生存率も低下する。睡眠は妨げられて、居眠りや集中力が低下する。児童の場合は、成長障害や学業不振の原因になり、最近は幼児のＳＩＤＳ（突然死）の原因ともみられている。

「小児の場合、原因はアデノイド・扁桃肥大が９５％以上を占めます。重症例では、胸腔陰圧を増やすため胸壁が陥没したり胸郭が変形したりすることもあります。成人では、ホルモン異常、神経障害もありますが、多くは肥満、加齢、飲酒が関与しています。つまり生活習慣が大きくかかわっている。中でも肥満は大敵です」と宮崎教授はいう。

治療は、扁桃肥大の場合は手術で原因を取り除けばよいわけだが、生活習慣に起因する場合は一朝一夕にはいかない。このためＣＰＡＰ（鼻マスク）で空気を気道に送り込んだり、マウスピースで気道を広げたりする補助手段を用いる場合もある。

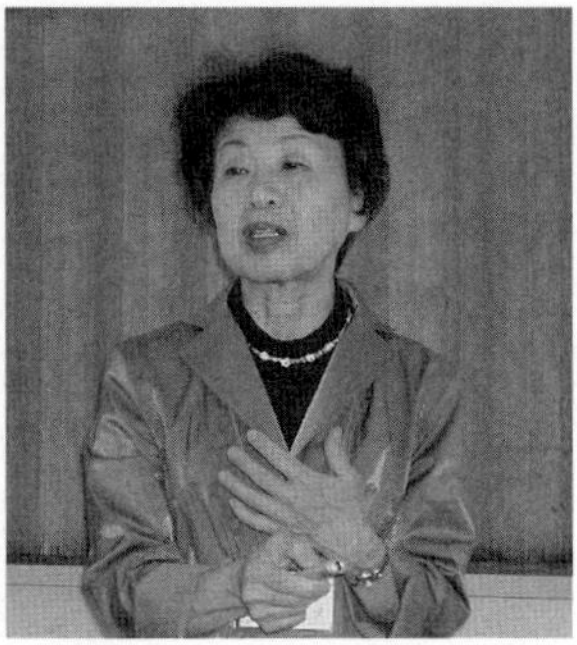

大川匡子教授

効果上げる光療法 ―― 睡眠障害

滋賀医科大学に二〇〇四年春、「睡眠学講座」が開設されたのは、同大学附属病院で「睡眠障害外来」を続けてきた精神医学講座の大川匡子教授に負うところが大きい。睡眠障害外来が扱うおもな疾病・症状は、不眠症、睡眠時呼吸障害、睡眠時行動異常、ナルコレプシー（居眠り病）などである。

「ここ数十年間、日本人の睡眠は減少し、生活の夜型化が進みました」と大川教授。睡眠時間は五十年前に比べ平均約一時間減った。七割近い人が夜十時までに寝ていたのに現在は二割強。「原因は、夜勤、ライフスタイルの変化、ストレスの増加などさまざまだが、結果として心身の不調、不眠、居眠りを招き、病気や事故につながっている。睡眠を医学的、社会学的、科学的に研究し対策を講じねばならない理由です」

スリーマイル島やチェルノブイリ原発事故、スペースシャトル・チャレンジャー事故などは、睡眠不足による勤務中の居眠りが事故の誘因となったことが米国睡眠障害調査委員会によって明らかにされた。同委員会の報告によると、世界の年間経済損失は約八十兆円。このため同委員会は「目覚めよアメリカ」（一九八八年）との警告書を政府に提出して睡眠障害の危険性を訴えたが、日本は、ようやく「目覚めよ睡眠学」の段階だ

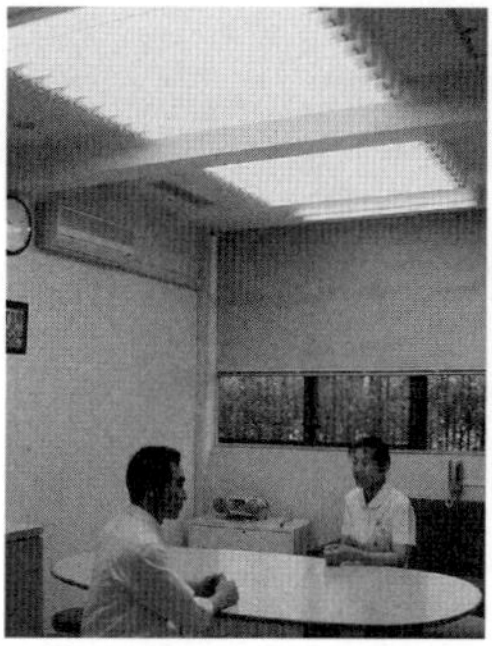
高照度光療法を行う光治療室

と大川教授はいう。

睡眠には、体内時計（概日リズム）が働いている。この体内時計の働きで、人の生体は朝日を浴びてから十四時間経過すると深部体温が下降し始め、メラトニンという睡眠に関連するホルモンが出てきて眠くなる。

ところで、人の体内時計は、実は二十五時間周期にセットされている。過去の地球自転の周期を反映したものだともいわれるが、理由は不明。この周期のために人は、朝日を浴びないとリズムがずれて寝つきが一時間ずつ遅れてしまう。リズム障害の代表的な症状が時差ぼけだ。このほか、交代勤務や不規則睡眠によっても起こり、睡眠相後退症候群、睡眠相前進症候群などの概日リズム睡眠障害もある。

「生体リズムに対する光の影響ですが、早朝の光はリズムを前進させ、最低体温時刻以前の光はリズムを後退させます。日中に光を浴びると睡眠・覚醒の振幅にメリハリがつき、メラトニンが上昇する。ですから、光のリセットを応用してリズム障害を治療できます」

同大学附属病院の睡眠障害センターには、光治療室が設けられている。３０００ルクスから５０００ルクスの光を一～二時間浴びる高照度光療法が効果を上げているそうで、大川教授は「光療法は、お年寄りの不眠にも効果があります。夜更かしの子もそうですが、日ごろから気をつけたいことは、日当たりの良い位置にベッドを移し、朝は日光を浴び、日中は戸外で身体を動かし、夜は照度を落とすことです」と注意を促している。

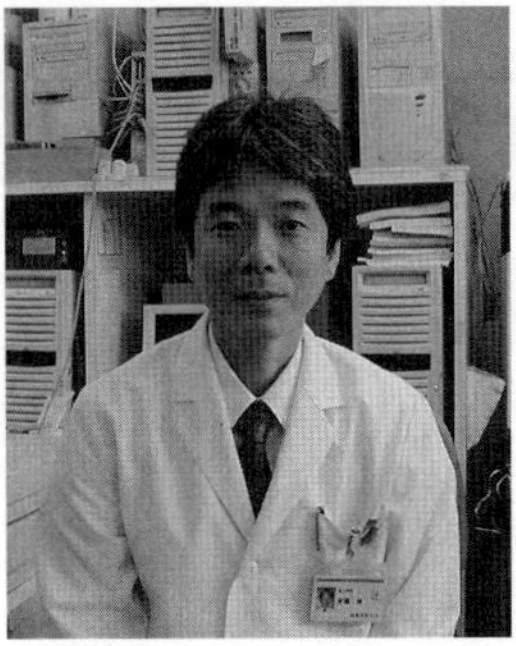
安藤朗講師

環境、食生活が影響 ―― 炎症性腸疾患

炎症性腸疾患は、近年急増した病気の一つである。いわゆるクローン病や潰瘍性大腸炎で、厚生労働省の特定疾患にも指定されており、現在、全国に十万人以上の患者がいるといわれる。滋賀医科大学消化器内科の安藤朗講師は「戦後、食事の欧米化とともに増えた疾患です。糖尿病などと同様、生活習慣病ですね」と説明する。

腸炎は、一過性の感染症で、原因となる細菌の毒素などを整腸剤や抗生物質で取り除くと治る。炎症性腸疾患は、原因不明の慢性腸炎。下痢、腹痛、発熱、下血などの症状を伴う。発見者の名にちなむクローン病は、大腸だけでなく小腸にも炎症を起こすのが特徴。

先進国に多く欧米の発症率が高い。遺伝的要因もあるが、環境因子、食生活が大きく影響している。動物性タンパク質や脂肪を多く摂取すると発症しやすく、症状が増悪するという。

「原因はよくわかってはいないのですが、免疫異常が疑われています」と安藤講師。「食事で摂取したタンパク質や脂肪あるいは腸内細菌を抗原として認識した免疫細胞が攻撃を加え、腸管組織に炎症を起こしていると考えられています。抗炎症剤、ステロイ

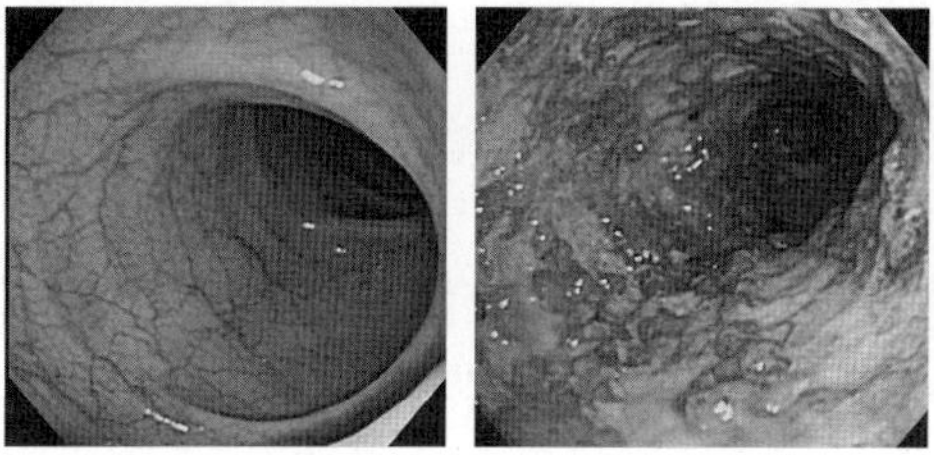

血管も透けて見える正常な大腸粘膜（左）と粘膜の脱落や腫れ、充血がある潰瘍性大腸炎（中）、腫れと潰瘍が目立つクローン病（右）

ド、免疫抑制剤などリウマチに効く薬剤が効果を示し、別名、腸のリウマチとも呼ばれています」

発症は十歳代から五十歳代、とくに働き盛りの男性に多く、ストレスも悪化の一因となる。ひどいと日に十数回も下痢症状が起きるため仕事や生活にも支障をきたす。

クローン病の治療の基本は食事。絶食にすると改善する。が、生命維持には栄養摂取は欠かせない。このため、脂肪を含まないアミノ酸を主成分とする成分栄養剤と症状に応じた薬剤を使って緩解を保つ。成分栄養剤は、消化を必要とせず抗原性がないため免疫反応が起こらないのだ。

症状が改善すると、次第に普通食に戻すが、潰瘍性大腸炎では、腸内で発酵を受ける食物繊維に抗炎症作用があるため食物繊維の多い食事を心がけることが肝要だという。緩解せず、大出血や腸閉塞など急を要する場合は、腸管切除や狭窄部分の拡幅手術も行う。

安藤講師らの滋賀医大グループでは、発症の際に産生されるある種の免疫関連因子（IL-17）に着目して原因究明の研究を進めているほか、白血球除去療法という新しい治療法の開発にも取り組んでいる。

「欧米では、骨髄移植をすることもありますが、危険を伴います。カラム（濾過装置）を通して、ある種の免疫細胞を取り除いてやると、白血球の性格が変わり、免疫活性が抑制されます。なぜか、どんな患者に有効なのかは今後の課題ですが、副作用がないため有力な治療法です。とにかく発症しても悩まず、食事療法も含めて専門医に相談してほしい」と安藤講師はいう。

5

高齢社会の医療

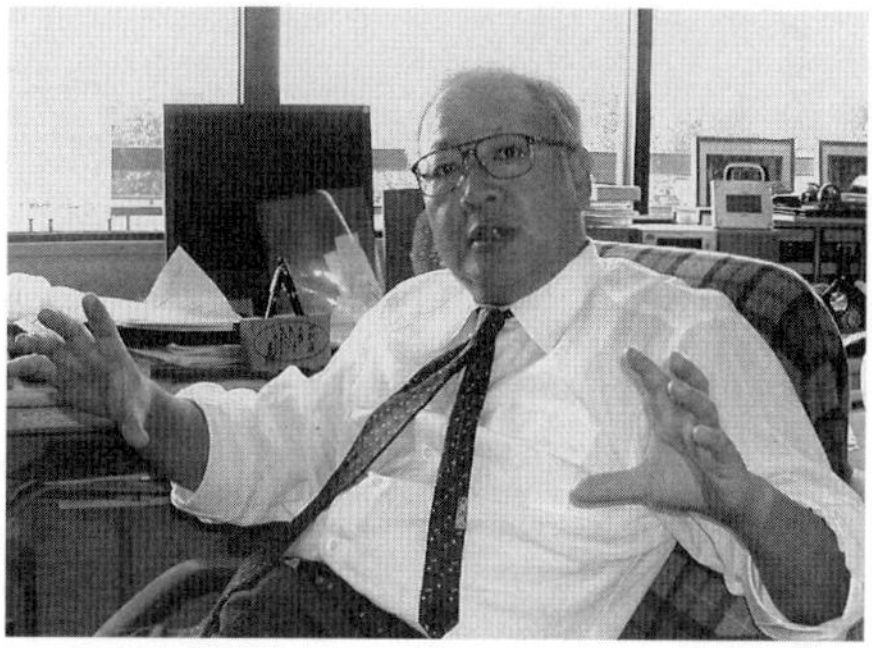

北徹教授

生活含めた全人治療を —— 高齢者の閾値

国立社会保障・人口問題研究所による日本の人口将来推計（二〇〇二年）によると、総人口は二〇〇六年にピークを迎えて、その後次第に減少し、二〇二五年一億二千百十万人、二〇五〇年一億八十万人に。六十五歳以上人口は、二〇二五年三千四百七十三万人（総人口の28・7％）、二〇五〇年三千五百八十七万人（同35・6％）となる。要介護高齢者人口は、現在の約三百万人が二〇二五年には倍増する。

「六十五歳は高齢者なのでしょうか？　昔と比べ、現在は、お年寄りのイメージが変わってきました。栄養事情や衛生環境、個人差もあり、年齢だけで〝高齢者〟に分類で

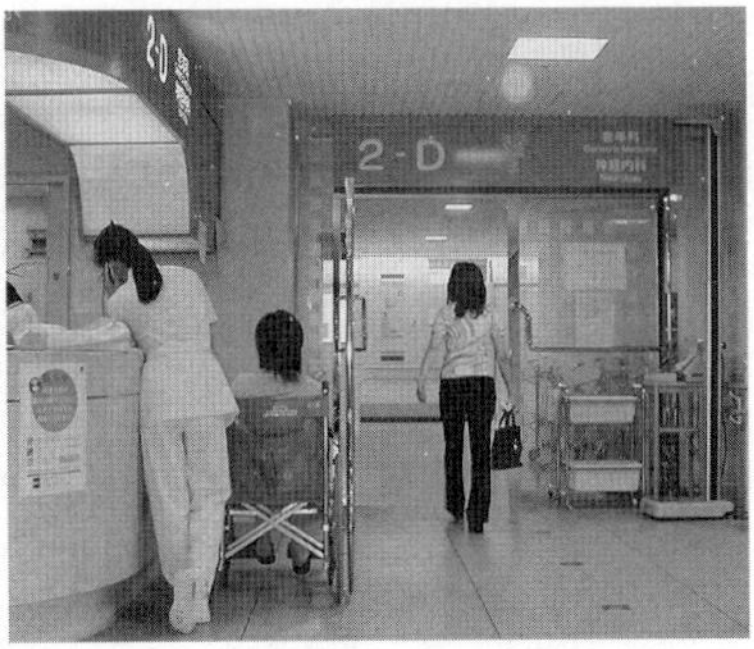
京都大学病院老年科外来

きない元気な人もいます。高齢者の概念をどうするかも将来的課題でしょう」と京都大学大学院医学研究科の北徹教授（循環器内科）はいう。

「ただ、脳梗塞や心筋梗塞など心臓血管系疾患は、年齢が病状増悪の大きな因子になっており、加齢とともに発症比率が高くなる。ですから、がんも含めて、内臓肥満など合併症を起こしやすい生活習慣病と、その予備軍の健康問題は、若いころから対策を心がける必要があります」

予備群や内臓肥満患者については、サイエンスでチェックでき、合併症の発症予防が可能だ。予知もできる。近未来的には遺伝子診断も導入されるだろう。しかし、成人と比べて高齢者は、発症マーカーの閾値が異なる。閾値は、わずかな環境変化によっても左右される。表面的に症状が見られないのに重篤なケースもある。高齢者医療の困難性の由縁だ。

多くの病気を併せ持つことも高齢者医療の特徴。肝臓や腎臓の代謝能力も違う。多科で多病の治療を受けると「医原性疾患」を起こしやすい。多剤あるいは多量の薬を服用すると代謝しきれず、副作用が出る場合があるのだ。認知症や骨折による寝たきり状態など高齢者特有の疾患もある。

「つまり、高齢者医療では、どの病気から、どのように治すかの選択、治療後のＱＯＬ（生活の質）とＡＤＬ（日常生活動作）、それに生活環境への配慮をも含めた包括的かつ全人的なアセスメントの適用が必要になります。一つの病気を治せても、ちょっとしたことで骨折したり、入院がきっかけで認知症状が出たりする。さらに、こころの問題とターミナルケアは大きな課題です」

こころの問題をサイエンスで解決できるのか。北教授は、鬱病などについては、スコア（点数表）があるので、ある程度可能。しかし、社会的モチベーションを失った患者に、こころのよりどころを取り戻してもらうのは相当難しいという。

「認知症患者の譫妄や徘徊は、こころの叫びなのです。死に直面した患者もそうですが、どこで、こころの安定を得て尊厳を取り戻せるのか。死生観や宗教も含め、お年寄りが有識者として迎えられる社会の、こころとシステム作りも必要ではないでしょうか」と北教授は強調する。

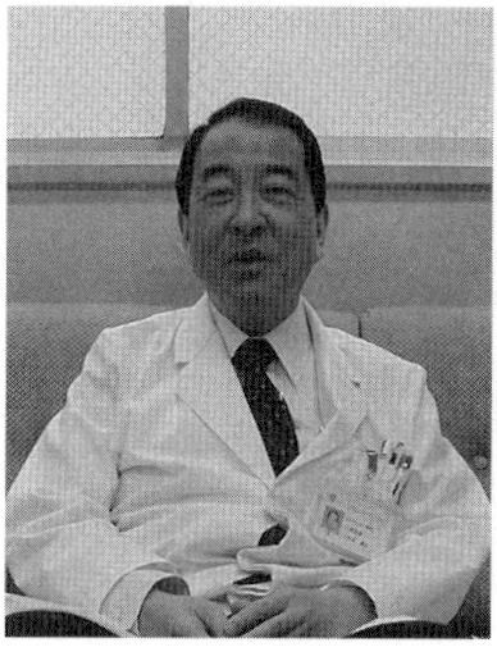
木谷輝夫院長

運動療法で血管年齢若返り ―― スポーツドック

高齢者を中心に地域医療に取り組んできた京都市北区の「がくさい病院」は、二〇〇四年、開設二十年を迎えた。移転した済生会京都府病院の跡地に京都府、京都市の援助を受けて、京都府医師会が設立した財団法人京都地域医療学際研究所の付属病院である。

「一九八〇年代の半ば、六十五歳以上人口の割合は、まだ１０％でしたが、高齢社会

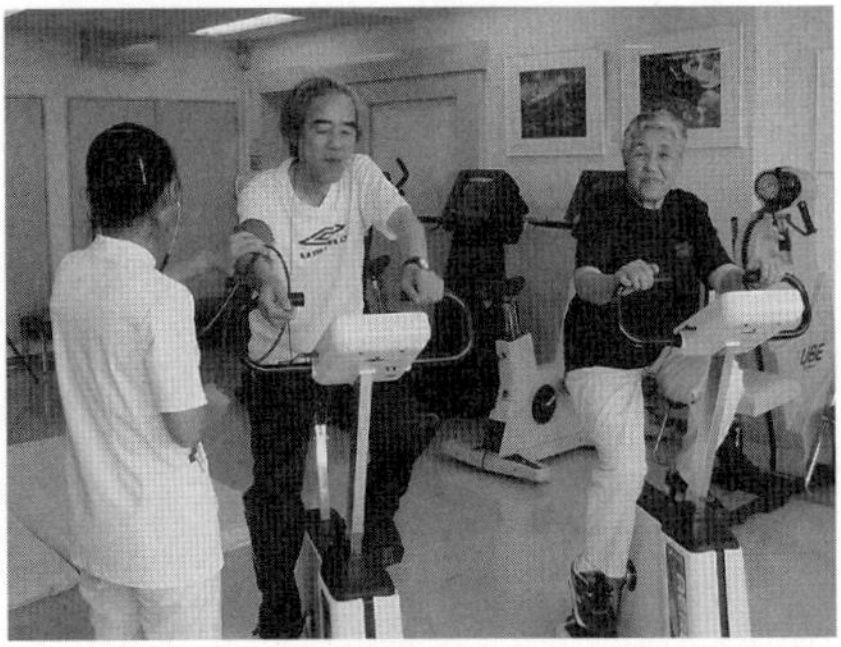

健康スポーツドックの運動指導

の到来を見据えて新しい医療のあり方を探ろうと、医学だけでなく経済学、社会学、心理学など多くの境界領域の専門知識を結集したのが研究所でした。二十年余を経た現在、六十五歳以上人口は20％に迫っています。先見の明というべきではないでしょうか」と木谷輝夫院長はいう。

京都府指定第一号の老人訪問看護ステーションを一九九二年に開設して訪問看護事業を始めたほか、一九九六年には京都市在宅介護支援センターを設けて介護相談事業を開始した。一九九八年、療養型病床二十一床設置、介護保険が設けられた二〇〇〇年には、同保険事業を開始し、二〇〇四年秋、北区鷹峯に介護老人保健施設（入所百人、通所二十人）をオープンした。

「高齢者は、複数の病気を併せ持っていますから縦割り診療では病気を見逃す場合があります。ですから高度先進医療は大学病院に任せて、ここでは家庭的な医療をめざしています」と木谷院長。「それに、病気だけを診るのが高齢者医療ではありません。独居あるいは昼間独居のお年寄りも多く、社会環境も考えねばなりません。入院をきっかけに認知症状や失禁が出ることもあり、ADL（日常生活動作）にも注意が必要です」

病気の重複化、つまり二次予防を目的に二〇〇三年四月から始めたのが健康スポーツドックとオーダーメードの運動指導である。二日間のドックのメニューは、まず糖尿病や高血圧症、動脈硬化度などのチェックをしたあと二日目に負荷心電図検査と呼気ガス分析検査で個別の有酸素運動レベルの運動メニューを作成、自宅あるいは病院で運動を

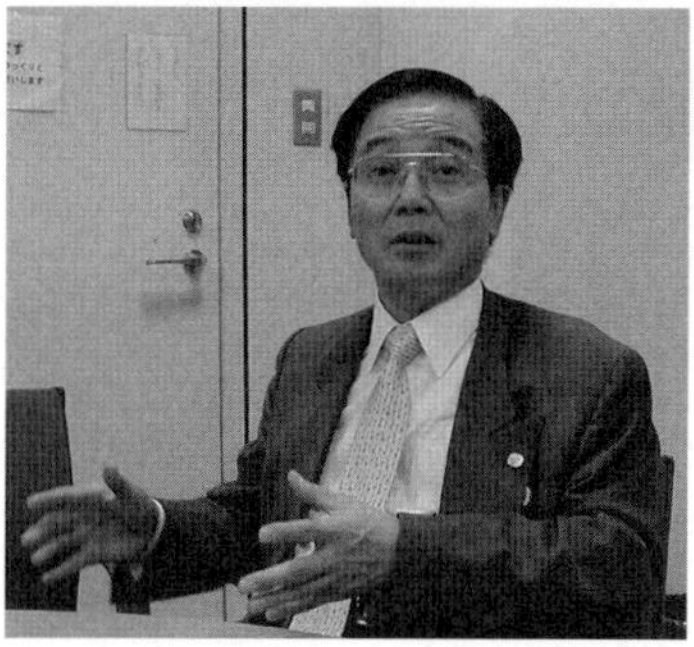

児玉博行理事長

続け、三カ月後に検査項目を再チェックする運動療法である。

二〇〇三年四月から同病院生活習慣病外来を受診した高血圧症、糖尿病、高脂血症患者二百八人（平均年齢七十歳）のうち運動療法を希望した患者十五人を他の患者群と比較した検討結果によると、運動療法群は、二十週後に血管年齢が十歳以上も若返ったデータが出たのだそうだ。

「いま、医療保険や介護保険の見直しが進められていますが、医療と介護は不可分の関係にあります。とくに高齢者には、看護師はもちろん理学療法士などコ・メディカルを含めたチーム医療、チーム介護が不可欠です。医療、介護を預かる現場は、制度別にケアを変えるわけにはいきません。柔軟かつ温か味のある制度にしてほしいですね」と木谷院長は強調する。

自己責任による選択が基本 —— 介護と医療

介護保険制度が発足したのは二〇〇〇年。しかし、その四年後には、サービス利用者が約三百九万人とスタート時の二倍近くに増えた。給付費は毎年一割強のペースで増え続け、総費用は三・六兆円から六・一兆円に膨張してしまった。

二〇〇五年の制度改正(注)に向けて厚生労働省は、新たに二十歳から三十九歳も被保険者に加え、給付対象者を現行の高齢者から障害者、難病・末期がん患者など介護や支援が必要なすべての人に広げることも検討している。身体・知的障害者の現行支援費制度の統合は先送りされたが、介護保険は大きく変わろうとしている。

「最初からボタンの掛け違いなのですよ」と大原記念病院グループの児玉博行理事長は指摘する。「破綻の最大の原因は、特別養護老人ホームの特例措置をすべての介護施設に導入したことです。措置ではなく、契約にすべきなのです」

一九八一年、洛北の景勝地・大原に七十四床の病院を開設した児玉理事長は、高齢社会到来を見通して、この地を中心に高齢者医療と介護支援事業に取り組んできた。グループは現在、病院（二百三床）、老健施設（三百床）、特養ホーム（百二十床）ケアハウス（百床）のほかグループホーム、訪問看護や在宅介護支援をマネジメントするケアステーションからなり、配食などライフサポート事業も手がける。

「バブル崩壊以来、国は医療費削減を狙って健康保険制度の見直しと病床数の削減、これとセットした介護保険制度の導入を図ったのですが、財政破綻で制度は凍結状態。介護保険は、国の財政難や政策の綻びを繕うものではないはずです」

児玉理事長は、日本療養病床協会の副会長として、質の高い高齢者医療の実現をめざして制度の検討を重ねてきた。結論は「措置」から「契約」。それが介護保険の本来の目的だと強調する。

（注）改正介護保険法は二〇〇五年六月、国会で可決、成立した。主な改正点は、介護認定を六段階から七段階に細分化して軽度利用者に筋肉トレーニングなど新メニューを導入するなど予防給付の重視▽食費・居住費を保険給付から外し、原則的に利用者の全額負担（低所得者には配慮）という施設入居者の負担増▽市町村が独自に小規模施設など地域事情に応じた地域密着型サービスの新設▽低所得者の負担能力にきめ細かく対応できるよう基準を弾力化しようという保険料設定の細分化▽指定更新制を導入し事業所情報の開示を義務づける介護事業者の規制の見直し――など。施設入居者の負担増は、二〇〇五年十月から、他の見直しは、二〇〇六年四月からの実施。高齢者人口が増えるにつれて給付費は膨らみ、保険料も上がるが、厚生労働省の試算によると、二〇〇五年現在、全国平均月三千三百円の六十五歳以上の保険料は、次の改定期である二〇〇六～二〇〇八年度は月三千九百円になる。

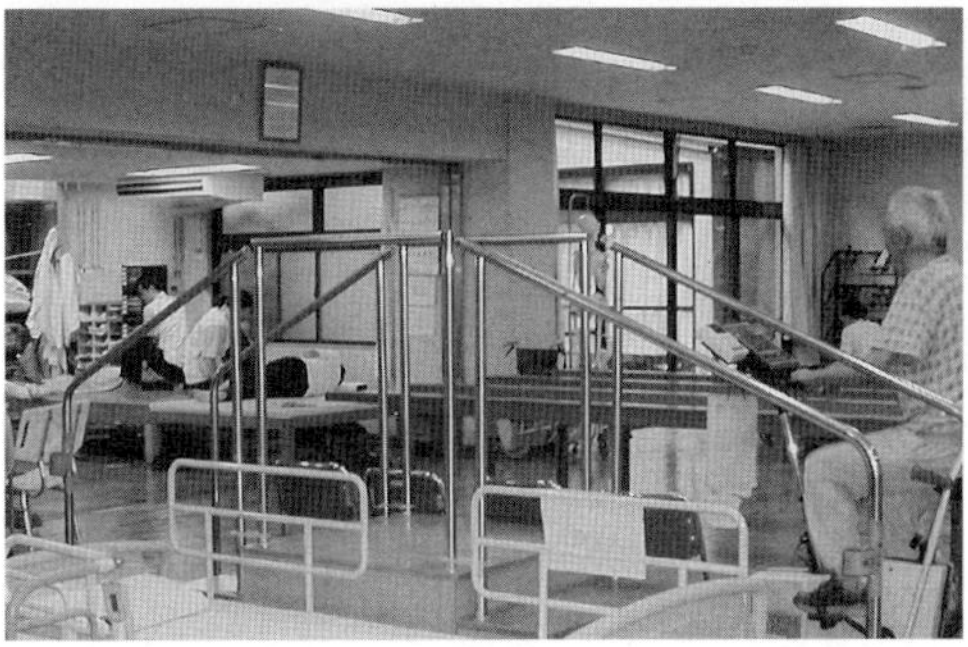

理学療法室でリハビリを受ける患者たち（大原記念病院）

「もちろん、一定水準のサービスは保障すべきです。しかし、より質の高いサービスは、受けたい人が多くの選択肢の中から自己責任で選択するのが基本です。現在は、受けたい人が受けられず、選択もできません」

国全体の病床数は現在、百八十万床。精神病床・感染症病床を除くと百二十五万床（一般病床九十一万床、療養病床三十四万床）だ。国は、平均在院日数短縮によって一般病床から療養病床への転換誘導を図り、並行して医療、介護両保険の適用病床見直しも視野に入れているという。

児玉理事長は「医療保険による社会的長期入院や濃厚医療は改善すべきです。しかし、高齢者には実際に医療密度の濃い長期入院患者もいます。徘徊認知症・寝たきり認知症患者の処遇も問題です。それに、高齢者医療という言葉はあるものの高齢者医学という学問体系はいまだグレーゾーン。今後は、高齢者の病態生理に基づいた基礎研究、臨床研究も必要ではないでしょうか」という。

患者・家族の自己実現を追求 ——ソーシャルワーカー

病院は、地域社会との強い絆なしには存立し得ない。医師や看護師が院内での患者ケ

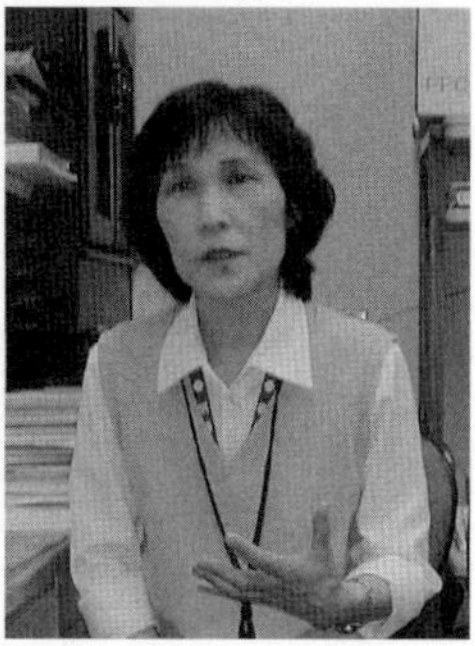

山本みどり課長（社会福祉士）

アに集中するためにも、病院と地域社会との架け橋として、患者の視点に立って支援をするソーシャルワーカーが必要となってきた。高齢社会の到来と産業・社会構造の変化に伴い、ソーシャルワーカーの重要性は、ますます大きくなっている。

救貧をめざして大正時代に設立された京都社会事業協会が地域住民の福祉を目的に京都市上京区の千本釈迦堂境内に西陣診療所を開設したのは、一九三四年だった。この時、東寺や桂などにも診療所や託児所ができている。二年後には入院医療の必要性から西陣救療所が開設された。

社会福祉法人京都社会事業団「西陣病院」となったのは一九五〇年。伊谷賢次院長は「創設の理念を二十一世紀に継続し、困難は承知の上で、地域の急性期医療充実に挑戦したい。実現には、ソーシャルワーカーの役割が欠かせません」という。

西陣病院が最初にソーシャルワーカーを導入したのは、福祉事業課を新設した一九七六年四月。一人だけのスタートだったが、一九九五年の在宅介護支援センターの開設に伴って増員、介護保険が施行された二〇〇〇年には、居宅介護支援事業の開始に伴って五人体制になった。

「一般病床二百七十床、療養型病床四十六床の病院としては多いように思えますが」と、在宅部部長の松浦史良副院長はいう。「患者さんの生活支援や開業医をはじめ、多様な社会資源との連携に力を注いでいるため仕事は山積状態です」

同病院のおもな診療圏は上京区と北区の高齢者の多い地域だ。年間約二千五百人の新

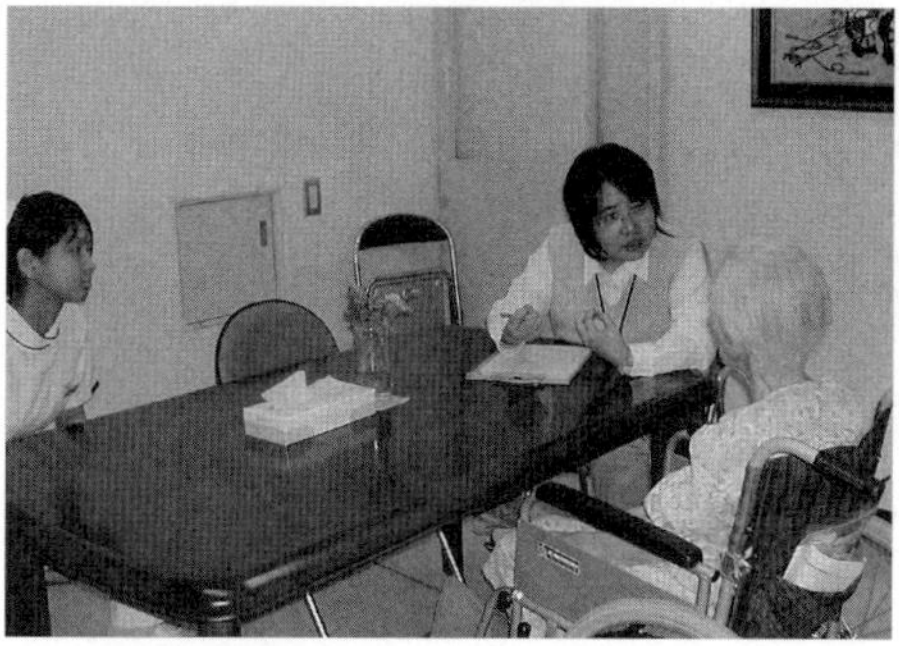
患者と退院後の介護問題などについて相談するソーシャルワーカー＝中央＝（西陣病院医療社会福祉課）

規入院患者のうち六十五歳以上の高齢者が７０％を占める。連携する診療所は三百を超え、外来も含めて二〇〇三年度の紹介患者数は約二千七百人余。紹介率は四割近くにもなる。

老健や介護施設を持たないため、施設や事業所、ケアサービスの紹介から福祉用具の選定、居宅の改修支援まで、患者の相談援助は多岐かつ詳細を極める。家庭問題も軽視できず、遠隔地に住む家族とメールで連絡することもしばしばだという。

多くの病院は従来、患者とのコミュニケーションを苦手にしてきたが、患者と、患者が生活する社会に積極的にコミットするのがソーシャルワーカーの務めだと、医療社会福祉課の山本みどり課長（社会福祉士）は強調する。

「病気がきっかけで崩壊する家族もあります。患者さんの終末の場を探さねばならないこともあります。国の医療・介護政策は流動的ですが、条件が許す限り、私たちは、患者さんと家族の自己実現を追求せねばなりません」

それが病院理念の実現でもあるという。

在宅医療を地域で支え合う ―― 地域ネットワーク医療部

京都大学病院に「地域ネットワーク医療部」ができたのは二〇〇〇年秋。おもにＡＤ

L（日常生活動作）や認知機能の低下した高齢者の退院支援を目的にした院内措置だったが、入院・外来患者の支援依頼が急増し、二〇〇三年春には独立した部門（ソーシャルワーカー四人、専任看護師二人、医師二人）となった。

二〇〇三年度に病棟や外来の主治医、看護師から同医療部に新規に退院支援・在宅療養支援の依頼があった件数は計八百四十件。支援をした疾患は、がんが最も多く二百十九件。次いで精神疾患百五十九件、呼吸器疾患五十九件、脳血管障害五十四件などだった。

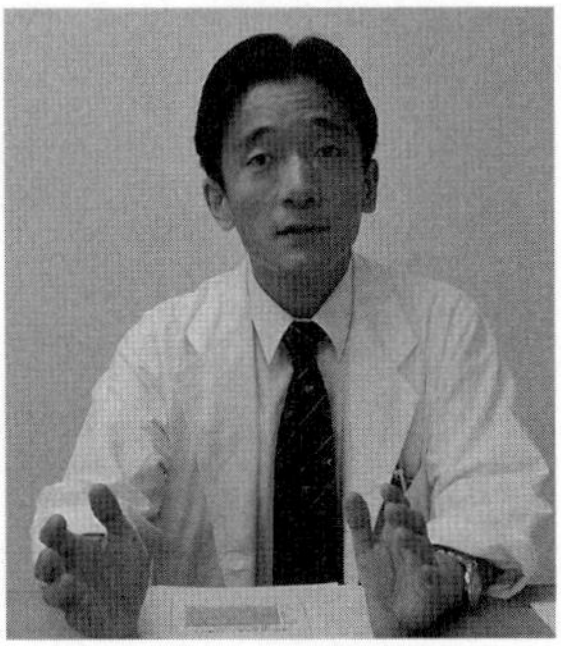

田中誠助教授

このうち六十五歳以上の患者で在宅療養を支援した件数は二百三十一件、在宅療養のために利用したサービスは訪問看護が八十件を超え、次いで往診、訪問介護、病院の紹介。転院を支援したケースは七十八件で、半数近くが療養型一般病床への紹介、残りが回復期リハビリ、ホスピス、老人保健施設だった。

「大学病院には、がん患者、それも末期の患者さんが多く入院しておられます。こうした患者さんは、転院先で終末期を迎えることが多かったのですが、最近は、自己決定によって在宅を希望されるケースが増えています」と田中誠助教授はいう。

がんだけでなく、神経疾患や脳卒中、心臓血管系疾患など医療依存度の高い患者の在宅希望も増えている。田中助教授は、ターミナルケアを含めて在宅医療を地域でいかに整備するかが課題になっており、今後は在宅医療専門医も必要だと指摘する。

「こうした後方支援と同時に前方支援、つまり診療・入院前の病診連携機能の重要性も増しています」と田中助教授は強調する。診療機関からの患者紹介は従来、診療科ごとに行われていた。扱いはまちまちで、記録もなく、病診間の連絡も滞りがちだった。「地域連携室」によって一元化が図られたのは二〇〇四年六月。紹介患者の予約診療も行われるようになった。

　退院間際になってから支援を考えるのではなく、入院前から患者の在宅生活をイメージせねば、真のＱＯＬ（生活の質）向上実現は不可能だ。高齢者医療は、病気だけを診るのではなく、身体全体、社会環境も含めて患者を総合評価し、適切な介入を図らねば、せっかく享受できた高度先進医療も生かせない。

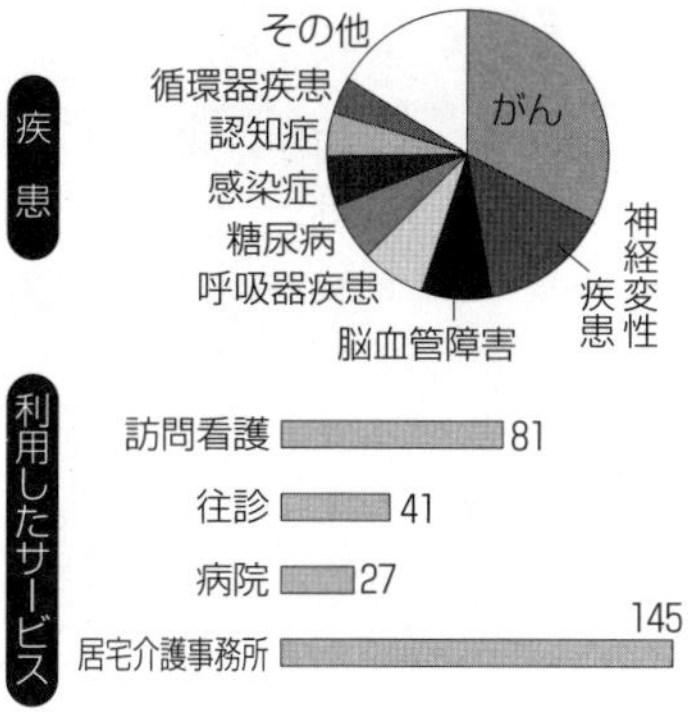

退院・在宅療養

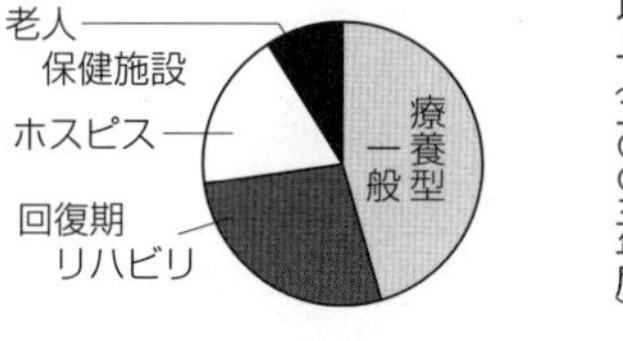

転院施設　六十五歳以上（二〇〇三年度）

「逆紹介をスムーズにするためにも、いま、疾患別病診ネットワーク作りを進めています。入院中のケアと情報収集を含め前方・後方支援のシステムを地域と病院で構築すべき時代になったのです。極端な話ですが、専門外来や診療依頼、救急などを除いた大部分の外来機能を地域に移すべきだとの意見さえ出ています」と田中助教授。

　ソーシャルワーカーや専門看護師を介した患者支援の取り組みは、大学病院のあり方をも変えようとしている。

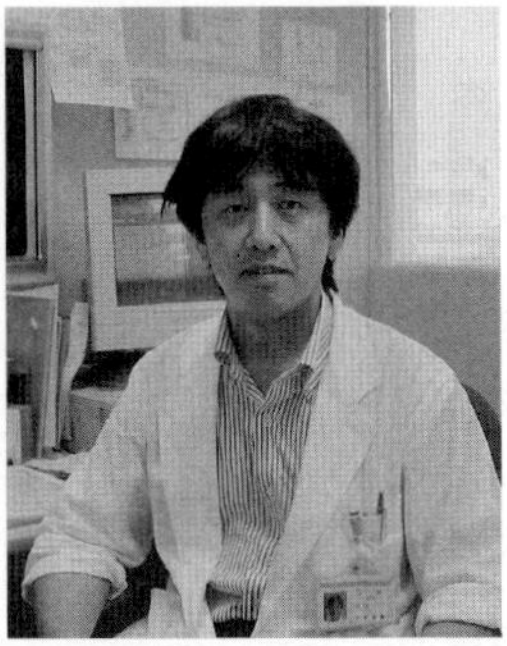
武地一助手

専門的診断と早期ケアが必要 ―― もの忘れ外来

京都大学病院老年科に「もの忘れ外来」が開設されたのは一九九九年春。「介護保険の施行以降、同様の外来が全国的に増えました」と武地一助手は説明する。理由の一つは、介護保険を利用する際に認知症を診断する必要に迫られたこと。「もう一つの理由は、一九九九年秋にアルツハイマー型認知症に対して新しい治療薬が使えるようになったことです」

認知症には、主に脳血管性認知症とアルツハイマー型とがある。脳の血管が詰まったり出血したりして記憶に関係する神経細胞などがダメージを受けた場合が脳血管性認知症。比較的大きな血管には異常がないのに記憶を担当する神経細胞などがダメージを受けているのがアルツハイマー型だ。最近は、高血圧の管理などで脳血管性認知症が減り、アルツハイマー型の割合が大きくなってきた。

「認知症には早期からの医療介入が必要です。もの忘れ外来の目的も早期ケアにあります。家族の理解や社会的認知度も次第に増してきました。もの忘れ外来には現在、月平均十五人の新患が訪れます」と武地助手。

診断ではまず、もの忘れチェック検査（認知機能検査）を行い、他の病気との区別、

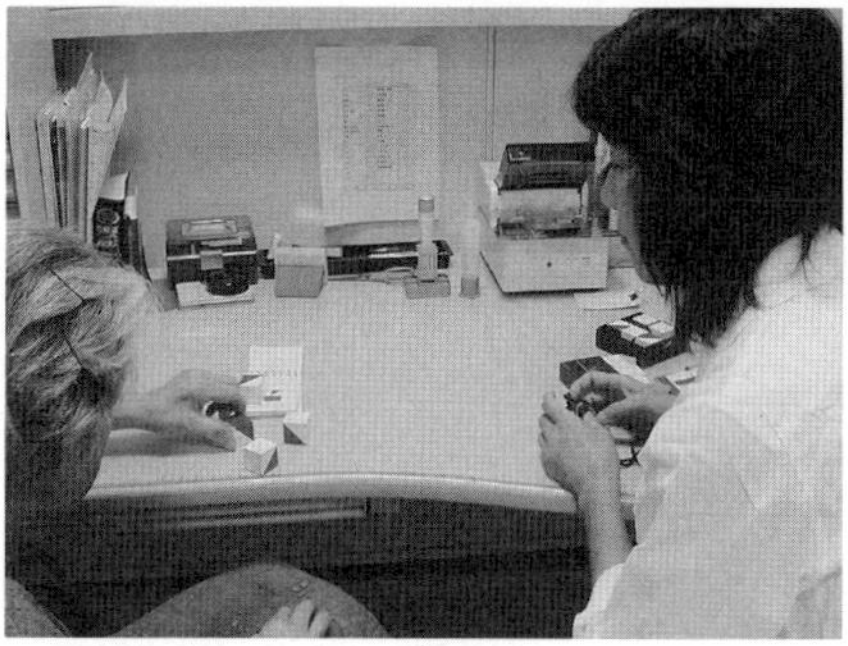

病状を判定する「もの忘れチェック検査」（京都大学病院老年科もの忘れ外来）

確認もあってCTあるいはMRI（核磁気共鳴装置）の画像診断を行う。場合によっては、SPECT（γ線コンピューター断層撮影）と呼ばれる機能診断も。アルツハイマーの告知は、がん告知にも等しい配慮を要するため一度は専門機関を受診してほしいという。

認知症には、記憶や判断力の低下といった中核症状が中心の場合と妄想や衝動的な怒りなどの周辺症状が加わってくる場合がある。本人の不安感も予想以上で、家族の困惑も大きい。家族がお金や通帳を盗んだという「もの盗られ妄想」が起こることも多い。症状の進行度にも個人差がある。

アルツハイマー型認知症の原因は、実はまだよくわかっていない。アミロイド・タンパク質の蓄積で発症するが、アミロイドの蓄積が何によって起こり、蓄積の結果、何が起きているのかは不明。ただ、治療の手がかりはあるという。

「PET（陽電子放射断層撮影）によるアミロイドのイメージングで蓄積量をチェックして発症前に診断できる可能性も出てきました。アミロイドを除去するワクチン療法も開発されつつある。副作用などの課題はありますが、根本治療ができるようになるかもしれません」

当面する臨床的課題は、早期診断によって認知症のタイプを見極め、進行を遅らせること。患者介護の負担要因を探って、介護の軽減を図ることだと武地助手はいう。

「認知症のケアには、社会システムや薬のほか家族や地域の力も必要です。われわれも病気を診るだけでなく、社会的支援に力を注げる医師でありたいと思っています」

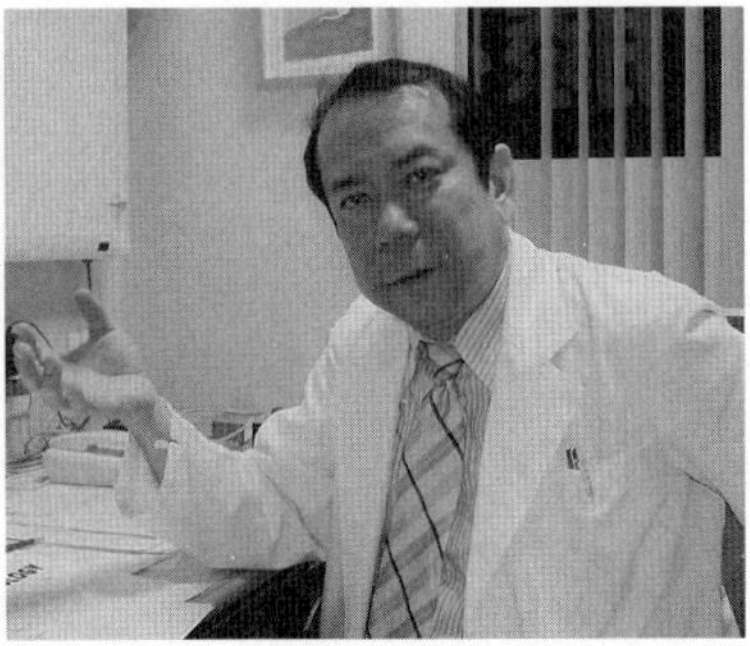
藤本直規院長

連携して地域完結型ケアを実現 ―― ケア・ネットワーク

守山市で藤本クリニックを開く藤本直規院長が、かかりつけ医、専門医、介護関係者に呼びかけて「滋賀認知症ケア・ネットワークを考える会」を立ち上げたのは二〇〇三年春だった。モデルケースとして全国の関心を集めている。

「介護保険制度のもとでデイ・サービスセンターの増設、宅老所・グループホームの新設、特別養護老人ホームのユニット化など福祉サービスの基盤整備が進められてきましたが、今後増え続ける認知症患者と、その介護者を地域で支え、認知症の早期発見とケアの質向上を図るには、ネットワークによる情報交換が欠かせません」と藤本院長はいう。

滋賀県の高齢者医療への取り組みは比較的早かった。守山市の滋賀県立成人病センターに一九九〇年五月、神経内科の特殊外来として「痴呆専門外来」が設けられた。開設した藤本医師は、専門外来を「もの忘れチェック外来」と名づけ、この名が全国に広がる一方、患者が全国から集まった。

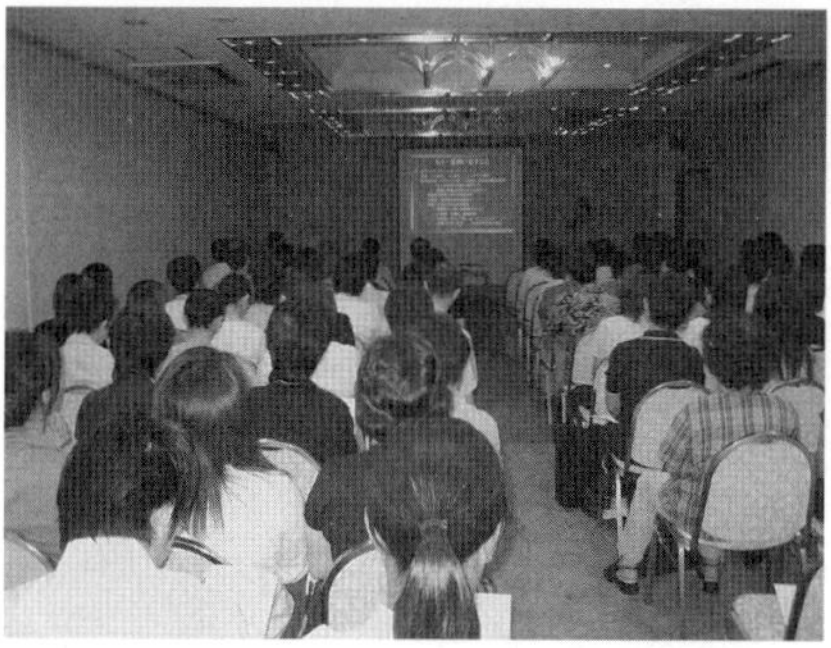

滋賀認知症ケア・ネットワークを考える会（二〇〇四年八月十二日、守山市・ライズヴィル都賀山）

「OT（作業療法士）が始めた認知症リハビリテーションには、送迎もありませんから患者さんを連れてくる家族が集い始め、『通院ついでの家族会』が結成されました。患者と家族のニーズを調査してみて、どんなサービスが必要かも明確になってきました。ニーズとサービスを追求して得た結論は、地域完結型ケアでした」

地域完結型ケアを担うのは、かかりつけ医だ。身近なお医者さんが患者の変化に気づき、地元の中核病院で診断できれば早期治療が可能。在宅、施設を問わず、介護は地元で行うべきだと藤本院長。かかりつけ医が初期症状を見逃すと治療は二～三年遅れてしまう。

自ら実践しようと一九九九年に開設したのが藤本クリニック。開設以来、二〇〇四年三月までの初診もの忘れ患者数は千八百六人。往診も百二十八人を数える。クリニックにはデイ・サービスセンターが併設され、軽度から重度までの患者が訪れてスタッフとともにおしゃべりを楽しむ。スタッフは積極的に訪問看護に出かけ、ケアを受けたがらない患者も語らいの輪に誘っている。

五十歳以上六十五歳未満の若年性認知症も多く、延べ六十八人がデイサービスを受けている。デイサービス患者の家族交流会も盛んで参加者約百八十人。受診後の家族や施設・事業所、自治体などからの相談も年間九百件近くを数える。

地域完結型ケアの実現には、かかりつけ医と専門医の連携のほかに医療―福祉、福祉―福祉の連携が不可欠だと藤本院長は強調する。福祉施設同士の交流は、意外に敷居が

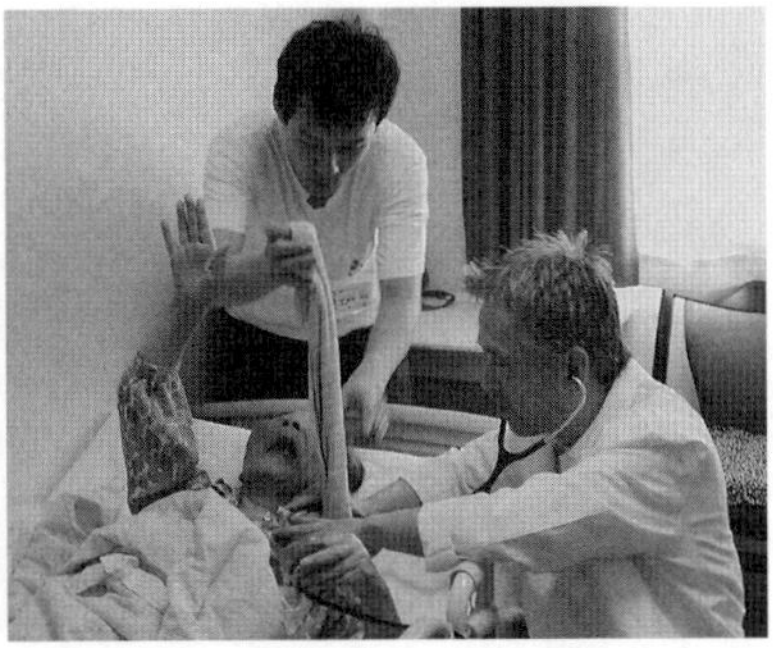

グループホームの患者を診察する渡辺康介医師（右）

高いのだという。

「ネットワークの目的は、互いの介護技術の情報公開です。地域に出向き、横のつながりを持てば、ケアのレベルはアップするはず」という藤本院長は、H氏賞を受賞した詩人でもあるが、ネットワークの啓発活動もあって、いまは筆を持てないという。

生活そのものを支える医療 ―― 地域ケア

「在宅医療は二十世紀の言葉。二十一世紀のキーワードは地域ケアです」と医療法人社団都会の渡辺康介医師はいう。「activity supported medicine つまり、患者さんや要介護者の活動・希望を地域全体で支える医療とシステムが高齢社会には不可欠です」

京都市北区大宮に内科・循環器科の渡辺医院が開設されたのは一九八五年。外来診療を続けてきたが、地域の患者たちが年々高齢化し、認知症や脳梗塞などで通院が困難に。往診、訪問診療の要望と必要性が次第に高まってきた。

「勤務医として急性期、診療所を開設して慢性期、そして在宅へと診療をシフトしてきたのは、必然の成り行きでした。開院当時、六十歳だった患者さんは、二十年経てば八十歳なのですから。長年診てきた患者さんのＡＤＬ（日常生活動作）が悪くなったか

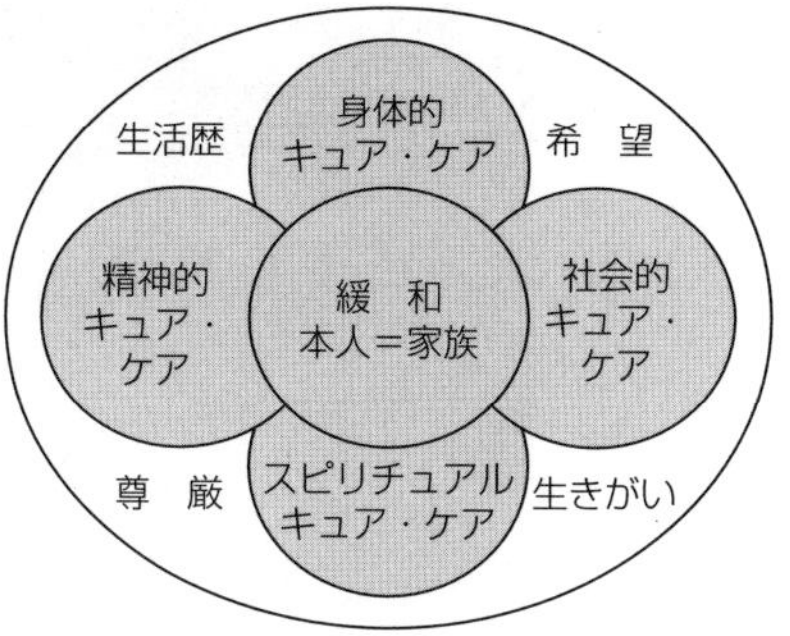

医療法人社団都会がめざす緩和キュア（治療）・ケア

らといって、放っておくわけにはいきません」

診療所の二階でデイ・ケア（通所リハビリ）を始めたのは一九九六年。十人の心と身体のリハだったが、当時、医療保険による診療所のデイ・ケアは他に例がなく、京都府に出向いて指導を受けるなど試行錯誤の連続だった。

ケア希望者の増加に伴って新たに診療所を開設してデイ・ケア部門を移設。その後、医療部門と介護部門を統括する形で法人を組織化し、居宅介護支援事業所をはじめ通所介護事業所、訪問介護事業所、訪問看護事業所を開設した。二〇〇一年にはグループホーム（十八人入所）を建設して認知症患者の二十四時間ケアを行うようになった。

北区の西賀茂、上賀茂、大宮、紫竹という地域事情もあって患者の五割以上が八十歳以上の高齢者なのだそうだ。独居老人も多い。

「在宅で患者さんを支えるということは、患者さんの生活全体を支えることにほかなりません」と渡辺医師。「病気だけを診るのではなく、全人的に診る必要があります。ご家族のケアも重要です。病気や介護状態になっても、希望や状態に応じて、時には病院（施設）で、時には住み慣れた地域（自宅）で、その方らしく生活できるよう支えていくのが地域ケアなのです」

渡辺医師は、看護師などスタッフの協力を得て緩和ケアも導入している。パリアティブ（緩和）の意味はマント。つまり、患者や家族を大きなマントで包み込むようにして身体的、精神的、社会的痛みを軽減することだという。

瀧下博美所長

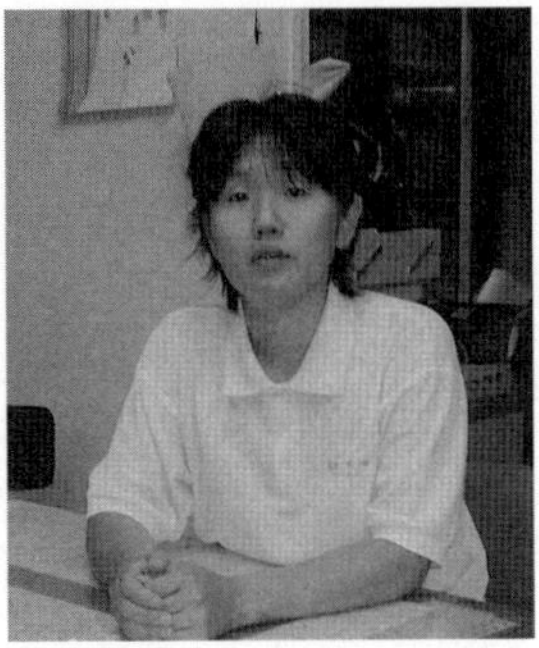

「緩和ケアは、がん末期の患者さんだけでなく、在宅で生活するすべての患者さんや要介護者に適用できます。緩和ケアを柱にした地域ケアには、チームワークも大切です。各科診療所の医師と急性期の地域中核病院、回復期病床のある病院、それにホスピス、多様な介護サービス事業所が協力し合って、真の地域完結型ケアを実現させたいですね」

必要な予防的ケア ―― 訪問看護

一九五八年に開設された西陣健康会・堀川病院（京都市上京区）が全国にさきがけて訪問看護を始めたのは一九七三年だった。病院の前身は、民家の二階に間借りして一九五〇年に発足した白峯診療所。機織りの町の住民が「自分たちの健康は自分たちで守ろう」と創設した、いわば「住民立」診療所で、居宅療養部を設けて医師、看護師が院内から地域へキュアとケアの目を向けたのは必然の成り行きだった。

京都市から「在宅介護支援センター」の委託を受け、堀川訪問看護ステーションを開設したのが一九九三年。二年後に出町訪問看護ステーションを開設し、二十四時間の訪問看護体制を実現した。京都府内に二〇〇四年現在、百二十七（うち京都市内六十二）

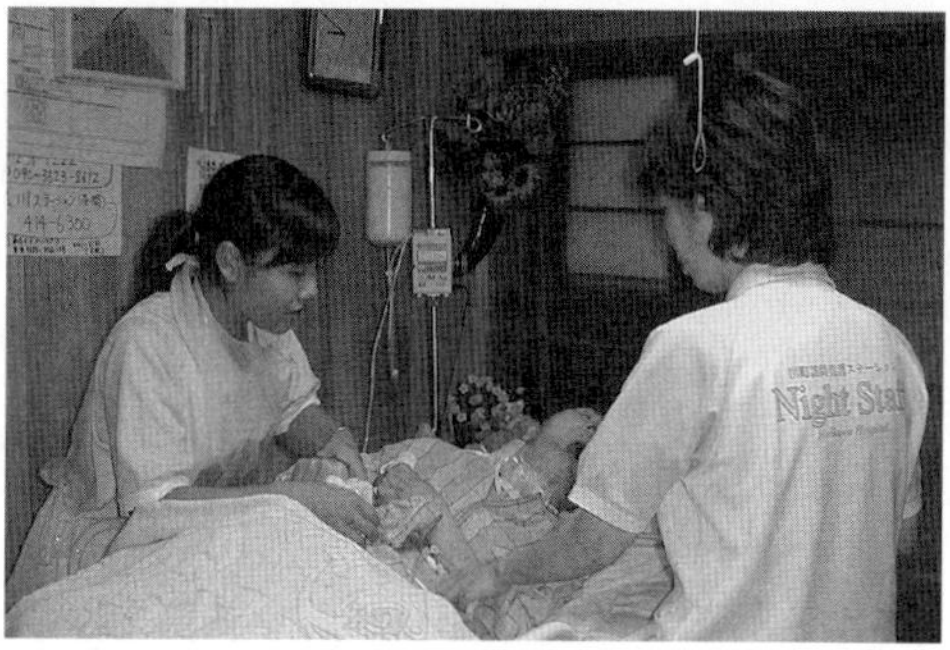
看護師とケア・スタッフ二人一組による夜間訪問看護

の訪問看護ステーションがあるが、夜間訪問看護を行うのは出町ステーションだけだ。

出町ステーションが二〇〇三年度に扱った総訪問件数は一万千三百五十九件（介護保険適用六千八百十四件、医療保険適用四千五百九件）、うち夜間訪問件数は三千二百十七件。二〇〇一年度に比べて二百件増えて月平均訪問件数は九百四十六・六件。月千件を超えないと採算が合わないのだそうだ。

「医療と同じように介護や看護も寝たきりにならないような予防的ケアが大切なのですが」と、瀧下博美所長はいう。「現行の医療保険、介護保険には、適用症例や要介護度によって負担額の差、訪問回数の制限があるため手厚い看護がしにくくなっています」

例えば、ターミナルケアや難病患者へのケアの場合。医療保険の改訂で従来、一カ所のステーションしか使えなかったのが二カ所に増えたのはいいが、同じ日の訪問は一カ所に限られている。昼間は他のステーションで看てもらい、夜、出町ステーションで看た場合、全額負担となるのだ。夜間訪問看護は、介護保険では限度をオーバーするため医療保険を優先する利用者が多い。

一般に介護保険が医療保険に優先するが、病状によって介護保険を医療保険に切り換えることも可能。しかし、その期間は月十四日に制限されている。褥瘡治療などの場合、十四日での回復は難しい。また、重度障害者の場合、訪問看護ステーションのケアは公費の対象とはなっていない。

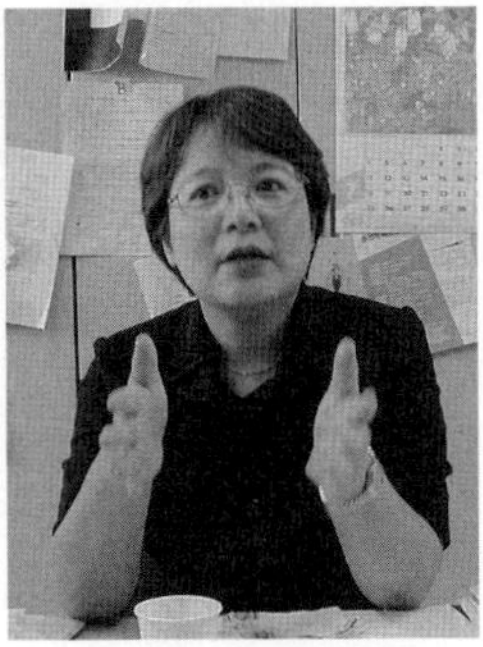
斉藤弥生助教授

「もちろん、国や自治体の費用負担はたいへんですが、もう少し療養者本位の制度充実をめざしてほしいですね。とくに要支援、要介護一、二の人たちに対する予防ケアのシステムが必要です。早めのケアで寝たきりが防げるなら国全体の医療費、介護費用は総額で抑制されるはずです」と瀧下所長はいう。

介護保険の施行後、利用者のニーズは高くなり、ケアの質も問われるようになった。瀧下所長は「国は最低レベルのケアしか考えていないようですが、介護保険の本来の目的は、自立した、その人らしい老後を支え、自己実現をたすけるものであるはずです」と強調する。

残存能力を引き出し合う場――グループホーム

二〇〇〇年の介護保険施行後、介護サービス利用者は、在宅サービスが当初の九十七万人から二百二十八万人（二〇〇四年五月）、施設サービスが五十二万人から七十五万人（同）に増えた。

「在宅サービスが大きく増えたのですが、家族の介護負担感は変わっていません」と大阪大学大学院人間科学研究科の斉藤弥生助教授（高齢社会研究）はいう。「施設への

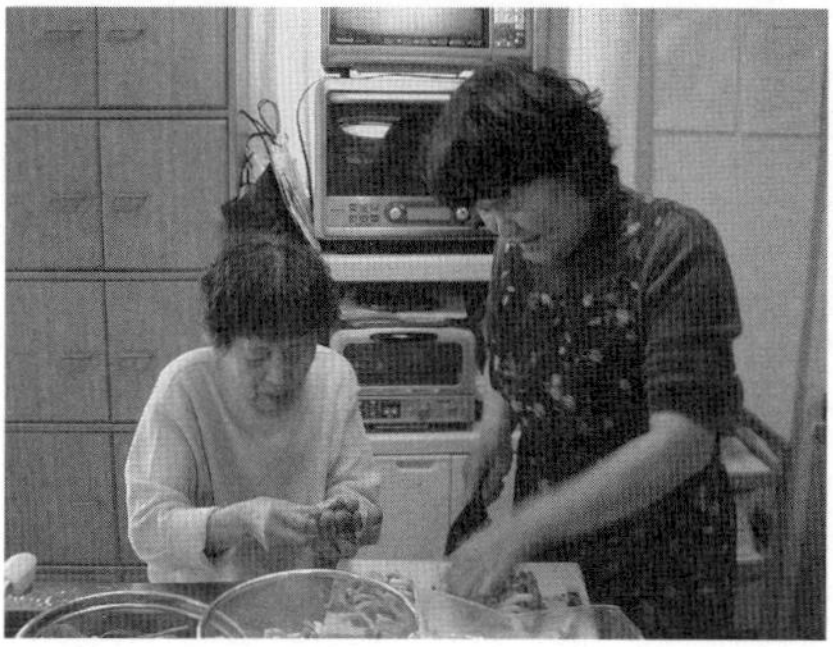

料理を楽しむ入居者たち（神戸市の社会福祉法人光朔会・グループホーム「オリンピア灘」）

入所希望は依然多く、都市部では二～三年も待たねばなりません」

どのような要介護者を持つ家族が施設への入所を希望しているのだろうか。斉藤助教授は、介護保険給付適正化事業の委託調査（和歌山県御坊市）で、介護家族への聞き取り調査を実施した。

「施設への入所希望者の多くは、認知症の高齢者を抱えるご家族でした。周辺行動の増加と意思疎通の困難が理由です。老老介護も深刻で、介護者の二人に一人は六十歳以上です。介護者の方も要介護予備群なのです」

認知症高齢者の居場所は従来、自宅（家族と同居）か施設だった。施設は大規模施設が多く、認知症高齢者の不安を募らせ、症状を増悪させることが多い。斉藤助教授は、家族の負担を軽減し認知症の進行を遅らせるケア形態としてグループホーム（認知症対応型共同生活介護）、あるいは大規模施設を小さなユニットに区切って介護するユニットケアの拡大を図るべきだと強調する。

五～九人程度の認知症のお年寄りが個室を持ち、介護スタッフと共同生活するグループホームは、一九八〇年代半ばにスウェーデンで始まったケア形態である。少人数化によるケアのメリットは、打ち解けあって互いの残存能力を引き出し合うことにある。認知症の周辺行動も改善する。日本の介護保険制度にも取り入れられ、事業所数も当初の七百五カ所から五千五百九十カ所（二〇〇四年八月現在）にまで急増した。

「確かに増えたのですが、まだ約五万人分しかありません。約百六十万人の認知症高

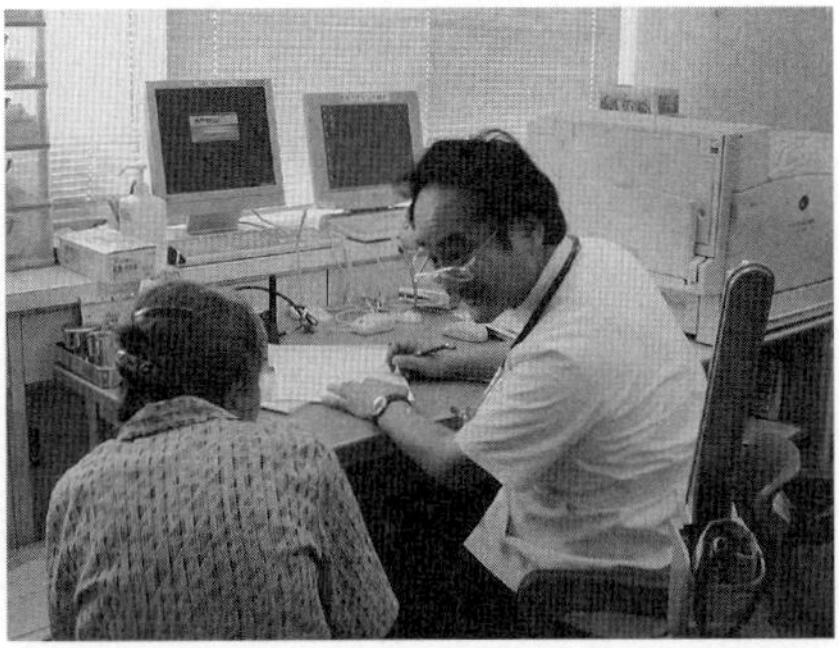
沖島公民館に併設された診療所で診察する川端敏裕医師（右）

齢者が存在することを思えば、足りません。それに、問題点が二つあります」と斉藤助教授は指摘する。

ホームの増加に伴って人材不足が深刻化、ホーム間格差が激しくなって介護の質が問われるようになった。少人数化の欠点は密室性が高いこと。大企業がビジネスとして参入すると、姥捨山にもなりかねない。

経済効率の問題からホームの偏在化・ドーナツ化が顕在化してきた。これに伴って、お年寄りが集まる自治体の財政が圧迫されている。都道府県別事業者数（二〇〇四年八月）を見ると、東京都九十三、茨城県百六十、埼玉県二百十九、青森県二百二十。ちなみに京都府は六十三、滋賀県四十七。

「グループホームの拡充と同時に認知症の一次予防も必要です。地域のふれあいサロン事業などのように要介護予備群でもあるボランティアとともに高齢者たちがいきいきライフを楽しめる場が不可欠ではないでしょうか」と斉藤助教授はいう。

訪問、遠隔医療でバックアップ　――沖島診療所

近江八幡市宮ケ浜の沖合２kmにある沖島は、琵琶湖最大の島だが、面積約１・５km²、

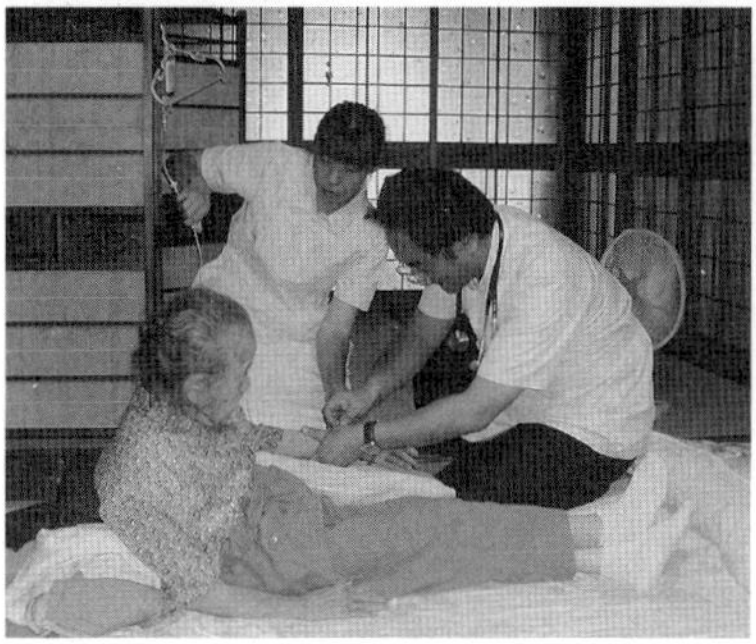
診療の合間を縫っての往診

周囲約6・8㎞の小島だ。ひところ八百人いた住民は二〇〇四年八月現在、四百三十九人。六十五歳以上人口が全人口に占める高齢化率は、34・5%（近江八幡市17・7%、二〇〇三年九月末現在）。三人に一人という、四十年後の日本を先取りした超高齢社会である。

島には、お医者さんがいない。公民館の一室に診療所が設けられたのは一九七三年。以前から巡回診療に来ていた伊良子光孝さんが、ここで訪問診療を続けていた。光孝さんは、江戸時代、京で盛名をはせた伊良子外科（初代・道牛）のご子孫にあたる。

光孝さん亡き後、二〇〇〇年から娘の山雄久美医師ら二人の医師が訪問診療を継続。二〇〇二年からは近江八幡市民病院に事務局を置いて医師会が協力し、山雄医師を含めた五人の医師が交代で週一回、市民病院のスタッフとともに診療所を訪問している。

近江八幡市民病院地域医療連携室の向啓一副主幹によると、二〇〇二年秋に光ケーブルが湖底に敷設され、市民病院と診療所間で遠隔医療システムが完成、保健センターの管理運営によって診療も新体制で臨むことになったのだそうだ。

遠隔医療といっても心電図の送信や診療録、バイタルデータの管理程度で、病理診断などはできない。しかし、光ケーブルによって独居老人など十三カ所の要支援者宅が市民病院、保健センターとヴォーリズ記念病院地域型支援センターにテレビ電話で結ばれたため、バイタルデータの収集や安否確認の「いきいきコール」など健康支援、在宅ケアが可能になった。

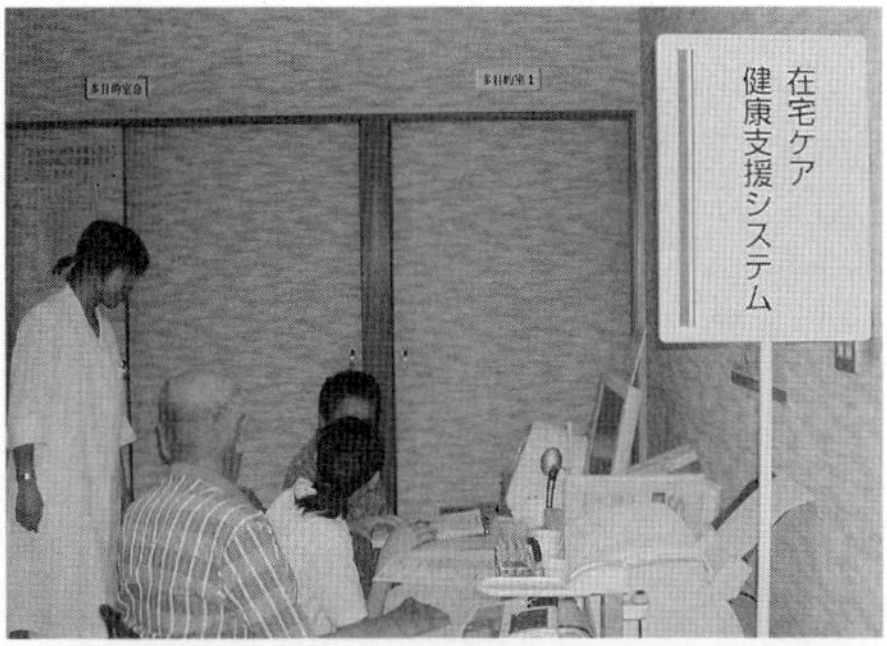

在宅ケア、健康支援システムでの健康チェック

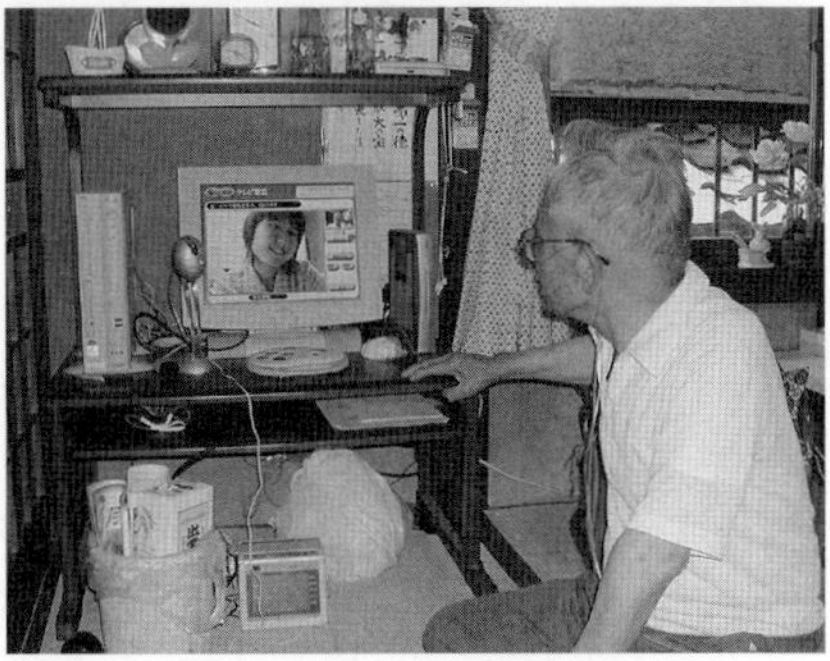
要支援者宅に置かれたパソコンを使ったテレビ電話。バイタルデータも送れるようになっている

ただ、高齢化が進み、認知症患者も増え、わずかな距離も移動できない患者もいる。このため、当番医師は診療の合間を縫って往診にも出かけねばならない。容体次第では、患者宅の衝立を動員するなどして点滴を施す場合もある。

当番医の一人、川端敏裕医師は「光ケーブルで情報距離は縮まり、確かに便利になったが、湖水がまだ生活距離を隔てています。X線やエコー検査をしたい場合は、船で病院へ運ぶしかない。機材をそろえて医師が常駐するにこしたことはないが、コスト的に無理でしょう。医療技術はハードとソフトがそろわねば威力を発揮できません。離島診療の難しさですね」という。

高齢化率の高さに比べ、沖島の要介護率は７・１%（近江八幡市１２・９%、二〇〇三年九月末現在）と低い。元気な島だともいえるが、在宅介護が不可能になってきたとの考え方もある。万一の救急救護活動には、高速消防艇が出動するが、運航を委託されている消防団長の奥村正次さんは「救急救護にあたる方も高齢化、少数化の悩みを抱えており、不安は解消できない」という。

近江八幡市では、二〇〇三年策定した「沖島21世紀夢プラン」の具体化策の中で、住民とともに高齢化と医療・介護問題を探りたいとしている。

注目される生物学的製剤——リウマチ

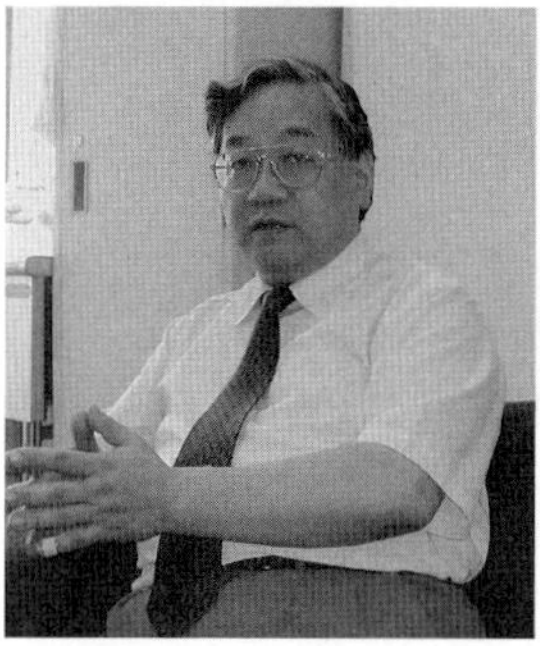
三森経世教授

全国の推定リウマチ患者数は約百万人。関節が痛くなる病気を広くリウマチ性疾患と呼んでいるが、最近はリウマチといえば関節リウマチを指すことが多い。

「リウマチは、お年寄りの病気と思われがちですが、誤解です」と京都大学大学院医学研究科の三森経世教授（臨床免疫学）はいう。加齢とともに増える変形性骨関節症と間違われてきたためだ。軟骨がすり減る変性疾患で、リウマチの十倍近くの患者がいる。

「リウマチの好発年齢は、三十歳代から五十歳代。女性に多く、男性の約三～四倍。これまでは効く薬が少なかったため症状が進行し、寝たきりになるなど高齢者の病気というイメージも強かったのですが、現在は、有効な薬剤が次々に開発されています」

リウマチの根本原因は、まだ未解明だが、遺伝的要因とウイルス感染など環境要因が重なって起きる多因子疾患である。免疫システムが異常をきたす自己免疫疾患の一つで、関節に炎症が起き、進行すると関節が壊れて変形していく。

「関節の内側は、滑膜という組織に覆われています。まず、ここに炎症が起き、滑膜細胞が増殖してパンヌスと呼ばれる肉芽組織ができます。パンヌスが軟骨や骨を壊し、変形させるのです」

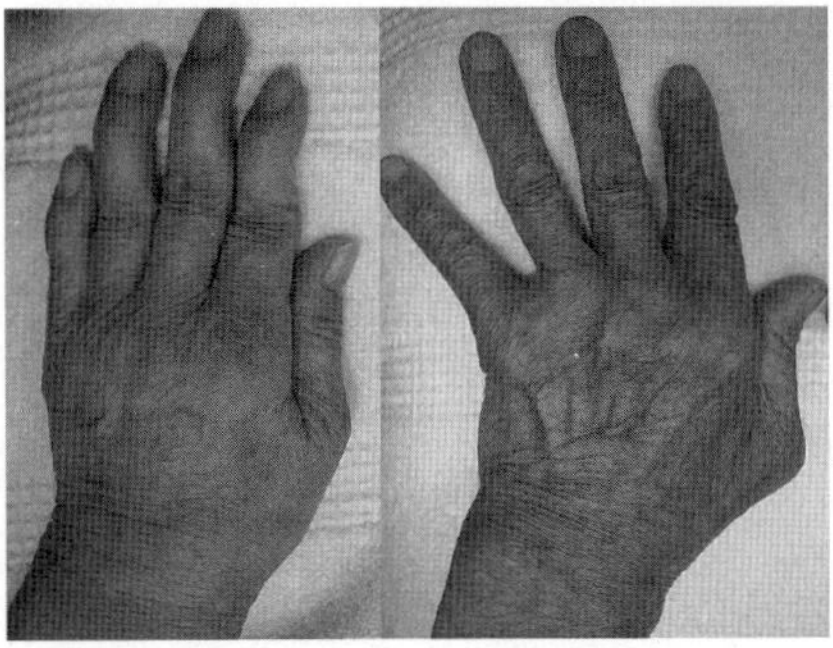

リウマチの特徴的な手の変形。スワンネック変形（左）と尺側偏位

リウマチは関節だけの病気ではなく全身の病気でもある。多いのはリウマチ結節でヒジの皮下に瘤ができる。患者の約一割に間質性肺炎が見られる。全身の細い血管に炎症を起こし、皮膚の潰瘍や壊疽、脳梗塞、心筋梗塞を引き起こす「悪性関節リウマチ」もある。

「根本原因は不明ですから治療は対症療法です。昔は痛み止めで痛みを抑えるしかなかったのですが、病態の解明とともに病気の進行を抑える抗リウマチ薬が多く開発されてきました。とくに最近は生物学的製剤が注目されています」と三森教授は説明する。

生物学的製剤とは、炎症の原因となるＴＮＦαなどのサイトカイン（細胞がつくり出し細胞の働きを調節するタンパク質）に対する人工的な抗体や生体内拮抗タンパク質のこと。炎症やパンヌス形成を起こすサイトカインの働きをブロックして骨破壊を防ぐ。「インフリキシマブ」という薬剤が最近、わが国でも認可され、治療に大きな成果をあげている。

ＴＮＦαは免疫反応にかかわっているため、働きを抑えてしまうと重症の感染症など副作用の心配もある。このため抗体とは別にＴＮＦαリセプターの新薬も開発されている。

「リウマチによる骨の破壊は一様に起こるのではなく、発症後二年以内に急激に進んでいることがわかってきました。発症後の早い時期に強力に治療を施し、機能障害を防ごうという考え方が世界の主流です」と三森教授。「日本では二〇〇四年四月に治療ガイドラインを確立したばかりですが、強力な抗リウマチ薬や生物学的製剤の登場によって今後、治療戦略が大幅に変わることが期待されます」

診断法が進歩、新薬も登場 ―― 骨粗鬆症

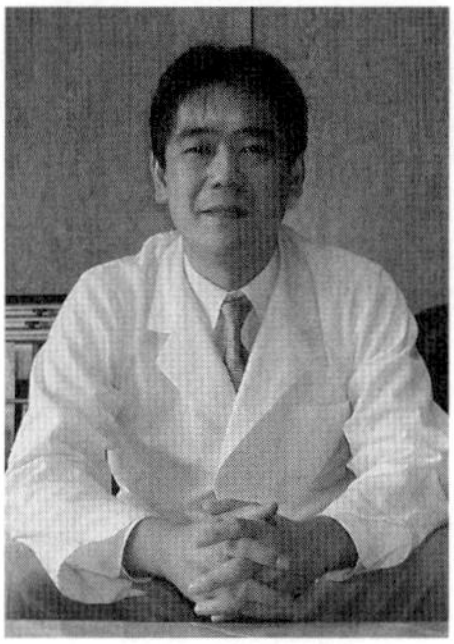
福録潤部長

骨代謝学会の診断規準によると、脆弱性骨折がある場合、脆弱性骨折がない場合で骨密度（ＢＭＤ）が若年成人（二十歳以上四十五歳未満）平均値（ＹＡＭ）の７０％未満または脊椎Ｘ線像で骨粗鬆化を認める場合を原発性骨粗鬆症という。７０％以上８０％未満または脊椎Ｘ線像での骨粗鬆化が疑われる場合を骨量減少と診断している。骨粗鬆化がなく８０％以上が正常とされる。

骨粗鬆症は閉経後の女性に多く、女性全体の有病数は男性の約五倍。総務省二〇〇二年の推計によると、四十歳以上の女性でＹＡＭ７０％未満の人は八百三十八万一千人、男性百九十二万七千人、ＹＡＭ７０％～８０％で脆弱性骨折のある女性が百二十五万七千人、合わせると骨粗鬆症人口は千百五十六万五千人を数える。

「診断法が進歩したのは一九九〇年代半ばから。ＤＸＡ法（二重エネルギーＸ線吸収法）によって客観的に精密な骨密度が測れるようになったためで、日本での診断規準が

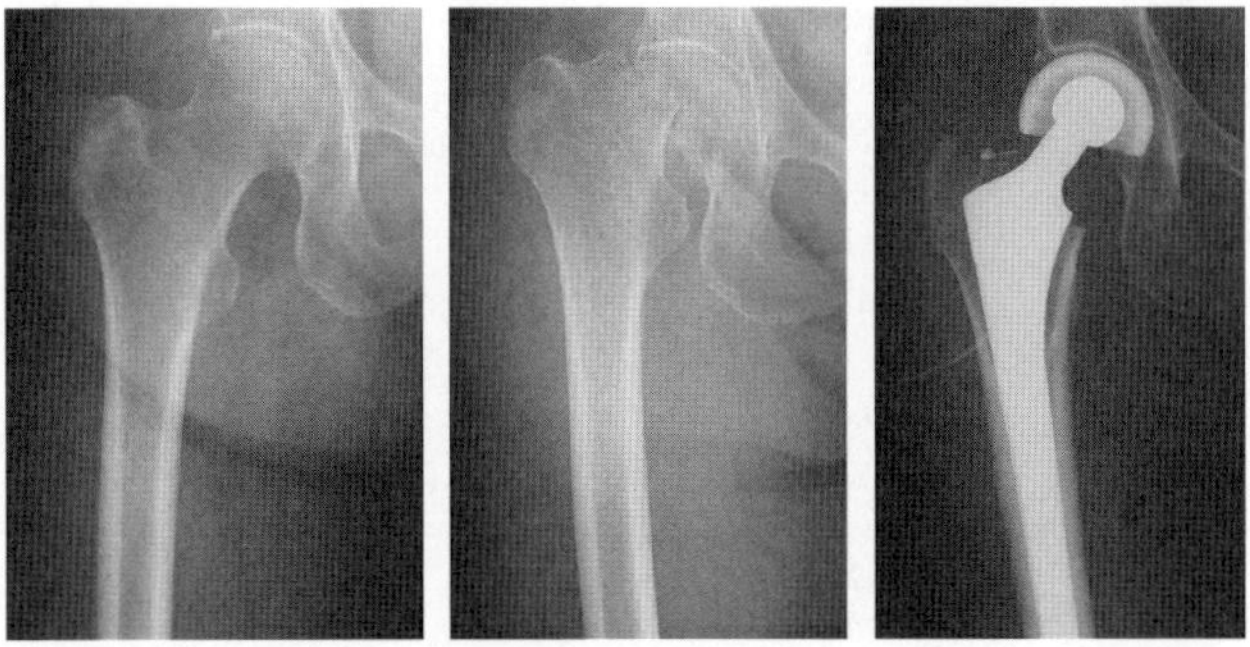

正常な大腿骨頸部（左）と骨折した大腿骨頸部（中央）。右は人工骨頭による置換術後の大腿骨頸部（右）

確立されたのは二〇〇〇年です」と愛生会山科病院整形外科リハビリテーション科の福録潤部長は説明する。骨の評価法の確立によって初めて治療効果も確かめることができるようになった。

骨密度を上げる薬剤として数年前に登場したのがビスホスホネート。続いて骨代謝マーカーも開発された。「ＮＴＸというマーカーを使っています。カルシウムとコラーゲンの複合体である骨が代謝によって血中へ溶け出すと、コラーゲンの一部であるＮＴＸが析出します。ビスホスホネートを使ってＮＴＸが減れば、骨密度の低下を防ぐ効果が認められるわけです」と福録部長。

骨は、破骨細胞によって壊され、骨芽細胞によって再生されることで新陳代謝が行われている。骨破壊が骨形成を上回ると骨粗鬆症になるわけだが、ビスホスホネートは、破骨細胞の機能低下に働いている。逆に骨形成を促進して骨量を増やす新薬も開発されつつある。エストロゲン（女性ホルモン）が骨代謝に影響を与えるため閉経後の女性に骨粗鬆症が多いのだが、エストロゲン類似作用を持つ新薬も二〇〇四年に登場したばかりだ。

高齢者の寝たきりの原因一位は脳血管疾患（３８・７％）で二位が骨粗鬆症（１３・２％）。高齢になるほど大腿骨頸部骨折や脊椎の圧迫骨折が多くなり、骨折すると死亡率も高い。福録部長は「骨折すれば手術による治療もありますが、治療の目的は、骨折による寝たきりを未然に防ぎ、あくまでもＱＯＬ（生活の質）を高めることにあります。

診断と治療効果の評価法確立や病態に応じて選択できる薬剤の開発によって骨粗鬆症の治療は飛躍的に進歩しています」と強調する。

骨の強さは、密度だけではなく質にも左右される。最近は、超音波、精密なＣＴ（画像診断）、骨代謝マーカーの応用によって骨密度以外に質的な状態を診断する方法も開発されている。

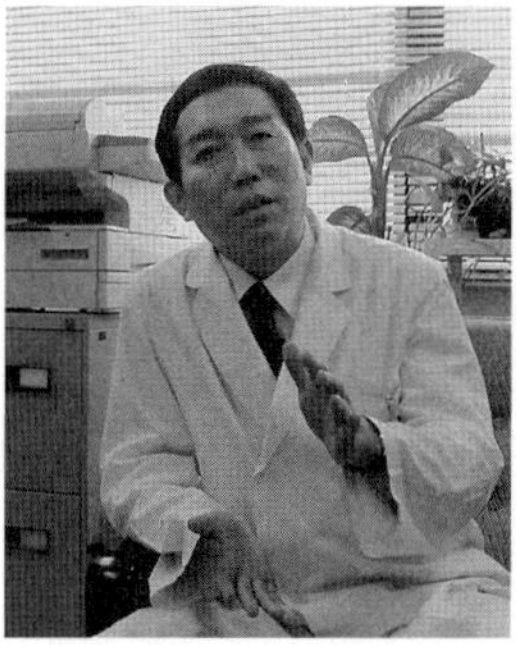
三嶋理晃教授

たばこが原因、死因上位に ―― ＣＯＰＤ

高齢社会の進行とともにＣＯＰＤという疾患がクローズアップされてきた。Chronic（慢性）Obstructive（閉塞性）Pulmonary Disease（肺疾患）で、従来は肺気腫と慢性気管支炎と呼ばれていた。

「気管支喘息と混同されがちで大半が見落とされていたのですが、日本の患者数は人口の４・４％、五百三十万人にのぼると推定されます」と京都大学大学院医学研究科（呼吸器内科学）の三嶋理晃教授はいう。四十歳以上の日本人成人のＣＯＰＤ有病率は、男性１３・１％、女性４・４％、全体では８・５％である。

ＷＨＯ（世界保健機関）の試算によると、世界で毎年二百七十万人がＣＯＰＤで死亡

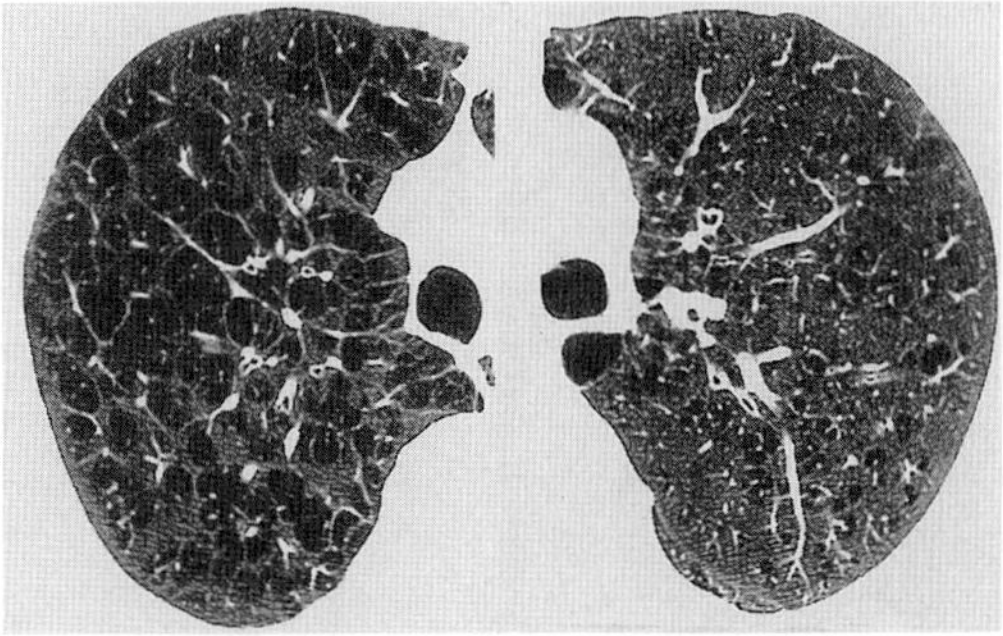

ＣＯＰＤ初期の肺（左）と重症の肺

している。現在は死因の四位だが、二〇二〇年には三位に。日本における死因も現在の八位から四位になると推定される。

「症状としては、慢性的な咳、痰、息切れなどを示します。気管支が狭くなるため息が吐き出しにくくなります。有害な粉塵粒子や大気汚染、遺伝的素因も関係しますが、最大の発症原因は、たばこです。発症率は、たばこの消費量と相関関係があり、喫煙と発症のタイムラグを考えると、今後二十年間、患者は増え続けるでしょう」

有害な粒子またはガスによって肺胞が破壊されるのが肺気腫で、炎症により分泌物が溜まるのが慢性気管支炎。いずれも気道の閉塞を伴うため息苦しくなるのだが、呼気の状態によって診断がなされる。

最大に努力して１秒間に吐ける息の量を１秒量といい、これを肺活量で割ったのを１秒率という。１秒率７０％未満が閉塞性障害と診断される。三嶋教授は「肺機能の低下は加齢によっても起こり、不可逆的なものです。これに、たばこなどの危険因子が加わると、機能低下は加速度的に進行します。治療は、進行を止めることに尽きます。まず、たばこを止めること。そして、気管支拡張剤による症状の緩和です」という。

ＣＯＰＤは、重症になると全身に酸素が回らず、歩けなくなって寝たきりとなり、やがて死にいたる。ＨＯＴと呼ばれる在宅酸素療法もあるが、三嶋教授は「予防が第一」と強調する。たばこは、感受性にも大きく左右されるが、感受性プラスの人は四十五歳で止めても六十五歳で止めても、それなりに効果はあるという。

喫煙と1秒量の減少状況

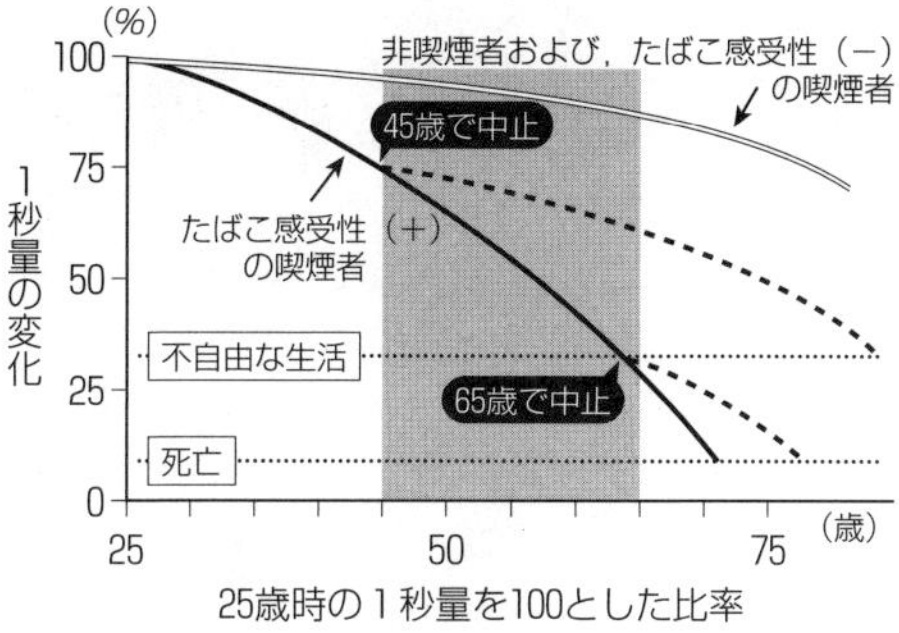

最近は、スパイロメトリー（呼吸機能検査）やパルスオキシメトリー（動脈血酸素飽和度測定装置）によって簡単に検査ができるようにもなった。三嶋教授は「かかりつけ医の方々にも認識を高めてもらって病診連携による早期発見、早期指導介入が肝要です。症状の進行を止めてＱＯＬ（生活の質）改善が進めば、直接・間接合わせて一兆円ともいわれるＣＯＰＤ関連医療費の削減にもつながるはずです」という。

正常肺を広げ、機能回復図る ―― 肺容量減少手術

たばこが最大の原因とされるＣＯＰＤ（慢性閉塞性肺疾患）は、喫煙の長期化に伴って高齢者に多発する老年呼吸器疾患の代表例だ。軽症例を含めると、日本人の四十五歳以上人口の８・５％の患者がいると推計され、加齢とともに患者数は倍増する。

「治療は、気管支拡張剤や酸素吸入などによる内科療法が主流ですが、肺容量減少手術（ＬＶＲＳ）という外科療法も選択肢の一つです」と長浜市立長浜病院呼吸器科の寺田泰二部長はいう。内科と外科、麻酔科、リハビリテーションというチーム医療体制、それに感染症予防など十分な術後管理が必要なため外科療法は、まだあまり普及していないのだそうだ。

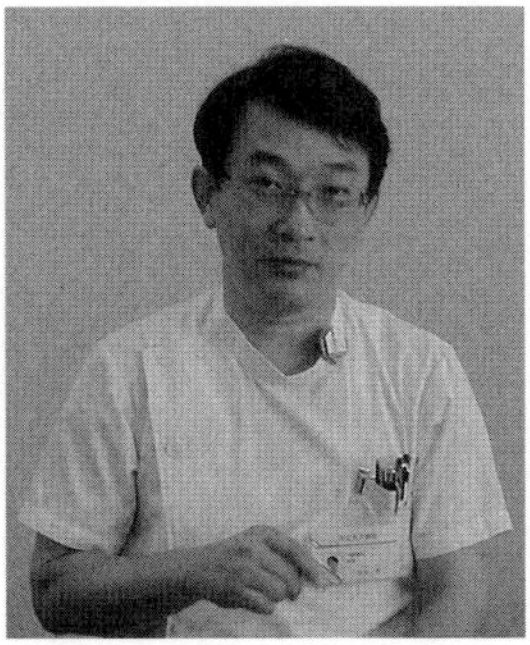

寺田泰二部長

ＬＶＲＳは、一九九〇年代に米国で始まった外科療法。呼吸器領域では、手術という手段は侵襲によって臓器や組織の機能を損なうことが多いが、ＬＶＲＳは、珍しく臓器の機能を向上させる手術だという。

ＣＯＰＤは、肺気腫と慢性気管支炎を包括した病名だが、ＬＶＲＳが適用されるのは肺気腫。肺気腫とは、ガス交換を行う臓器である肺胞が加齢やたばこなど外部からの刺激によって壊れ、ガス交換の機能が低下して全身に酸素が行き渡らず、息苦しくなる疾患だ。

「肺胞は通常三億個ぐらいありますが、その壁が壊れると気腔の小部屋が大広間になり、ドーム球場へと膨らんでしまいます。風船もそうですが、膨らめば膨らむほど縮まる力、空気を吐き出す力が弱まります。肺気腫が進むと、肺に出入りできる空気量が少なくなるので活動時に呼吸困難が生じるのです」と寺田部長は説明する。「膨らみすぎた機能しない肺の一部を取り除き、圧迫されていた正常肺を広げて機能を回復させようというのがＬＶＲＳです」

一時期、手術効果の科学的根拠が問われ、手術例が減った時期があったが、最近、いかなる症状のどの部位を切除すると効果的であるかが明らかになってきた。

「肺気腫は、均一に進行する人と不均一な症例に分かれます。均一に進行した病巣を取り除いても効果はありませんが、呼吸に苦しんでいる人で不均一な例、しかも肺の上部で病巣が進んでいる例にとりわけ効果的であることがわかってきました」と寺田部長。

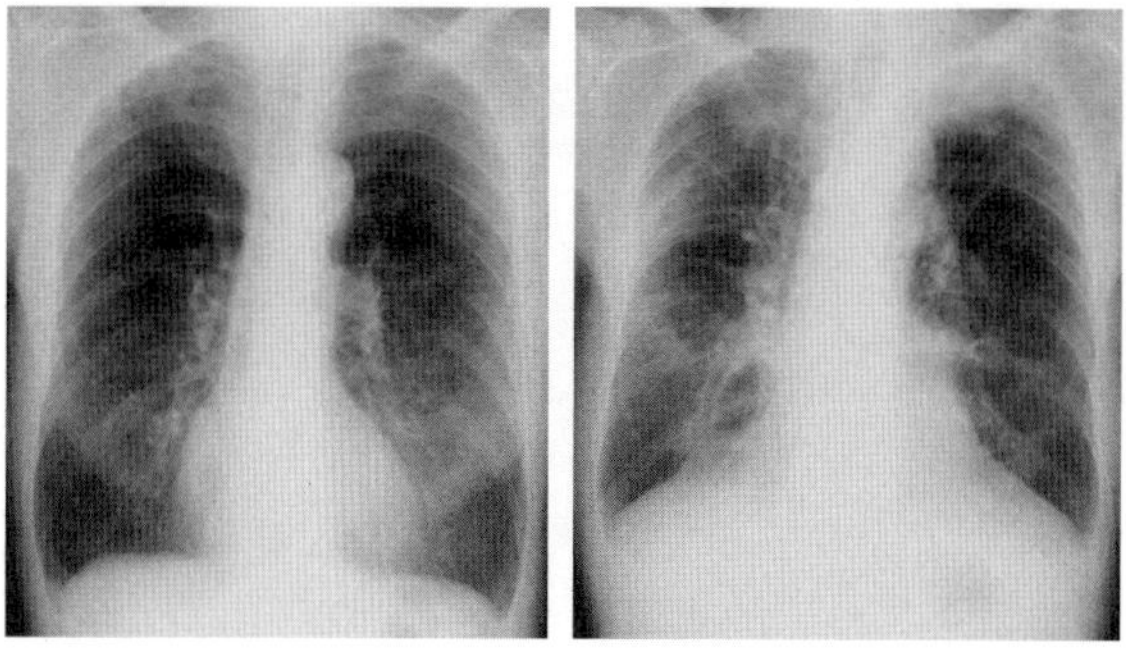

手術前の肺（左）と手術後の肺

二〇〇二年に行った日本呼吸器学会の全国調査によると、ＬＶＲＳが行われた四十一施設の合計症例数は六百十九例。１秒量（最大に努力した１秒間の吐気量）の改善率は、二十施設（四百八症例）で平均３９％、呼吸困難の改善は、三十四施設（四百七十九例）で平均８０％だった。

二〇〇四年までに長浜病院が扱った症例もわずか五例だが、寺田部長は「適用例を厳選する必要があるが、病院まで歩いて来れなかった人が歩けるようになるなど改善めざましい例もあります。ＱＯＬ（生活の質）を考える場合、外科療法も治療手段の一つです。患者だけでなくドクターも認識を深めてほしい」という。

療養者の生活を踏まえて ―― 居住環境

「看護に環境への視点が大切なことは、すでにナイチンゲールが指摘しています」という京都大学医学部保健学科の宮島朝子教授（基礎看護学・環境看護学）は、看護学の立場から生活環境について研究を進めている。

最初に取り組んだのは病院の環境。現在は建て替えで新しくなったところもあるが、以前は、身もこころもしんどい患者にとって、必ずしも快適な空間だとはいえない病院

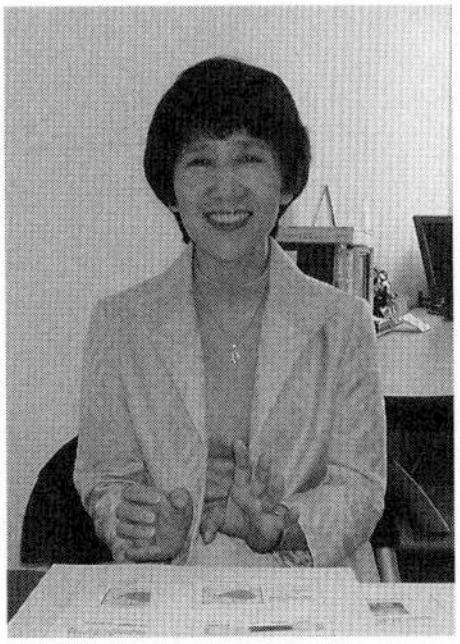
宮島朝子教授

が多かった。

専門的に環境問題に取り組もうと奈良女子大学大学院で生活環境学を専攻した宮島教授は、住環境が人にどのような影響を及ぼしているのか、具体的な研究にとりかかった。選んだのは在宅療養者の住まい。まず、居住空間と療養生活の関係に注目してみた。

調査したのは、兵庫県立看護大学在職中のことで、対象は兵庫県内の在宅療養者。腕に付けるアクティウォッチ（活動量計）で一週間の睡眠・覚醒リズムを把握した。わかったのは、総就床時間が長く不規則なリズムの人がみられたこと、就寝時刻から入眠時刻までの長い人がみられたことなどだった。

「療養者の生活がベッドを中心に営まれ、寝室が病室化しており、メリハリのある睡眠・覚醒リズムが保てていないのです。本人の意思や眠気とは関係なく、居住空間や家族の都合によって療養者の生活が規制されている例もありました。リハビリ効果を高めるには療養者の心身の状態を的確に把握し、療養者と家族の状況に応じた居住環境の再検討、改修が求められます」と宮島教授。

療養者の住宅改修に建築士とともにかかわる機会を得て新しい提案をしたことがある。当初の改修案は、単に手すりの設置などバリアフリーを提案しただけのもの。宮島教授らは、療養者にアクティウォッチを付けてもらって得たデータから科学的根拠に基づいた改修案を提案できたという。

アクティウォッチに付いている照度計で日中の照度を計ってみると、病院やデイサー

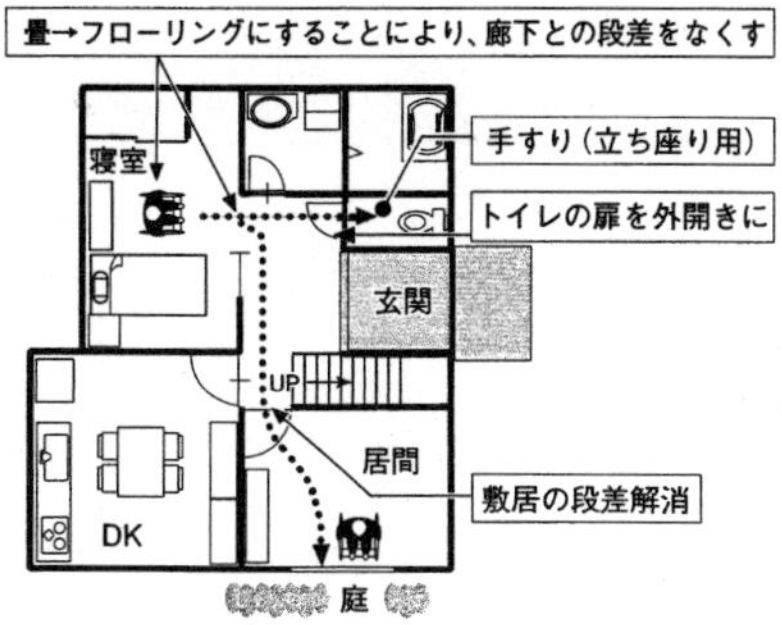

B工務店＋訪問看護師　改修案

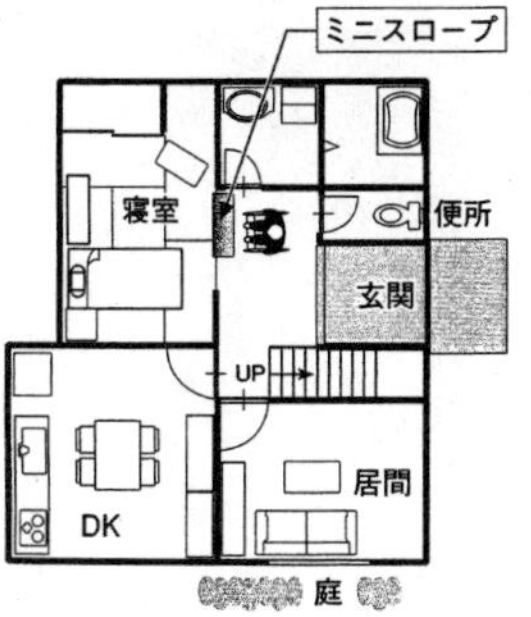

A工務店　改修案

ビスなどに出かける以外、自宅にいる療養者は、ほとんど光を浴びていなかった。日当たりの悪い畳の寝室にいたのだ。

そこで、寝室にいる時間を減らし、日中は太陽光を浴びることができるように床をフローリングにし、車いすで縁側まで移動できるようにした。自分でトイレへ行けるようにも。実現はしなかったが、療養者の趣味であるミニバラを育てるスペースも提案した。

「経済的な問題は常につきまといますが、居住環境はまず、療養者の生活を踏まえたものでなければなりません。大工さんや介護者の都合で決めるものではありません。看護は、〝初めに患者ありき、病気ありき〟ではなく、〝初めに人ありき、健康ありき〟という視点で捉えることが大切。それは、在宅も病院も同じだと思います」

宮島教授は、生活環境に対する確かな意識と視点を持てる看護者の教育に力を注ぎたいという。

在宅緩和ケアが不可欠に　――日本バプテスト病院

中世ヨーロッパで巡礼者が病気になった時、修道女らが世話をした無料宿泊所がホスピスの起源だとされる。末期がん患者を中心とした肉体的痛みの緩和、精神的苦痛や不

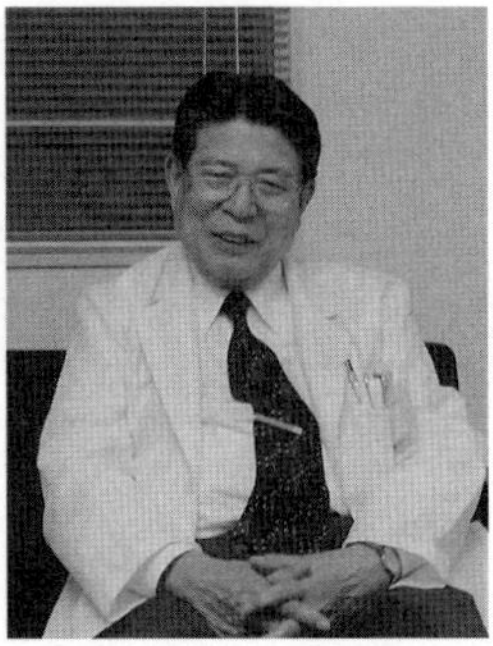
白方誠彌院長

安のケア、家族への精神的サポートを目的に最初のホスピスが生まれたのは一九六七年。英国の女性医師シシリー・ソンダースがロンドン郊外に設立した聖クリストファーホスピスだった。

日本にホスピスができたのは一九八〇年代の初め。浜松市の聖隷三方原病院が最初で、一九八四年に設けられた大阪市の淀川キリスト教病院のホスピスは、日本で二番目のホスピスだった。

「私が院長をしていた時のことです」と京都市左京区北白川、日本バプテスト病院の白方誠彌院長は、当時を振り返る。「死への不安を訴える患者さんへの対応がきっかけで精神神経科の柏木哲夫さん（現金城学院大学学長）とホスピスの開設をめざしたのです」

一九五五年、米国バプテスト教会によって開設された日本バプテスト病院は当初、産科・小児科を中心とした病院だった。その後、内科、外科が設けられ、ホスピスの開設を手がけたのは、一九九三年に赴任した白方院長だった。「淀川と同じキリスト教系の病院でしたし、京都にはまだホスピスがありませんでしたから」と白方院長。一九九五年、八床で発足した日本で二十番目のホスピスは現在、二十床を擁している。

「発足当初に比べると、ホスピスも知られるようにはなってきました。しかし、一般の人たちはもちろん、医師にもまだ認知度は低く、課題も多いですね」と白方院長は強調する。

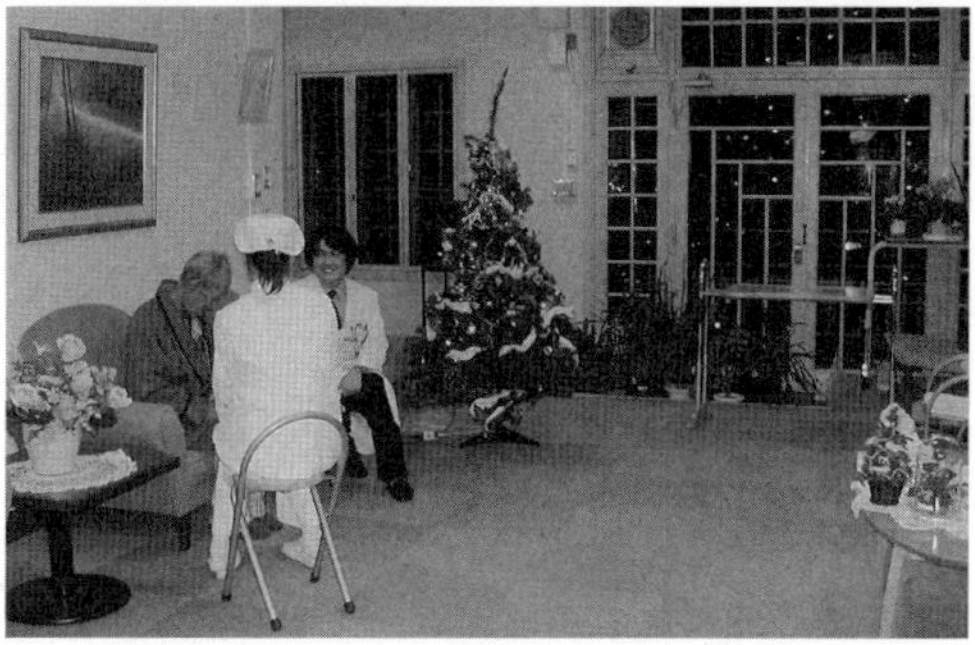

談話室での語らい（日本バプテスト病院）

課題の第一は、死因一位のがん死者（国内年間約三十万人）の数に比べてホスピスのベッド数（国内約三千床）が極端に少ないことだ。急激にホスピスが増えることはないだろうから、今後は、在宅による緩和ケアのシステム作りが重要になってくる。システムの確立には地域の開業医との連携が不可欠だという。

第二は、保険も含めた医療制度の問題だ。例えば、ベッド数と看護師の割合。国の認定基準は、一・五床に対して看護師一人以上と決められている。「せめて一対一でないと手厚いケアはできません」と白方院長はいう。バプテスト病院では、看護助手、病棟クラークを含め二十人の看護スタッフでケアにあたっている。医師も三人（国の基準一人）いる。

「入院の保険点数は現在、一人一日三千七百八十点（三万七千八百円）ですが、ケアを充実させ、経営的な不安を解消するには四千五百点は必要です」

専門医の養成も課題の一つだ。民間医療財団による研修への援助はあるが、ホスピス医を専門医として認知する制度はまだない。白方院長は「制度的に養成し、専門医として認知されるようになれば、緩和ケアに情熱を燃やす人も、もっと増えるのではないでしょうか」という。

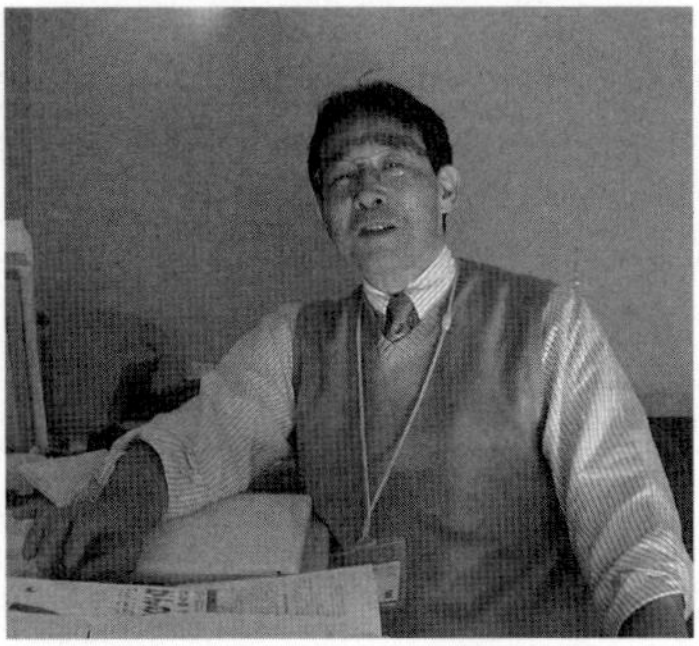
細井順部長

地域ぐるみで終末期を考える　——ヴォーリズ記念病院

「人は病気で死ぬのではありません。人は等しく死を迎えます。ですから、いかに死ぬかではなく、死に向かってどのような生き方をするのかが大切です。ホスピスは、それを考える場でありたいですね」とヴォーリズ記念病院緩和ケア部の細井順部長はいう。

近江八幡市北之庄、ヴォーリズ記念病院の淵源は大正時代の一九一八年、ウィリアム・M・ヴォーリズが社会福祉活動の一環として開設した結核療養所「近江療養院」。戦後、一般病院に衣替えして一九七一年に改称した。現在、百六十床（一般百床、療養六十床）のケアミックス型病院で、二〇〇六年にホスピス病棟（十六床）を開設する。

キリスト教系病院にはチャプレン（病院牧師）のいる病院がある。ヴォーリズにも専任牧師がいる。奥村益良牧師で、「昔、病院伝道は牧師の大きな務めだったのですが、現在は信仰に導くことを必ずしも目的にはしていません。チャプレンの役割は、あくまでも患者さんの魂のケア（スピリチュアル・ケア）にあります」という。

ヴォーリズで先駆的に一般病棟でのターミナルケアの取り組みが始まったのは、奥村牧師が赴任してきた一九九一年ごろからだった。死への不安を隠せない患者の動揺に接した奥村牧師や看護師たちが期せずして同時に院長に提案したのがきっかけだった。

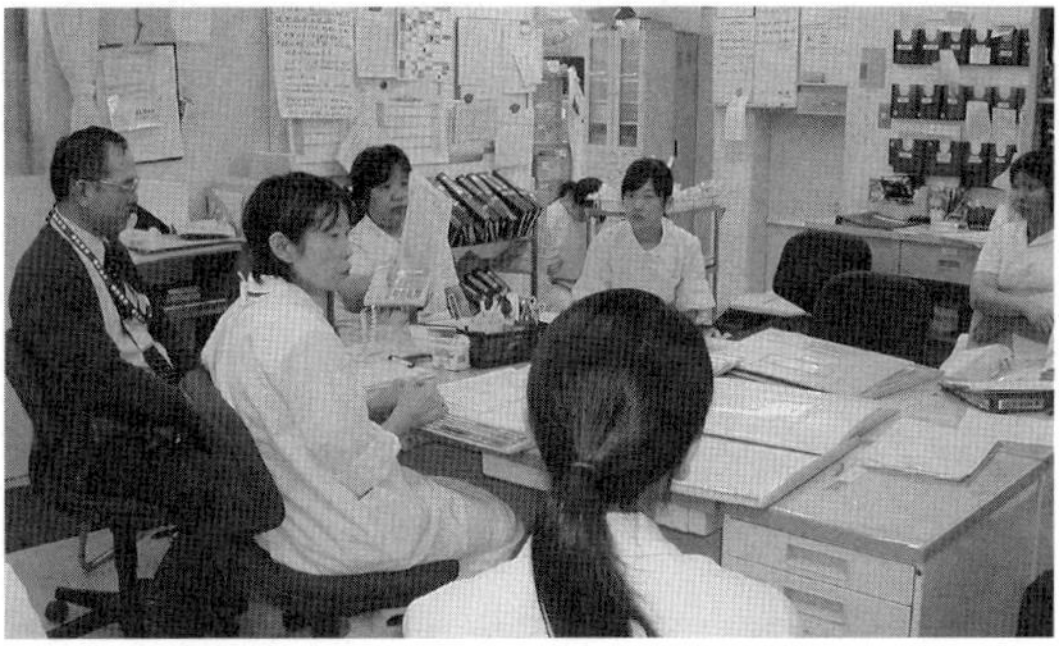

牧師らも交えて行われる緩和ケア・カンファレンス

早速立ち上げたのがターミナルケア委員会。一九九五年からは毎年、市民公開ターミナルケア講演会を開催している。ベストセラー『病院で死ぬということ』で知られる山崎章郎医師や聖路加国際病院の日野原重明理事長らが講師に名を連ねる公開講演会は、いまでは地域ぐるみの活動として全国的に知られている。

大阪・淀川キリスト教病院などでホスピス医の経験を持つ細井部長が赴任したのは二〇〇二年四月。「私の務めは、ヴォーリズの伝統的なチーム医療を核にして、看取りと教育の場として地域に開かれたホスピスの建設だと思っています」という。

チーム医療を支えているのが牧師、医師、看護師のほか栄養士や理学療法士らも参加し、必要に応じて開かれる緩和ケア・カンファレンス。患者をよりよく知ると同時に患者自身の自己実現をサポートしている。

「人の死は、人の営みの中で起きることです。病気の結果ではないのです。ですから、ターミナルケアも生活の場と無関係ではあり得ません。ホスピスも病院と直結したものではなく、在宅ケアを支えるコミュニティーケアの延長上にある支援センターとして考えたい」と細井部長は強調する。

在宅ケアとの一体化をめざして新たに誕生するヴォーリズ記念病院のホスピスは、ボランティアも含めてコミュニティーの人間同士が生を語り合い、普段着の病院スタッフとともに死の準備教育のできる場にしたいという。

ケア連携、システム化を　――薬師山病院

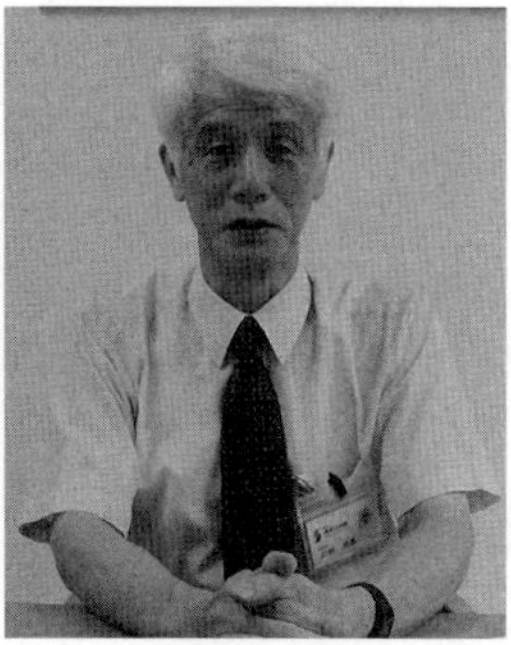
川村治雄副院長

京都市北区大宮薬師山西町の財団法人薬師山病院（田辺親男理事長）は、数少ない独立型ホスピスとして一九九八年に開設された。二〇〇〇年、在宅ホスピスケアセンターを設け、二〇〇二年に増築して現在、ホスピス病棟（三十床）と療養型病棟（四十床）を備える。

田辺理事長がホスピスをめざした理由の一つは、放射線科医として最初に受け持ったがん患者との出会いだった。患者の救命はできず、苦痛を取り除くこともできなかったそうだ。「もう一つの理由は、キリスト教をバックボーンにしているホスピスは多いが、日本人の死生観に根ざし、家族とともに過ごせるホスピスを実現したかったから」だという。

「われわれが掲げる理念は『家である』ことです。ホスピスも病院ですからやむを得ない規則はありますが、他人に迷惑をかけない限り家庭にできるだけ近づけたいと思っています」と川村治雄副院長。川村副院長もまた、母をがんで亡くした経験を持つ。お正月を家で過ごした母は、病院へは帰りたがらなかったという。

薬師山病院は、ホスピスケアのほか在宅ケアにも力を入れている。川村副院長が二人

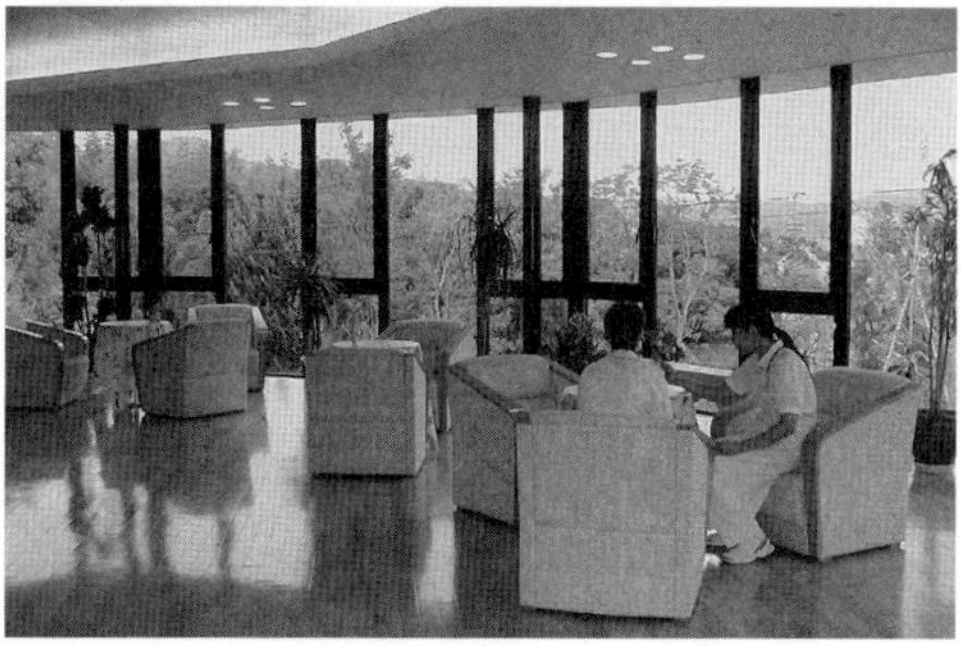

患者が看護師たちと対話を通じてくつろぐことのできるサロン（薬師山病院）

の訪問看護師とともに京都市内の十人ほどの患者宅を往診している。ただ、在宅でのターミナルケアには問題点が二つある。医療スタッフがいないことへの家族の不安と介護者の負担だ。在宅を望んでもできない独居老人もいる。

「がん患者の場合、病院を退院してホスピスへ直行することには抵抗感があります。頭でわかってはいても治療から見放されるのは辛いのです。ですから、治療から緩和医療へ、病院、在宅、ホスピスが互いにオーバーラップしながら看取りのギアチェンジができる時間とシステムが不可欠です」と川村副院長。「しかし、現実にはシステム化されていない。行政が音頭を取り、病診が連携し、訪問看護ステーションなども協力して構築する必要があります」

介護保険にも問題がある。がんで亡くなる人は年間三十万人にのぼるが、保険適用は六十五歳以上に限られる。特定疾患でない限り、六十五歳未満の患者の場合、電動ベッドなどの使用も自己負担だ。がん患者を視野に捉えた介護保険の再構築も必要ではないかと川村副院長は指摘する。

「ホスピスケアの基本はチーム医療です。中でも看護師の力は大きい。がんの末期患者に対しては、医師より看護師の方が重要な役割を果たします。身体的苦痛に関しては、医師がモルヒネなどで緩和できますが、患者が精神的苦痛、社会的苦痛、霊的（スピリチュアル）苦痛を和らげることができるのは、看護師やソーシャルワーカーたちとの対話です」

訪問看護の充実を図り、在宅ターミナルケアをシステム化するためにも残された課題は、看護師の治療行為拡大と患者のこころを開かせることのできる看護教育だと川村副院長はいう。

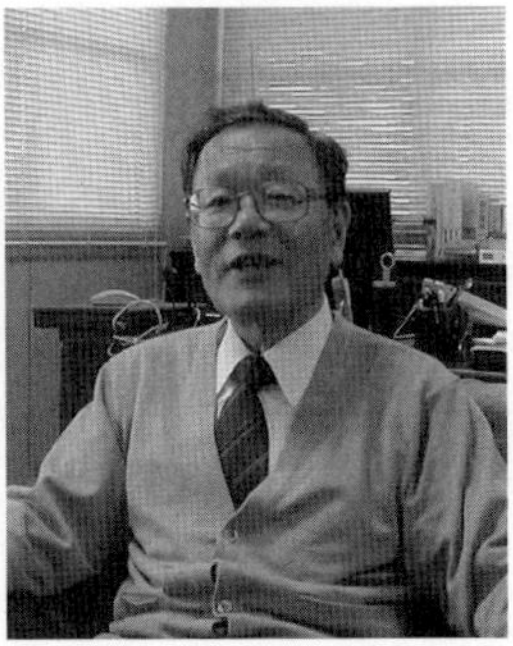

大島伸一総長

病気との共存を図る ——国立長寿医療センター

「言葉としては古くなりましたが、私にとっては、まさにパラダイムの転換でした」。愛知県大府市森岡町の国立療養所中部病院が衣替えして二〇〇四年三月、新たに開設された国立長寿医療センターの大島伸一総長はいう。

高齢社会の到来に備え、老化・老年病に関する国立センター構想が浮上したのは一九八〇年。一九九五年、中部病院に長寿医療研究センターが併設され、国立がんセンター（東京）や国立循環器病センター（大阪）などに続いて二〇〇四年春、六番目のナショナルセンターとなった。

「総長を引き受けて、センターの役割と目標をあらためて考えてみたのですが、医療とは何かという、基本的な命題にぶち当たらざるを得ませんでした」と大島総長。

がんや循環器病に対する医師、医学者の目標設定は明快だ。病気を制圧し治癒するこ

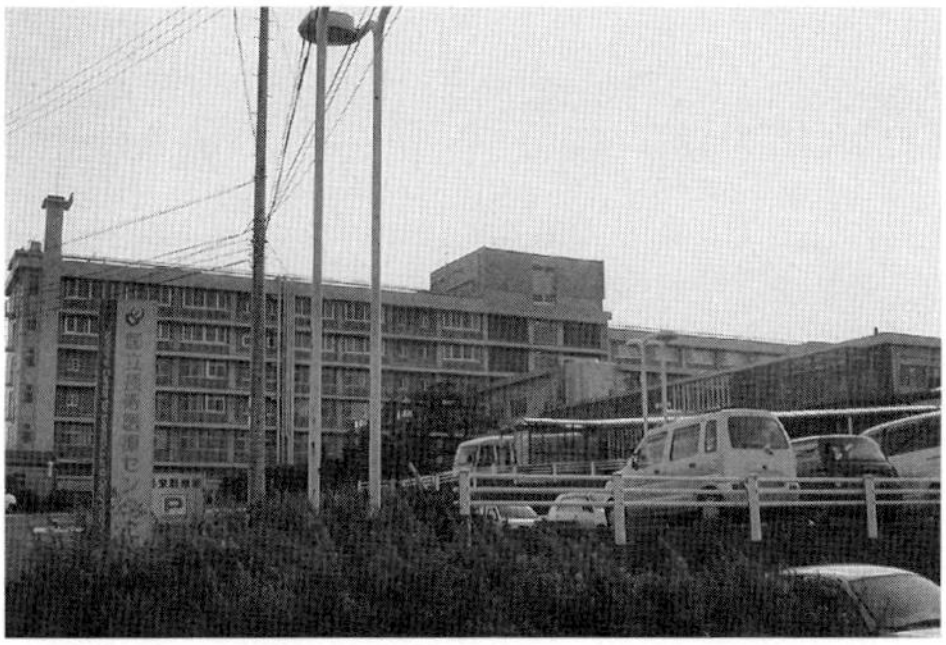
国立長寿医療センター（愛知県大府市森岡町）

とに極まる。そのための方法論も科学的根拠に基づいて研究を推し進める従来型西洋医学で過不足はない。しかし、高齢社会における医療は、そう簡単にことは運ばないという。

「欧米では高齢化社会（六十五歳以上人口７％超）から高齢社会（同１４％超）に達するのに百年近くかかったのに日本は、わずか二十四年で走り過ぎました。いまや世界一の平均寿命を誇り、間もなく超高齢社会（同２０％超）を迎えようとしています。こうした社会の医療ニーズとは、何なのでしょう」

少なくとも、生物学的寿命の限界を追求するとか、社会資本を食いつぶすからといってお年寄りを排除する方策を考えることではないはずだと強調する大島総長は、移植医としての自らの過去を振り返ってみた。名古屋大学にいた大島総長は、病院長時代も含めて科学一辺倒、治療第一主義の外科医だったそうだ。

「違うなあ」――。思わず口に出た言葉だという。「命を救うという急性期医療はもちろん大切です。そのためのサイエンスも。しかし、高齢社会の医療ニーズは、キュア（治療）よりケア。完治よりも、むしろ病気とは共存を図り、精神的サポートも含めてＱＯＬ（生活の質）に重点を置く全人的医療こそ求められるものではないでしょうか」

高齢社会の進展とともにいま、社会制度が破綻し、財政難ともあいまって社会の先行きが不透明化、お年寄りをはじめ社会全体に不安が充満している。医療現場もまず、この不安を取り除き、個々人の自己実現をサポートする必要がある。それには時代を反映した発想の転換が必要だという。

「医療は、本来、ロジックでは説明のつかない科学技術です。その限界を考えると無力感にも襲われます。先行きの不透明感が問題を複雑化させてもいます。しかし、だからこそいま、五十年先を見通した医療のインフラ整備が必要です。高齢者医療の主眼は、知の追究ではありません。センターでは、インフラ構築に向けた政策医療への提言をしていきたいと思っています」

おわりに

少子高齢社会に象徴されるように日本はいま、社会構造に地殻変動を起こしつつある。医療分野では、年々増大する医療費を抑制しようと、保険制度、診療報酬の見直しなど制度の再構築が進められている。一方、進化の歩度を速める現代医学・医療は多岐に分化し、診療・治療のレベルも高度化、多層化してきた。

大学と地域の診療現場を訪ね、いま、どこで、どんな医療が行われ、何が問題になっているのか、患者は何を求め、医師はどう応えようとしているのか、これをリポートすることが本書の目的の一つであった。目的を十分に果たせたか否かは、読者諸氏の判断に委ねなければならないが、私自身は、取材を通じて多くのことを学び、さまざまな変化に気づかされた。

その一つは、キュア（治療）からケア（介助）へと、医療の目標がシフトしつつあることである。医学・医療はこれまで、救命、治療に専念してきた。もちろん、これが大事な使命であることに将来も変わりはない。しかし、少子高齢社会にあっては、救命、治療だけが医学・医療の使命ではなくなってきた。

医学、医療技術の進歩によって、昔は救命できなかった超低出生体重児の生存が可能となった。だが、その一方で、障害を伴って生まれるケースも増えている。障害のないインタクト・サーバイバルをめざすのはもちろんだが、障害を克服するケアと制度の確立、社会的ケアも今後は必要となるだろう。生活習慣病は、発症すれば治療するしかないが、予防が何よりも肝心だ。介護医療においては、いのち、QOL（生活の質）、ADL（日常生活動作）とともに、こころのケアも大切な課題だ。

本書が多岐多層にわたる医学・医療と新しい時代のキュアとケアの目標、課題への理解に多少なりともケアできることを願ってやまない。

最後に取材に多大なご協力を得た京都府立医科大学前学長の井端泰彦・京都府特別参与をはじめ多くの関係者、出版にあたってご尽力いただいたミネルヴァ書房の杉田啓三社長、戸田隆之氏に深く感謝したい。

二〇〇六年六月

川端　眞一

《著者紹介》

川端　眞一（かわばた・しんいち）

1946年　京都府舞鶴市生まれ
1964年　山口県立宇部高等学校卒業
1964年　京都大学文学部入学
1969年　京都大学文学部フランス語学フランス文学科卒業
1969年　京都新聞社入社
　　　　社会部，滋賀本社編集部などを経て編集委員兼論説委員
2006年　京都新聞社退職
　　　　京都府立医科大学客員講師

国際科学ジャーナリスト会議会員
京都医学史研究会会員
日本医療機能評価機構研究開発委員会委員
京都大学大学院医学研究科先端領域融合医学研究機構社会連携推進協議会委員
京都大学医学部附属病院運営顧問会議委員
京都府医師会社会保険研究委員会委員

著書
『京大医学部―メディカル・アート＆サイエンスの最前線』（ミネルヴァ書房，1997年）
『福井謙一博士の死―大学回り記者哀歓記』（同，1999年）
『京の医学―慈仁の系譜と府立医大の草創』（人文書院，2003年）など

メディカルケアはいま
――少子高齢化と地域医療――

2006年９月20日　初版第１刷発行　〈検印廃止〉

定価はカバーに
表示しています

著　者　川　端　眞　一
発行者　杉　田　啓　三
印刷者　今　西　典　子

発行所　株式会社　ミネルヴァ書房
607-8494　京都市山科区日ノ岡堤谷町１
電話（075）581-5191
振替口座・01020-0-8076

冨山房インターナショナル・新生製本

ISBN4-623-04596-X

Printed in Japan